개정 6판

실전 수혈검사학

(혈액은행의 이론과 실제)

책임저자	최범열	전) 중앙적십자혈액검사센터 검사팀장
	변대훈	전) 고려대학교 외래교수
공동저자	김원식	대전보건대학교 교수
	김혜정	경운대학교 교수
	박종석	대구보건대학교 교수
	박태화	서울 아산병원
	박희철	혜전대학교 교수
	송창섭	송호대학교 교수
	신경아	신성대학교 교수
	심문정	안산대학교 교수
	이동범	경기적십자혈액원 공급팀장
	이지숙	원광보건대학교 교수
	유충헌	대전보건대학교 교수
	장정현	대구한의대학교 교수
	정무상	제주한라대학교 교수
	조병규	부산가톨릭대학교 교수
	조현정	건양대학교 교수

도서출판 대학서림

개정 6판을 내면서

이번 개정판에서는 수혈검사학을 입문하는 학생들에게 학문접근이 용이하게끔 매 장별 학습목표를 두었고, 최근 수혈의학의 눈부신 발전으로 난치성 질환 치료와, ABO부적합 세포이식 등 수혈의 새로운 영역의 확장과 다문화가정의 증가로 그동안 국내에서 경험하지 못한 희귀혈액형과 고빈도 특정항원 음성 헌혈자관리와 맞춤수혈이 요구되어 혈액수급의 어려움이 사회적 이슈가 되고 있는 실정에서 국립장기조직혈액관리원에서 「혈액원 표준안내서」(제5차 개정판)을 발간함에 변경된 내용을 추가하였고, 국가정책으로 한국혈액안전감시체계에 관여하는 기관에 혈액관리료 신설과 더욱 안전한 수혈검사 요구로 혈액은행의 자동화기법이 점차 중·소 의료기관에서도 도입추세로 수혈검사의 관심이 증가하고 있다.

이에 저자 등은 오랫동안 실무경험과 후학을 지도하면서 현장실무자들의 어려움을 공감하는 바, 편집내용으로 수혈의 역사와 우리나라 혈액수급현황을 소개하고, 기초면역 혈액학, ABO형, Rh형, 기타혈액형, HLA, HPA, 헌혈자 선별, 채혈, 혈액성분제제 제조, 보관관리, 수혈부작용, 수혈 기본검사 등을 더욱 깊이 있게 소개하였고, 11장에서는 기본 수혈검사 관련 시약, 각종 검사법의 정석을 기술하고 현장에서 나타날 수 있는 실 사례들을 예로 풀이하였으며, 각종 수혈검사 방법을 자동화 기법과 함께 자세히 기술하였고, 마지막으로 혈액은행 정도관리와 부록으로 국가정책 등을 첨부하였으며, 국제수혈학회 표기와 생물학적 제제 기준에 맞는 혈액제제 명을 영문과 함께 추가 표기하였으며, 새로운 학문적 기술적 사항으로 최근 학술대회에서 발표되는 최신지견까지도 추가하는데 최선을 다 하였기에 학생들은 물론 혈액은행 실무자들에게도 실전적 지침서가 될 수 있도록 하였다. 특히 ASCPi 및 SBB를 준비하는 수험생에게도 유용한 참고서로서 역할을 기대합니다.

끝으로 독자여러분들의 끊임없는 애정과 독려를 기대하며 더 좋은 지침서로 거듭날 수 있도록 최선의 노력을 해나갈 것입니다. 편집과 발행을 맡아주신 대학서림 윤진영 회장님과 편집부 직원 여러분들에게 깊은 감사를 드립니다.

2023년 8월 1일
저자 일동 올림

››› 차례

Chapter 5 _ 기타 혈액형(Other blood groups)

Chapter 6 _ 백혈구, 혈소판 항원(The human leukocyte & platelet antigen system)

Chapter 7 _ 헌혈자 선별 및 채혈

Chapter 8 _ 혈액성분제제 제조 방법 및 보존 관리

Chapter 9 _ 수혈부작용(Adverse effects of blood transfusion)

Chapter 10 _ 수혈 전 검사(Pre-transfusion testing)

Chapter 11 _ 수혈 검사 실제

Chapter 12 _ 혈액은행 품질관리

Chapter 1

수혈학 개론

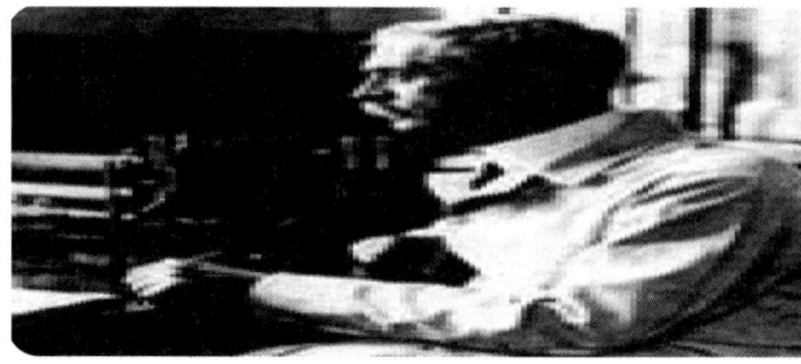

1. 수혈이란?
2. 수혈의 목적
3. 수혈의 역사
   1) 수혈의 신사시대
   2) 고전적 수혈
   3) 근대적 수혈
4. 우리나라 혈액은행의 역사
   1) 최초 혈액은행 개설
   2) 혈액관리법 공포
   3) 헌혈로 전환한 시기
   4) 대한혈액관리협회의 창립
   5) 전국 혈액관리 업무 대한적십자사로 이관
   6) 최근 우리나라 혈액사업
   7) 안전한 혈액공급을 위한 헌혈 혈액의 수혈감염 검사
5. 국내 헌혈 현황 및 수혈용 혈액제제 공급 현황
   1) 국내 헌혈 현황
   2) 혈액 공급 현황

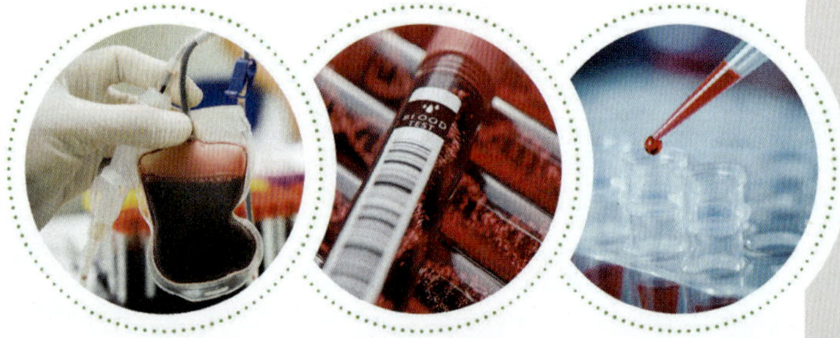

학습 목표

01. 수혈(blood transfusion)의 목적을 기술한다.
02. ABO형 및 Rh형의 발견연도와 발견자를 기술한다.
03. 불완전항체 검출을 위한 시험법과 발견자를 기술한다.
04. 우리나라 헌혈현황 및 ABO형과 RhD형 빈도를 기술한다.
05. 우리나라 수혈용 혈액제제별 수급현황을 기술한다.

Chapter

1

실 / 전 / 수 / 혈 / 검 / 사 / 학

수혈학 개론

1. 수혈(Blood transfusion)이란?

수혈이란 단순한 피 주사가 아니라 살아있는 생명체인 혈액세포를 환자에게 이식하는 것으로 면역학적으로도 중요한 일종의 외과적 수술에 해당한다. 현대의학의 눈부신 발전과 더불어 수혈을 필요로 하는 환자는 급속도로 늘어났으나, 인공적인 혈액은 현대의학으로도 아직은 만들 수 없으며 또한 수혈의학의 범위도 점차 조혈모세포이식, 세포치료 등으로 치료 범위가 확대되고 있다.

2. 수혈의 목적(The Purpose of Blood Transfusion)

수혈을 하게 되는 이유는 혈액성분의 일부가 소실됨으로써 생기는 증상을 치료하기 위하여 체외로부터 필요한 혈액성분을 보충하는데 그 목적이 있다.

대부분이 적혈구에 의한 산소운반 능력을 보충하기 위한 목적과 순환 혈액량을 보충하기 위한 목적, 지혈을 위한 혈액응고 인자의 보충 및 면역 능력을 보충하기 위해서 필요로 하며, 치료적 혈장교환 및 교환수혈, 조혈모세포이식 등을 목적으로 한다.

급성으로 많은 양의 실혈이 있는 환자는 정상치에 가까운 혈색소치(Hb)를 가지고 있더라도 실혈된 혈액량을 보충해주기 위해 즉시 수혈을 해야 한다. 급성 출혈 시에는 Hb 농도가 출혈량을 반영하지 못하고 최소한 24시간 이상 지나야 출혈에 의한 Hb 농도의 감소가 나타나므로 급성출혈에는 Hb 농도를 기준으로 한 수혈량 산출은 적용시킬 수가 없고 만성실혈에 의한 Hb 농도의 저하라면 적용할 수가 있다. 그러나 환자가 꼭 수혈이 필요한가는 환자의 임상상태를 진단한 의사에 의해 판단되어야 한다.

3. 수혈의 역사(The History of Blood Transfusion)

1) 수혈의 선사시대

원시인류는 일상생활 중 맹수와의 싸움에서 다치면 피가 흘러내리는 것을 보고 피를 많이 흘리면 결국은 죽음이 찾아온다는 사실을 알고 피가 생명의 원천이라고 생각했을 것이다.

한편 쓰러진 동물에서 흐르는 피가 까맣게 굳어지는 것을 보고 죽음의 그림자를 느꼈을 것이다.

원시인류가 혈액 속에서 본 생명력은 혈액신앙으로 존재하여 그 예증은 모든 민족의 신화나 전설 속에서 찾아 볼 수 있고 성서에 "The blood is the life"는 혈액의 중요성을 단적으로 표현한 말로서 현재에도 각 나라의 헌혈 표어로 널리 채택되고 있다.

고대 로마의 투기장에서 창에 찔려서 죽어가고 있는 전사에게 사람들이 우르르 몰려든 것도 흘리는 피를 마시고 자신도 힘을 얻으려고 했기 때문이다. 이때 혈액은 신선한 것일수록 좋고 응고된 혈액에는 죽음의 그림자가 돌고 있다고 생각했다.

혈액의 신비로움은 회춘의 힘을 가지고 있다고 믿었으나 점차 체질이나 성격을 변화시키는 마력이 있다고 하여 정신병의 치료에 응용되었다.

1492년 로마법왕 Innocent Ⅷ세가 만성 신장질환으로 생명이 위급해지자 유태인의 시술자에 의해 치료할 목적으로 10대 소년 3명의 혈액으로 교환수혈을 했다고 전해지고 있으나 어떻게 수혈이 되었는지는 분명치 않으며, 소년의 젊은 피를 마시게 하였다는 설도 있다. 어쨌든 치료는 성공하지 못하고 법왕도 소년들도 죽어 그 유태인 치료사는 국외로 추방되었다.

1615년 Andreas Libavius(1546~1616)의 저서에 이미 수혈법이 적혀 있으며 2개의 은관을 사용했다고 기술되어 있다.

2) 고전적 수혈

(1) 혈액순환 학설의 발표와 동물 간의 수혈실험

1616년 William Harvey(英 1578~1659)가 사망한 사람의 혈관계통을 조사하던 중 심장(heart)의 박동으로 혈액이 전신을 순환한다는 사실을 밝혔으며 1628년 유명한 혈액순환(circulation of blood) 학설인 "심장과 혈액의 운동"이 독일의 Fraukfurt에서 그의 저서 De Motu Cordis로 출판하였고 이 학설이 발표된 후 수혈에 관한 실험이 본격화되기 시작하였다.

1656년 Christopher Wren(英 1632~1723)경이 개(dog)의 정맥 내에 여러 종류의 약제(various medications)를 처음 주입했는데 그 결과 약제의 성분에 따라 다양한 반응이 나타남을 관찰하였다. 그가 고안한 동물의 방광을 사용한 수액용구는 현재의 수혈용구의 선구라고 할 수 있다.

1665년 Richard Lower(英 1631~1691)는 Oxford 대학에서 개의 경정맥(jugular vein)에서 다른 개의 정맥에 수혈을 시도해 봤으나 경정맥의 흐름이 완만하여 연결관 속에서 혈액이 응고되어 좋은 성과를 얻지 못하였다.

그 다음 흐르는 속도가 빠른 동맥혈(carotid artery)을 개의 경정맥에 수혈하는 방법을 고안하기에 이르렀다.

새로 고안된 방법으로 실험을 하였는데 당시 유명한 의학자들이 입회한 자리에서 작은개의 경정맥을

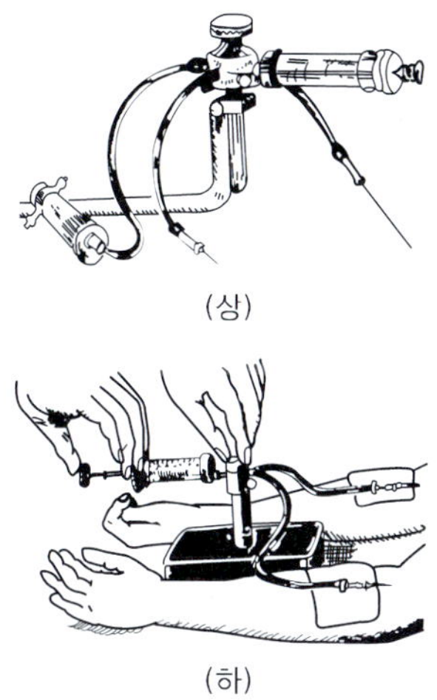

그림 1-1 (상) 네 방향으로 stopcock가 달린 수혈기구(unger기구), (하) Unger 기구를 개량한 Tzanck 수혈용 기구

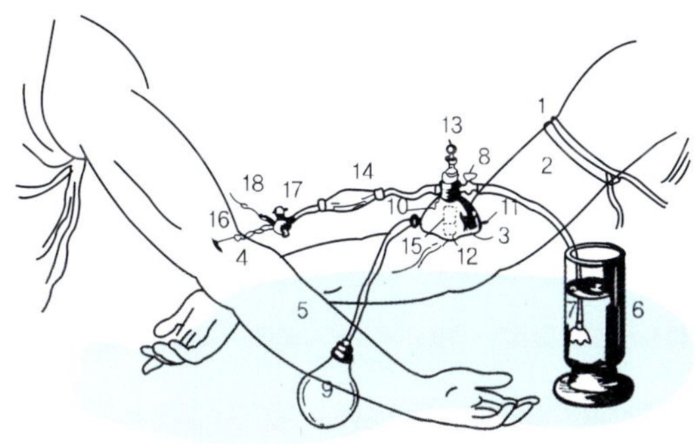

그림 1-2 Roussel씨가 고안한 직접 수혈장치

절단하여 거의 죽어갈 때까지 실혈시킨 다음 큰 개로부터 수혈을 실시하여 작은 개가 살아서 뛰어다니게끔 하였다.

(2) 사람에게 동물혈액의 수혈

1667년 Richard Lower(英)가 개 실험에서 수혈에 성공하였다는 보고가 유럽 대륙에 전해져서 의학자들 사이에 많은 관심을 불러일으켰으며 1667년 철학과 수학교수였던 Jean Baptiste Denys(佛)는 송아지 피를 개 정맥에 수혈하여 별다른 부작용이 없음을 관찰하여 사람의 질병을 치료할 목적으로 동물의 피를 사람에게 수혈할 수 있음을 주장하였고 새끼 양의 피(lamb blood)를 9세 남자 어린애한테 9 ounce(255 gm)가량 수혈하였다. 즉 Denys는 인류에게 동물혈액 수혈의 창시자가 되었다.

(3) 사람과 사람 사이의 수혈

1818년 12월 22일 인류사상 처음으로 James Blundell이 사람의 혈액을 사람에게 수혈한 날이였다.

35세의 위암환자(stomach cancer)에게 여러 명의 공혈자로부터 주사기를 이용하여 약 14 ounce가량의 혈액을 5~6분 간격을 두고 소량씩 수혈하였으며 환자는 한 때 상태가 호전되었으나 56시간 뒤에 사망하였다.

1829년 Lancet 잡지에 수혈의 성공 예를 발표하였는데, Blundell은 비록 환자의 병이 치료될 가망이 없기는 하나 수혈이 유익한 것이며 적어도 해가 없는 것으로 믿고 실험을 계속하여 산후 출혈로 죽어가는 산모에게 6 ounce의 혈액을 수혈하여 회복되었다고 기록하였다.

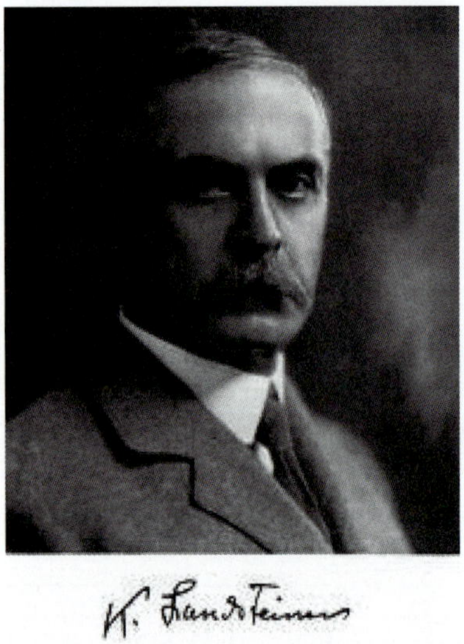

Karl Landsteiner(1868~1943): Austria, Scientist, MD. 후에 미국시민권을 획득했다. 1930년에 Nobel 의학상 수상

그림 1-3 Karl Landsteiner

3) 근대적 수혈시대

(1) 혈액형의 발견

1901년 Karl Landsteiner(Vienna)(1868~1943)는 실험과 연구를 거듭하여 사람과 사람사이에서의 수혈에서 어떤 경우는 심한 반응이 있음을 분류하게 되었고 각 형이 적혈구의 응집원(agglutinogen)에 기초를 두고 인간의 혈액형을 A형, B형, C형으로 분류 발표하였고 C형은 후에 O형으로 불렸다.

1902년 Landsteiner의 문하생인 Von Decastello와 Struli에 의해 각 혈액형이 가지고 있는 항원 특수성에 의거 AB형을 추가 발표하여 오늘날 잘 알려진 ABO식 혈액형이 확립되었다.

(2) 수혈용 항응고제의 사용

수혈방법 중에서 채혈 후 임의의 장소까지 운반하여 임의의 시간에 수혈하는 방법이 가장 이상적인 것이나 선결문제는 독성이 없는 항응고제(anticoagulant)를 찾아내는데 있었다.

1914년 L. Agote(Buenos Aires), Hustin, Lewisohn과 Well(New York, 발표는 1915년)은 각각 독자적으로 연구하여 구연산소다(sodium citrate)가 항응고제로써 무독하여 체내에서 속히 분해되어짐을 보고하였다.

1914년 11월 14일에 L. Agote는 25% 구연산소다 1 volume에 100 volume의 혈액을 가하여 대량 출혈환자에게 300 mL의 혈액을 성공리에 수혈하였다.

1915년 1월에는 Lewisohn과 Well의 발표가 있었는데 그들은 0.2% 구연산소다 1 volume에 9 volume의 혈액을 가하는 방법으로써 300 mL와 500 mL의 수혈을 각각 시행하였다.

1916년에 Rous와 Turner(美)는 구연산염에 포도당을 첨가하면 혈액의 장기간 보존에 유효함을 발견하였으며 **1917년** Robertson(美)은 구연산소다를 넣은 채혈병(collecting bottle)을 고안하여 큰 성공을 거두었다.

(3) 세계 최초의 혈액은행 개설

1937년 3월 15일 미국의 Bernard Fantus(1874~1939)는 Chicago의 Cook 군립병원에 창설한 것이 세계 최초의 혈액은행이었고 혈액은행의 창시자가 되었다. 1,000 mL Erlenmeyer flask에 70 mL의 구연산소다와 식염수를 넣은 용기에 450 mL를 채혈하였고 사용기간은 10일 간이였다.

1940년에 Karl Landstreiner와 Wiener씨에 의해 Rh형이 발견되어 수혈부작용 없이 안심하고 수혈할 수 있는 길을 마련하였다.

1940년 이후 Cutter 회사, Libby Owens 유리회사, Irwin 혈액은행 등에 의한 공동연구에 의하여 우수한 채혈병이 완성되어 **1941년** 10월에는 이동채혈이 처음으로 시도되었다. 제 2차 세계대전에서는 부상병에게 다량의 혈액을 수혈하여 많은 생명을 구할 수 있었고 전상외과(traumatic surgery) 영역의 획기적인 발전을 이룩하는데 큰 몫을 차지했다.

1948년 8월 제 20차 적십자국제회의에서 각국 적십자가 혈액사업을 권장하는 결의사항을 채택한 바 있다.

(4) 여러 학자들의 수혈관련 연구업적

1943년 영국의 Loutit와 Mollison씨에 의해 혈액보관용 항응고제로써 포도당을 첨가한 ACD(acid citrate dextrose) 용액의 처방을 소개하였고 여러 국가의 병원 및 혈액은행에서 사용하기 시작한 것은 1947년부터였다.

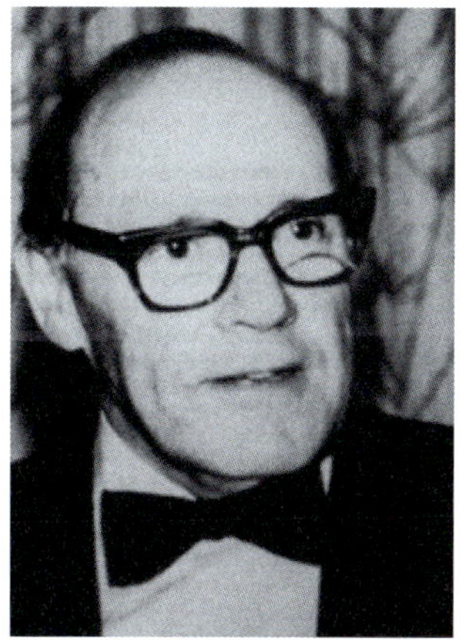

영국 캠브리지 대학 명예교수(면역학)이며 Coombs법 창시자

그림 1-4 R. R. A Coombs

1945년 Coombs, Mourant와 Race는 불완전항체인 Rh 응집소를 검출하기 위해 토끼에 사람 γ-globulin을 주사하여 면역시킨 항혈청으로 Coombs 시험을 하였다.

1950년 미국의 Audrey Smith는 적혈구에 glycerol을 첨가하여 -80℃ 이하로 급속히 냉동 보관시켜 3년 간 보존할 수 있는 혈구냉동보존법을 창안 실시했다.

1957년 Gibson과 그 연구원에 의해 개량되어진 혈액보존용 항응고제로써 CPD(citrate phosphate dextrose)액의 사용을 발표하였다.

1958년 Dudley에 의해 수혈용 혈액저장용기로써 plastic bag이 채혈병보다 적혈구 용혈방지를 위해 유익함을 발표하였다.

1965년 Blumberg에 의해 B형 간염 원인균인 Australia antigen이 오스트레일리아 원주민에서 발견되었고 많은 수혈을 받은 경험이 있는 사람에게도 발견되었음을 발표하여 수혈과 관계가 깊은 항원임을 알게 됐다.

1978년 8월 FDA(food and drug administration)에 의하여 CPD 항응고제에 adenine을 첨가시킨 새로운 혈액저장용 항응고제인 CPDA-1을 추천하였다.

1981년 프랑스 파스트르 연구소의 Dr. Luc Montagnier 교수와 미국 NIH의 Dr. Robert Gallo에 의해 후천성 면역결핍증(acquired immunodeficiency syndrome AIDS)의 virus가 입증되었다.

1988년 수혈 후 감염의 80~95%를 차지하는 non-A, non-B hepatitis라고 하던 것이 캘리포니아의 Chiron연구소 연구원들에 의해 최초로 HCV의 발견을 보고하였다.

1989년 Choo 등과 Kuo 등에 의해 genome을 cloning하게 되었고 이로서 유전자재조합 또는 합성법에 의한 HCV항체 검사법이 개발되었고 최근에는 초기감염 확인이 가능한 핵산증폭 검사를 실시하고 있다.

4. 우리나라 혈액은행의 역사

1) 최초 혈액은행의 개설

1952년 부산에서 해군 병원선에 혈액고를 설립한 것이 우리나라에서는 시초인 것이다.

1953년 휴전 직후까지 미군을 통해 한국군 부상병에게 미국 국민들이 헌혈한 전혈(120 mL ACD액에 380 mL 혈액)이 공급되었으나 3주의 유효기간이 임박한 것들이 많았다.

1953년 8월에 육군 중앙병리연구소에서 혈액은행을 설립하였고 1954년부터는 수도 제 1, 제 5, 제 36, 제 63 육군병원에서 혈액은행 업무가 개시되었다.

1954년 첫 민간 혈액은행이 백 외과병원(현 인제의대부속백병원)에 설치되어 매혈에 의해 업무를 시작하였으며 동년 6월에는 국립중앙혈액원이 창설되어 국가적인 혈액사업을 시작하였다.

1958년 2월 15일 국립중앙혈액원을 대한적십자사에서 인수하여 대한적십자사혈액원으로 개칭되어 적십자혈액사업이 매혈에 의하여 혈액을 수급하기 시작했다.

2) 혈액관리법의 공포

1970년 8월 7일 헌혈을 원칙으로 하는 혈액관리법이 법률 제 2225호로 공포하였고,

1971년 11월 22일엔 혈액관리법 시행규칙이 보건복지부령 제 384호로 통과되었다.

3) 헌혈로 전환한 시기

1974년 2월 채혈병 오염사건으로 대형 수혈사고 발생 후 플라스틱 채혈백으로 전환하였으며, 4월 1일에는 대한적십자혈액원에서 매혈제도를 폐지하고 전적으로 헌혈로 전환하는 동시에 부산, 대구, 대전, 광주, 춘천, 인천에 각각 적십자혈액원을 창설하여 헌혈사업을 주도함으로써 민간 혈액원에서도 1975년 10월 이후 서울에선 완전히 매혈제도를 없애고 헌혈로만 혈액은행을 운영하도록 주도적인 역할을 하였다.

4) 대한혈액관리협회의 창립

1975년에 보건복지부가 공포한 혈액관리법과 그 시행령 및 시행규칙만으로는 수혈사업에 안전을 기할 수 없어서 동년 8월 14일에 대한혈액관리협회를 만들어 혈액수급의 조절, 혈액관리 기술교육, 헌혈 홍보활동과 혈액수급의 장기계획 수립을 목적으로 하는 협회를 창립하였다.

전국의 모든 혈액원(당시 혈액원 분포; 적십자 11개소, 지정병원 37개소, 매혈기관 68개소로 난립) 이 의무적으로 협회의 산하회원이 되게끔 되었다.

5) 전국 혈액관리 업무 대한적십자사로 이관

혈액관리법 시행령 및 동법 시행규칙 개정에 따라 혈액관리협회가 1975년 10월부터 담당해오던 혈액관리업무가 1981년 7월 1일부터 대통령령 제 10285호에 의거 대한적십자사가 담당하여 직할기관인 적십자사 중앙혈액원에서 혈액관리 업무를 위탁 받음과 동시에 대한혈액관리협회를 해체하였다.

WHO의 권고인 자국에서 필요한 혈액은 자국의 헌혈로 충당하고, 상업성을 배제한다는 뜻에 따라 1991년 대한적십자 혈장분획센터를 설립하였다.

6) 최근의 우리나라 혈액사업

1996년 보건복지부에서 "수혈착오방지지침"이 제정되었고, 그 후 보건복지부 생명윤리정책과 산하에 혈액관리위원회를 두어 수혈 전문가에 의한 정책들이 등장하게 된다.

2005년 12월 ISO 9001 품질경영시스템 인증과 혈액정보공유시스템(BISS)을 개발 완료.

2006년에 질병관리본부에 혈액안전감시과가 신설되었고,

2007년에는 혈액매개전염병 및 헌혈금지약물정보조회를 개발함.

2009년에는 질병관리본부와 수혈학회가 공동으로 "수혈가이드라인"을 제정, 2016년 전면 개정되었다.

수혈관련 국가정책으로 한국혈액안전감시체계가 2008년 시범운영으로 시작, 현재 대한수혈학회에서 위탁운영하고 혈액관리료가 2014년 신설되었다.

2019년 1월부터 혈액제제 GMP법제화가 시행됨.

7) 안전한 혈액공급을 위한 헌혈 혈액의 수혈감염 검사

우리나라의 적십자혈액원에서는 매독항체검사는 혈액원 개설당시부터 VDRL법으로 시행하였으며, 그 후 RPR법, TPPA법으로 전환 시행하고 있다.

B형 간염검사는 1973년 10월부터 전기 영동법으로 HAA검사를 실시하였고 1981년 3월부터는 RPHA법으로 1990년 7월부터는 EIA로 2007년 화학면역발광법(CLIA)으로 전환 실시하고 있으나 2012년 7월부터는 HBV DNA검사가 추가되었다.

1987년 7월부터 항-HIV 검사를 EIA법으로 검사하도록 규정하였고, 2005년 2월부터는 HIV RNA에 대한 핵산증폭 검사를 추가하고 있다.

1990년 3월부터 비-A, 비-B 간염을 예방하기 위하여 ALT검사를 시행하였다.

전혈 320 mL을 채혈해 오다가 1991년 5월부터는 400 mL 전혈채혈을 추가하였고, 항-HCV 검사를 EIA법으로 시행하였으며, 2005년 2월부터는 HCV RNA에 대한 핵산증폭 검사를 추가하고 있다.

1995년 12월에 연간 헌혈인구 200만 명 돌파(국민헌혈률 4.8%), 2000년 1월부터는 혈소판 성분헌혈을 시작하였고 동년 6월에 등록 헌혈제를 전국적으로 실시하였다.

2000년 9월 경기북부지역을 중심으로 말라리아가 발병함에 따라 주의 및 위험지역 헌혈자를 대상으로 말라리아검사를 실시하다가 2000년 11월 15일부터 수도권 헌혈자를 대상으로 말라리아 항체검사를 시행하고 있다.

2008년에는 7개 지역 혈액원에서 해오던 검사업무를 3개 검사센터로 통합하여 검사의 정도관리를 향상시켰다.

2009년 4월 15일부터는 항-HTLV 검사를 CLIA법으로 시행하고 있다.

1990년부터 해오던 ALT검사를 2017년부터는 수혈용 혈액(분획용은 제외)에만 적용하고 있다.

5. 국내 헌혈 현황 및 수혈용 혈액제제 공급 현황

1) 국내 헌혈 현황

6.25사변 이후 미군에 의하여 수혈이 국내에 처음으로 소개되면서 1970년대 초까지는 매혈에 의해 수혈용 혈액이 공급되었으나 1970년에 약 3,000명의 헌혈을 시작으로 1980년도 419,944명이었으며 1989년에 1,046,154명으로 100만 명을 돌파하였으며 1995년도에 200만 명을 넘어 2022년도에는 2,649,007명으로 국민헌혈률 5.1%로 선진국에 버금가는 신장을 하였다.

헌혈자의 연령층을 보면 2022년 기준 10대 17.4%, 20대 36.6%, 30대 16.6%, 40대 17.5%로 전체 헌혈자의 54%로 편중된 헌혈구조는 선진국의 30대 이후의 헌혈자가 주를 이루는 것과도 유사하다. 성별에서도 2022년도 말 현재 여성이 29.2%로 남성 헌혈자에 의존도가 높다.

채혈의 유형에서도 전혈채혈 위주에서 성분채혈이 점차 증가하는 추세이긴 하나 혈소판 성분채혈이 더욱 증가되어야 할 것이다.

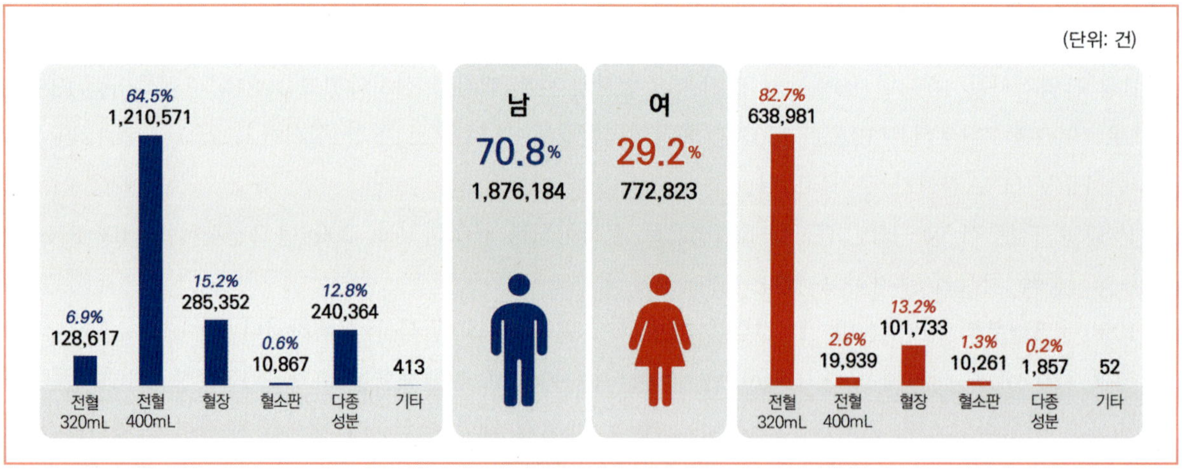

그림 1-5 헌혈방법별, 성별 헌혈현황(대한적십자사 혈액사업통계연보 2022참조)

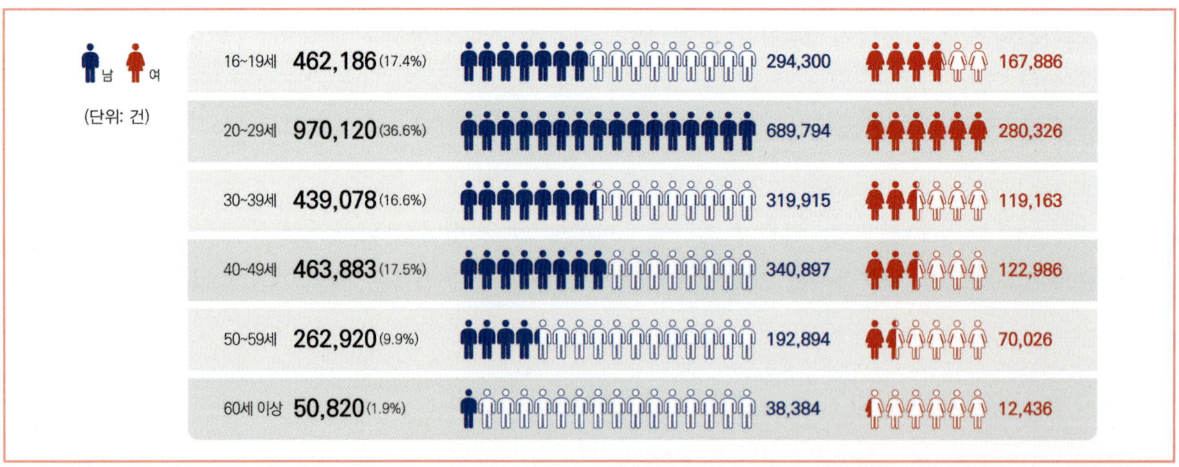

그림 1-6 연령별, 성별 헌혈현황(대한적십자사 혈액사업통계연보 2022참조)

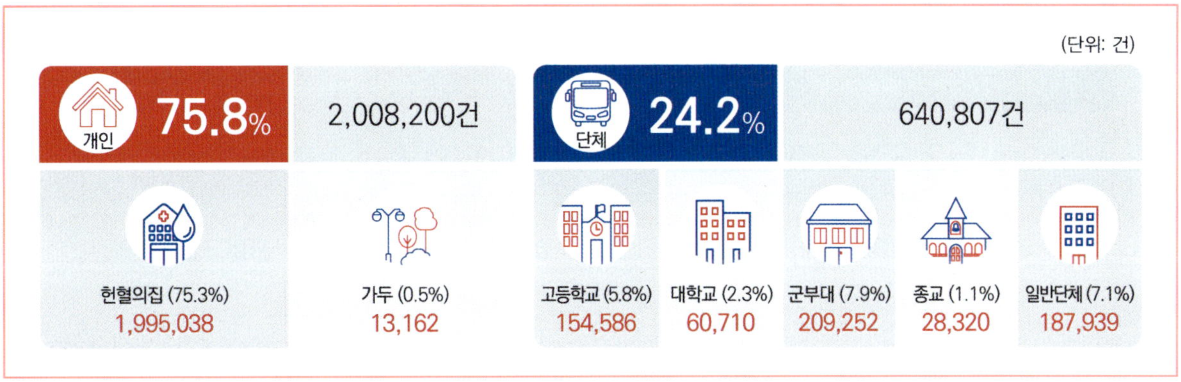

그림 1-7 장소별 헌혈현황(대한적십자사 혈액사업통계연보 2022참조)

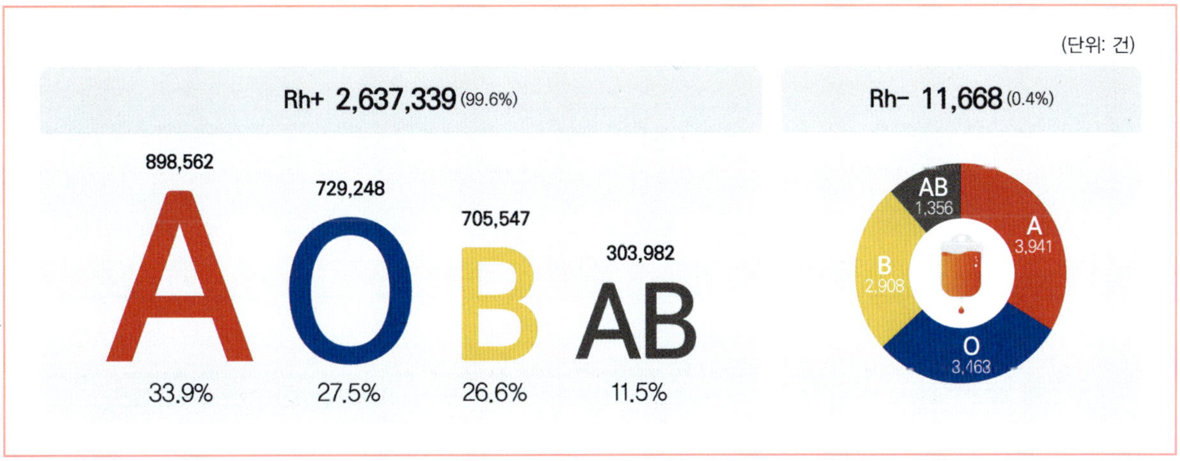

그림 1-8 혈액형별 헌혈현황(대한적십자사 혈액사업통계연보 2022참조)

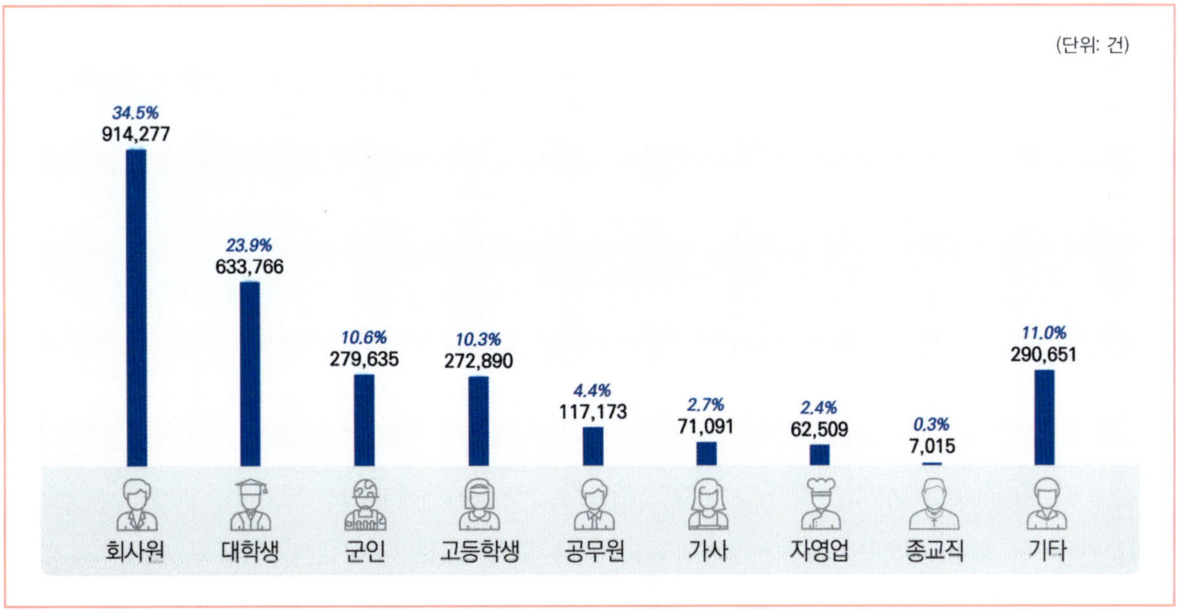

그림 1-9 직업별 헌혈현황(대한적십자사 혈액사업통계연보 2022참조)

(단위: 건)

헌혈지원	헌혈부적격
2,876,786	431,783 (헌혈지원대비 15.01%)
남성 1,912,186 여성 964,603	남성 177,061(9.3%) 여성 254,722(26.4%)

그림 1-10 적십자혈액원 헌혈지원 부적격 현황(대한적십자사 혈액사업통계연보2022참조)

표 1-1 적십자혈액원 사유별 헌혈부적격현황(대한적십자사 혈액사업통계연보 2022참조)

(단위 : 건수)

계	헌혈지원	헌혈	%	헌혈 부적격							
				소계	헌혈지원 대비율 %	과거헌혈 경력 및 검사 부적격	헌혈지원 대비율 %	문진 부적격	헌혈지원 대비율 %	건강진단 부적격	헌혈지원 대비율 %
합계	2,876,7786	2,445,003	85.0	431,783	15.0	43,426	1.5	159,021	5.5	229.336	8.0

표 1-2 적십자헌혈 혈액검사 부적격(대한적십자사 혈액사업통계연보 2022참조)

(단위 : 건수)

총 검사 수 (헌혈실적)	합계[1] (%)	검사 부적격									
		B형간염검사		C형간염검사		매독항체 검사양성 (%)	간기능 검사[2][3] (%)	비예기 항체검사[2] (%)	혈액형 변이형검사 (%)	HTLV 항체검사[2] (%)	기타 (%)
		원검사 양성 (%)	산증폭 검사양성 (%)	항체 검사양성 (%)	핵산증폭 검사양성 (%)						
2,445,003	32,157	2,096	618	3,762	58	304	19,763	1,454	1,198	2,465	1,216
	1.3	0.1	–	0.2	–	–	0.8	0.1	–	0.1	–

* 대한적십자사 통계 기준
1) 합계 검사부적격 중복 사유로 인하여 항목별 합계와 다를 수 있음
2) 간기능검사, 비예기항체검사, HTLV항체검사는 성분채혈혈장에는 실시하지 않음
3) 간기능검사 부적격기준 변경(65IU/L 이상→101IU/L 이상, 2018. 11. 19)

연 중 혈액의 안정적 수급을 위하여 등록헌혈자 제도가 활성화되어 대한적십자사의 2016년 누적능록회원 수가 781,705명으로 일시적 혈액부족 시에 크게 기여하고 있다. 그 외에도 선진국형 헌혈의 집 신설과 전자문진시스템 도입, 질병관리본부에 혈액안전감시과를 두어 혈액 안전성에 선제적으로 대응하고 있다.

2019년부터는 우수의약품제조기준(good manufacturing practice: GMP)이 혈액제제에 법제화가 시행되었다.

2) 혈액 공급 현황

우리나라에서 주로 많이 사용되는 제제는 5~6종류로서 2022년 수혈용 혈액공급은 총 417만여 단위 중 적혈구 농축액이 32.9%로 가장 많았고, 백혈구여과제거적혈구가 9.7%, 혈소판 농축액 37.1%, 혈소판 성분채혈 5.5%, 신선동결혈장 12.2% 기타 동결침전제제등 2.5%, 전혈은 0.1%에 불과했으며, 점차 혈소판 성분채혈이 증가하면서 혈소판 농축액이 줄어들 것으로 보이며, 점차 HLA검사 등록헌혈자를 확보하여 HLA matched 성분채혈혈소판이 공급될 것이다. 성분채혈혈소판 제제의 경우 전혈유래 혈소판제제 6단위로 환산한다. 백혈구 여과제거적혈구 제제의 공급량도 증가하고 있으나 선진국이 전체혈액제제를 대상으로 백혈구를 제거해서 수혈하는 것에는 매우 미흡한 실정이다. 이외에도 선진국에서 활용되고 있는 냉동혈액의 해동적혈구와 복합혈액제제 등은 거의 사용하지 않고 있다.

2006년부터는 혈액정보공유시스템(BISS)을 통하여 혈액원과 의료기관이 정보를 공유하고, 2009년부터는 수혈관련 급성 폐 손상(TRALI) 방지를 위하여 여성헌혈자 FFP는 수혈용으로 공급하지 않으며, 의료기관으로부터 비 예기항체의 특이성이 확정된 환자의 수혈적합혈액을 요청시 적십자혈액원에서 공급해 주고 있다.

2016년부터 희귀혈액공급을 위한 관리구축체계를 위하여 희귀혈액형 및 고 빈도항원 음성자 database를 구축하고 있다. 헌혈급감으로 보건복지부에서 "민·관합동 혈액수급 위기대응 매뉴얼"에 따르면 수혈용 혈액제제로서 가장 수요가 많은 농축적혈구제제 5일 보유량(25,000단위)을 기준 7일 이상 분을 충분히 확보한 것으로 판단하며, 위기경보 판단기준을

(1) 관심(blue): 혈액수급 부분적 부족 징후(적혈구제제 5일분 미만 일시) 적정재고량의 80%

(2) 주의(yellow): 혈액수급 부분적 부족(적혈구제제 3일분 미만 일시) 적정재고량의 60%

(3) 경계(orange): 혈액수급 부족 확대(적혈구제제 2일분 미만 일시) 적정재고량의 40%

(4) 심각(red): 전국적 규모의 혈액수급 상황 악화(적혈구제제 1일분 미만 일시)로 적정재고량의 20% 구분하면서, 경계와 심각수준에서는 혈액수급체계의 가동으로 의료기관 혈액원 운영확대, 중앙비상혈액수급대책 본부(보건복지부)설치가 이루어진다.

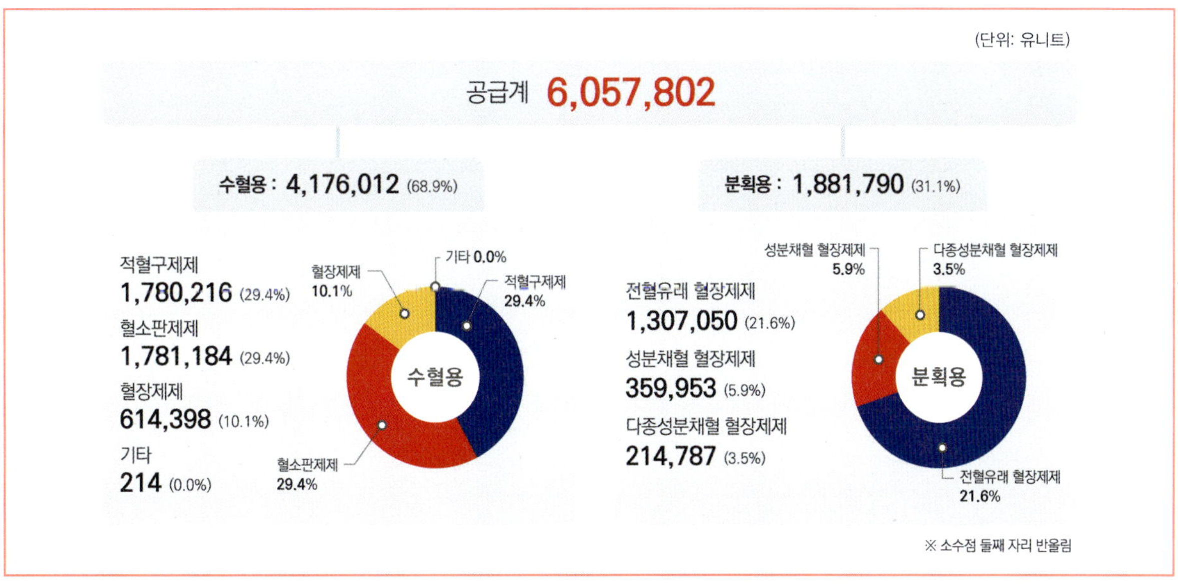

그림 1-11 혈액제제별 공급현황(대한적십자사 혈액사업통계연보2022참조)

참고로 질병종류별 수혈량을 살펴보면 급성백혈병이 42%로 가장 많이 사용되고 이어서 림프 및 비급성 백혈병 15%, 각종 암 13.5%, 간질환 9.5%, 외과수술에서 7.5%, 적혈구질환 6.9%, 위장관 출현환자에 2.0%, 기타 3.6%였다(적십자혈액관리본부자료 그림 1-12 참조).

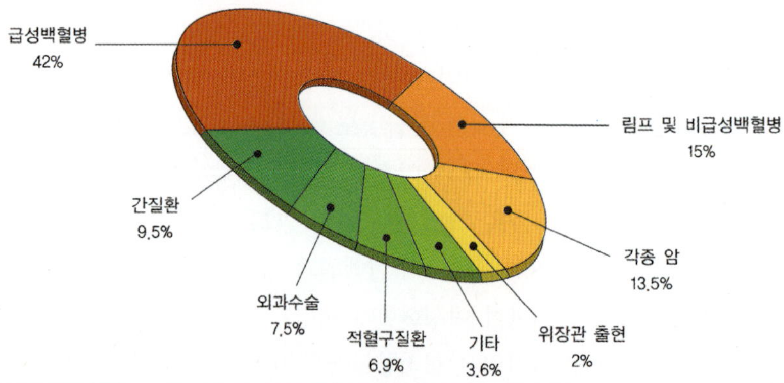

그림 1-12 질병에 따른 혈액 사용비율(적십자 자료 참조)

Chapter 2

기본 면역 혈액학 (Basic of Immunohematology)

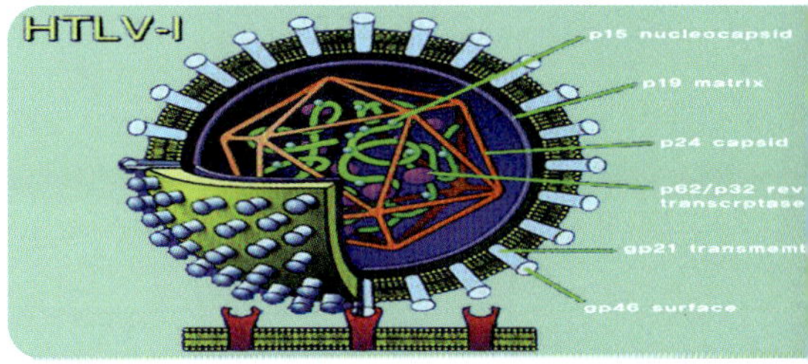

1. 적혈구 항원
   1) 응집원
   2) 적혈구 항원의 구조와 성분
   3) 비적혈구 항원
2. 적혈구 항체
   1) 응집소
   2) 적혈구 항체의 특성
   3) 항체의 합성
   4) 림프구
3. 면역글로불린
   1) 면역글로불린의 기본 구조 및 기능
   2) 면역글로불린의 성상에 따른 분류
4. 보체
   1) 보체의 활성화
   2) 보체의 불활성화
5. 면역조치
   1) 1차 및 2차 면역 반응
   2) 혈액형 항원에 대한 면역
6. 항원·항체 상호 반응
   1) 감작, 응집 및 용혈
   2) 응집반응에 영향을 주는 인자
   3) 항원·항체 반응의 증강 제
7. 항글로불린 검사
   1) 항글로불린 혈청의 특성
   2) 직접 항글로불린 시험
   3) 간접 항글로불린 시험
   4) 항글로불린 검사에 영향을 미치는 요인
8. 기본 분자 유전학
   1) 핵산의 구조
   2) PCR
   3) 혈액형 DNA검사의 기초

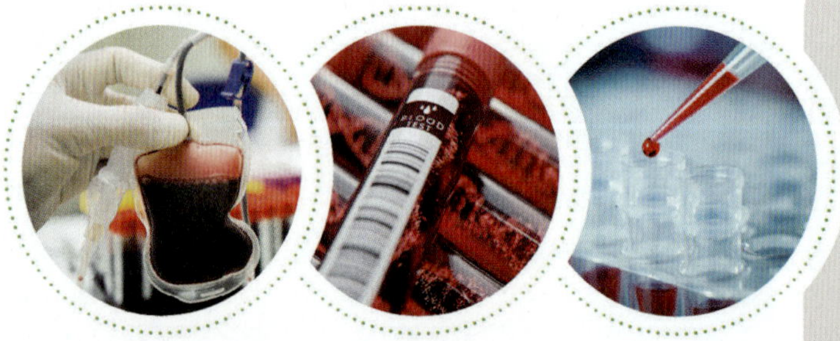

학습 목표

01. 적혈구항원 구조와 응집원에 대하여 기술한다.
02. 비적혈구항원에 대하여 기술한다.
03. 적혈구항체 생성과 특성에 대하여 기술한다.
04. 완전항체와 불완전항체의 특성을 비교 기술한다.
05. 면역글로불린의 기본구조와 분류, 특성을 기술한다.
06. 보체의 활성화 경로와 불활성화에 대하여 기술한다.
07. 항원, 항체 반응강도 구분, 반응에 영향을 주는 요인을 기술한다.
08. 항 글로불린혈청의 종류와 특성을 기술한다.
09. DAT 및 IAT의 원리 및 목적을 기술한다.
10. 항 글로불린검사에서 위 양성 및 위 음성 원인을 기술한다.
11. 혈액형의 유전자 검사법 적용에 대하여 기술한다.

Chapter

2

실 / 전 / 수 / 혈 / 검 / 사 / 학

기본 면역 혈액학 (Basic of Immunohematology)

1. 적혈구 항원(red cell antigens)

1) 응집원(agglutinogen)

적혈구 표면의 항원(antigen)이다.

세포에 붙어 있는 화합물질로써 상대되는 응집소 즉 특이 항혈청이 있을 때에 그를 응집시키는 항원의 일종이다.

또한 다른 종류의 동물에 주사할 때는 그 동물 피하나 혈관 내로 주사한 응집원(agglutinogen)에 상대되는 물질을 형성시킬 수 있는 능력을 갖고 있으며 이는 태생 초기에 발생되는 것으로써 신생아의 응집원 감수성은 출생 후 점점 증가하기 시작하여 20세 이후에 최고에 달한다. 그 후에는 질병이나 면역에 의해 약간의 변동이 있으나 대개 그대로 유지되며 그 후로는 점차 감소되어진다.

2) 적혈구 항원의 구조와 성분

혈액형 항원은 적혈구의 세포막에 있는 화학적 분자물질이다. 적혈구의 표면은 이중 지질막(bilipid membrane)으로 형성되어 있고 그 밑에 큰 단백분자가 파묻혀 있다. 이중 지질막은 인지질(phospholipids)이라고 불리우는 분자로 구성되어 있다. 약 338여 종류의 적혈구 항원이 알려져 있으나, 국제수혈학회(2014, ISBT)에서는 표 2-1과 같이 34개의 혈액형군(blood group system)으로 분류하였으나 임상적으로 중요한 20여 종류의 혈액형 항원이 적용되고 있으며 가장 중요한 혈액형 항원은 A, B, Rho(D)이며 A 및 B항원은 화학적으로 그 구조가 잘 정의되어 있는데 항원 결정기(antigenic determinants)는 직접 세포막에 결합하고 있든가 혹은 이중 지질층으로부터 돌출한 단백 쇄에 결합하고 있는 올리고당 쇄(oligosaccharide chain)의 말단 당 부위에 결합되어 있다. 올리고당(oligosaccharide)이 단백구조에 붙어 있으면 그 분자를 당 단백(glycoprotein)이라고 부른다.(그림 2-1 참조)

표 2-1 ISBT분류에 의한 red blood group system

ISBT No.	System	Ag No	Ag example	Structure	Possible function
001	ABO	4	A, B, O, AB	Carbohydrate	Glycocalyx
002	MNS	46	M, N, S, s, U, Mi^a	Sialoglycoproteins	Glycocalyx
003	P	3	P1, P^K	Carbohydrate	Unknown, *E. coli* receptor
004	Rh	55	D, C, c, E, e, f, G	Polytopic proteins	NH4+ transporter, O_2/CO_2 gas channel
005	Lutheran	20	Lu^a, Lu^b, Lu3, Lu4	IgSF glycoprotein	Adhesion - binds laminin
006	Kell	35	K, k, Kp^a, Kp^b, Js^a, Js^b	Enzyme	Endopeptidase - process endothelin 3
007	Lewis	6	Le^a, Le^b, Le^{ah}, Le^{bh}	Carbohydrate	Unknown
008	Duffy	5	Fy^a, Fy^b, Fy^3, Fy^5	G protein - coupled Superfamily	Chemokine (IL-8) receptor, *P. vivax receptor*
009	Kidd	3	Jk^a, Jk^b, JK^3	Polytopic glycoprotein	Urea transporter
010	Diego	22	Di^a, Di^b, Wr^a, Wr^b	Polytopic glycoprotein	Anion exchanger, O_2/CO_2 gas channel, anchor to cytoskeleton
011	Yt	2	Yt^a, Yt^b	Enzyme	Acetylcholinesterase
012	Xg	2	Xg^a	Sialoglycoproteins	Receptors
013	Scianna	7	Sc1, Sc2	IgSF glycoprotein	Adhesion/receptor
014	Dombrock	8	Do^a, Do^b	Enzyme	ADP - ribosyltransferase
015	Colton	4	Co^a, Co^b	Polytopic glycoprotein	Water channel
016	LW	3	LW^a, LW^b	IgSF glycoprotein	Adhesion - binds integrins
017	Ch/Rd	9	Ch1, Ch2, Rg1, Rg2	Complement protein	C4
018	Hh	1	H	Carbohydrate	Glycocalyx
019	Kx	1	Kx	Polytopic protein	Neurotransmitter transporter
020	Gerbich	11	Ge2, Ge3, Ge4, Wb, Ls^a	Sialoglycoproteins	Anchor to cytoskeleton
021	Cromer	22	Cr^a, Tc^a, Tc^b, Dr^a	Complement control protein	DAF
022	Knops	9	Kn^a, Kn^b, McC^a, SI^a	Complement control protein	CR1
023	Indian	4	In^a, In^b	Glycoprotein	Adhesion - binds hyaluronan
024	Ok	3	Ok^a	IgSF glycoprotein	Adhesion/receptor
025	Raph	1	MER2	Tetraspanin	Complexes with integrins in the membrane
026	JMH	6	JMH	Semaphorin	Adhesion/receptor
027	I	1	I	Carbohydrate	Glycocalyx
028	Globoside	1	P	Carbohydrate	Unknown
029	Gill	1	GIL	Aquaporin3	Water/glycerol channel
030	Rh 연관	3	RHAG4, Rhnull	Rh연관 glycoprotein	
031	FORS	1	$FDRS_1$	Forssman glycolipid	
032	JR	1	Jr^a	Jr glycoprotein	
033	LAN	1	Lan	Lan glycoprotein	
034	Vel	1	Vel	Small integral membrane	

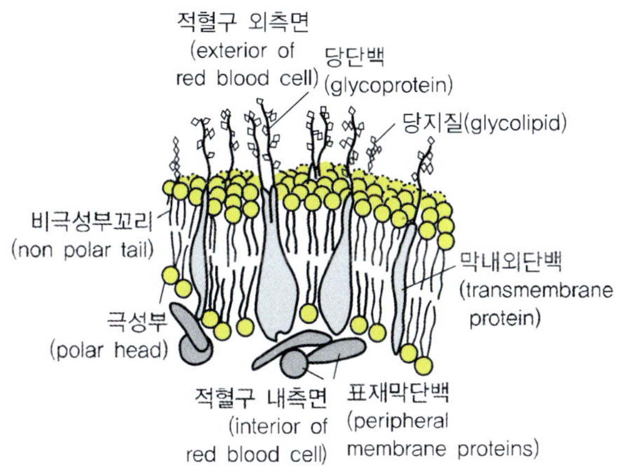

그림 2-1 막 단백을 포함한 적혈구막의 복합구조

표 2-2 혈액형 유전자의 염색체상의 위치

염색체 번호	장·단완 구분	혈액형계
1	p	Rh, Sc
1	q	Fy, Cr
2	q	Ge
4	q	MNS
6	p	Ch/Rg, HLA
7	p	Co
7	q	K, Yt
9	q	ABO
17	q	Di
18	q	Jk
19	p	Le, LW
19	q	H, Lu, Se
22	q	Pl
X	p	Xg, Xk

p=단완 q=장완

올리고당 쇄가 세포막(cell membrane)에 결합되어 있는 것을 당지질(glycolipid) 분자라고 불리우며 ABH 항원의 화학적 분자물질이다. 화학구조가 올리고당류인 항원은 IgM class의 항체를 생산하는 경향이 있고, 주로 단백(protein)인 항원은 일반적으로 IgG항체의 생산을 일으킨다. ABO, H, Lewis, I, P형계는 당 단백과 당지질에 작은 탄수화물 항원결정기로 분포하고, 배아줄기세포, 여러 종류의 조직이나 조직혈액형 항원 계에도 널리 존재한다.

Rh식 항원의 중요한 역할은 단백이 담당하고 있고, 이중 지질막(bilipid membrane) 중에 파묻혀 있으며, 분자의 일부가 혈구의 외면에 노출되어 있는 것으로 알려져 있다. 이것들은 전부 부분적으로 화학구조가 확실히 밝혀져 있는 막 중의 단백 쇄의 한 개와 관계가 있는 것으로 생각된다. 모든 적혈구 항원 구조는 엄밀한 유전적 제어 하에 있다. 어떤 특정 유전자가 전수되어지면 해당하는 항원이 집결하여 막 안으로 들어오고, 한 무리의 유전자의 공동작용에 의해 특별한 적혈구 항원이 형성되어진다. 항원의 형성은 적혈구가 핵을 상실하기 전에 골수 안에서 적혈구가 성숙하는 동안에 일어난다.

3) 비적혈구항원(non-red cell antigens)

사람의 체액 중에 있는 물질로서 적혈구 항원과 같은 항원 결정기를 갖고 있는 가용성의 당 단백을 포함하고 있다. 항원이 체액 중에 있을 때는 형 물질(substance)이라는 용어를 사용하고 적혈구상에 있는 경우는 A 혹은 B항원이라고 부르고, 타액이나 그 외의 체액 중에 있을 경우는 A 및 B형 물질이라고 부른다. A 및 B형 물질 이외에 Lewis형 물질도 타액 및 혈장 중에서 검출되나 체액 중에는 당단백으로 혈장에서는 당지질이다. Lewis 항원도 적혈구상에서 검출되지만 혈장에 있는 당지질의 형 물질이 흡착되어진 것이다. 사람 적혈구 표면에 있는 올리고당은 동·식물에서도 검출되어진다. 예를 들어 A, B 및 P항원은 어떤 동물의 조직, 기생충 미생물로부터 분리할 수 있다. 조직에 결합되어져 있는 A, B 및 P항원은 추출 가능하고, 또 용액 중에 용출되어지기 때문에 이들의 가용성 항원 및 사람이나 그 외의 동물의 체액 중에 존재하는 형 물질은 동물을 면역시켜서 시약으로 사용 가능한 항체를 생산할 수 있기 때문에 자주 사용된다.

2. 적혈구 항체(red cell antibody)

1) 응집소(agglutinin)

적혈구 항원에 작용하여 적혈구를 응집시키는 항체이다. 혈장, 혈청 또는 체액에 있는 특수 글로불린(globulin)으로써 상대되는 응집원을 가지고 있는 세포에 응집반응을 일으킬 수 있는 항체(antibody)인 것이다.

응집소는 신생아에서도 볼 수 있으나 신생아 자신의 응집소가 아니라 어머니로부터 받은 것에 지나지 않으며 어머니가 가지고 있지 않는 응집소는 신생아에게도 없다. 유아 자신의 응집소는 생후 9개월 이내에 생기며 대부분 6개월 이내에 나타나지만 6개월에서 13개월에서도 생길 수가 있다.

(1) 자가 응집소(autoagglutinin)

자신의 구성성분인 자가 항원에 대한 항체로서 자신의 적혈구를 스스로 응집시킬 수 있는 응집소이다. 즉 자신의 구성 성분인 자가 항원(auto-antigen)을 이물질(foreign body)로 인식하는 응집소로서 자가 면역질환(autoimmune disease)과도 관계가 깊은 응집소로서 자가 항체(autoantibody)라고도 한다.

(2) 이종 응집소(heteroagglutinin)

종속(species)을 달리하는 생물에서 유래하는 항원의 자극에 의해 생산되는 항체로서 이종 간의 적혈구를 응집시킬 수 있는 응집소이다. 사람과 동물 또는 다른 동물 사이에서 반응하는 응집소를 뜻한다. 예를든다면 미생물 감염에 의해 생산된 항체가 있을 수 있고 또한 mouse의 면역글로불린을 토끼에 주사하여 면역시키면 토끼 항 mouse 면역글로불린 항체가 생기는데 이것이 heteroantibody이고 반대어로서는 alloantibody가 있다.

(3) 용혈소(hemolysin)

적혈구 항체로서 그 작용이 적혈구를 용혈시키는 항체이다. 용혈소는 생체 속에 원래 존재하는 경우도 있지만 적혈구의 수혈에 의해서도 생기게 된다. 면역용혈(immune hemolysis)에서는 hemolysin에 감작된 적혈구가 인체의 작용에 의하여 용혈이 일어나는 것이다. 용혈소는 보체가 존재하지 않으면 용혈을 일으킬 수 없다. 56℃/30분 간 혈청을 비동화시켜 보체를 파괴시키면 용혈소가 존재하더라도 작용은 하지 못한다.

2) 적혈구 항체의 특성

생체(living body)에 항원을 주사하면 항원자극에 의한 반응으로 한 동물 내에 특이적으로 결합한 물질, 즉 단백물질이 림프구에서 생산된다. 항체는 글로불린으로 대부분이 γ-globulin이다. 그들은 특이하게 특수한 항원분자와 결합하거나 또는 비 특이성 항체들은 여러 종류의 분자와 결합하는데 이는 운반체 분자가 다를지라도 유사한 hapten군이 존재하기 때문이다.

(1) 항체의 생성 개체에 의한 분류

① 동종항체(alloantibody)

동일종에서 얻은 항원의 자극에 의해 생성된 항체이다. 사람에 있어서 항A나 항B 항체처럼 자연발생적으로 가지고 있는 항체를 정상동종항체라 하고 항 Rh항체처럼 면역의 결과로 생성된 항체를 면역동종항체라고 한다. 상대되는 항원을 가진 적혈구와 이들 항체가 접촉하지만 않으면 이 항체는 질병을 일으키지 않는다. 간단히 요약하면 동종항원(alloantigen)에 대한 항체의 총칭이며 옛 명명법은 isoantibody라고 했으나 현재는 alloantibody로 통일되어 사용되고 있다.

② 자가 항체(autoantibody)

자기 자신의 세포(cells)와 조직(tissue)에 대하여 생체 내에서 생산된 항체이다. 자가 항원(autoantigen)과 교차반응(cross reaction)을 하는 항체도 포함된다. 이 항체는 자가 면역질환(autoimmune disease)과 관계가 있으며 임상문제를 일으킨다. 항 DNA 항체, 항 갑상선항체, rheumatoid factor 등이 자가항체 들이다.

(2) 실험적 특성과 발생에 따른 항체의 종류

① 자연항체(natural antibody)

뚜렷한 항원자극 없이 나타난 항체이다. 즉 사람의 A, B형 물질에 대한 항체가 대표적이며 동종응집소(isoagglutinin)라고 불리운다. 생후 2~3개월경부터 자기 자신의 항체가 생기는 것으로서 anti-A나 anti-B와 같은 항체들을 뜻한다.

② 면역항체(immune antibody)

수혈, 임신 등에 의한 항원자극으로 생산된 항체이다. 부적합수혈로 인하여 생산된 항체나 미생물의 감염 후에 출현하는 항체가 포함된다. 예를 들어 anti-D, anti-E, anti-K 등과 같이 수혈에 의해 혈액형 항원이 자극하여 생산된 항체들이 있다.

③ 온난항체(warm antibody)

37℃의 온도에서 가장 잘 반응하는 항체이다. 실온에서 반응하지 않던 것이 37℃로 가온하면 응집반응을 일으키는 항체로 임상적으로 수혈 부적합을 야기시키므로 주의해야 한다. IgG계 항체들이다.

④ 한랭항체(cold antibody)

4~10℃ 온도와 같은 저온에서 잘 반응하는 항체이다. 단지 30℃ 이하에서 반응하는 한랭항체들은 정상체온의 온도에서는 반응하지 않기 때문에 임상적으로 중요치 않다. 특히 겨울철에 실온 하에서 autocontrol(자가 대조)에 응집되어지는 경우를 가끔 경험하게 되는데 이때 37℃ water bath에 넣어서 응집이 풀어지면 한랭응집소에 의한 응집이였음을 알게 된다. 한랭항체에 의한 응집이 확실하다면 수혈을 해도 좋을 것이다.

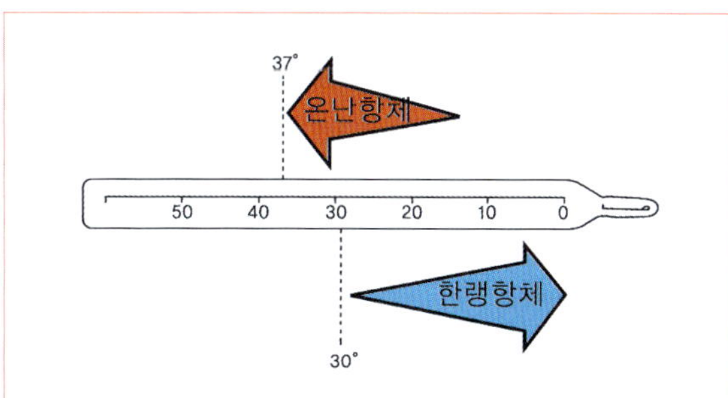

그림 2-2 온난항체와 한랭항체의 지적반응 온도범위

(3) 반응태도에 의한 분류

① 완전항체(complete antibody)

혈액형 항체들은 최근에 모두 밝혀진 면역글로불린의 종류에 대한 연구발전이 있기 전에 실험적 관찰결과를 통해 규정지어졌다.

식염수 매질(medium) 중에 부유되어 있는 혈구와 결합한 충분한 양의 큰 항체분자가 있기 때문에 추가물질을 넣지 않아도 응집을 일으킬 수 있는 항체를 완전항체라고 한다.

이 항체는 IgM에 속한다. ABO계의 anti - A, anti - B와 같은 자연항체(natural antibody)가 이 항체 범주에 속하게 되며 ABO 부적합수혈이 되면 심오한 용혈성반응이 일어나서 혈관 내 용혈(intravascular hemolysis) 반응이 발생하게 된다.

② **불완전항체**(incomplete antibody)

불완전항체라는 말은 식염수에 부유되어 있는 적혈구와 결합은 하지만 눈으로 볼 수 있는 응집을 일으키지 못하는 항체이며 고농도의 알부민을 첨가하여 혈구 간의 간격을 좁혀지게 하여 응집을 일으키는 면역항체(immune antibody)를 말하며 IgG에 속한다.

불완전항체가 식염수 매질 속의 적혈구를 응집시키지 못하는 이유로서는

a. 적혈구 표면의 항원 결정인자(antigenic determinints)의 위치, 수 및 운동성

b. 항체 분자의 크기와 그 구조

c. 이 반응과 관련된 정전기의 힘 등에서 오는 결과로 인한 것으로 인정된다.

항원 1 분자하고만 결합한 항체를 가진 감작된 혈구들이다. 즉 불완전항체 또는 감작항체라고 불리우고 있다.

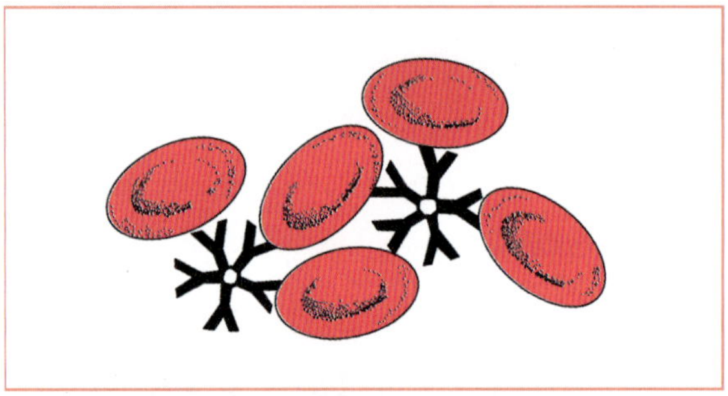

그림 2-3 IgM항체들에 의한 적혈구의 응집

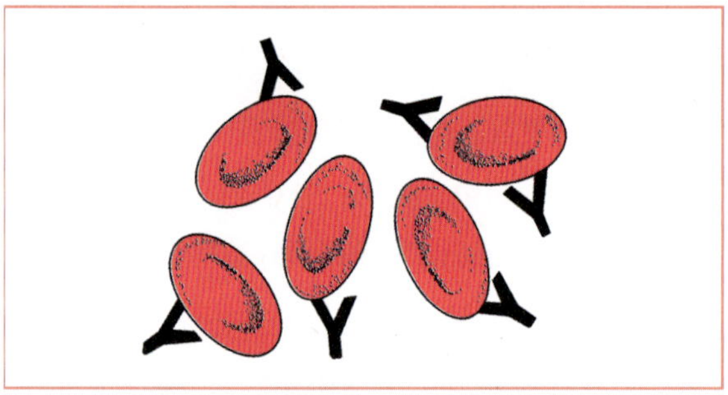

그림 2-4 IgG항체에 의한 적혈구의 감작

표 2-3 완전항체와 불완전항체의 특성구분

항체 종류 / 구 분	완전항체	불완전항체
면역글로불린 종류	IgM	IgG
항체구분	자연항체	면역항체
태반 통과성	없다	있다
온도	한랭항체(20~25℃)	온난항체(37℃)
검출매질 종류	식역수 매질	알부민, 효소매질, 쿰스혈청
면역응답(in vivo)	1차 반응(응답)	2차 반응(응답)
용혈기전	혈관 내 용혈반응	혈관 외 용혈반응
검출항체 종류	anti - A, - B, - H, - Le, - P, - I 등	anti - Rh, - JK, - Kell, - S, - $\bar{s}$, - Di 등
보체 결합성	3+	IgG1 2+, IgG_2 1+, IgG3 3+, IgG_4 (-)

이러한 경우 albumin이 존재하면 IgG 항체가 적혈구를 응집시킬 수가 있는데 그 이유는 알부민은 적혈구 부유액 매체 속의 하전을 확산시키는 힘을 상승시켜 적혈구들이 응집을 일으킬 수 있을 만큼 서로의 거리를 좁힐 수 있기 때문이다. 또한 단백질을 분해하는 효소들인 papain, ficin, bromelin, trypsin들도 적혈구막으로부터 sialic acid를 분리시킴으로써 위와 같은 작용을 할 수 있다.

3) 항체의 합성(antibody synthesis)

이종단백 즉 항원이 생체 내에 들어가면 체액성 면역반응을 일으켜서 plasma cell에서 항체가 형성되고 이것이 체내에서 세포성 면역반응을 일으킨다. 이렇게 생체 내에 두 가지의 면역반응이 존재한다는 사실은 Chase와 Landsteiner가 1940년대 초에 최초로 생체의 면역반응이 어느 것은 살아있는 세포(즉 림프구)의 교환을 통해서 한 동물로부터 딴 동물로 옮겨질 수 있고 또 어느 것은 혈청을 통해서 옮겨질 수 있다는 사실을 증명하여 이를 발표하였다.

4) 림프구(lymphocytes)

골수로부터 유래한 간세포(stem cell)는 분화과정을 통해서 두 개의 나른 림프구의 집단을 형성한나. 즉 흉선을 거쳐간 T림프구(T-lymphocytes, T-cells)와 흉선을 거치지 않은 B림프구(B-lymphocytes, B-cells)가 된다. 이 두 종류의 림프구는 일반 광학현미경으로는 모양이 비슷하나 주사전자현미경(scanning electron microscopy)으로는 아주 다르게 보이며 여러 가지 표면 표지법(suface markers)으로도 감별할 수 있다. 그리고 이 양자의 기능도 물론 다르니 이 양 계열의 림프구들 사이에 서로 기능면에서 협조하고 있다. 림프구의 수명은 수일에서 20여 년으로 순환혈액 중과 림프조직 사이로 왕복 반복한다.

(1) T림프구(T-lymphocytes)

흉선에 있는 림프구를 흉선세포(thymocyte)라고 한다. 이 림프구가 흉선 밖으로 나아가면 면역기능을 가진(immunocompetent), 즉 면역반응에 참여할 수 있는 세포가 된다. 이것이 세포면역의 기본이다.

T림프구는 소림프구 재순환 풀(recirculating pool)의 반 이상을 차지하며 비교적 긴 수명의 반감기(half life)를 가지고 있다. 그들이 대식세포에 의해 처리되어진 항원(macrophage processed antigen)과 만나면 이 세포들은 림프모세포(lymphoblast)로 변화한다. 이 림프모세포들은 세포 내에서 면역글로불린을 검출할 수 없으나 다음의 몇 가지 기능을 가지고 있다.

① 이 세포들은 계속 세포 분열을 해서 예비처리과정(priming)이 끝나고 항원에 대해서 감수성이 있는 세포로 변한다.
② 이 세포들은 지연성과민(delayed hypersensitivity)을 매개하는 여러 가지 가용성 인자(soluble factors, lymphokines)를 배출한다.
③ 이 세포들은 이식한 장기(graft) 또는 종양세포의 조직적합성 항원을 가진 세포들에 대한 세포해독성(cytotoxic)인 소위 "killer" cell로 작용한다.
④ 이 세포들은 B림프구의 면역 기능을 자극함으로써 체액 면역 계통과 협력을 한다.

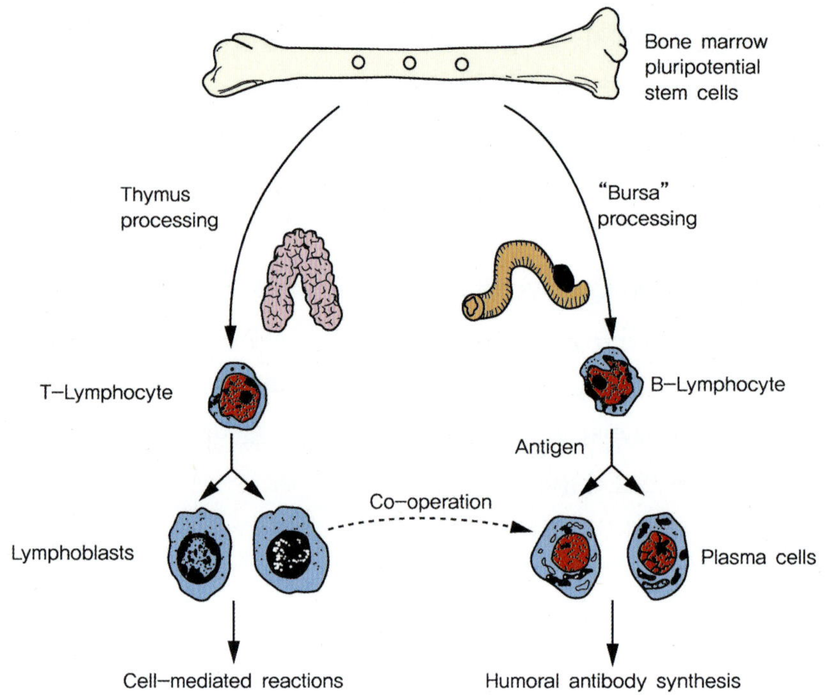

주) 다능성 간세포가 흉선과 장관에 관련된 림프조직을 거쳐서 각각 면역반응력을 가진 T세포와 B세포로 분화된 세포 및 체액 면역반응과정

그림 2-5 골수의 림프구계

T세포가 하는 역할은 대식세포나 B세포의 역할보다 더 다양하다. B세포와의 상호 작용에서는 T세포는 면역반응의 종류나 강도를 조절하는 2개의 세포 helper - T(CD_4) cell과 suppressor - T(CD_8) cell로 나누어진다. 어떤 특정의 helper T 세포가 항원을 보유하는 대식세포와 물리적으로 반응하면 T 세포는 증식하며 그 세포는 항체생산 B 세포의 증식을 자극하는 물질을 생산한다. 바꾸어 말하면, 항원에 의한 자극을 계속하여 macrophages, B 세포 및 T 세포는 복잡하게 맞물린 기능을 하게 된다.

(2) B림프구(B - lymphocytes)

"B" - 림프구라는 이름은 체액 항체의 형성을 관장하고 림프구의 생산을 관장하는 조류(birds)의 림프기관인 bursa of fabricius로부터 유래된 것이다.

사람에게는 이런 역할을 해낼 수 있는 것으로 알려진 기관은 없지만 항체를 생산하는 같은 능력을 가진 세포를 표현하기 위해서 B세포라는 용어가 사용된다.

흉선과 직접 관계가 없는 B림프구들은 항원에 대한 수용체(receptor)로 작용하는 특이성 항체(표면항체 surface immunoglobulin)를 합성하고 또 이를 배출한다. 항원의 작용을 받으면 B림프구는 plasma cell로 변하며 이 plasma cell들은 항체를 만들어서 체액 속으로 배출하는 기능을 가지고 있다.

체액 면역반응이 일어나기 전에 항원이 림프구에 작용하기 위해서는 대식세포(macrophage)의 처리가 필요하며 T림프구, B림프구 및 대식세포가 서로 작용하는 기전은 매우 복잡하지만 그 면역반응의 기전이 점차 밝혀지고 있다.

위에서 말한 바와 같이 혈액수혈 업무에서 관련되는 것은 주로 체액면역이나 장래에는 세포면역의 중요성이 점점 증대할 것으로 전망된다.

(3) 면역반응(응답)의 기전(mechanism of the immune response)

면역반응(응답)이란, 항원과 대식세포(macrophage)와 림프구(lymphocyte)와의 복잡한 상호작용이다. 대식세포는 항원과의 반응에 의해 자극되고, 이 반응에서의 생성물이 림프구를 자극한다. 이것에 관련한 림프구는 그 기능적 역할에 의해, B세포와 T세포로 나누어진다.

대식세포는 비장 림프절 및 간의 결체조직에 고정되어 있거나 운동성이 있는 식세포(phagocyte)이다. 이 세포는 체내의 면역 방어기전에 많은 역할을 하지만, 주된 역할은 항원을 잡아서 처리하고 B세포에 공급할 수 있도록 하는 것이다.

그림 2-6에서 면역반응의 순서를 보면, 대식세포가 미생물이나 수혈된 적혈구와 같은 이물질 항원을 만나게 되면 다음 두 가지 기능 중에서 하나를 수행한다.

(1) 대식세포는 항원을 끌어당겨 표면에 부착시키고 그 항원을 적절한 B세포와의 상호작용의 단계로서 제공하든지 또는 (2) 세포(또는 그 일부)를 섭취하여 항원 처리를 한 후 그것을 노출시켜, 그 항원이 B세포에 인식될 때까지 표면에 항원을 가지고 있다.

(1) 대식세포가 항원과 만나면 항원은 대식세포에 의해 처리되어 B세포 (2)와 T세포 (2′)에 제시된다. B세포가 항원을 가진 대식세포와 반응하면, B세포는 형질세포(3)로 분화하고 항체를 생산한다. T세포는 항원을 가진 대식세포와의 반응으로 증식되어진다. T세포는 B세포가 형질세포로 분화하는 것을 촉진하거나, 또는 억제(3′)한다.

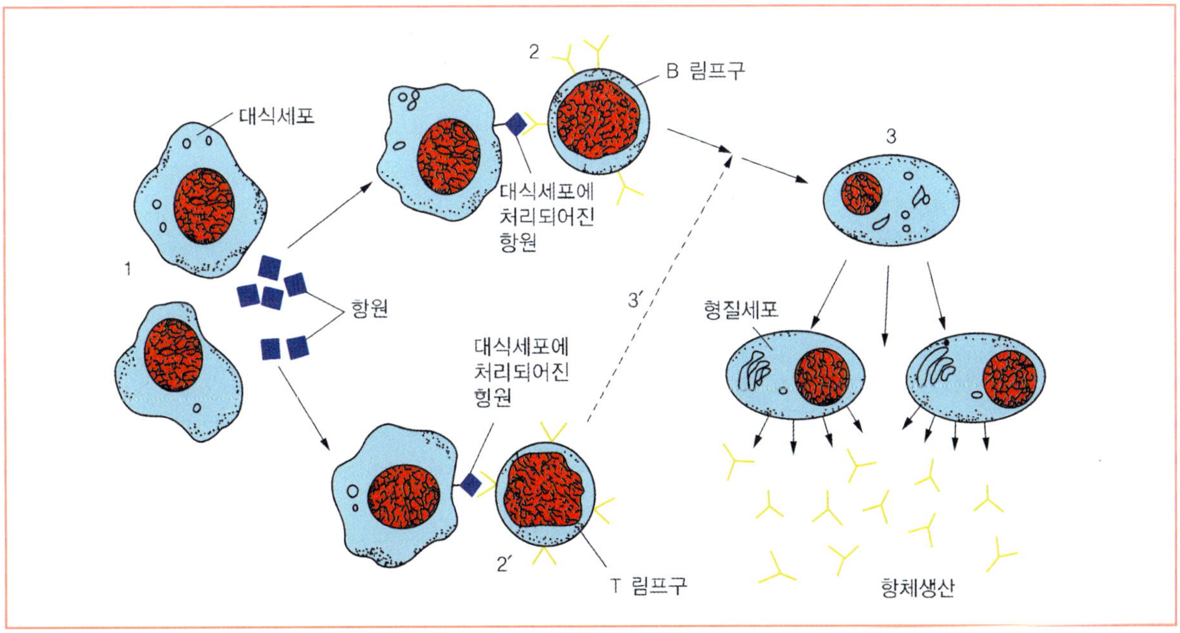

그림 2-6 면역반응의 순서 설명

한편 생각할 수 있는 모든 항원에 대하여 항체를 생산하도록 유전신호(genetic code)에 의해 프로그램된 B세포는 (세포의 단일 clone) 조금씩 밖에 없다. 이런 정해진 B세포에 의한 항원의 인식은 B세포 표면의 수용체 부위(receptor sites)에서 행해진다.

이런 수용체는 항체분자 그 자체이든지 아니면 거의 비슷한 것이다. 이렇게 정해진 극히 적은 B세포의 하나가 macrophages에 잡힌 항원과 만나면 증식과 분화의 과정을 거치며 각종 신호를 받아서 항체생산의 cycle이 시작되는 것이다. B세포는 표면 수용체(surface receptor)의 기능을 상실하여 커지게 되고 표면 수용체와 같은 동일한 특이성의 항체를 생산하기 시작하는 복잡한 내부구조를 가진 세포로 분화한다. 이 단계에서의 B세포는 형질세포(plasma cell)라고 부른다. 각각의 형질세포는 세포 중에 유전적으로 프로그램된 정밀한 특이성을 바탕으로 그 항원과 특이적으로 반응하는 일정한 면역글로불린을 방대한 양으로 생산한다. 세포는 계속적으로 증식하여 그 수를 늘림과 동시에 분화하여 매분 몇 백만의 항체분자가 만들어진다. 또한 항원을 처리한 대식세포는 항원을 B세포에 물리적으로 공급하는 임무 외에도 T세포를 자극하고 증식시킨다.

(4) T림프구와 B림프구의 감별(differentiation of T-and B-lymphocytes)

사람에서는 혈액 림프구의 약 25%가 B세포, 70%가 T세포 그리고 나머지 5%는 T표지물(T marker)도 B표지물(B marker)도 가지지 않은 소위 "null cell"이라고 불리우는 세포들이다. 면역 형광기법으로 B세포에서는 쉽게 면역글로불린(immunoglobulin)이 존재한 것을 증명할 수 있으나 T림프구에서는 면역글로불린이 없다.

이와 반대로 T세포들은 미리 감작되지 않은 면양의 적혈구와 반응시키면 결합하여 rosette를 형성한다. 이 marker를 E rosette이라고 한다(그림 2-7 참조). 그러나 B세포는 이것을 형성하지 못한다.

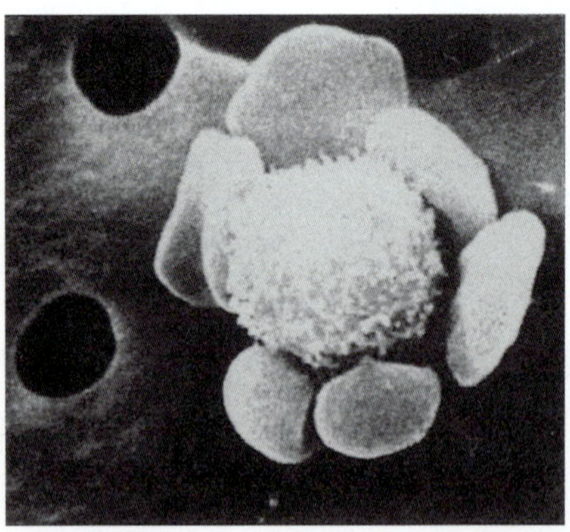

주) 주사전자현미경에 의한 T 림프구의 rosette 형성 관찰(×7,000). T림프구의 표면은 밤송이처럼 보이지만 B림프구는 표면이 매끈하다.

그림 2-7 E sheep rosette

3. 면역글로불린(immunoglobulins, Ig)

항체의 활성(antibody activity)을 가지고 있는 혈장단백을 면역글로불린(immunoglobulin, 약자는 Ig)이라고 한다.

Tiselius의 전기 영동법 개발에 의하여 처음으로 항체 활성이 있는 혈청단백분자의 주된 것은 γ의 이동도를 갖는다는 것이 밝혀졌다. 몇 가지 물리화학적 성질이 다른 Ig가 각기 다른 농도로 혼재하고 있기 때문에 개개의 Ig를 해석한다는 것은 정상 혈청에서는 거의 불가능하며 단일클론성(monoclonal) γ-글로불린혈증 환자 혈청의 연구에 의하여 개개의 Ig성질이 밝혀지게 되었다.

현재의 지견에 의하면, Ig는 5개 class, 즉 IgG, IgM, IgA, IgD 및 IgE로 분류되고 있으며, 그림에서와 같이 β-γ의 이동도를 가진 글로불린 분자의 집합체이다.

1) 면역글로불린의 기본구조 및 기능

면역글로불린 분자의 약 82~96%가 polypeptide(아미노산들의 결합)이고 약 4~18%가 탄수화물(carbohydrate)이다. 기본 면역글로불린의 단위 구성은 220개의 아미노산을 각기 가지고 있는 두 개의 light chain(L)과 440개의 아미노산 잔기를 각각 가지고 있는 두개의 heavy chain(H)으로 구성되었으며 light chain(분자당 22,500d)들과 heavy chain(분자량 50,000~75,000d)들은 서로 그림 2-9에서와 같이 공유결합의 S-S 결합(covalent disulfide bond 즉 -S-S- 연결)와 비공유결합(noncovalent bond)으로 서로 연결되어 있다.

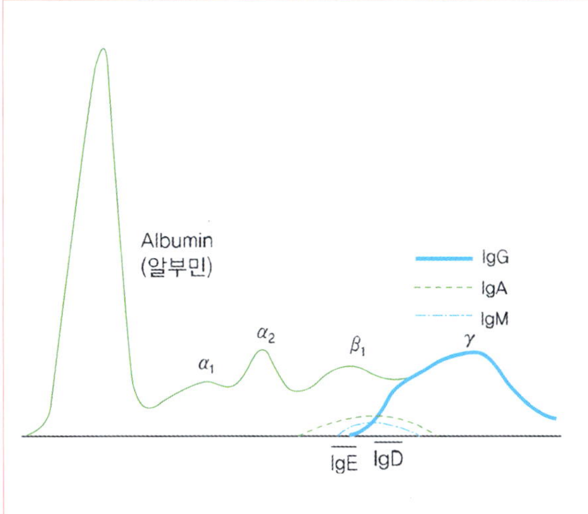

그림 2-8 사람 혈청의 전기영동상과 면역글로불린의 위치

Light chain에는 두 가지의 종류, 즉 kappa chain과 lambda chain이 있으며 이 두 가지는 위에 말한 5가지의 면역글로불린 중 어느 것에서나 있을 수 있으나 각 면역글로불린 하나하나는 두 가지의 light chain 중 kappa든지 lambda든지 한 가지만 갖고 있다.

각 class에 속하는 면역글로불린의 약 66%(2/3)는 kappa light chain을 가졌으며 약 33%(1/3)는 lambda light chain을 가지고 있다.

Light chain과 heavy chain 양쪽의 면역글로불린 polypetide의 아미노산 순서에 대한 연구 결과에 의하면 이 양 chain 각각을 그 화학적 구조가 변화를 잘하는 가변부위(variable portion)와 거의 변화를 하지 않는 불변부위(constant portion)의 두 부분으로 나눌 수 있다.

Light chain과 heavy chain의 가변 및 불변부위를 domain(영역)이라고 하며 각각의 영역은 110개의 아미노산(amino acid)으로 구성되어 있다. 위에서 설명했지만, 즉 한 개의 가변영역(variable(V_L))과 하나의 불변영역(constant(C_L))이 있다. 한 개의 IgG heavy chain은 하나의 variable(VH)과 세 개의 constant 영역(C_H1, C_H2, C_H3)으로 구성되어 있다.

가변영역(variable domain)은 항체 분자에 특이성을 부여하며 light chain과 heavy chain의 가변부위를 합한 영역에서 항원 결합부위(Fab)를 형성하고 있다(그림 2-9 참조).

Immunoglobulin분자를 단백분해 효소인 papain으로 분해하면 3개의 단편(fragment)으로 나누어진다. 즉 그림 2-9와 2-10에서와 같이 두 개의 Fab fragment(L chain 전부와 H chain의 일부)와 한 개의 Fc fragment(disulfide bond로 연결된 나머지 2개의 heavy chain)로 나누어진다. 또한 pepsin 분해를 하면(그림 2-10 참조) 1개의 F(ab′)2 fragment와 sub-fragments로 나누어지게 된다. Fab는 "fragment antigen binding"의 약자이며 이 부분이 항원과 결합하는 부위라는 뜻이며, Fc는 "fragment crystallizable"의 약자로 화학적으로 결정체를 만든다는 뜻이며 이 부분은 주로 보체의 결합, 항체의 태반통과, 피부감작 등의 일반생물학적 기능에 중요한 역할을 하는 것으로 알려져 있다.

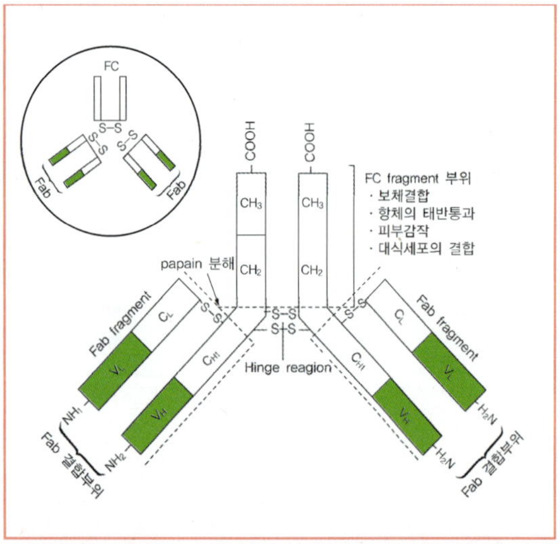

그림 2-9 기본 면역글로불린의 구조

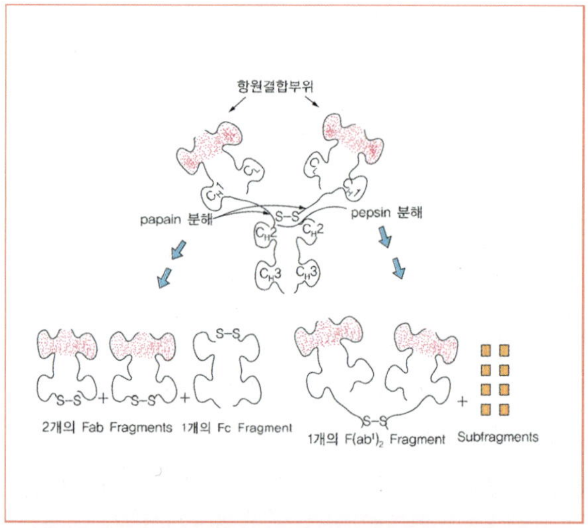

그림 2-10 단백분해효소(papain 및 pepsin)로 면역글로불린 분자를 분해하여 형성된

2) 면역글로불린의 성상에 따른 분류

① IgG(immunoglobulin G)

heavy chain이 gamma(γ)일 때 이 면역글로불린은 IgG이며, 전체 면역글로불린의 약 80%를 차지하며 건강인 혈청 중 800~1,800 mg/dL가 함유되었다.

Heavy chain(불변영역(CH))의 amino acid 순서의 차이로 IgG1로부터 IgG4까지 4개의 IgG 분자의 subclass로 분류할 수 있고 3% 정도의 탄수화물(carbohydrate)을 함유하고 있고, 신생아 혈청은 태반(placenta)을 통과한 어머니의 IgG가 주된 것이다. 생후 3~4주 경부터 먼저 자기 자신의 IgM 생성이 시작되고, 계속하여 IgA, IgG가 생성되고 성인의 혈청 수준에 도달하려면 생후 2년 정도 걸린다.

② IgM

heavy chain이 mu(μ)일 때 이 면역글로불린은 IgM이고 총면역 globulin의 4%를 차지하므로 건강인 혈청 중에 60~250 mg/dL가 함유되어 있고 태반을 통과하지 못한다. 10% 이상의 탄수화물을 함유하고 있고 성인의 혈청 수준에 도달하려면 6~9개월 정도 걸린다. 한랭응집소, anti-A, anti-B와 같은 동종항체 등이 이 영역에 포함된다.

③ IgA

heavy chain이 alpha(α)일 때는 이 면역글로불린은 IgA이고 총 면역 globulin의 13%를 차지하므로 건강인의 혈청 중 90~480 mg/dL가 함유되어 있다. 태반을 통과하지 못한다. 7.5~8.0%의 탄수화물을 함유하고 있다.

IgA 항체는 분비액 중에 dimer 형태로 나타난다. IgA 항체의 특징은 보체의 고전경로에 의한 활성화 능력이 없으며 다형 핵 백혈구에 의한 식 작용에도 관여하지 않는다. 이 사실은 일견 IgA 항체가 감염에는 쓸모없는 항체인 것 같으나 상기도나 소화관이 virus에 감염되었을 때에는 virus가 세포 내에 침입하는 것을 방어하는데 관여하고 있다. IgA 항체 생성의 메모리(memory)는 존재하지 않는 것 같다. 따라서

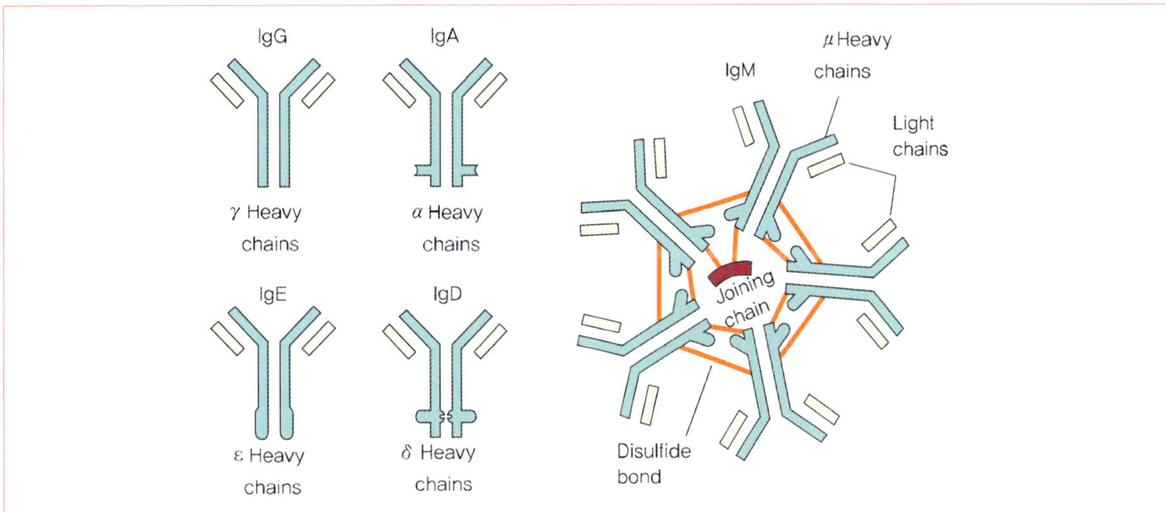

그림 2-11 면역 globulin의 성상에 따른 분류별 모형도

이차반응에 있어서의 역할은 알 수 없다.

④ IgD

heavy chain이 delta(δ)일 때는 이 면역글로불린은 IgD이고, 건강인의 혈청 중 Nepherometry법으로 남자는 0.94~3.58 mg/dL, 여자는 0.94~4.60 mg/dL정도로 미량 함유하고 있고 면역글로불린의 1% 정도 차지하는 단수화물을 함유하고 있다. 이 class에 속하는 혈액형항체는 보고된 바 없다. 원발성 면역부전증후군에서는 감소하고 IgD형 골수종에서는 증가한다.

⑤ IgE

heavy chain이 epsilon(ε)일 때는 이 면역글로불린은 IgE이고, 정상 성인의 혈청 중 0.03~0.04mg/dL 정도 함유하고 있다. 총 면역글로불린의 0.02% 정도의 탄수화물을 함유하고 있다. IgE형 골수종, atopy성 질환, 기관지천식 기생충감염이 있을 때 현저하게 증가된다.

IgE에 대한 특이항체를 사용하여 Total IgE를 측정하는 것이 Prist(paper radio immunosorbent test)이고 allergy의 원인이 되는 항원(allergen)에 대한 특이 IgE양을 측정하는 것이 RAST(radioallerg sorbent test)가 있다. Allergy성 질환에서는 prist로 total IgE를 측정함과 동시에 RAST검사로 allergen을 동정하는 것이 중요하다.

4. 보체(complement)

보체의 체계적인 연구는 1895년 Bordet에 의해 시작되었고 Ehrlich는 정상 혈청 중에 존재하면서 면역혈청 중의 항체와의 협동작용으로 용혈 또는 용균반응을 일으키는 활성물질을 보체(C)라고 명명하였다.

보체계통은 적어도 11가지의 globulin으로 되어 있으며 이 중 많은 globulin들은 효소작용을 발휘함으로서 그 효과를 나타낸다. 보체는 C1-C9 성분으로 구성되어 있다. 그리고 이들은 혈장 단백의 약 4~5%를 차지하며 대부분은 beta globulin이고 강력한 항원성을 가졌다.

복잡한 작용을 하는 보체계통이 염증반응의 액체 부분에 관여하고 액체응고 기전의 몇몇 과정, 섬유소 용해 계통 그리고 kinin 생성과정 등 광범위하게 관여한다. 보체의 기능은 2차적 면역반응을 촉진시켜서 세포용해(cell lysis), 탐식작용(phagocytic action), 화학주성(chemotaxis), 면역부착(immune adherence) 현상 등을 일으킨다.

보체를 구성하는 여러 globulin 중에서도 C3의 양이 제일 많으며(1,500 λg/mL) 다음이 C4이며(450 λg/mL) 나머지는 이보다 훨씬 적은 양이 존재한다. 면역혈액학적 검사에서 제일 중요한 것은 C3와 C4이다.

보체 활성화 경로는 고전적 경로(classic pathway)와 렉틴경로(lectin pathway), 대체(부)경로(alternative pathway)의 3가지로 나누어지는데 이중 수혈검사 관련에서는 고전적 경로가 중요하다.

1) 보체의 활성화(activation of complement)

보체는 두 개의 독립된 경로에 의하여 활성화된다. 제 1의 경로는 고전적 경로(classical pathway)라고 하며 IgM class 또는 IgG1, IgG2, IgG3 subclass의 항체가세포막에 있는 항원과 결합되어진 항원-항체 결합물에 의하여 보체의 활성화가 개시되는 것이고 제 2의 경로는 부경로(alternate pathway)라고도 하고 세균(bacteria), 곰팡이(fungi) 기생충(parasites) 및 종양세포(tumor cell)와 같은 어떤 표적 세포의 표면에 있는 다당류(polysaccharides) 및 리보다당류(lipopolysaccharides)에 의해 활성화되어진다.

일단 활성화가 시작되면 미리 정하여진 순서에 따라 차례차례 반응이 일어나고 하나의 반응은 그보다 하나 앞선 반응에 의하여 야기됨으로써 결국 활성화가 끝나는 이 과정을 보체의 cascade(부화)라고 부른다. 어느 쪽 경로에 의해서든 보체 활성화의 결말은 (a) 세포막의 손상에 의한 용해와 (b) 활성화의 과정에서 방출되는 중간산물(intermediate products)의 작용에 의한 생체반응이다.

(1) 고전적 경로에 의한 보체의 활성화

이 경로에 의한 활성화는 항원-항체 결합물의 항체분자에 의한다. 사람의 항체에서는 IgM이 이러한 점에서 IgG 항체보다는 유효하다. 이론적으로 세포막 표재성 항원에 결합된 한 개의 IgM 항체분자로도 보체의 활성화는 가능하며, IgG 항체의 경우는 서로 근접한 두 개의 IgG 분자가 필요하다. 보체의 구성성분은 활성화 과정에 있어서의 역할에 따라 3그룹으로 나눌 수 있다.

(a) 인식단위(recognition unit) : 이것은 C1의 세 가지 성분 C1q, r, s가 여기에 해당되고
(b) 활성화단위(activation unit) : C4, 2, 3 및
(c) 공격단위(attacking unit) : C5~C9이다.

고전적 경로의 활성화 부화과정(activation cascading)을 더욱 요약해서 설명하자면 IgM의 FC fragment 혹은 IgG subclass(IgG1, IgG2, IgG3)가 C1에 결합되면서 시작되어진다. C1 성분은 C1q, C1r, C1s 세 subunit로 구성되어져 있다.

보체의 활성화 과정의 cascade를 알기 쉽게 나타낸 것이 그림 2-12이다. 이것을 보면서 상세히 설명한다면 먼저 세포막 항원에 2개의 IgG 항체분자가 서로 근접한 위치에서 결합하고 Fc 부분을 세포막에서 돌출시킨다(만약 IgM 항체라면 한 분자만이 필요하다). C1q의 6개의 팔 중에서 아마도 바깥쪽의 두 개가

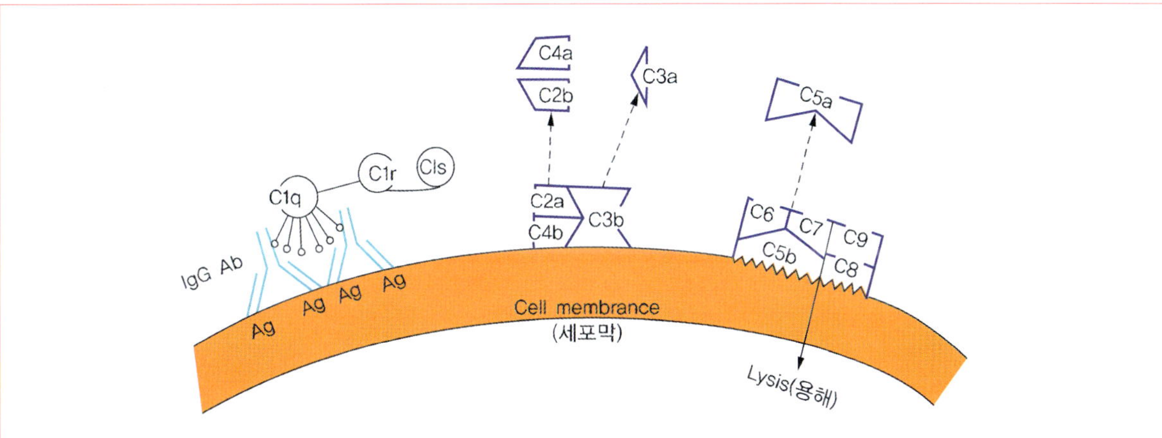

그림 2-12 고전적 경로에 의한 보체의 활성화

Fc의 CH2 domain에 결합한다. 이어서 C1r가 활성화 되고 이것이 반응 동기가 되어 C1s를 활성화한다(bar - 표시: 활성화 효소를 뜻함). C1의 활성화에는 Ca^{2+}이 필요하다. 활성화된 C1s는 다음 성분인 C4를 C4a와 C4b로 분할한다. C4b는 적혈구 표면막에 결합되지만 활성화된 한 분자의 C1s는 효소로서 작용하여 다수의 C4 분자를 차례차례 분할 활성화한다. 이것은 하나의 생물화학적 증폭현상(amplification)이다. 다음으로 막과 결합한 C4b는 가까이 있는 활성화된 C1s와 함께 다음 성분인 C2를 활성화한다. C2는 Mg^{2+}의 존재 하에서 제일 먼저 C4b에 결합된다. 그래서 2개의 성분 C2a와 C2b로 분할되어지며 C2a만이 C4b에 결합된 상태로 남게 되지만 그 반감기는 짧아서 단시간 소멸된다. C4b C2a 복합체는 하나의 효소(C3 전환효소)가 되며 이것이 C3를 C3a와 C3b로 나누어지고 많은 양의 C3b는 C2a, C4b 복합체의 가까이에 결합하여 남고 C3a는 방출된다.

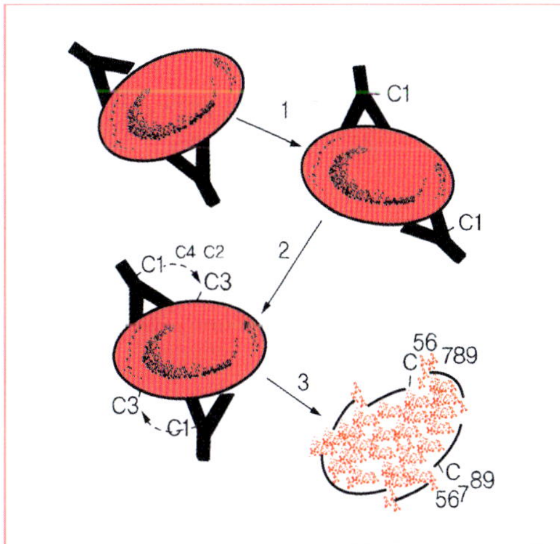

그림 2-13 보체 감작적혈구의 세포 용해 과정

한 쌍의 IgG 항체가 적혈구막에 결합하여 보체의 활성화가 일어난다.

1. C1 성분이 IgG의 Fc 부위에 결합한다.
2. C1의 효소작용으로 점선으로 표시된 것과 같이 C4, C2가 이어서 C3가 적혈구 표면에 결합한다.
3. 세포막에 C5, 6, 7 이 결합하여 복합체를 만들고 이어서 C8, 9 성분이 결합하여 C5b, 6, 7, 8, 9 복합체가 생기고 막 부분에 결합하여 기능적인 구멍이 생긴다. 이 결과 세포가 용해되어진다.

C2a, C4b, C3b복합체는 다음으로 C5를 결합한다. 이 결과 C5는 분할되어 C5b가 막 위에 남고 C5a는 방출된다. C5b에 다시 C6와 C7이 연달아 결합되어 C5b, C6, C7의 복합체를 만들어 막에 결합한다. 이어 C8와 C9성분이 이 복합체에 결합한다. 이 결과 C5b, C6, C7, C8, C9 복합체의 결합된 막 부분에 "기능적인 구멍(transmembrane channel)"이 생긴다.

이 결과 세포는 삼투압 균형의 능력을 상실하고 주변의 수분, 용질 등이 세포 내로 침입하여 세포용해(cell lysis)가 일어나게 된다.

(2) 부경로에 의한 보체의 활성화

활성화된 D인자(인자D)는 고전적 경로에서 C1s와 유사하고 인자 B는 C2와 그리고 분할산물 C3b는 C4와 유사하다.

표 2-4 보체의 고전적 경로와 부경로에 의한 활성화의 비교

	고전적 경로	부경로
활성화 항체	IgM, IgG	IgA, IgE
활성부위	Fc	Fc
C1, 4, 2의 참가 여부	예	아니오
C3~9의 참가 여부	예	예
활성화 속도	빠름	늦음
2가 양이온 필요성	Ca^{2+}, Mg^{2+}	Mg^{2+}
화학주성 및 옵소닌 활성 여부	예	예

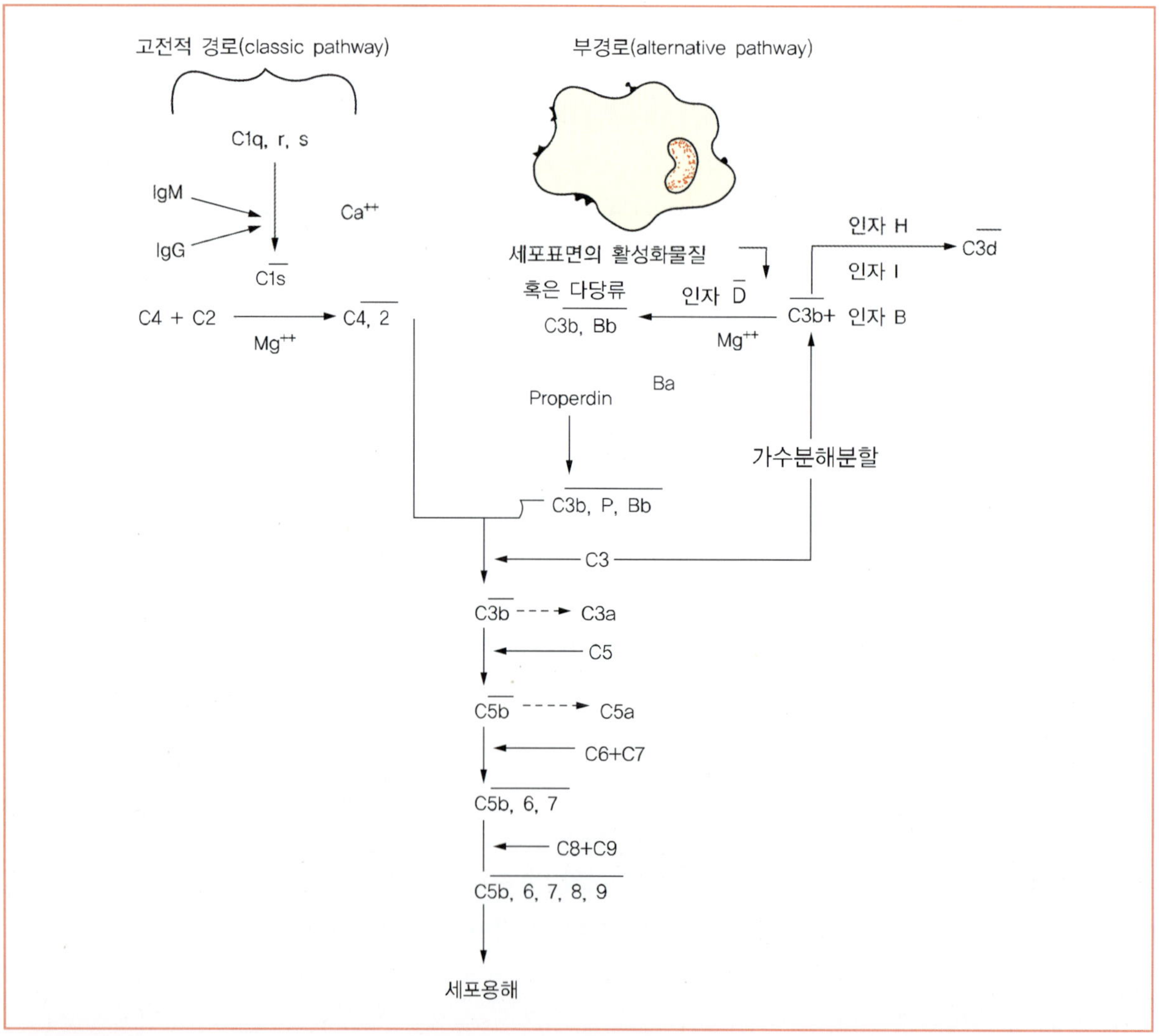

그림 2-14 보체계의 활성화순서를 나타낸 구조도해(방출)

부경로의 활성화는 먼저 세포 표면의 활성화 물질에 결합되어 있는 C3b분자가 있어야 한다. 혈류 중에는 미량의 C3b가 존재하는데 이는 C3 분자가 가수분해에 의한 분할이 계속되어지기 때문이다.

다음 B인자는 Mg^{2+}의 존재 하에서 C3b 인자와 결합하여 C3b+B인자 복합체(고전적 경로의 C42와 유사)가 된다. 이 복합체는 D인자의 작용을 받아서 B인자는 Ba와 Bb로 분할되고 Bb만이 C3b와 결합하여 C3b Bb 복합체가 되고 이 복합체는 properdin(혈청단백의 일종)에 의해 안정화 되어져서 C3b, p, Bb 복합체가 생긴다. 이 복합체는 esterase 효소로 작용하여 C3을 C3b로 부가적으로 분할하여 C5와 결합을 한다(고전적 경로와 같은 경로를 밟게 된다).

부경로에 의한 보체의 활성화는 고전적 경로에 비하여 그 반응효과도 나쁘지만 항체를 반드시 필요로 하지 않기 때문에 감염의 아주 초기의 생체방어에 있어서 중요하다. 다시 말해서 감염 후 항체생성이 충분히 이루어질 때까지의 감염방어 반응을 담당해준다고 할 수 있다.

2) 보체의 불활성화(inactivation of complement)

검사혈청을 56℃/30분 또는 60~63℃/3~5분 간 가온하면 C1과 C2가 파괴되므로 보체의 작용이 없어지는데 이것을 불활성화(inactivation) 또는 비동화라고 한다.

불활성화시킨 혈청을 냉장고 중에 보존하게 되면 보체의 작용이 어느 정도 회복되는데 이 회복은 냉장고에 24시간 정도 보존하면 최고도에 달했다가 점차 약해져서 수일 내에 보체의 작용이 없어지게 된다. 한번 비동화시킨 가검 혈청이라도 4시간 이상 지난 후에 사용할 경우는 56℃/10분 간 재차 가온하여 사용해야 된다. 혈청 내 보체의 보존은 −20℃에 1개월, −40℃에 6개월, 동결건조 후 냉동보존시 1년 정도 안전하다.

5. 면역조치(immunization)

생체는 여러 가지 항원에 노출되어지고 있다고 할 수 있는데 정상으로 존재하는 장내세균, 오염된 공기 중의 세균, virus 또는 먼지 중의 항원물질 등은 생체 내에 주입되었을 경우, 즉시 항원자극이 될 수 있으므로 정상 혈청에서 인정되는 미량의 항체의 존재는 이러한 것을 명확히 시사하고 있는 것이다. 그러나 통상의 면역조치에 있어서는 항원이 비경구적(parenteral)인 경로를 통하여 주입함이 효과적인 항체생성을 일으키게 하는 하나의 조건이 된다.

1) 1차 및 2차 면역 반응(primary and secondary immune responses)

외부 항원에 대해서 처음으로 노출된 후에 이에 대한 항체가 출현하는 것은 약 5일 후이며 그 후 계속 그 역가가 증가해서 어느 수준까지 올라간 후에는 얼마동안 그 정상치를 유지했다가 그 후에는 서서히 역가가 하강해서 항체를 검출할 수 없게 되며 이 상태가 같은 항원의 두 번째 자극이 있을 때까지 계속한다. 이러한 1차적 반응 때에 제일 먼저 생산되는 대부분의 항체는 IgM이지만 그 후에는 IgG 항체들에 의하여 대체되어 생산된다.

어느 항원에 대한 일차적 반응이 있은 후 며칠 또는 몇 년이 지나고 나서 같은 항원이 두 번째로 들어

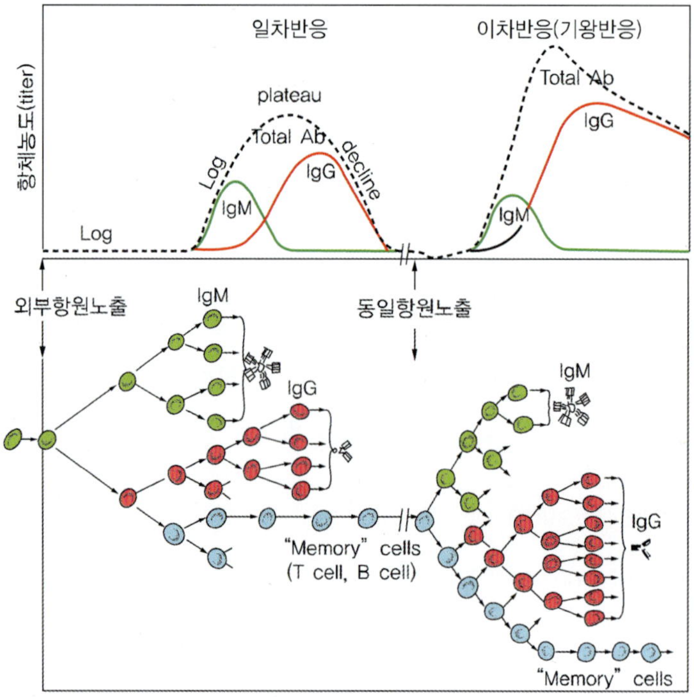

그림 2-15 1차 및 2차 면역 반응

오면 그림 2-15와 같이 최초의 항체생성에 비하여 더 강력하고 빠르며 항체 생산량도 많아지는 2차적 반응(secondary response) 또는 기억반응(memory response)을 일으킨다. 따라서 이때 혈청 내의 항체는 항원을 받아들인 후 1일~10일 사이에서 형성되지만 보통 2~3일째에 벌써 올라가기 시작하고 10일 후에는 그 역가가 정점(peak)에 도달한다. 이 2차적 반응에서는 IgM 항체가(마치 1차 반응에서처럼) 먼저 약간 상승하는 경우도 있으나 대개의 경우 2차 반응에서는 단연 IgG의 생산이 주가 되어서 IgM의 역가보다도 IgG의 혈장 내 역가가 훨씬 높게 올라가고 또 오래 지속되며 2차 반응은 최초에 사용한 항원에 대한 특이적인 반응으로 2차 반응을 때로는 기왕반응(anamnestic reaction)이라고도 한다.

2) 혈액형 항원에 대한 면역(immunization to blood group antigen)

출생 후 2~3개월 내에 유아는 그 적혈구에 A 또는 B 항원이 없을 때 그 결여된 항원에 대한 항체를 만들기 시작하는데 이러한 항체는 우선 외관상으로는 아무 뚜렷한 항원의 자극이 없이 생기기 때문에 이를 자연발생 항체(natural occuring antibody)라고 한다.

ABO 계열 이외의 딴 혈액형 항원에 대한 자연발생 항체도 가끔 발견이 되는데 특히 I, Lewis, P 및 MN계열이 그 중요한 것들이다.

혈액형 항원에 대한 면역항체는 대개 임신 또는 수혈의 결과로 생긴다. 면역진행(여기서는 항원자극을 말함) 후 경우에 따라서는 우선 IgM 항체가 먼저 출현하고 그 후에는 IgG 항체가 생기며 이 항체가 주가 되는 경우가 많다.

6. 항원·항체 상호반응

1) 감작(sensitization), 응집(agglutination) 및 용혈(hemolysis)

항체의 매개로 인한 적혈구의 응집은 감작과 응집 두 단계로 고찰해 보는 것이 좋겠다.

제 1단계는 적혈구 표면에 있는 항원결정물질에 항체가 물리적으로 부착하는 과정이다.

면역학적 특이 반응을 표시하는 이 반응과정을 감작이라고 한다.

예를 들어 본다면, 많은 혈액형 항체들은 시험관내(in vitro)에서 대응하는 적혈구 항원과 결합하게 된다. 이 항체들은 적혈구막에 있는 항원 결정인자와 IgG 항체가 부착되어진 적혈구를 감작세포(senstized cells)라고 하고 또한 보체가 적혈구 표면에 붙게 되면 보체감작혈구(complement sensitized cell)라고 한다.

제 2단계는 감작된 혈구들이 응집을 하는 과정이다. 응집은 감작된 세포들이 서로 거리를 좁혀서 항체가 붙어 다리를 만듦으로써 세포가 서로 연결되어서 응집이 된다. 일단적혈구가 감작되면 이 감작된 적혈구들이 직접 응집을 일으킬 때도 있고(완전항체), 일으키지 않을 때(불완전항체)도 있다.

어떤 혈액형 항체들은 보체를 활성화시켜 해당항원을 가진 적혈구를 용혈시키는 반응을 나타낸다. 이러한 성질을 갖고 있는 항체를 용혈소(hemolysin)라고 하며 보체(complement)가 없을 때에는 적혈구를 응집시키거나 감작(sensitize)시킬 수 없다. 때에 따라서 용혈소로 작용시킬 수 있는 혈액형 항체들은 anti-A, anti-B, anti-AB, anti-I, anti-i, anti-Le^a, anti-Le^b, anti-JK^a, anti-JK^b 등이다.

이 항체들의 일부와 여기에서 열거하지 않은 항체 중의 일부는 보체에 의해서 적혈구를 감작시키지만 용혈을 일으키지 않는다. 이 보체감작은 쿰스검사(Coombs test)로 찾아낼 수 있다.

항혈청을 사용하는 혈액은행 기술학에서는 원심기를 이용한 최종반응결과 판정 시 상층액의 용혈 유무를 먼저 확인한 후 응집유무를 판별해야 한다.

2) 응집반응에 영향을 주는 인자들(factors affecting agglutination reaction)

항원항체 반응의 반응력(reactivity)에 영향을 미치는 인자들은 많지만 여기서는 응집반응(agglutination reaction)에 비중을 두고 알아보도록 하겠다.

(1) 항원과 항체의 농도(concentration of antigen and antibody)

이상적인 반응조건이라면 최적비율에 의한 항원 항체 결합의 양적 평형이 유지되는 것이다. 그림 2-16에서 보는 바와 같이 항원 또는 항체 중 어느 쪽이던 과잉(excess)이 되면 면역글로불린의 결합이 덜될 수가 있고(prozone 영향) 또한 항원결합부위(antigenbinding site)이 여분이 많아도 마찬가지가 된다(postzone 영향). 위의 양쪽 상황이 어느 것이든지 격자형성(lattice formation)과 응집이 생기지 않을 수가 있다. 그래서 이 검사 결과 위음성이 될 수 있다. 항체 과잉문제의 교정법은 가검 혈청을 계열희석(serial dilution)하여 재검사를 하면 되고 항원과잉의 문제 해결법은 혈청 : 혈구의 비율에서 항체의 비율을 증가시켜주면 해결이 된다. 면역혈액학에서는 정상적으로는 혈청 : 혈구 = 2 : 1 비율로 사용하고 있다.

양적효과(dosage effect)에 의해서도 응집반응 강도에 차이를 보이는데 이것은 적혈구 항원부위(antigen sites)의 부족한 것보다 또 다른 원인은 유전형(genotype)의 유전의 결과로서 발생되어진다.

예를 들자면 유전형 MM(동형접합체)을 가지고 있는 사람은 MN(이형접합체) 유전형을 가진 사람보다

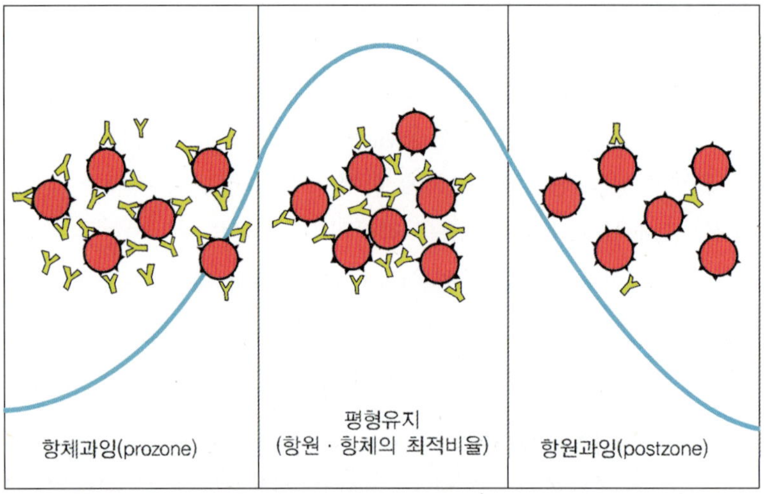

그림 2-16 항원 항체의 여러 농도에 의한 응집 반응 강도

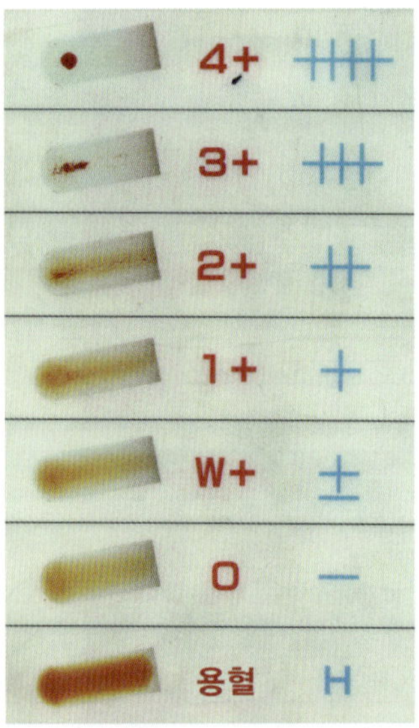

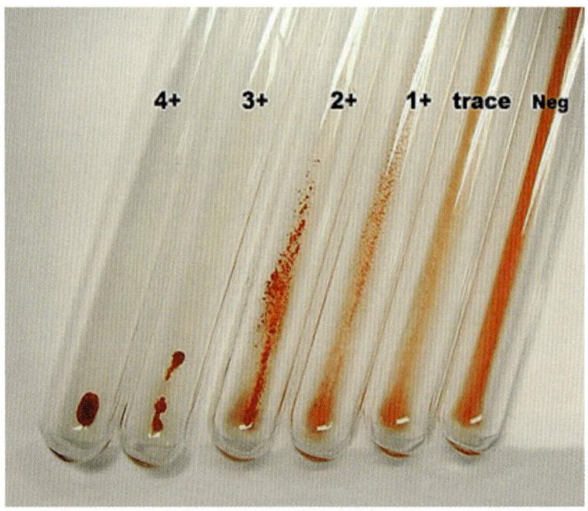

그림 2-17 응집반응의 분류

응집 반응

4+(++++) : 육안상 하나의 응집괴가 있고 배경은 선명하다.
3+(+++) : 육안상 여러 개의 큰 응집들이 있고 배경은 선명하다.
2+(++) : 육안상 크고 작은 응집들이 보이며 배경은 선명하다.
1+(+) : 육안상 작은 응집들이 보이며 배경은 reddish
$+^{w}$ (±) : 육안 및 현미경상 부분적으로 작은 응집이 있는 것 배경은 reddish(극히 미세한 응집)
0(−) : 육안 및 현미경상 응집이 없는 것
용혈(H) : 양성 반응으로 해석하며 그 정도에 따라 완전용혈(complete hemolysis)과 부분용혈(partial hemolysis)로 나누어 기록한다.

M항원을 더 많이 가지고 있다. 그래서 M항체와의 반응이 더욱 강하게 나타나는 것이다.

A_2형은 A_1형보다 anti-A혈청과의 반응력이 약한데 A_1보다 A_2의 A항원 부위가 적기 때문에 그렇다. 그러나 이것은 참으로 양적효과로 나타나는 것만은 아니다.

(2) 온도(temperature)

대부분의 혈액형 항체는 비교적 제한된 온도범위 내에서 그 항체들이 가진 최고의 반응도를 나타낸다.

어떤 항체는 4℃, 실온, 또는 37℃에서 가장 강한 반응을 나타낸다. 4℃ 정도의 온도에서 최적 반응을 보이는 항체를 한랭항체(cold antibody)인 IgM계이고, 37℃에서 최적반응을 보이는 항체를 온난항체(warm antibody)라고 하며 IgG계이다. 보통 항체의 반응력은 실온과 37℃의 온도에서 검사한다. 37℃에서 강하게 반응하는 항체가 가장 중요한 임상적 의의를 갖는다.

IgM 항체는 22℃ 또는 그 이하의 온도에서 최적반응을 보이고 IgG 항체는 37℃가 최적온도이다. 혈액은행 기술학에서는 온도의 범위에 따라서 임상적으로 중요한 항체의 검출이 증감되어지고 있으므로 유의하여야 한다.

(3) pH

대부분의 혈액형 계통의 최적 pH는 결정되어 있지는 않지만 응집반응은 pH의 의해 영향을 받는다. 이상적인 pH 영역은 6.5~7.5 사이이다. Anti-M과 같은 몇 종의 항체들은 pH 6.5 이하에서 가장 잘 반응한다.

Hughes-Jones 등은 Anti-D의 최적 pH는 6.5~7.0으로 보고하고 있다. 실제적으로 pH 7.0 정도의 생리식염수로 일상적인 혈액은행검사에 이용되고 있다. 참고로 1L용 주사용 0.9% 생리식염수의 pH가 6.945이며, 자가조제(home made) 한 0.9% 생리식염수의 pH는 6.979였다. pH 7.0의 buffered saline을 조제하여 사용하면 더욱 좋을 것이다.

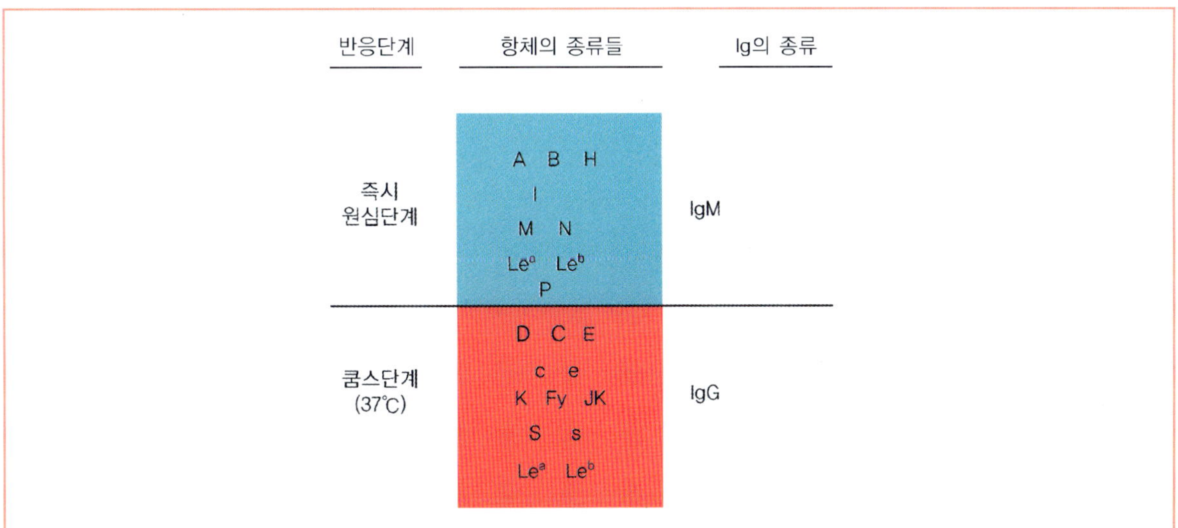

그림 2-18 IgM 및 IgG 항체의 종류들과 검출단계

(4) 항온방치시간(incubation time)

항체와 적혈구와의 반응이 평형상태(equilibrium)에 도달하려면 시간이 필요하다. 이 상태까지 도달하는데 필요한 시간은 여러 여건들에 따라 좌우된다. 항체 결합률(속도)은 처음 시작 때에 제일 빠르므로 일반 임상검사실에서 필요한 항온방치 시간은 비교적 짧다(15~30분).

(5) 이온강도(ionic strength)

반응매체의 이온강도는 항체와 적혈구항원이 결합하는데 중요한 영향을 미치는 물리화학적 조건의 하나이다. 이온강도는 용액 중의 이온으로부터 생기는 전장(electricalfield)의 강도를 말한다.

1960년대에 Atchley, Elliot, Hughes-Jones 등은 적혈구를 부유시킨 용액의 이온강도를 감소시키면 항원항체반응이 촉진됨을 확인하였고 1974년 Low와 Messeter가 저이온강도용액(low ionic strength solution)으로 불규칙 항체 screening 및 교차시험을 해봄으로써 결과를 보고하였는데 적혈구를 부유시킨 Na용액의 몰 농도가 0.03M이 되면 비특이 반응이 대단히 적어지며, 혈액형 항원 항체반응의 최적 상태를 유지하여 혈액형특이항체의 적혈구 감작을 촉진시키며 간접 쿰스검사의 incubation 시간을 10~15분으로 단축시키는 효과가 있다고 하였다. Dade 회사에서는 Enlisst-Ⅱ low ionic strength solution(저이온 강도 용액)을 조제 시판하고 있으며 불규칙항체 선별검사, 교차시험, 간접 쿰스검사에 사용할 수 있도록 상품화 된 저이온 강도 용액이다.

(6) 면역글로불린의 종류에 따른 영향(effect of immunoglobulin type)

IgG와 IgM은 혈액은행에서 가장 임상적으로 의의가 있는 면역글로불린이다. IgG 항체는 37℃에서 반응을 잘하는 온난항체(warm antibody)로서 대응하는 항원 양성혈구를 수혈했을 때 문제를 일으킬 수 있는 항체로서 지연성 용혈 수혈부작용을 일으킨다. IgM 항체는 ABO계에 있어서 자연항체(naturall occuring antibody)로서 나타나는 것들이고 Lewis, I i, P, M, N과 같은 기타 혈액형들도 저온에서 반응을 잘하는 한랭항체(cold antibody)들로서 IgM 항체들이다.

3) 항원·항체 반응의 증강제

IgM class의 항체는 식염수에 부유되어 다른 물질을 가하지 않아도 눈에 보이는 응집을 일으키는데 이는 그림 2-19에서 보는 바와 같이 IgM 분자구조가 5량체(pentamer)이며 분자량이 면역글로불린 중 가장 클 뿐 아니라 35 nm 정도 거리를 두고 있는 적혈구도 응집시킬 수 있는 길이가 있기 때문이다. 그러나 IgG class의 항체는 일량체(monomer)로서 적혈구의 거리를 14 nm 정도까지 당겨주어야 응집을 일으킬 수가 있기 때문에 적합한 매질(medium)을 선택하여 사용해야 되는 것이다.

적혈구들을 식염수에 부유시키면 많은 ion들이 각각의 혈구들을 에워싸게 된다. 양전하이온(Na^+)은 음전하를 띄고 있는 혈구 표면으로 모이게 되고 음전하는 띈 ion(cl^-)은 외부로 흩어져서 세포 주위의 "atmosphere"를 형성하게 된다.

정상적으로 적혈구들은 음전하(negative charge)를 띄우고 있기 때문에 주변에 양전하가 모여 서로 반발하여 25 nm 정도의 일정한 거리를 유지하고 있다.

음전하는 적혈구의 이중 지질막 밑에 큰 단백질에 붙어 있는 많은 수의 sialic산(N-acetylneura-

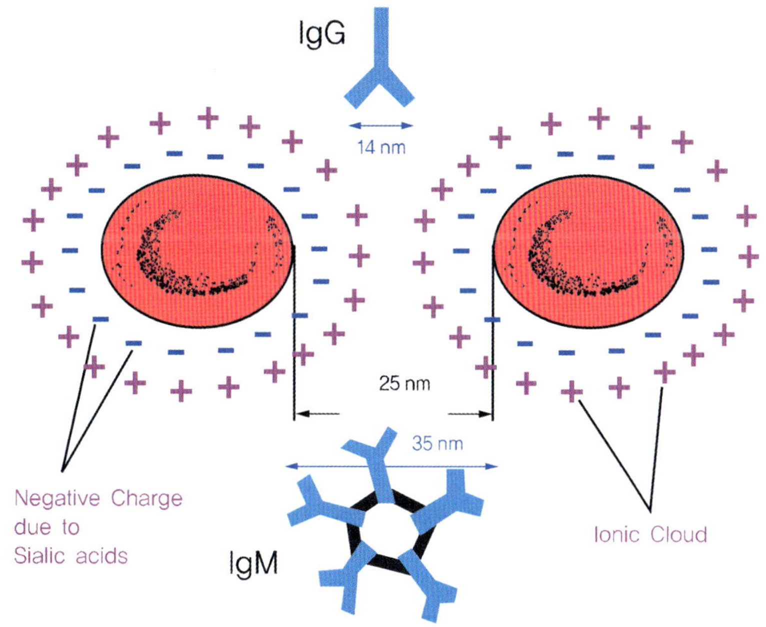

그림 2-19 식염수액에 부유되어진 적혈구 간의 거리와 IgM 및 IgG 항체의 크기 비교

참고 사항

항원·항체 반응의 원리는?

① 정전력(electrostatic) – 양이온(+)이 음이온(–)에 이끌리는 힘
② 수소결합 – 수분제거시 결합에너지 상승
③ 소수성(hydrophobic) – 물에 뜬 기름방울이 하나로 합쳐지는 원리로 가장 크게(50%) 영향
④ Van der Waals 힘 – 외곽전자 간의 상호작용에 의존하는 분자 간의 인력

minic acid)으로부터 방출되어지는 것이다.

단백질 분해효소인 bromelin(파인애플 유래), trypsin(돼지 위 유래), papain(파파야 유래), ficin(무화과 유래)과 같은 효소는 단백질의 펩티드 결합을 분해한다. 그 중 trypsin은 가장 높은 특성을 가진다. Trypsin은 폴리펩티드 상의 arginine과 lysin 양쪽 위치를 모두 자르며, 다른 효소들은 무작위로 자른다. 효소 처리로 인해 sialic acid를 가진 단백질의 말단은 혈구로부터 제거된다. 이런 방법으로 효소들은 적혈구의 음전하를 감소시키지만 이것은 효소작용의 한 일면에 지나지 않는다. M과 N 항원들도 함께 제거가 되며 S, s, Fy^a 항원 역시 변화되거나 약해지거나 제거된다. 반대로 혈구의 효소처리는 어떤 항원-항체 반응을 높여주기도 한다. Sialic산을 가진 단백질의 끝 부분을 제거하면 표면 구조가 변화되어 다른 항원들이 다른 항체들에게 더욱 근접하게 된다. Rh 항체들 같은 경우 효소 처리된 혈구들과의 반응이 훨씬 예민한 편이다. 이것은 적어도 세포막에 근접해 있는 Rh 항원들에 다가 갈 수 있는 Rh 항체들의 능력을 방해하는 물질을 제거하기 때문에 유발되는 것으로 보인다. 이외에 Kidd, P, Lewis, I 항체의 반응력도 효소를 사용함으로서 증강되어진다.

표 2-5 일부 매질의 종류 및 그 작용과 검출 항체

매질의 종류	작 용	검사과정	검출항체 종류
22% bovine albumin	혈구와 혈구 사이에 zeta potential을 낮춤으로써 응집시킴	37℃/15~60분 방치 간접 쿰스검사 실시 전 충분한 혈구세척	IgG
LISS	반응매질의 이온을 저하시켜 zeta potential을 낮춤으로서 항원 항체반응을 촉진시킨다. (LISS 매질은 NaCl 0.2% 정도 함유)	37℃/15~30분 간접 쿰스검사(IAT)하기 전 충분한 혈구세척	IgG
Saline medium	세포막을 식염수 이온이 각각의 혈구들을 에워싼다. Na^+는 음전하를 띈 혈구표면으로 모인다.	4~22℃(IgM), 37℃/45~60분(IgG)	주로 IgM, IgG(37℃)
Enzyme (Bromelin, Ficin, Papain, Trypsin)	세포막에 있는 sialic acid를 제거하여 음전하를 감소시킴으로 zeta patential을 감소시킴	1. 1단계법 : 혈청/혈구에 효소 직접 첨가 2. 2단계법 : 혈청을 가하기 전 효소로 혈구를 전 처리한다.	Duffy, MNSs 항원은 파괴됨, 반응력증강항체 : Rh, Kidd, P1 Lewis, I항체
PEG	IgG 항체 농축효과다. 특히 AHG 시약 사용시 비특이 반응주의	단특이 AHG 시약으로 IAT 검사	IgG
AHG	감작세포를 교차 연결하여 육안적 응집 나타냄	1. DAT : 세척 RBC에 AHG 직접 첨가 2. IAT : 37℃ 배양, 세척 후 AHG 첨가	1. poly specific IgG^+보체 2. IgG monospecific : IgG만 검출

최적반응 온도가 37℃인 IgG 항체의 검출을 위해서는 혈구 간의 거리를 좁혀 주어야 하기 때문에 적혈구막을 둘러싸고 있는 zeta potential(음전하의 정도 또는 세기로 표현한 것)을 감소시키든지 또는 세포막에 있는 sialic산을 제거하여 음전하를 감소시켜주면 된다. 혈액은행 검사에 많이 사용하는 매질(medium)과 작용(action)은 표 2-5와 같다.

7. 항글로불린 검사(The Anti-globulin Test)

사람적혈구 항원 부위에 항체가 결합 시, 그 항체가 완전항체(IgM)인 경우에는 응집을 보이고, 불완전항체(IgG)인 경우에는 응집을 일으키지 못한다.

따라서 이러한 불완전항체의 항원과의 반응을 확인하기 위하여 사람의 글로불린을 토끼에 면역시켜서 얻은 항-사람 글로불린 혈청을 이용하여 검사가 가능하게 된다. 이러한 검사법을 항-글로불린 검사라고 한다.

항글로불린 검사의 원리는 1945년 Coombs 등에 의하여 Rh항체를 검출하는 검사법을 실용화 하면서 오늘에 이르고 있다.

따라서 항글로불린 혈청을 Coombs혈청이라고도 명명하며, 항글로불린 검사를 Coombs 검사라고도 한다. Coombs혈청은 사람 혈청 중 감마글로불린(γ-IgG)을 정제하여 토끼에 주사 면역시켜서 제조된 항-사람 IgG혈청과, 사람 혈청 중 베타글로불린(C3, C4)을 정제하여 토끼에 면역시켜 제조한 항-사람 보체 혈청을 혼합하여 제조한다.

최근에는 항-C3b혈청 및 항-C3d혈청은 각각 monoclonal 생산세포들을 마우스 복강 내에 투여 시그 복수로부터 조제한 것을 사용하기도 한다.

항글로불린 시험은 생체 내에서 적혈구가 불완전항체나 보체에 감작되었는지를 확인하기 위하여 검사하는 직접 항글로불린 검사(Direct Antiglobulin Test; DAT)와 환자의 혈청 중에 불완전항체가 존재하는지 여부를 확인하기 위한 검사인 간접 항글로불린 검사(Indirect Antiglobulin Test; IAT)의 두 가지로 특성에 따라 실시한다.

1) 항글로불린 혈청의 특성

사람의 혈청에서 감마 및 베타 글로불린을 정제하여 토끼에 면역하여 제조한 항-사람 글로불린 혈청으로 다 특이성 항 사람 글로불린 혈청(polys- pecific anti-human-globulin serum)과 단일 특이성 항 사람 글로불린 혈청(monospecific anti-human-globulin serum)이 있다.

다 특이성 항인글로불린 혈청(anti-IgG, C3d)의 조제는 부록 그림 2에서 보는 바와 같이 사람 γ-globulin분획 중 IgG를 순수 정제시켜서 가토(rabbit)에 면역시켜 얻은 혈청과 또한 β-globulin 중의 보체성분(C3b, d)을 정제한 후 가토에 면역시켜서 얻은 혈청을 blend한 후 이 항혈청 속에 있는 적혈구에 대한 이종 적혈구 응집소 및 용혈소를 제거시킨 후 검정을 한 혈청으로 green 색소로 착색시켜 놓은 항인글로불린혈청이 있다.

murine 유래의 monoclonal 제조기법인 세포융합법의 개발에 의해 1985년 이후 항인글로불린 혈청의 제조법에도 적용되어 역가가 높고 IgG와 보체에 친화성이 높은 혈청이 생산되고 있다. 역시 polyclonal anti-IgG 면역혈청과 murine 유래의 monoclonal 항 보체 혈청을 blend하여 생산하게 된다. C3의 "g" 소편의 항혈청은 오로지 murine 유래에 의해서만 monoclonal 항체시약이 생산된다.

(1) 다 특이성 항-사람 글로불린 혈청(polyspecific anti-human-globulin serum)

다 특이성 항글로불린 혈청은 항-IgG와 항-보체 성분을 포함한 시약으로 불완전 항체와 보체성분을 검출하기 위한 항글로불린 시험에 사용된다.

(2) 단 특이성 항-사람 글로불린 혈청(monospecific anti-human-globulin serum)

항-사람 IgG혈청과 항-사람 C3d혈청 및 항-사람 C4d혈청으로 분할되어 최종 적혈구막에 부착되는 것은 C3d와 C4d만 남게 되어 주로 사용하며, polyspecific anti-human-globulin serum으로는 polyspecific anti-IgG+C3d가 많이 사용되고, monospecific anti-human-globulin serum에는 anti-IgG, anti-C3, anti-C4, anti-IgA, anti-IgM, anti-C3d, anti-C3b 등이 있으나 이들 중 anti-IgG와 anti-C3d 항혈청을 가장 많이 사용하고 있다.

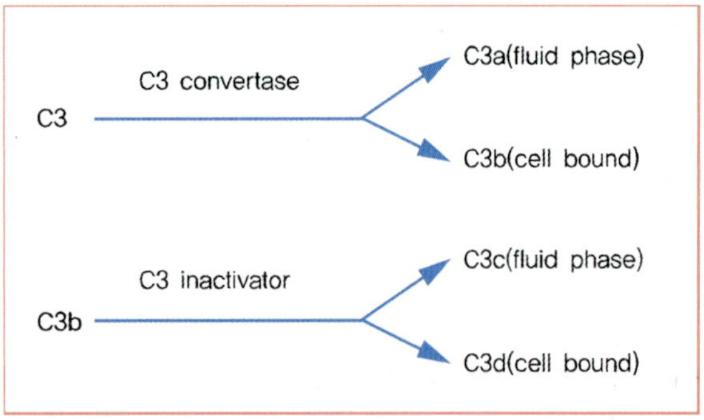

그림 2-20 C3의 반응산물들

(3) C3d의 감작과정과 AHG혈청의 활성

C3 분자가 면역반응으로 C3 convertase에 의해 작용받게 되면 그 분자는 C3a와 C3b 두개의 분획으로 나뉘어진다(그림 2-20 참조).

C3a는 적혈구막에 부착되지 않지만 C3b는 부착되어진다. 그러므로 만약 적혈구가 실험상 보체결합 혈액형 항체에 의해 보체의 감작이 일어났다면 이들은 C3b로 감작될 것이다.

적혈구가 생체 내에서 보체로 감작될 때 즉 수혈 부작용, 자가면역성 용혈성 빈혈 또는 실험상 장시간 37℃ incubator에서 방치한 후에는 C3b는 C3 inactivator(모든 정상인의 혈장 속에 존재한다)의 작용을 받아서 C3c와 C3d로 분할되고 C3c는 적혈구에서 떨어져 나가고 C3d만 세포막에 남게 된다.

그러므로 생체 내에서 적혈구에 부착된 C3를 찾기 위한 항글로불린 혈청은 C3d에 대한 활성을 가지고 있어야 하는 것이다. 또한 C4도 동류의 inactivator에 의해 C3와 같은 양상으로 분할되어짐으로 생체에서 C4로 감작된 적혈구는 그 표면에 C4d만 가지고 있다.

2) 직접 항글로불린 시험(Direct Antiglobulin Test; DAT)

생체 내에서 불완전 항체 및 보체성분이 적혈구에 결합(감작)되었는지 아닌지를 확인하는 검사로서 직접 쿰스검사(direct Coombs test)라고도 하며, 세척된 적혈구에 항글로불린 혈청을 직접 넣어 반응을 보는 시험이다.

(1) 직접 항글로불린 검사의 목적

① 신생아 용혈성 질환(Hemolytic disease of the newbone; HDN)의 진단
② 자가 면역성 용혈성 질환(Auto-immuno hemolytic disease; AIHD)의 진단
③ 수혈부작용 유무의 검사
④ 각종 약제에 의한 유해효과의 진단
⑤ 혈액형 검사의 유효성 확인

(2) 직접 항글로불린 검사의 검체

항응고제 EDTA(ethyldiamine tetraacetic acid)가 첨가된 시험관에 채혈된 적혈구를 사용하여야 한다. EDTA는 시험관 내에서 보체경로의 활성을 억제하기 때문에 저장 시 비 특이적 보체 결합을 방지하여, 체내에서 적혈구에 결합된 보체만을 검출할 수 있다. 검체는 냉장 보존하지 말 것이며 냉장보존 시 자가 항체(항-I)가 결합하여 동시에 보체성분이 흡착되어 위 양성을 초래할 수 있다.

(3) 직접 항글로불린 검사법

생리식염수로 2~3%의 부유된 검체혈구 1~2방울을 시험관에 넣고 생리식염수로 3~4회 세척 후, 다 특이성 Coombs 혈청 2방울을 넣고 응집유무를 판독하여 음성의 경우 Coombs control(IgG감작혈구)을

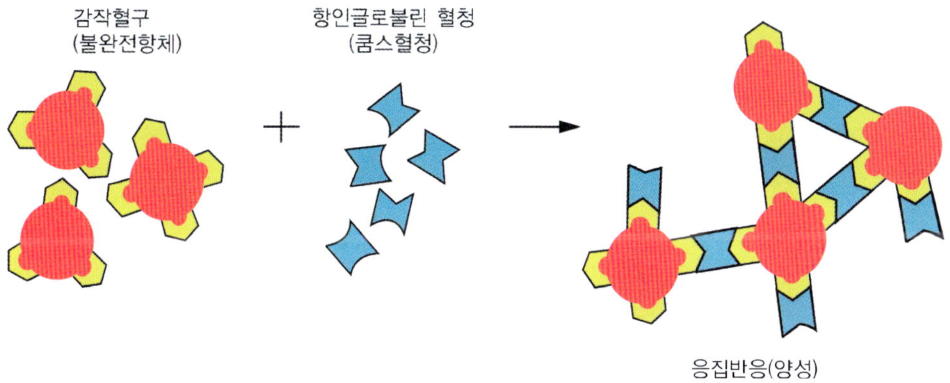

그림 2-21 직접 쿰스시험의 반응 구성도

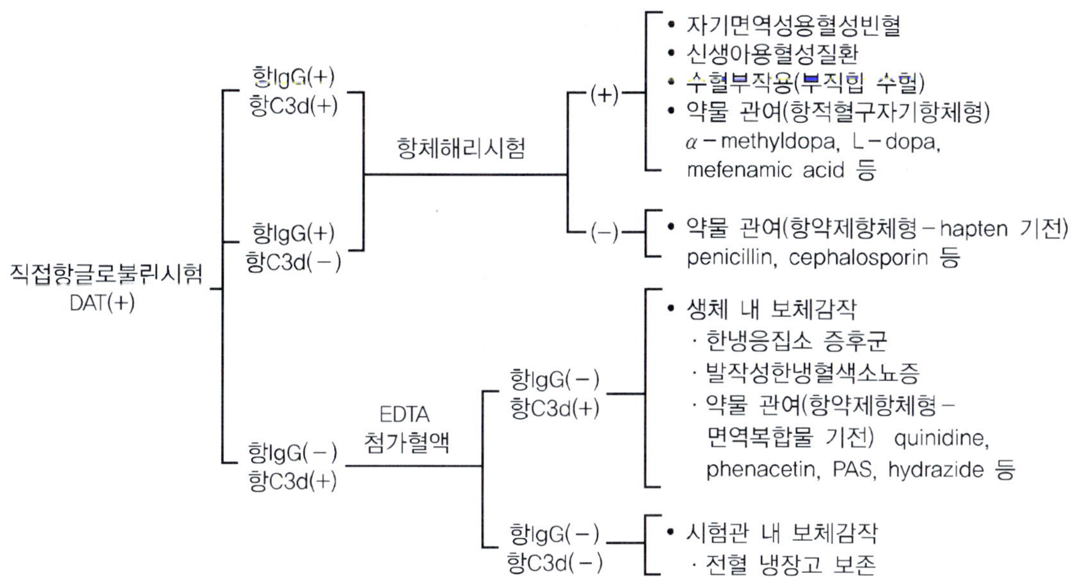

그림 2-22 DAT의 가이드라인

1방울 가하여 응집을 확인한다(상세 검사법은 제 11장 그림 11-23 참조).

(4) 직접 항글로불린 검사 판정결과 해석

① ABO부적합에 의한 신생아용 혈성질환으로 직접 항글로불린 양성이 나오는 경우는 드물며, 양성의 경우도 반응이 약하다. 이는 신생아의 A 및 B항원의 발육이 충분치 않기 때문이다.

② 자가 면역성 용혈성 질환으로 직접 항글로불린 양성의 경우 적혈구에 감작된 불완전 항체를 해리하여 불완전항체의 형 특이성을 동정할 필요가 있다. 그러나 자가면역성 질환에서 형 특이성이 동정되지 않는 경우가 많다.

③ 연 중독, 혈압강하제, 페니실린계 등 항생물질을 대량 투여한 환자의 경우 양성을 보이나, 해리 액

에서는 간접 항글로불린 음성을 보인다.

④ IgM계 항체가 감작 시에는 대조 시험관(식염수 첨가)에서 양성을 보이나, 진정한 직접 항글로불린 양성이 아니다.

⑤ 직접 항글로불린 양성일 때, 감작 적혈구로부터 불완전 항체를 해리시켜 적혈구를 활용한 검사를 하거나, 해리 액 중에 존재하는 항체의 형 특이성을 동정할 필요가 있다.

⑥ 보체가 적혈구막에 감작되는 메카니즘에 따라 건강인에서도 드물게 양성을 보이기도 한다.

(5) 양성 DAT 결과의 평가(evaluation of a positive DAT result)

AABB Technical manual에서는 혈청학적 검사의 결과는 진단이 아니다. 환자의 임상증상과 관련하여 판단하는 것이 중요하다고 강조하고 있다. 신생아 환자의 양성 DAT결과를 조사해보기 전에 아래와 같은 질문에 답을 해보면 앞으로 더 검사해야 할 것이 어떤 것인지 결정하는데 도움이 될 것이다.

① 생체 내에서 용혈이 있는가?

② 환자는 최근에 수혈 받은 일이 있는가?

③ 환자의 혈청에 비예기항체가 있는가?

④ 환자는 어떤 약물(drug)을 투약 받았는가?

⑤ 환자는 ABO 부적합 혈장과 같은 혈액성분을 수혈 받은 일이 있었는가?

3) 간접 항글로불린 검사(Indirect Antiglobulin Test; IAT)

환자의 혈청 중에 불완전항체가 존재하는지 여부를 확인하는 시험으로 간접 쿰스검사(Indirect Coombs test)라고도 하며, 피검 혈청에 기지의 항원을 함유한 적혈구(주로 O형 혈구 사용)에 불완전항체를 감작시켜, 항글로불린 혈청으로 반응시켜 응집을 확인하는 검사다.

(1) 간접 항글로불린 검사의 목적

① 비예기항체 screening과 동정 검사

② 교차시험

③ 신생아 용혈성 질환 의심 시, 산모의 혈청에서 비예기항체를 검사

④ weak－D형 외 Kell, Duffy, Diego, Kidd형 등 IgG항체 관련 혈액형 검사

⑤ 면역 항－A, 및 항－B 등 검사에 적용(A 및 B 혈구 사용)

(2) 간접 항글로불린 검사의 검체

주로 혈청 중에 존재하는 불완전항체 검출을 목적으로 한 검사로서, 비교적 신선한 혈청을(72시간 이내) 검체로 하는 것이 좋다. 보체는 일부 종류의 항체가 활성화 하는데 중요하다.

충분한 보체(complement)와 칼슘이온이 있는 신선한 혈청으로 검사를 해야 한다. 간접 쿰스시험을 하는데 혈장(plasma)을 사용한다면 보체 결합항체들은 칼슘이온을 이용하지 못하기 때문에 검출되지 않을 수가 있다. 세균 오염된 혈청은 결과에 영향을 미치고 가검 혈청은 2~8℃에 보관해서 48시간 이내 검사를 해야 된다. 채혈 후 48시간 동안이 가장 적절한 역가를 유지하고 있다. 검체 채취 후 정해놓은 시간 내에 검사를 할 수 없는 경우에는 －20~－80℃에 혈청을 얼려 놓는다. IgG항체 관련한 혈액형 항원 검

사에서는 가급적 신선한 EDTA검체 혈구를 사용하는 것이 좋다.

(3) 간접 항글로불린 검사법

검체 혈청을 2~5% O형 혈구(panel cells사용)부유액과 혼합하고 반응 첨가제로 고단백이나 LISS 액 등을 첨가한 후 37℃ water bath에서 30여분 감작시킨다. 이어서 생리식염수로 3회 이상 충분히 세척한 뒤 시험관저에 남은 혈구에다 Coombs혈청을 1~2방울 떨어뜨려 용혈이나 응집을 확인한다. 음성일 경우 Coombs control cell 1방울을 넣고 응집을 확인한다(상세 검사법은 11장 그림 11-24 참조).

4) 항글로불린 검사에 영향을 미치는 요인

(1) 감작과정(sensitization phase, in vitro)

① 온도(temperature)

IgG 항체들은 37℃에서 가장 잘 반응하고 또한 보체감작도 37℃가 지적 온도이다.

② 반응매질(reaction medium)

항 글로불린의 반응매질은 식염수, 알부민, 저 이온강도용액(LISS), 효소 등이 있다. 항글로불린 검사에의 반응매질은 주로 LISS로 사용한다.

1965년 Stroup, Macllroy는 간접 항글로불린 검사에서 albumin을 매질로 사용했을 때 예민도의 증

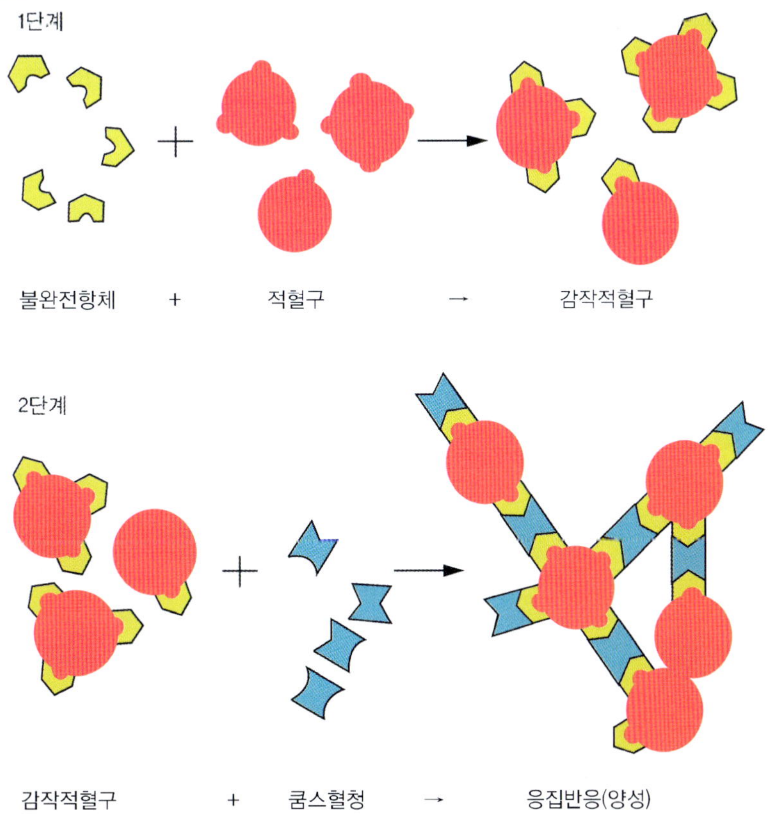

그림 2-23 간접 쿰스시험의 반응 구성도

가를 보고했다. 그 혼합비율은 가검 혈청 2방울 22% albumin 2방울 3~5% 혈구 부유액 1방울이였고, albumin은 이온강도를 감소시키고 반응혼합액의 유전상수(dielectric constant)를 상승시키는 역할을 하였다. 이온강도의 감소는 혈구에 항체가 부착하는 비율을 높이게 된다.

③ 항혈청과 혈구와의 비율(ratio of antiserum to cells)

항원량에 비해 항체의 양을 많게 하면 반응의 예민성이 증가되는데 2~5% 혈구 부유액 1방울에 항혈청 2방울의 비율로 넣는 원인도 여기에 있다.

④ 반응시간(incubation time)

albumin 매질 하에서 37℃/15~30분 간 항온방치하면 임상적으로 중요한 항체는 거의 찾을 수 있고 30~60분간 항온 방치하면 15분 방치 후에 찾을 수 없는 몇 가지 항체를 더 찾을 수가 있다. 식염수에 부유되어 있는 혈구인 경우는 반응시간이 30~120분 정도로 넓지만 임상적으로 중요한 항체들은 반응시간 30분 후면 검출할 수가 있다. 만약 LISS법을 사용하면 incubation time이 10~15분 정도면 된다.

(2) 혈구 세척과정(cell washing phase)

① 혈구세척은 빨리 해야 하고 중간에 중단한다면 혈구에 피복된 항체들이 유리되어 없어진다.

② 3~4회 혈구를 세척할 때마다 식염수를 완전히 따라버리는 동작을 반복한다. 생리식염수를 넣을 때 강하게 넣는 편이 좋다. 자동혈구세척기(automatic cell washing system)를 사용하면 훨씬 효과적이다. 혈구의 완전한 세척으로 잔유혈청이 없어야 항혈청이 중화되지 않는다.

③ 혼합할 때 시험관 입구를 손가락이나 손바닥으로 막지 말아야 하며 parafilm이나 마개를 사용한다.

④ 10~12×75mm 유리시험관을 사용해서 혈구세척을 한다면 식염수를 시험관의 3/4 정도 채우고 3~4회 세척하는 것이 적합하다. 신선 생리식염수 또는 pH 7.2~7.4의 PBS를 사용한다.

⑤ 세척이 끝난 후에는 혈구에서 항체해리가 되는 것을 최소화하기 위해 곧 항글로불린 혈청을 가하는 것이 중요하다. 항글로불린 혈청의 첨가 양은 생산자에 의해 지시되어 있다.

⑥ 항글로불린 검사에는 전자동 혈구세척기를 사용하여 엄격한 원심력(RCF)과 시간을 지켜야 정확한 결과의 판정을 할 수가 있다.

(3) 위 양성 반응의 원인(causes of false positive reaction)

① 불완전 한랭항체(incomplete cold agglutinin)가 자연적으로 환자 또는 공혈자의 혈청에 존재할 때 4℃에서나 실온에 혈구를 보관하면, 한랭응집소에 의해 자연적인 응집으로 양성반응을 일으킬 수 있다. 이때는 warm saline으로 혈구를 세척하고 항글로불린 혈청도 사용 전에 실온이 되게끔 하여 검사를 한다.

② 검사할 혈구가 세균 오염되었거나 패혈증 환자의 경우 항글로불린 검사에서 위양성을 일으킨다. 미생물이 생산하는 효소가 적혈구에 작용하여 잠재항원 T가 활성화되어 항글로불린 혈청에 포함되어 있는 항-T와 반응하게 된다.

③ 지나친 원심침전은 위양성의 결과를 나타낸다.

④ 적절하지 못하게 만든 항글로불린 혈청이 소량의 비 특이 이종항체(non-specific foreign species antibodies)를 가지고 있을 때 위 양성반응이 일어난다. 시약을 생산할 때 흡수를 충분히 하는 것이 중요하다.

⑤ 망상적혈구증다증(reticulocytosis)이 있을 때 약한 양성반응을 보인다. 망상적혈구에 부착된 transferrin이 항글로불린 시약에 있는 anti-transferrin과 작용하기 때문이다.

⑥ 수액제제(dextrose 포함 제제) 주입 부분에서 검체 채취 시(보체 성분이 감작)

(4) 위 음성 반응의 원인(causes of false negative Coombs reaction)

① 불충분한 혈구 세척 시

불충분한 혈구세척 때문에 혈청성분의 소량 잔유로 anti-human globulin 혈청을 넣어도 중화되기 때문에 양성반응이 나타날 것이 음성으로 나온다. 대개 10,000× 이상으로 희석하면 이러한 현상은 나타나지 않는데 보통 4회 생리식염수로 세척하면 10,000× 이상으로 된다. 시험관 내에 1 : 4,000×로 희석된 사람혈청 한 방울이 잔류되어 있어도 항글로불린 혈청 한 방울을 중화시킨다.

생리식염수의 오염, 깨끗하지 않은 유리 기구 및 마개, 검사자가 혈구를 혼합할 때 parafilm을 사용치 않고 손가락 또는 손바닥으로 막고 했을 때도 항글로불린 시약을 비활성화 시킬 수 있다.

② 오래된 혈구 부유액을 사용할 때

새로 만든 신선한 혈구 부유액을 사용하는 것이 가장 좋은 결과를 나타낸다. 혈구 부유액은 냉장고에 보관하더라도 8시간 이상을 넘기면 혈구에 피복된 항체가 유리된다. 감작된 혈구를 4℃ 냉장고에 보관하여 오래되면 음성반응이 나타난다.

③ 항글로불린의 역가가 저하되었을 때

IgG 감작대조 혈구를 같이 검사해 봄으로써 판단할 수 있다.

④ 부정확한 항온 방치시간일 때

항체반응을 위한 적정온도는 혈구에 가능한 많은 항체가 피복(coating) 되도록 하기 위해 항온방치 시간이 정확해야 한다.

⑤ 혈구 세척과정 중이거나 또는 검사과정 중에 일이 지연되거나 중단하여 방치하면 적혈구로부터 항체가 용출(eluate)되어 나오기 때문에 음성의 결과를 나타낸다.

⑥ 항글로불린 혈청을 넣지 않고 검사했을 때, 요즈음엔 green색으로 항인글로불린 혈청을 착색시켜 놓았기 때문에 판정할 때 보면 될 것이다.

⑦ 신선한 가검 혈청을 사용치 않았을 때, 혈장이나 오래된 가검 혈청은 보체활성이 불충분하다.

⑧ 항체 과잉에 의한 prozone 반응이 일어났을 때

⑨ 음성 판정을 내리기 전 IgG감작혈구로 응집을 확인하지 않았을 때

8. 기본 분자 유전학

1) 핵산의 구조

핵산은 DNA와 RNA로 나뉘며 핵산을 구성하는 기본단위는 뉴클레오타이드(nucleotide: 염기, 당, 인산으로 구성)이다.

(1) DNA

핵산의 일종인 DNA(deoxyribonucleic acid)는 유전정보를 담는 화학물질로써 1953년 James Watson과 Francis Crick이 그 구조를 밝혀 노벨상을 수상하였다.

Watson과 Crick은 X-ray chrystallography로 DNA가 뉴클레오타이드로 이루어진 두 가닥의 사슬이 double helix(2중 나선 구조) 상태로 twisted ladder 모양의 3차구조로 되어 있음을 밝혔다.

DNA사슬은 하나의 뉴클레오타이드에 있는 당과 그 다음 뉴클레오타이드에 있는 인산과의 공유결합에 의해 축을 이루며 염기는 이 축을 따라 배열된다.

DNA 염기에는 아데닌(A), 티민(T), 구아닌(G), 시토신(C) 4종류가 있으며 당 및 인산 골격은 모두 동일하므로 뉴클레오타이드 배열순서는 곧 DNA염기서열을 의미한다. 이 염기서열이 바로 유전정보이다.

염기 중 아데닌(A)은 티민(T)과만 결합하고, 구아닌(G)은 시토신(C)과만 결합함으로, 한쪽 사슬의 배열이 결정되면 다른 한쪽은 자동으로 결정된다.

Nucleotide에서 항상 염기는 5탄당(deoxyribose, pentose)의 탄소 1번과 인산기는 5탄당의 탄소 5번과 결합하고 있으며 nucleotide끼리는 phosphodiester bond로 연결되어 있다.

Phosphate group(인산기)는 2개의 당과 연결되어 있는데 하나는 C5번에 다른 하나의 당은 C3번에 연결되어 있다. 따라서 일정한 방향성(directionality)을 지니며 이를 5 prime(5') → 3 prime(3')이라고 표현한다.

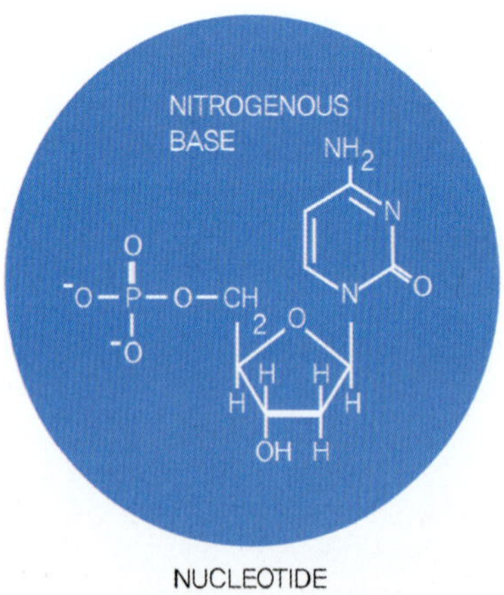

그림 2-24 Nucleotide 모식도

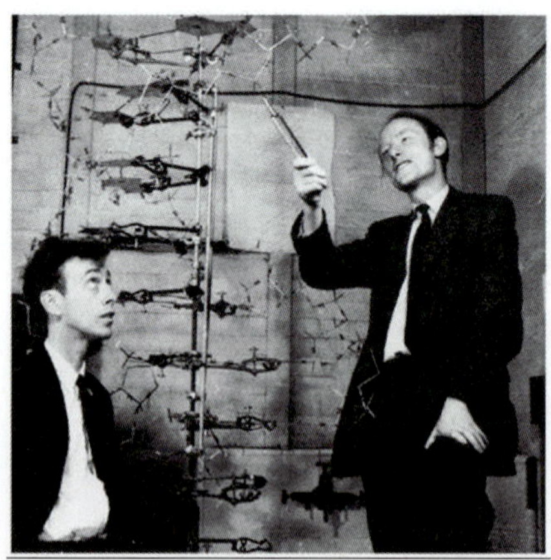

그림 2-25 James Watson & Francis Crick

(2) RNA

① RNA는 DNA의 염기 서열 중 티민(T) 대신 우라실(U)이 들어 있다. RNA와 DNA는 3개의 공통 염기(아데닌(A), 구아닌(G), 시토신(C))와 1개의 특정염기(DNA는 티민(T), RNA는 우라실(U))를 가지고 있으며, RNA의 2' 탄소에 수소대신 히드록시기(-OH)를 가지고 있다.

② DNA는 대개 이중 나선으로 이루어져 있으나, RNA는 대개 단일가닥의 분자로 존재하며 복잡하게 꼬이고 겹쳐진 2차 및 3차 구조(hairpin structure)를 형성할 수 있다.

③ DNA는 RNA에 비하여 일반적으로 안정하다. DNA는 자연적인 분해나 효소에 의한 분해에 잘 견디며, 손상되더라도 반대 사슬이 상보적인 정보를 가지고 있기 때문에 회복될 수 있다. 반면 RNA는 -OH기를 하나 더 가지고 있기 때문에 반응성이 더 크고 회복 또한 불가능하다.

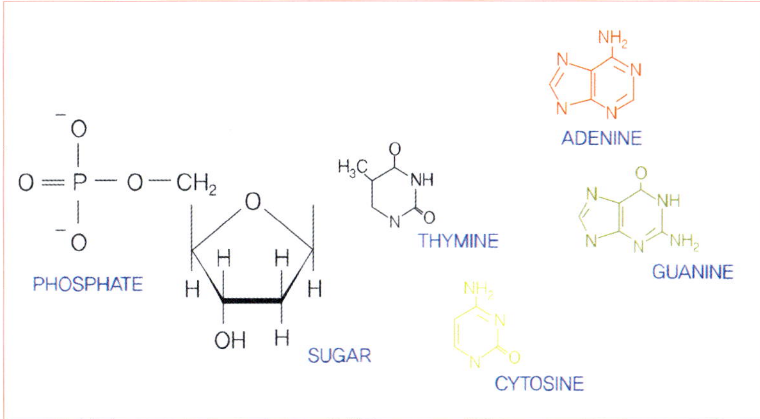

그림 2-26 DNA 기본구조와 염기들

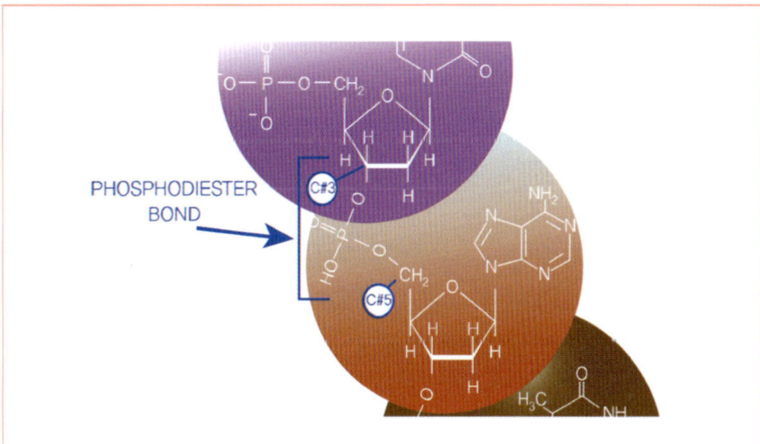

그림 2-27 DNA 구조

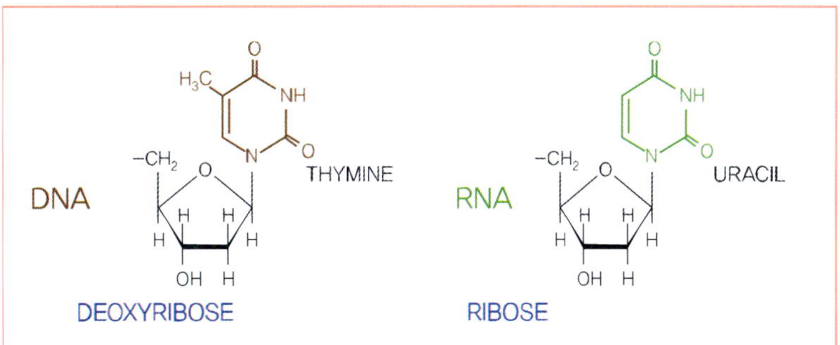

그림 2-28 DNA와 RNA

(3) Central dogma

유전정보는 DNA상의 염기배열에서 상보적 염기배열을 가지는 mRNA로 옮겨져, 다시 ribosome 위에서 단백질의 아미노산 배열로 전달된다는 한 방향의 흐름에 대하여 Francis Crick는 이 유전정보 전달의 흐름을 생물의 일반적 원칙으로서 central dogma라 명명하였다.

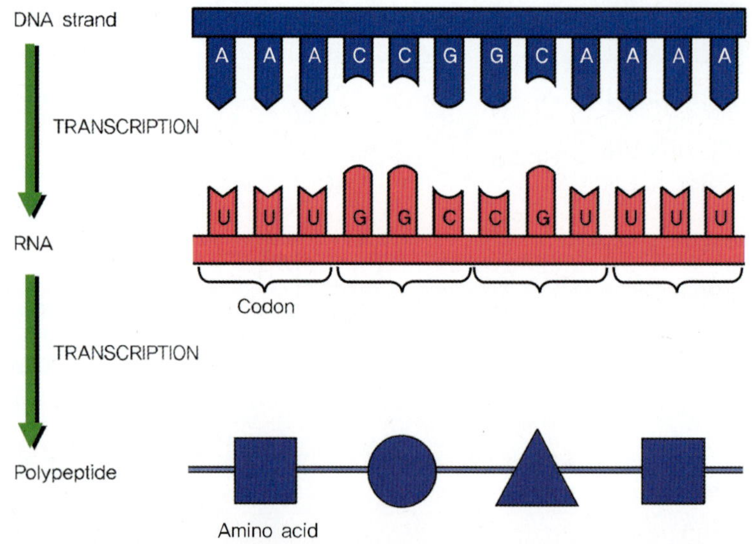

그림 2-29 Central dogma

① Transcription(전사)

DNA에 담겨져 있는 유전정보로부터 단백질이 합성되기 위해서는 두 가닥의 DNA 중 한 가닥에서 상보적인 RNA를 합성해야 하는데 이 과정을 전사라고 한다. DNA 복제와 같은 방식으로 RNA polymerase(RNA중합효소)에 의해 연결되며 시작점과 끝점에 대한 정보가 있어야 한다. DNA상에서 유전자의 시작 부위 옆에 위치하는 프로모터(promoter)라고 불리우는 염기서열의 '전사 시작' 신호를 시작으로 RNA중합 효소가 특이한 결합을 시작한다.

- 개시단계 : RNA 중합효소가 유전자의 프로모터에 결합하여 두 가닥 중 한 가닥에서 전사가 시작된다.
- 신장단계(elongation) : RNA가 합성되는 단계로 한 가닥의 DNA로부터 상보적인 RNA가 합성되어 나온다. 전사개시가 성공적으로 이루어지면 RNA polymerase에 의해 nucleotide가 하나씩 첨가되면서 RNA가 신장된다. 전사 초기에 분리되었던 DNA는 전사 후 다시 원래대로 복귀된다.
- 종료 : 유전자 DNA의 말단에 위치하는 전사종료 부위에 도달하면 RNA polymerase가 주형에서 분리되고 전사가 종료된다.

② 번역(translation)

RNA에 담겨있는 정보가 polypeptide 합성에 사용되는 과정이다. DNA 속의 유전정보는 3개의 nucleotides가 한 개의 아미노산을 지정하는 codon으로 되어 있으며 아미노산 서열로 해독된다.

즉, DNA의 염기서열에 따라 상보적인 염기서열로 RNA가 전사(transcription)되고 RNA의 염기서열, 즉 nucleotide 3개가 모여 하나의 코돈을 형성한다. 이 코돈의 순서대로 폴리펩티드 서열이 만들어진다.

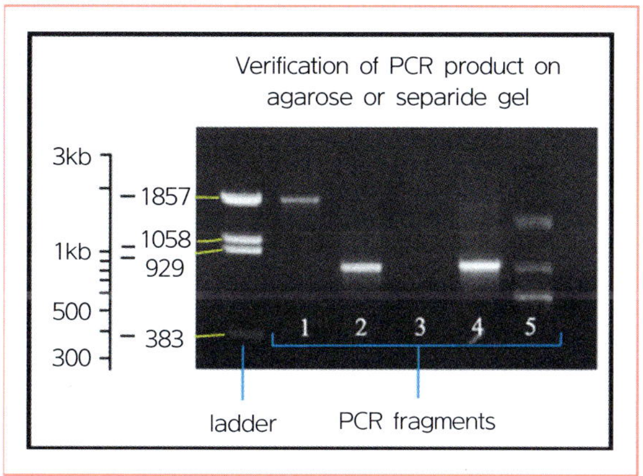

그림 2-30 DNA 증폭 후 agarose gel 사진

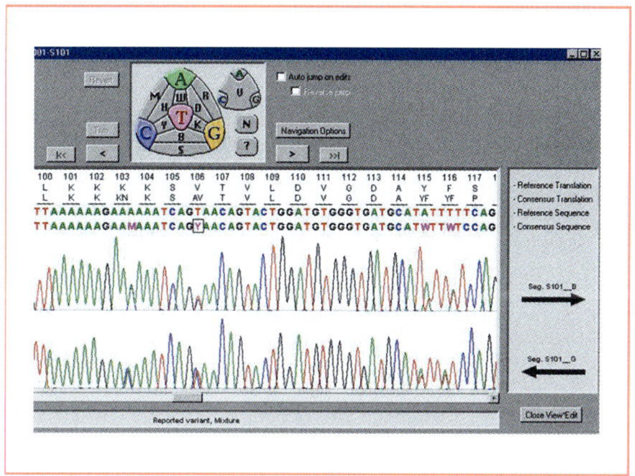

그림 2-31 DNA sequencing

2) PCR

(1) PCR 개요

PCR(Polymerase Chain Reaction)법은 유전자 진단방법에도 이용되고 있으며 특정 DNA 영역을 효소에 의해 증폭하는 방법이다. 1985년 Mullis 등에 의해 개발되었고, 그는 1993년 노벨 화학상을 받았다. PCR법은 복잡한 단계를 불과 수 시간의 효소반응으로 바꿔, 20세기 생명공학 기술에 큰 획을 그었다고 할 수 있으며 현재 그 응용성이 매우 높아 DNA 진단의 중심이 되는 기법이 되었고, 분자 생물학적인 접근을 필요로 하는 모든 생명과학 분야에서 필수적인 기술이 되었다.

(2) PCR 기본

PCR은 DNA의 양쪽 가닥을 주형(template)으로 하여 원하는 DNA를 증폭시키는 방법으로 DNA로부터 원하는 DNA 부분을 선택적으로 증폭시켜 agarose gel 또는 polyacrylamide gel을 이용하여 band를 확인하게 된다.

(3) PCR의 응용분야

PCR은 암과 관련된 virus나 pathogen의 검출, human genome project에서 염기 서열 분석이나 유전자 지도를 만드는 human genetics, 멸종된 과거생물의 유전적 구성을 분석하는 evolutionary biology, 친자 감별이나 법의학적 용도인 genetic fingerprinting 등에 응용할 수 있다.

또한 PCR 방법을 기준으로 RT-PCR, PCR for DNA sequencing, SSCP(Single strand conformation polymorphism), SSP-PCR(sequence specific primer-PCR) RACE(Rapid amplification of cDNA ends), In situ PCR, differential display reverse transcriptase PCR, PCR based human genpme mapping, mutation analysis, PCR based quantification of DNA/RNA 등으로 응용할 수 있다.

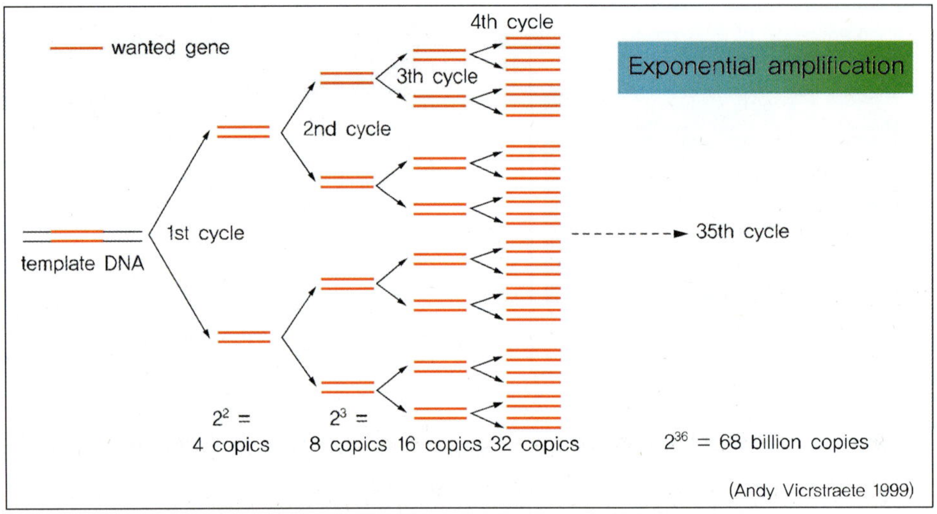

그림 2-32 DNA PCR cycle

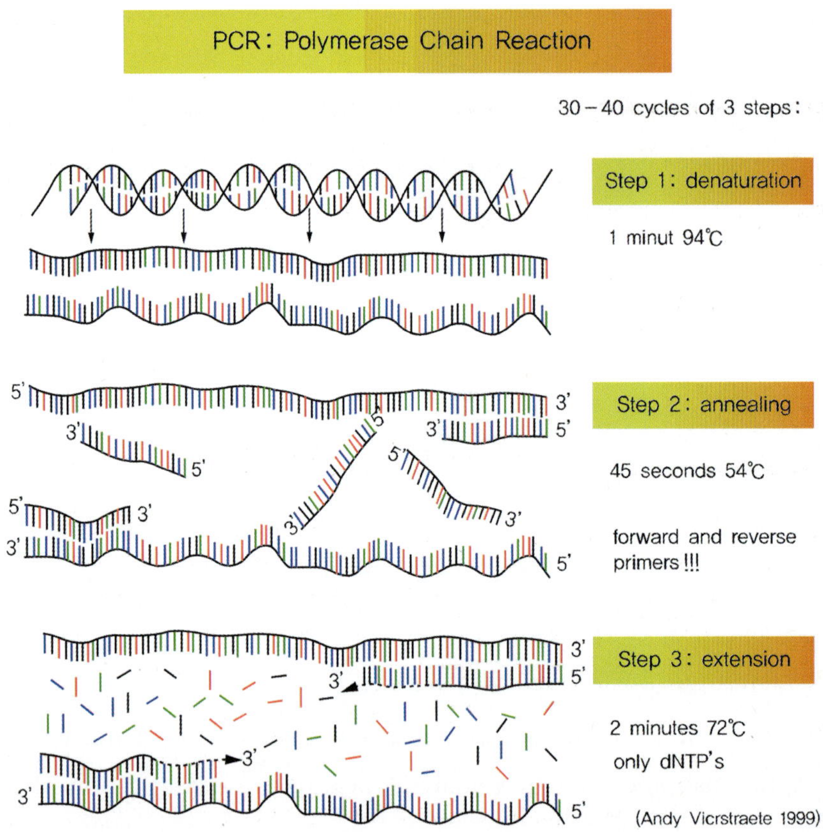

그림 2-33 DNA PCR step

(4) PCR의 단계

① Cycle

Denaturation, annealing, extension의 3과정이 진행되는 것을 PCR의 한 cycle이라 부른다. PCR cycle은 일반적으로 25~35 cycle이 적당하며 1 cycle이 진행될 때마다 amplicon이 2배로 증폭되므로 amplicon은 cycle의 n수 만큼 2^n으로 증폭된다.

② PCR step

Template denaturation : PCR의 주형이 되는 DNA 두 가닥이 한 가닥으로 분리되는 과정으로 일반적으로 94-95℃에서 1분 정도의 과정을 거친다.

이 과정은 heat(일반적으로 90℃ 이상)으로 두 가닥이 각각 분리되는데, 염기끼리 결합된 수소결합이 높은 온도에서 결합력을 잃게 되는 반면 deoxyribose와 phosphate 간의 결합은 훨씬 강한 공유결합이므로 이 과정에서 영향을 받지 않는다.

Primer annealing : 20~30 bases로 이루어진 primer가 주형이 되는 DNA의 특정 부위에 결합하는 과정으로 일반적으로 40~65℃에서 1분 정도의 과정을 거친다. Annealing 온도는 염기의 종류와 수에 따라 결정되며 이 과정에서 primer는 target sequence에 high specificity(높은 특이성)를 가진다.

Extension : 이 과정은 primer가 부착된 부위에서부터 Taq DNA polymerase가 작용하여 5'→3' direction으로 DNA를 합성하는 단계이다 일반적으로 72℃에서 2분 정도의 과정을 거친다.

3) 혈액형 DNA검사의 기초

ABO 혈액형은 통상적으로 알고 있는 A형, B형, AB형, O형만 존재하는 것이 아니고 A나 B 항원이 약하게 표현된 혈액형이 있다. 이를 'ABO 아형'이라고 하는데 이러한 것들의 대표적인 것들은 A형보다 약한 A_2, A_3, Ax, Am, Ael 등과 B형보다 약한 항원을 갖는 B_3, Bx, Bm, Bel 등 그리고 A와 B가 동시에 약해진 A_2B_3형 등이 있다.

이들 ABO 아형을 과학적으로 규명하기 위해서는 이들 아형의 표현형을 결정하는 ABO 유전자에 대한 분석이 함께 되어야 한다. ABO 유전자는 enhancer 부위, promotor 부위, 그리고 exon 1-7까지로 구성되어 있는데, 통상적인 검사실에서는 ABO 아형의 확진을 위해 대부분의 경우 ABO 유전자의 exon 중 6과 7의 분석으로 그 유전형을 결정한다. A형 cDNA와 B형 cDNA는 모두 1,065개의 염기로 되어 있으며 355개의 아미노산을 coding하고 있다. 두 cDNA 간에는 4개의 아미노산 치환을 수반하는 7개의 염기치환의 차이로 A, B 전이효소의 특징을 결정한다. O형의 cDNA는 기본적으로 A형 cDNA와 일치하지만 264번째의 염기(G)가 결손되어 A전이효소의 활성을 발현하지 못한다.

Rh D 혈액형의 경우 RhD 항원은 매우 강력한 면역원으로 RhD 음성인 환자가 RhD양성 혈액을 수혈 받을 경우 약 80%에서 항-D 항체가 형성된다. RhD 음성 혈액형의 분자유전학적 원인 기전은 인종에 따라 크게 차이가 있는데 백인의 경우 RhD 유전자의 결실이 99.9%이고, 일본인은 70%, 흑인의 경우 20%만이 RhD 유전자 결실에 의하며, 나머지는 missense, nonsence 돌연변이, conversion 등 다양한

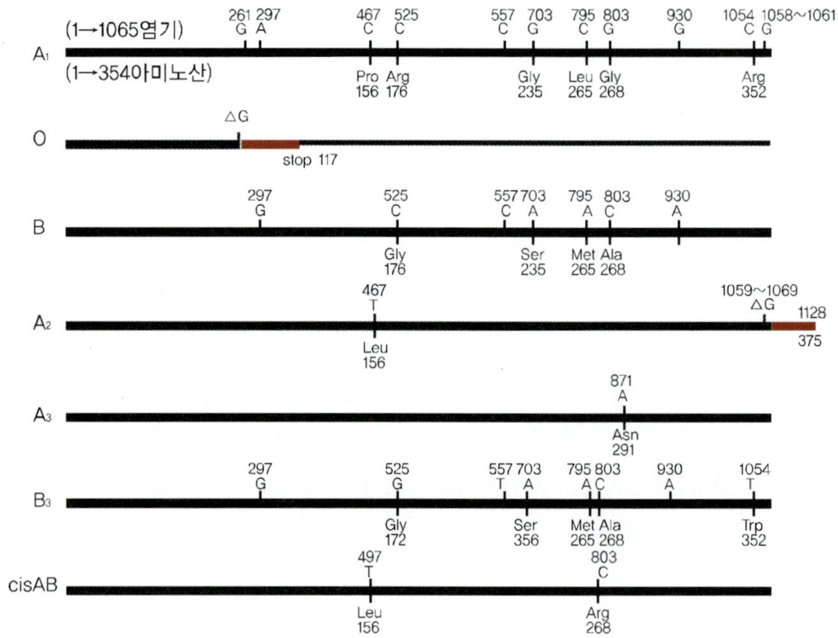

그림 2-34 ABO 유전자 유래 cDNA의 유전자 배열과 예측되는 아미노산 배열

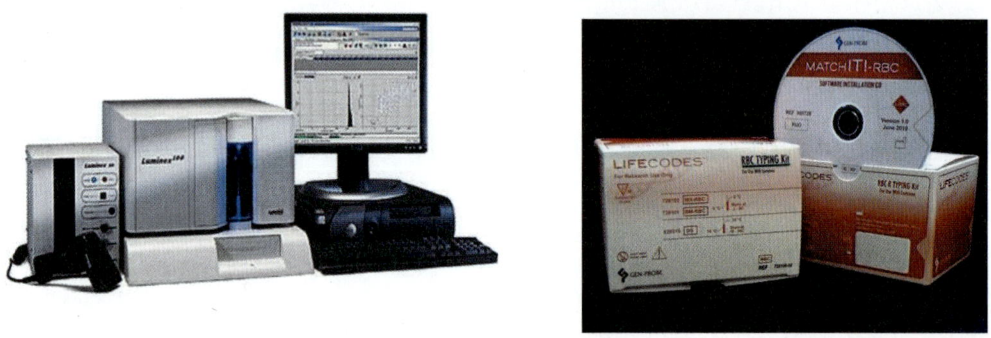

그림 2-35 유전자 분석을 이용한 혈액형 판독기기 및 시약

유전자의 변이에 의해 발생한다. Rh항원은 RHD와 RHCE 두 유전자의 cDNA가 각각 416개의 아미노산을 coding하는데 36개의 아미노산에서만 차이를 보이고 있다고 한다. D항원의 다양한 epitope에 대한 단클론항체의 발견은 partial D의 발견을 가져왔는데 D항원의 epitope는 9개로 구분하거나, 세분하여 37개로 구분하기도 한다. 그러므로 PCR로 단순히 RhD 유전자의 결실여부로 RhD음성을 판정하는 것은 매우 위험하다. 또한 최근 한국인의 RhD음성 혈액형의 분자유전학적 기전에 대한 보고에서는 유전자의 결실이 74%이고 부분 결실은 9%, 나머지 17%에서는 point mutation에 의한 돌연변이로 나타났다.

혈액형의 유전자 검사법 적용에는

1) ABO 불일치 시 변이형의 확정이 필요 시
2) RhD 음성자의 검증목적(Del 등)
3) 기타 혈액형의 항혈청이 없거나 반응이 약한 경우
4) 산전태아, 신생아 용혈성 질환 위험도 평가를 위하여
   (양수나 산모 혈장 내의 태아 DNA를 이용하여 태아의 혈액형을 판정해 불필요한 산모의 예방적 치료를 피할 목적)
5) HLA 항원 검사
6) 기타 법의학적 적용 등에 국한할 것으로 본다.

대표적인 유전자형 검사방법으로는 중합효소 연쇄반응(polymerase chain reaction; PCR) - 제한효소 절편다형성 분석법(restriction fragment length polymorphism; RFLP), 직접염기서열 분석법(direct sequencing), single strand conformation polymorphism(SSCP), heteroduplex analysis(HA), protein trucation test(PTT), denaturing gradient gel electrophoresis(DGGE) 등이 있는데 SSCP법과 HA는 민감도가 떨어지며 RFLP법은 해당하는 제한효소가 존재해야 하며, PTT, DGGE법 등은 민감도가 높지만 비용이 많이 들고 시간 및 노동력이 많이 소모되는 단점을 가지고 있다. 최근에는 Luminex 자동분석기를 이용한 PCR-reverse sequence specific oligonucleotide법으로 다수의 검체 처리에 유용하게 사용될 수 있다.

Chapter 3

ABO식 혈액형 (The ABO Blood Group System)

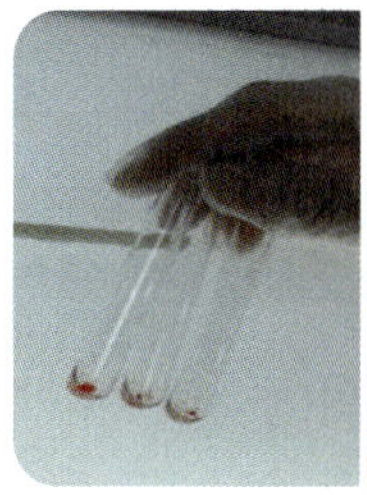

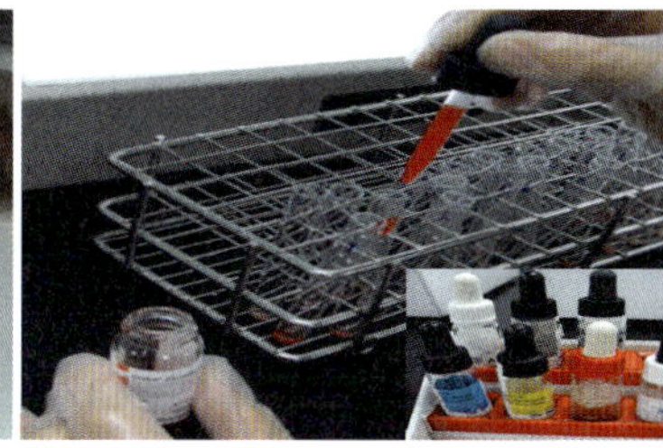

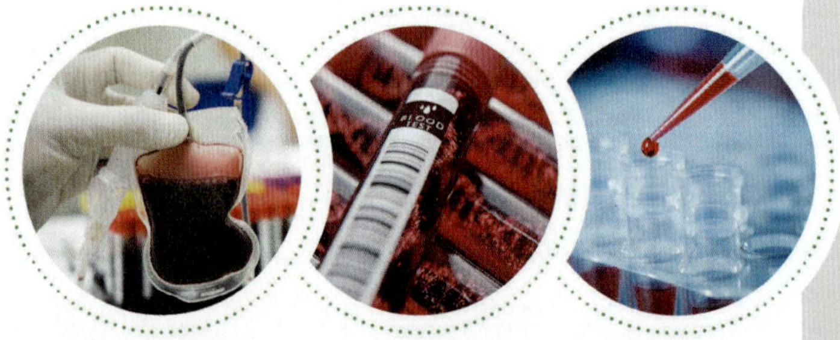

학습 목표

01. ABO형의 응집원에 대한 응집소 생성과 특성을 기술한다.
02. ABO형의 표현형과 유전형을 기술한다.
03. ABH항원 구조를 기술한다.
04. ABH, Se, Le유전자의 관계를 기술한다.
05. ABO형의 혈구 및 혈청형 검사의 필요성을 기술한다.
06. ABO형의 discrepancy 원인을 기술한다.
07. ABO형 검사에서 위 양성 및 위 음성 원인을 기술한다.
08. A_1형 및 A_2형으로 표현 가능한 유전형을 기술한다.
09. 혼합시야응집반응을 보이는 경우에 대하여 기술한다.
10. CisAB형의 표현형과 수혈 대응법을 기술한다.
11. Bombay형을 기술한다.

Chapter

3

실 / 전 / 수 / 혈 / 검 / 사 / 학

ABO식 혈액형 (The ABO Blood Group System)

1. ABO식 혈액형의 역사적 배경

1901년 Karl Landsteiner에 의해 A.B.O형이 발견되어졌고 Landsteiner의 실험적 연구에 의하면 다른 사람의 혈액을 수혈 받은 어떤 사람들 중에는 심한 부작용이 있었던 경우와 없었던 경우를 구분함으로서 적혈구 표면에 두 종류의 항원을 기초로 하여 A.B.O형을 발견하기에 이르렀고 1902년에 Von Decastello와 Struli는 실험적 연구에서 자신의 혈청을 제외한 모든 혈청에 의하여 적혈구가 응집되는 것이 있는 것을 확인하고 AB형으로 분류하여 사람의 혈액형은 A형, B형, O형, AB형의 4 groups으로 나누어짐으로써 수혈에 사용될 혈액의 선택에 있어서 적합한 혈액을 결정하는 결정적인 기초를 확립하게 되었다.

1911년 Von Dungern과 Hirszfeld에 의해 제시된 국제적 분류로써 A.B.O.AB형이 발표되었다. 이 분류는 적혈구벽의 기질(stroma)에 있는 항원(antigen)과 혈청에서 발견된 항체(antibody)의 반응에 기초를 두고 혈청학적으로 분류되어진 것이다.

2. 적혈구의 응집원(agglutinogen)

적혈구 표면에 있는 항원을 응집원이라고 하며, 항원은 적혈구 표면에 수많은 항체분자가 부착하기에 충분한 표면이 있는 크기의 큰 분자집합체이다.

적혈구 인자(RBC factor), 즉 ABO혈액형계의 응집원에는 A와 B의 두 종류가 있고 응집원을 기준으로 할 때 A 및 B 두 가지 응집원을 모두 가지고 있는 혈액은 AB형이며 두 가지 응집원을 모두 가지고 있지 않는 혈액은 O형이다. A응집원 한 가지만 가지고 있는 혈액은 A형이고, B응집원 한 가지만 가지고 있는 혈액은 B형이다.

그리고 적혈구 표면막에 있는 항원 결정물질을 일반적으로 수용체(receptor)리고 부르는데 ABO혈액형계의 한 개의 적혈구에 있는 수용체는 약 81만~117만 정도가 있고 Rh계에는 10,000~30,000, Kell계에는 3,000~8,000, Duffy계에는 1,000~3,000 정도의 수용체가 있다.

ABO혈액형 항원들은 임신 3개월 정도에서는 결정되어지지만 출생 후 곧 수용체의 농도가 완전히 차는 것은 아니며 출생 1~2년 동안 일정하게 증가된다.

3. 혈청 내의 응집소(agglutinin)

혈청 또는 혈장 내에 있는 동종항체(alloantibody)를 응집소라고 하며 두 가지 종류의 규칙항체가 있다.

혈청 내에 Anti-B 응집소를 가지고 있는 혈액은 A형이고, anti-A 응집소를 가지고 있는 혈액은 B형이며, anti-A와 anti-B응집소를 모두 가지고 있는 혈액은 O형이고 둘 다 없는 혈액은 AB형이다.

Landsteiner의 법칙에 의하면 동일 개체 중에서는 자기가 가지고 있는 항원(antigen)에 대응하는 항체(antibody)는 존재하지 않는다. 즉 응집원이 존재하고 있을 때에는 그것에 대응하는 응집소가 없고 반대로 응집원이 없을 때에는 그것에 대응하는 응집소가 존재한다(표 3-1 참조).

표 3-1 ABO식 혈액형의 응집원, 응집소 및 인종별 빈도

혈액형	응집원	응집소	혈액형별 빈도(%)				
			한국인	일본인	중국인	백 인	흑 인
O	없음	anti-A,B	28.0%	29.4%	42%	45%	49%
A	A	anti-B	34.0%	39.1%	26%	40%	27%
B	B	anti-A	27.0%	21.5%	26%	11%	20%
AB	A, B	없음	11.0%	10.0%	6%	4%	4%

1) 항체의 출현 시기

항체의 생산은 태생기에는 물론 출생기까지도 생기지 않는다. 따라서 신생아는 모체로부터 받은 IgG 항체를 가지고 있으며, 이것은 태아가 수동적으로 받은 것이지 능동적으로 생산한 것은 아니다.

Anti-A와 anti-B의 생산은 생후 2~3개월 후에 시작하여 그 역가가 5~6세에 이를 때까지 높아져서 그 이후로부터 성인 연령의 후기까지 계속 같은 수준을 유지하지만 고령에서는 젊은층의 성인에서 보다 anti-A와 anti-B의 역가가 상당히 떨어져 있다. 어느 사람에게서나 자연적으로 생기는 항체를 자연발생항체(naturall occuring antibody)라고 하며 면역글로불린 IgM에 속한다.

2) 면역항체(immune antibody)

면역학적 자극(stimulation)에 의하여 생기는 면역항체가 임상에서 문제를 야기시키며 혈액은행 담당자는 이러한 면역항체의 존재 유무를 철저히 사전검사를 하여야 한다.

(1) 면역학적 자극을 일으키는 동기로는

① 산모와 태아(fetus) 간의 ABO형 및 Rh형의 부적합

② 부적합한 적혈구의 수혈

③ 혈액형 물질을 가진 혈장(plasma)의 수혈

④ 혈액형 활성물질을 함유하고 있는 virus 및 세균 산물의 주사 등이다.

(2) 이러한 자극 후(면역 후)에 그 개체는

① 항체역가(antibody titer)의 상승

② 친화력(avidity)의 증가

③ 용혈현상 등이 일어나며 이러한 변화는 37℃에서 더욱 강한 작용을 나타내고 대부분의 면역항체는 면역글로불린 IgG이다.

위와 같은 변화들은 O형인 산모에서 더욱 흔하지만 A형이나 B형에서도 생길수가 있으며 특히 Rh 계통의 항체들은 항원 자극 없이 가끔 일어나는 anti-E와 anti-C^{W} 항체를 제외하고는 임신, 수혈 등에 의한 면역의 결과로서 생기며, Rh 특이성을 가진 대다수의 항체들은 불완전항체(incomplete antibody) 범주이고 IgG에 속한다.

4. ABO혈액형의 유전

혈액형의 유전형질로서 그 발현도가 정확하고 결정된 혈액형은 일생을 통하여 변형되지 않기 때문에 유전형질로서 중요하다. 또한 의학적인 면에서의 수혈 및 조직이식 분야에서도, 그리고 법의학적인 면에서도 중요한 의의가 있다.

ABO혈액형의 분포는 인류 집단에 따라 다르고(표 3-1 참조) 연령, 성별에 따라서는 별로 차이가 없다.

유전의 기본 단위는 유전인자(gene)이다. 1953년 Watson과 Crick의 double helix 구조에 관한 발표가 있은 후 생물의 구조에 필요한 정보들이 DNA(deoxyribonucleic acid) 속에 들어 있음을 알게 되었다.

사람에 있어서 염색체는 23쌍으로 나타나기 때문에 유전인자의 위치(loci)도 쌍으로 존재한다. 어느 일정한 좌(locus)에서 쌍을 이루고 있는 유전인자의 상대를 대립유전자(alleles)라고 한다.

1) ABO혈액형 인자들의 유전

ABO혈액형은 9번 염색체의 동일한 유전자 좌위에 있는 세 개의 복대립 유전자 I^{A}, I^{B} 및 I^{O}에 지배되는 유전형질이다. 따라서 유전자형은 여섯 가지가 있으며, 즉 AA, AO, AB, BB, BO, OO이고 이때 I^{O}는 I^{A}와 I^{B}에 대하여 열성(recessive)이고 I^{A}와 I^{B} 사이에는 우열의 관계가 없으므로 표현형(phenotype)은 A, B, O, AB의 네 가지로 된다.

A, B, 그리고 O형의 혈액형 항원의 유전방식은 쌍을 이루고 있는 염색체에서의 대립유전자의 분포에 따라 결정된다. 대부분의 혈액형 대립유전자는 22쌍의 체 염색체에 있고, 성 염색체인 X 및 Y 중 Y염색체에서는 혈액형의 유전인자는 발견되지 않았으며 X염색체에서는 Xg와 K^{X}좌의 두 가지만이 발견되었다.

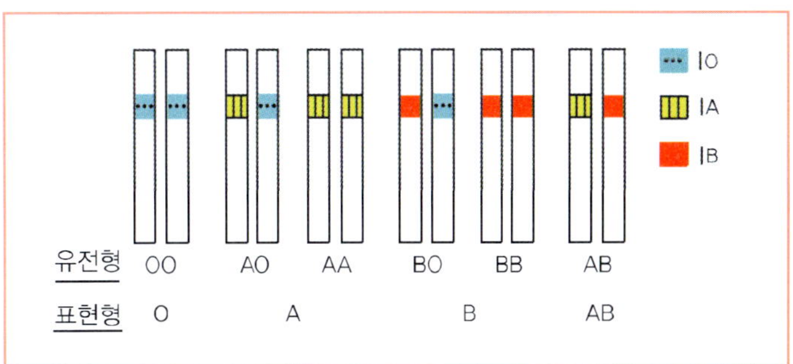

그림 3-1 ABO유전인자의 위치(locus(Ⅰ)) 표시도

혈청학적으로 동형접합체인 AA, BB,

OO와 이형접합체인 AO, BO, AB와의 특성을 구분하지는 못한다.

1910년 Dungern과 Hirszfeld에 의해서 혈액형은 Mendel의 법칙에 의해 유전한다고 발표가 되었다.

혈액형의 유전(heredity)은 Mendel의 법칙에 의하는데 혈액형이 각기 다르거나 또는 동형의 혈액형을 가진 부모 사이에서 태어난 자녀의 혈액형은 다음의 규칙에 의한다.

제 1칙 : A 또는 B인자는 양친에 그 인자가 없는 한 자녀에게 나타나지 않는다.
제 2칙 : AB형 부모는 O형의 자녀를 낳지 못한다.
제 3칙 : O형 부모는 A형 또는 B형의 자녀를 낳지 못한다.

O형질은 A, B형질에 대해 열성(recessive)으로 유전되므로 A형과 B형은 우성(dominant)이고 O형은 열성이다.

이러한 유전자는 복 대립의 법칙에 따라 유전하며 O형과 AB형과는 친생자 관계가 될 수 없다. 그러나 뒤에서 상세히 기술하겠지만 cisAB형과 같은 유전법칙을 따르지 않는 변이형도 있다는 것을 기억해야 한다.

친자감별검사(paternity exclusion test)를 ABO형으로만 검사했을 때엔 약 25%의 확률이 있다.

참고 사항

열성(recessive)
양친에 의한 유전으로 발현되는 유전산물
우성(dominant)
이형접합에서 다른 하나의 유전자를 억제시키고 발현되는 유전산물
무정형(amorphous) 유전자 or 침묵(silent) 유전자
생성물을 발현하지 못하는 유전자

참고 사항

한국인의 A형 및 B형의 유전형 빈도는?
AA형 : 21%, AO형 : 79%, BB형 : 7%, BO형 : 93%

참조 * 오흥범, 조연정, 조영희, 황유성, 김두성, 김상인 ; ABO 및 D항원의 유전자형 분석, 대한혈액학회지, Vol.8, 1997.

2) ABH항원의 유전학적 고찰(genetic consideration)

(1) 당(sugar) 분자의 종류와 A, B, H 항원의 결정

ABO 혈액형은 A, B, H의 세 가지 항원으로 나누어져 있으며 적혈구의 세포막은 항원성이 강한 분자들로 가득차 있다. 이 중에서 특히 중요한 것은 그 구조가 크고 복잡한 당과 지질을 함유하고 있는 분자들로써 이들은 세포막에 박혀 있는 밑받침 구조(back bone)의 표재(periphery)에 당(sugar) 분자의 연결체(chain)를 갖고 있다.

여기서 이 분자의 일정한 위치에 붙어 있는 당의 종류에 따라서 A, B 또는 H라고 불리우는 항원의 종류가 결정된다. 그리하여 당의 일종인 N-acetylgalactosamine이 존재하면 이 분자는 A항원의 성상을 갖게 되어 A항원이 되고 galactose가 존재하면 B항원이 된다.

표 3-2 ABO혈액형의 표현형과 유전자형, 항원과 항체

혈액형	표현형(아형 포함)	유전형(가능한)	항원	항체
A	A_1	A_1A_1 A_1A_2 A_1O	$A+A_1+H$	항-B
	A_2	A_2A_2 A_2O	A+H	항-B 드물게 항-A_1
B	B	BB BO	B+H	항-A+A_1
AB	A_1B	A_1B	$A+A_1+B+H$	(-)
	A_2B	A_2B	A+B+H	드물게 항-A_1
O	O	OO	H	항-A+A_1+B
	Oh	OO	(-)	항-A+A_1+B+H

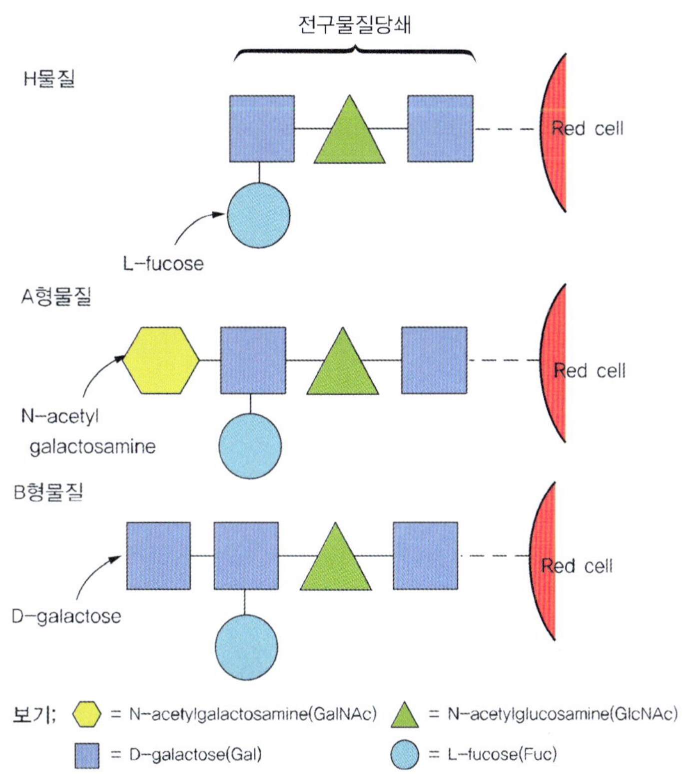

그림 3-2 H, A 및 B항원들의 당분자 연결체의 구조

이 당들은 그림 3-2에서 보는 바와 같이 크고 복잡한 분자의 표재부분(periphery)에 일정한 순서로 배열되어 있는 당들의 연결체(chain)의 끝에 있는 galactose 분자에 붙어서 미리 정해진 위치에 자리 잡게 마련이다. 여기서 A형인 경우에는 N-acetylgalactosamine을 달고 있어야 하고 B형인 경우에는 D-galactose를 달고 있고, 전구물질 당쇄인 galactose 분자는 제 2의 다른 당인 fucose를 일정한 모양으로 달고 있어야 한다.

이 fucose 없이는 다른 두 가지의 당을 달수가 없다. Galactose에 fucose만 붙어 있을 때에는 H항원의 성상을 갖게 되며 이것이 H항원이다. ABO형의 기초물질은 H물질로서 H유전자의 산물에 H전이 효소인 fucosyl transferase의 작용에 의해 H물질이 생성된다.

H유전인자의 유전은 ABO유전인자의 유전과는 독립적이지만 A, B, H 항원들은 동일한 전구물질로부터 모두 형성되어진다(그림 3-2 참조). 또한 H유전 인자의 작용은 ABO항원의 형성과 관계가 있다.

(2) Type-Ⅰ 및 Type-Ⅱ precusor chain의 구분

항원 결정인자는 큰 단당쇄 중 말단에 위치하는 한 개의 당(sugar)이지만 그것이 항체와 반응하는 능력은 결합 위치에 근접한 몇몇 당류의 배열순서에 의존된다. A와 B형에 작용하는 특정 유전인자 전이 효소는 H-chain이라는 단당쇄에 그들의 특정한 당류를 결합시킨다. H chain은 전구물질 당쇄(precursor chain)라는 oligosaccharide에 특정 당류(fucose)를 결합시키는 H유전인자 전이효소의 작용에 의해 먼저 생성되어야만 한다(그림 3-4 참조). 그리고 O형에서는 H chain을 A혹은 B chain으로 전환시킬 수 있는 특정 유전자 전이효소가 없기 때문에 O형 혈구들은 많은 양의 H항원을 가지게 된다.

Precusor chain은 말단 galactose와 부 말단 N-acetylglucosamine 사이의 탄소-탄소 연결 결합방식 차이에 따라 두 가지 형태로 나뉜다. 보통 적혈구 세포막에서 보이는 chain은 Type Ⅱ형태이고 체액 상에서 보이는 chain은 Type Ⅰ으로 밝혀졌다.

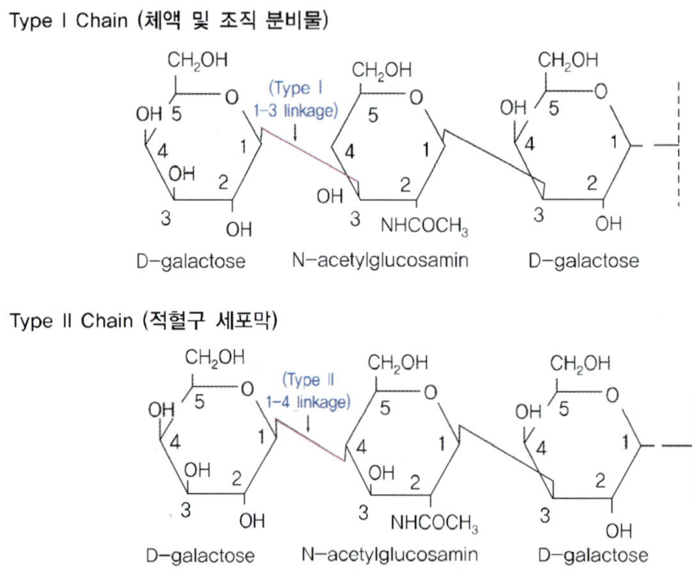

그림 3-3 말단 D-galactose와 부 말단 N-acetyl glucosamine 사이의 1→3 탄소, 탄소연결 결합을 하는 Type Ⅰ 전구물질 당쇄의 종말 당류와 동일 당류 사이의 1-4 탄소·탄소 결합을 하는 Type Ⅱ chain의 구조

3) 유전인자의 산물(gene products)

앞서 말한 화학구조에서 하나의 당이 다른 당에 붙는데는 효소작용이 필요하다.

Fucose 전이효소(L-fucosyl transferase)는 분자의 제일 끝 galactose에 fucose를 붙이는 역할을 하며, N-acetylgalactosaminyl-transferase는 A-활성 N-acetylgalactosamine을 붙여주며, 또 D-

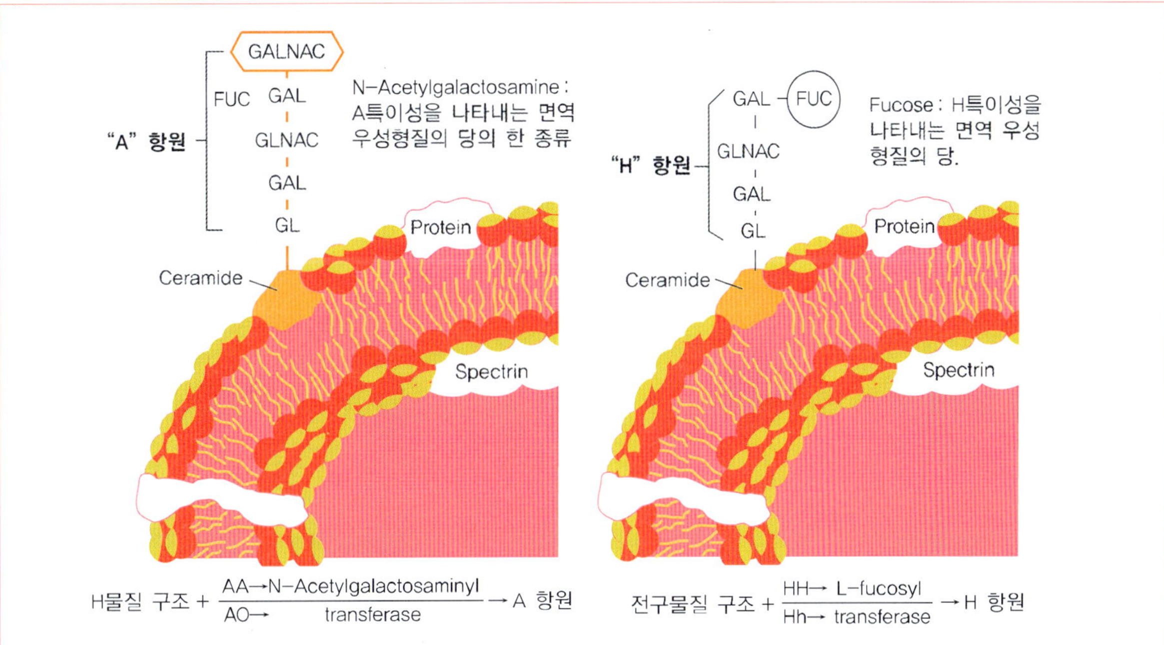

그림 3-4 Type II chain에 (좌) A항원 및 (우) H항원의 형성

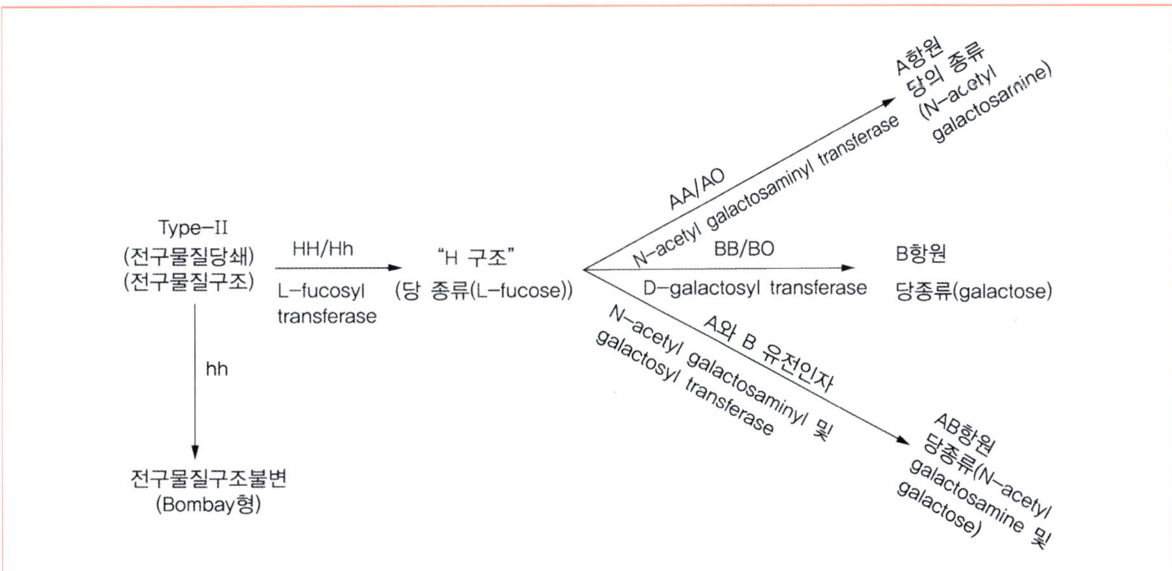

그림 3-5 Type II chain에 Hh와 ABO 유전인자의 상호작용

galactosyl-transferase는 B-활성 galactose를 붙여준다.

혈액형 유전인자의 산물은 이들 전이효소(transferase)이며, 이 효소작용의 마지막 결과로 항원의 표현형(antigenic phenotype)이 만들어진다.

만일 효소에 결함이 있거나 또는 결핍될 때에는 항원의 구조도 그 정도에 따라 변화되거나 또는 결핍된다.

19번 염색체의 위치에 있는 H유전인자의 산물은 L-fucosyl-transferase이다. 이 위치에서는 두 개의 대립인자, 즉 활성형(active form)인 H와 무정형(amorph)인 h만 알려지고 있다. 무정형은 대단히 드물고, 극히 드물게는 동형접합체 hh인 사람은 L-fucosyltransferase가 없으며 galactose에 fucose가 붙지 않는다. 따라서 H작용도 없고 또 그 다음 단계에 붙을 당들도 붙지 않는다. 이것을 Bombay형이라고 한다.

H유전자 그리고 그 대립 유전자인 h는 A, B, O 유전자로부터 독립적으로 유전된다. H유전자는 동형 접합체(H/H) 혹은 이형 접합체(H/h)로 표현된다. h유전자는 무정형(amorph)으로 취급된다. H유전자가 유전되지 않았을 때(h/h) 매우 드문 경우이지만 H chain이 생성되지 않는 경우에는 A 그리고 B 전이효소가 그들의 당류를 결합시킬 기질을 갖지 못하게 된다. 따라서 이렇게 드문 h/h 유전자형의 경우는 정상적인 전이효소를 생산하는 A 혹은 B 유전자를 가진다 하더라도 O형으로 나타나게 된다.

이러한 h/h 표현형은 이를 발견한 도시의 이름을 따서 Bombay형이라고 불리워지고 Oh 또는 ABH_{null}로 표현하기도 한다.

참고 사항

동형접합(homozygous): 동일한 두 개의 대립유전자
이형접합(heterozygous): 서로 다른 두개의 대립유전자
cis유전: 같은 염색체에 유전되는 유전자
trans유전: 대립 염색체에 유전되는 유전자

4) 분비형(secretor)과 비분비형(non-secretor)

1932년 Schiff는 타액(saliva), 정액(seminal fluid), 기타 체액의 분비물을 검사하여 분비형과 비분비형으로 구분하였다. 미국의 통계를 보면 78%는 분비형(sectetor)이고 나머지 22%는 비분비형(non-secretor)이다.

ABO혈액형의 항원은 체액이나 다른 분비물(타액, 정액, 양수, 눈물, 위액, 담즙, 모유, 땀 등)에서 수용성 상태로 존재하며 분비형의 사람 중에서 A형은 A형 물질(substance)을 분비하고, B형은 B형 물질, AB형은 A와 B형 물질을 분비한다. 그리고 어떤 형의 사람이든 공통적으로 H물질을 분비한다. 이 물질의 분비량은 개인차가 있다. 분비형과 비분비형의 구별은 한 쌍의 대립유전자 Se, se에 의해 지배되며 Se가 동형 접합체이거나 이형 접합체인 사람은 H gene과 ABO 표현형의 존재 여부에 따라 타액(saliva) 중에 H물질을 가지며 또 A혹은 B 물질을 가진다. 비분비형 sese gene인 경우에는 적혈구에는 완전히 정상적인 항원이 있으나 saliva 등과 같은 수성 분비물(watery secretions) 속에는 ABH 혈액형 물질이 없다(표 3-3 참조).

5) ABH유전자와 관련한 Lewis 유전인자(Lewis gene)

Le gene의 산물은 A, B 및 H의 작용을 결정짓는 당 연결체(sugar chain)에 작용한다. 그러나 그 유전과 작용은 ABO 및 Hh와는 독립되어 있다.

Le유전인자는 종말 galactose곁에 있는 당(N-acetylglucosomine)에 fucose를 붙여준다.

Fucose가 존재할 때에는 그 분자는 Le^a 항원의 작용을 한다.

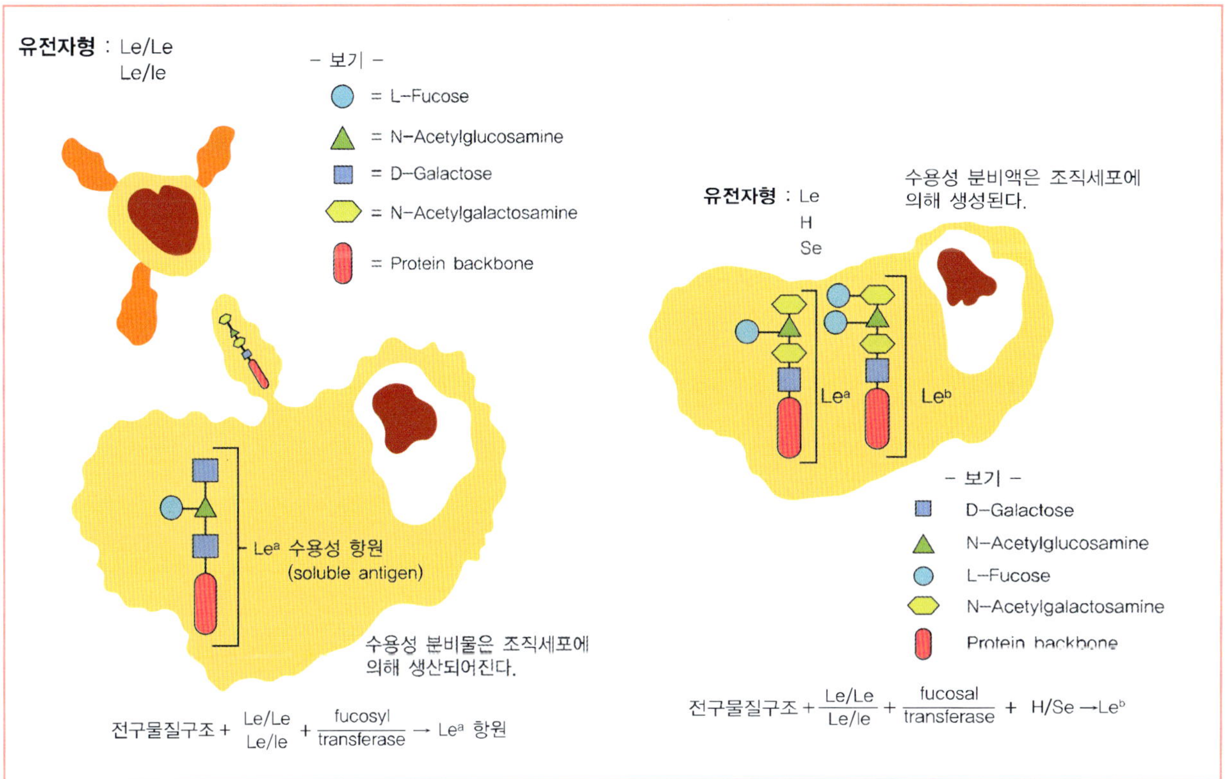

그림 3-6 Type I chain에 Le^a 항원의 형성(좌), Le^b 항원의 형성(우)

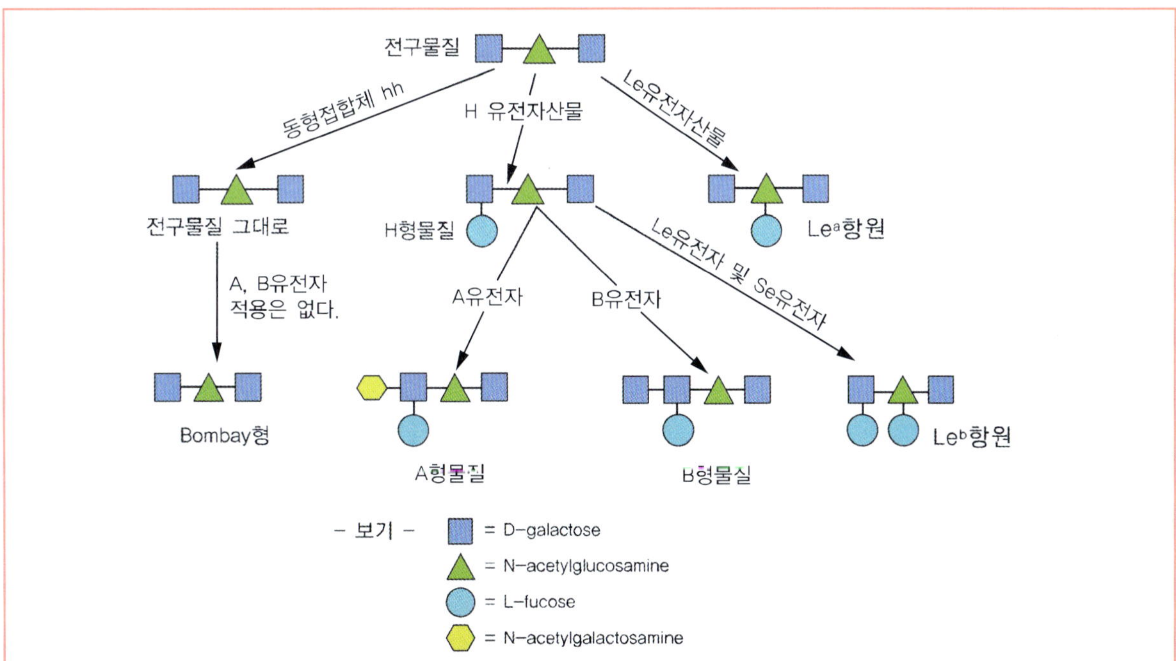

그림 3-7 Type I chain의 Se, Le, AB 유전자에 의한 ABH와 Lewis형의 접합

표 3-3 Se Se 또는 Se se인의 타액 중 ABH물질

혈액형	타액에서의 형물질
A	A.H
B	B.H
O	H
AB	A.B.H

옆에 있는 galactose에 H의 결정 요소인 fucose가 붙어 있는지의 여부는 Le^a 작용에 영향을 주지 않는다.

H, Se 및 Le 유전인자가 모두 존재할 때에는 또 하나의 Lewis작용이 생긴다. Se유전인자 존재 하에 종말 galactose에 fucose가 붙고 또 그 곁에 위치한 N-acetylglucosamine에 또 하나의 fucose가 붙음으로서 또 하나의 작용물질이 생기는데 이 물질이 Le^b라는 항원이 된다. Le와 H gene이 있어도 Se gene이 없으면 Le^b 작용은 생기지 않는다.

Lewis 물질은 적혈구 막의 일부가 아닌데도 적혈구 항원작용을 나타내는 점이 특별하다. 물에 녹는 Lewis 물질과 알코올에 녹는 Lewis 물질의 양쪽이 다 만들어진다. 물에 녹는 쪽은 타액과 기타 분비물에 존재하며, 알코올에 녹는 쪽은 지방질이 풍부한 적혈구막에 흡착하여 항원 작용을 하며 또 적합한 Lewis 항체에 의해서 응집을 하게 된다.

앞에서 언급했듯이, A, B, H 항원들은 적혈구 뿐만 아니라 체액에서도 역시 존재한다. 타액과 다른 조직액에서의 A, B, H형 물질(substance)의 분비는 Se 그리고 se라 불리는 분비 유전자(secretor genes)에 의해 조절된다. 수용성 A, B, H 형물질의 분비는 염색체 중의 어느 한 곳만 Se유전자를 가져도 충분히 일어난다. se유전자가 만약 염색체 양쪽 모두에 존재할 때는 당연히 Se유전자가 없으므로 분비가 이루어지지 않는 것으로 보아 se는 무정형(amorph)으로 보인다. 분비 유전자들에 의해 점령된 locus(좌)는 ABO 좌와는 연결되어 있지 않다. 이 사실은 각 부위에 있는 유전자들이 제각기 독립적으로 유전된다는 것을 알려준다. 타액에서 A, B 혹은 H형 물질을 가진 사람은 분비자(secretors)라 불리운다.

만약 어떤 사람이 분비자라면(Se/Se 혹은 Se/se 유전자형을 가질 경우) 타액검사는 아형을 규명하는데 도움이 될 수 있으며 특이한 혈액형을 가진 사람들의 유전적 배경을 밝히는데 큰 단서가 될 수 있다. 백인의 약 80%는 분비자(secretor)이며 약 20%는 비분비자(non-secrector)이다.

5. ABO혈액형의 판정

1) ABO식 혈액형의 혈구형과 혈청형

ABO혈액형은 수혈에 있어서 가장 중요한 혈액형으로, 확정판정을 위하여 적혈구의 A항원 및 B항원의 유무 검사를 하는 혈구형 검사와 혈청 내 규칙항체인 항-A 및 항-B의 유무를 확인하는 혈청형 검사를 동시에 실시하여 혈액형이 일치하여야만 한다.

2) ABO불일치 원인

혈구형 검사와 혈청형 검사 성적의 불일치의 원인(ABO discrepancy)으로 우선 검사상 기술적 오류가 없는지 살펴보고, 혈구에 문제가 있는 경우와 혈청에 문제가 있는 경우 그리고, 혈구, 혈청 모두에 문제가 있는 것으로 불일치의 원인을 위 양성, 위 음성으로 세분하여 그 원인을 추적하여 정확한 ABO혈액형을 판정하여야 한다.

(1) 가검 혈구에 문제가 있는 경우

① 검체 채취 때 발생한 용혈을 인지하지 못했을 때

② 질환에 의한 용혈(발작성 야간 혈색소뇨증)

③ 백혈병, Hodgkins 림프종 암 등의 질환에 의해 항원성이 약화되었을 때

④ 혈구에 자가항체가 흡착되어 있을 때

⑤ 다응집반응(polyagglutination)이 일어나는 경우이다.

⑥ 위암, 췌장질환, 난소 낭종 등에서 혈청 중에 과잉의 혈액형 물질이 존재하여 항혈청을 중화시켰을 때

⑦ 비특이 적혈구 응집물질(예, Wharton's jelly)이 있을 때

(2) 가검 혈청에 문제가 있는 경우

① 완전응고 되지 않은 검체를 원심하여 fibrin이 석출되었을 경우

② Dextran과 같은 고분자 물질을 정맥주사하고 있을 때 채취한 검체를 사용했을 때

③ γ-globulin 증가 증, 다발성골수종질환의 검체에서 연전형성이 일어날 때

④ 면역부전, 저 또는 무 감마글로불린 혈증, 신생아에서 항체 생산이 충분치 못한 때

⑤ 불규칙항체가 존재할 때

⑥ 자가항체가 존재할 때

⑦ 범적혈구응집반응(panagglutination)

(3) 가검 혈구 및 혈청 양쪽에 문제가 있는 경우

아형(subgroup), 변종(variants), chimera, mosaic이 있을 경우이다.

(4) 기술적인 오류(technical error) 및 사무적인 오류(clerical error)에 의해서 불일치가 되는 경우가 있다. 혈구형 검사와 혈청형 검사에서 일치가 되어야 혈액형 동정이 되는 것이며 불일치인 경우 해결방법으로는 서두르지 말고 다시 채혈하여 재검사(자가대조 포함)를 하면서 환자병명 등 임상정보의 수집 세척적혈구로 재차검사를 하고 직접 쿰스검사, 항체선별검사, 흡착, 해리기법, 혈청 중의 형물질 검사, 타액검사 A, B전이효소(transferase)측정 등의 기법까지도 이용하여 해결해야 된다.

3) 위양성 및 위음성의 원인

(1) 위양성의 원인

① 연전형성(rouleaux formation)

적혈구를 현미경으로 보면 그 면과 면이 밀착하여 동전 화폐를 겹쳐 놓은 것과 같은 모양을 하고 있는 것이 있다. 이것을 육안으로 보면 약한 응집반응으로 보일 때가 있는데 구별은 저배율 현미경(100×)으로 관찰해서 그 특유한 혈구의 배열 상태에 따라 구별할 수가 있다. 연전현상에 의한 약한 응집반응은 0.85% 식염수를 2~3방울 가하여 희석하면 간단히 풀어진다. 연전현상 상태가 심하면 시험관법으로 혈청 1과 혈구 부유액 2의 비율로 혼합하면 혈청이 희석되어서 이러한 현상을 피할 수가 있다. 연전현상의 발현도는 적혈구의 침강속도 및 혈청단백, 특히 fibrinogen 및 globulin량에 비례한다. 즉 고글로불린혈증(hyperglobulinemia)일 때는 혈청교질 상태의 변화가 초래되어 연전현상이 일어난다. 그러므로 연전현

상은 고단백혈을 동반하는 다발성 골수종(multiple myeloma), 서혜임파 육아종증(lymphogranuloma inguinale)일 때 나타나게 되므로 환자정보를 알게 되면 판단에 큰 도움이 된다. 또한 dextran과 같은 고분자 물질을 정맥주사하게 되면 연전현상이 나타나게 되므로, 정맥주사하기 전 검체 채취를 해야 한다.

② 한랭 응집반응(cold agglutination reaction)

실온 이하의 저온에서 검사를 하면 어떤 경우에는 혈액형과 관계없이 응집반응이 생기는 것을 볼 수가 있다.

비특이 한랭 응집소(non specific cold agglutinin)에 의한 것이 많으며 수혈을 위한 교차 적합성 검사에는 이 항체를 흡수 조작시켜 검사해야만 될 때도 흔히 있다. 강한 한랭 자가항체가 존재할 경우에는 상품화되어 있는 흡수제거제인 Rest(rabbit erythrocyte stroma)를 사용해서 흡수 조작시키던지 또는 효소처리기법으로 흡수 조작시켜서 각종 검사에 사용하면 된다(제11장 10항의 한랭 자가항체 흡착법 참조). 이 비 특이 한랭 항체는 온도에 의한 영향이 현저하며 37℃ 항온수조기에서 따뜻하게 가온시키면 응집이 풀어지게 된다. 4℃의 저온과 37℃의 온도에서 반복 반응시켜 확인해 보는 과정이 중요하다.

한랭 응집반응은 수혈반응과는 무관하며 교차시험 시에 응집이 한랭 응집소에 의한 것이 확실하다면 그대로 수혈해도 무관하다.

가검혈액 중에 한랭 응집소(cold agglutinin)가 존재하면 오판을 하게 되는 원인이 될 수 있으므로 충분히 주의할 필요가 있으며 자가 대조(autocontrol) 시험관을 검사 시 동시에 세운다면 쉽게 판단할 수가 있다.

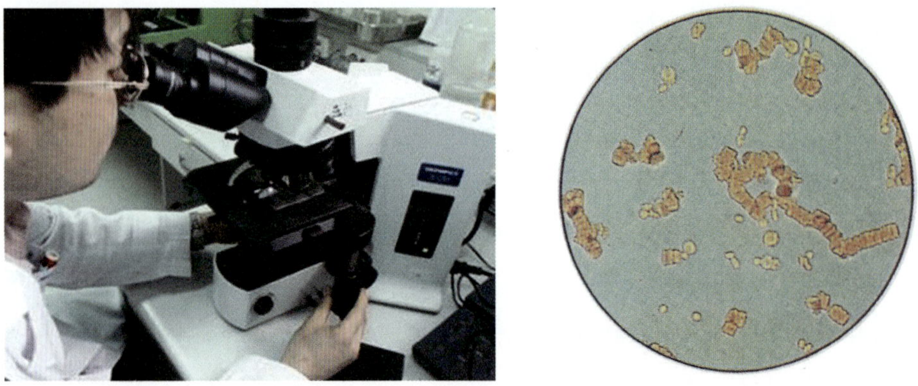

그림 3-8 연전형성(저배율 현미경 관찰)

표 3-4 다 응집반응을 나타내는 적혈구에 대한 lecitin들의 반응

Lectin	다 응집적혈구 항원				정상 적혈구			
	T	Tn	Tk	Cad	A_1	A_2	B	O
Arachis hypogaea	+	0	+	0	0	0	0	0
Dolichos biflorus	0	+	0	+	+	0	0	0
Glycine soja	+	+	0	+	0	0	0	0
Salvia horminum	0	+	0	+	0	0	0	0
Salvia sclarea	0	+	0	0	0	0	0	0

③ 다 응집반응(polyagglutination reaction)

세균이 적혈구에 작용하여 적혈구막 표면의 성상이 변화하여 일어나는 응집반응이다. 적혈구의 다응집 반응에는 T, Th, Tx, acquired B 항원과 같이 일시적으로 나타나는 것이 있고 Tn, Cad와 같이 지속적으로 나타나는 잠재항원(cryptic antigen)들이 있다.

정상 사람 혈청에는 항-T, 항-Tk, 항-Tn, 항 Cad, 항 Tx, 항-Th 등과 같은 항체들이 있으므로 위에서 언급한 항원들이 나타나면 정상혈청 대부분과 반응하게 된다. 잠재항원이 나타나는 원인으로는 세균 효소작용에 의해 정상적혈구막의 탄수화물잔기(carbohydrate residues)가 제거됨으로서 막의 구조가 변형되어 나타나는 것이다. 세균효소작용을 하는 균주로는 *Pneumococci, Clostridium perfingens, Vibrio cholera, Influenza virus* 등 들이고 이들 균주들에 의해 패혈증, 상처감염, 위장관병변 등을 일으킨 질환을 가진 환자들에게서 일시적인 잠재항원들이 나타날 수가 있다. 그리고 비세균적인 작용에 의해 나타나는 후천성 다응집 반응항원인 Tn은 조혈조직의 돌연변이가 원인이 되어 나타나는 것이고, 유전적으로 나타나는 Cad항원은 지속적으로 혈구표면에 나타나게 된다. Monoclonal 항혈청은 다응집 반응을 나타내지 않지만 human유래의 polyclonal 항혈청은 항-T, 항-Tk 등을 함유하고 있으므로 약한 반응을 나타내게 되는 것이다.

④ 불규칙항체가 있을시

혈청 내의 규칙항체인 항-A 및 항-B외에 IgM계의 불규칙항체가 있을 경우에도 위 양성을 나타내며, 예로 실온 식염수법으로 반응을 잘하는 항-Le^a, 항-M, 항-P_1 등이다.

⑤ 후천적으로 항원성의 변화가 있을 때 위 양성반응을 일으킬 수 있다(표 3-5, 3-9 참조).

후천성 B(acquired B) : A항원을 가진 적혈구에만 나타난다. 패혈증, 장폐쇄, 결장 또는 직장암 장관하부장애, 위 장관병변을 가지고 있는 A형 환자는 드물게는 대장균(*E. coli* Serotype 086), *clostridium tertium, proteus vulgaris* 균주의 세균효소작용의 원인으로 A형 결정인자인 α-N-acetyl-D-galactosamine 당 분자를 탈 아세틸화(deacetylation)하여 D-galactosamine이 생산되어지는데 이것은 B형 결정인자의 당분자인 D-galactose와 유사한 관계로 사람유래의 polyclonal antii-B 혈청 및 일부 회사제품의 monoclonal anti-B에서 2+ 이하 반응을 보이나 혈청내 강한 anti-B가 있으며, 자기혈구와는 반응이 없는 현상이다. 일시적으로 생기는 현상으로서 원인균 제거 후에는 교차반응이 일어나지 않는다.

⑥ 이형수혈시

A형 또는 B형 환자에게 최근에 O형 혈액을 대량 수혈하게 되면 두 종류의 혈액이 체내에 순환하게 되고 부분응집반응의 위 양성을 보일 수 있다. 또한 기타 이형수혈의 경우에도 마찬가지의 현상을 볼 수가 있다.

⑦ ABO식 키메라(Chimera)와 모자이크(mosaic)가 있을 경우에도 부분 응집을 보인다.

ABO식 키메라(Chimera)는 혈액형이 다른 2종류의 혈구가 동일 개체 중에 공존하고 있는 것을 말한다. 발생기전은 태생 초기에 이란성 쌍생아 간에 자궁 내에서 혈관이 합쳐져서 혈액(조혈모세포) 교환이 일어나서 생긴 것으로서 한쪽 적혈구의 조혈세포가 다른 쪽의 골수에 이행하여 착상되어서 유전자가 다른 두 종의 혈구를 산생하게 되고 일생동안 지속되는 현상이다.

그리고 ABO식 모자이크(mosaic)는 한 개체가 표현형이 다른 두 개 또는 그 이상의 혈구를 같이 가지고 있는 경우로서 쌍생아도 아닌 사람이 2종의 다른 혈구를 산생하고 있는 예가 가끔 보고되고 있다. 세포유전배양기법(genetic cell culture technique)의 발전에 의해 염색체(chromosome)의 구조가 밝혀진 것으로서 1개의 난자가 2개의 정자(X염색체를 가진 정자와 Y염색체를 가진 정자)와 동시에 수정(fertilization)이 되어져서 46.XX/46.XY의 mosaic이 염색체 검사에서 나타나는 것으로 형(group)이 다른 혈구를 가지고 있는 예가 보고되고 있다. Mosaic의 경우는 유전이 된다.

⑧ 드물지만 ABO형이 다른 골수(bone marrow)를 이식(transplantation) 받았을 경우에도 생기게 된다.

⑨ 판정용 혈청에 피검자의 혈액을 섞은 뒤에 너무 장시간 방치하면 농축되어 가성 응집반응을 일으킨다. 2분 이내에 판정하도록 해야 한다. 또는 지나치게 원심분리(over centrifugation)를 시켰을 때이다. 정해놓은 RPM과 시간을 정확히 지켜야 한다.

⑩ 후천성 용혈성 빈혈환자, 이형 폐렴 환자, 전신성 홍반 낭창증 환자는 강한 자가 응집반응(auto agglutination)을 일으키는 일이 있으므로 주의해야 한다.

⑪ 아형(A_2, A_2B, A_3, Ax, B_3, Bx, CisA_2B_3 등)들에서 불규칙항체 anti-A_1 또는 anti-B가 존재할 경우 또는 A_1, A_1B형에서 anti-H 항체가 드물게 나타날 수 있는데 이럴 경우 혈청형검사에서 이상 반응이 나타나게 된다.

(2) 위 음성의 원인

① 항혈청의 변질 또는 냉장고 밖에 장시간 방치하였을 때 응집소의 저하에 의한 음성반응이 나타날 수 있다. 유아, 소아 노인에서는 혈구 응집력이 약하고 저장혈액은 저장에 의거 감수성이 약해진다는 것을 알아야 한다. 12~24시간 이상 경과된 혈구 부유액을 사용했을 시 볼 수 있는데 적혈구가 식염수에 부유되면 점차 응집력이 저하된다.

② 적혈구 부유액의 농도가 너무 진할 때이다.

혈구 응집반응이 일어나려면 적혈구와 응집소의 응집가간의 양쪽 관계가 적절해야 한다. 응집소가 부족하거나 혈구가 너무 많을 경우에는 항체와 결합할 수 있으나 응집을 형성하진 못한다.

monoclonal 항혈청(anti-A, anti-B) 중에 혼입되는 혈액의 양은 항혈청의 양과 동량이 좋다. 대량의 혈구를 혼합하면 상대적으로 항혈청의 응집력이 불충분하게 됨으로 당연히 일어나야 할 응집을 보지 못할 때가 있다.

③ **조급히 검사할 때**

응집현상을 일으키는 데는 시간적 요소가 더욱 중요하다. 응집현상이 일어나는 시간은 대체로 응집소의 응집가, 적혈구의 감수성, 혈구혈청 혼합의 기계적 진탕이 관여한다.

Slide법은 2분 이내 판정하고 시험관법을 원심즉시 판정한다.

④ 저 감마글로불린혈증, 무 감마글로불린혈증, 백혈병, 장기이식환자에게 면역억제제 투여, 골수종환자, 노인, 신생아에서는 IgM 생산이 저하되어 규칙항체인 anti-A, anti-B항체의 역가가 낮아서 위음성을 보이게 되는 경우가 있으므로 주의해야 한다.

⑤ 너무 약한 원심침전(under centrifugation)을 시켰을 때이다. 주기적으로 혈액은행용 원심분리기는 전문기술자로부터 점검을 받아야 한다(6개월에 한 번은 속도계(tachometer)로 RPM을 측

표 3-5 ABO 불일치의 원인과 해결과정

혈구형검사			혈청형검사			자가	가능성 있는 원인	해결 과정
anti-A	anti-B	anti-AB	A_1 혈구	B 혈구	O 혈구			
-	-	-	-	-	-	-	O형의 신생아 또는 노인환자 저 또는 무 γ-globulin증 환자·면역억제제 투여자	환자의 연령점검 및 Ig Level점검 RT/30분 또는 4℃/15분 간 반응시켜 본다.
4+	-	4+	1+	4+	-	-	A아형, A_2형 혈청 내 불규칙항체 anti-A_1가능성	anti-A_1 Lectin검사
4+	4+	4+	2+	2+	2+	2+	① 연전현상(다발성골수증 환자) 또는 혈장확장제(dextran) A/G ratio 역전되었을 경우 ② 한랭자가항체(Auto anti-I가 있는 AB형일 가능성 있다)	① 검체혈청을 생리식염수로 희석 재검사 ② Cold panel로 자가항체 검사, 동정 ③ REST 흡수제로 처리 재검사
3+	4+	4+	1+	-	-	-	불규칙항체 anti-A_1을 함유하는 아형 A_2B일 가능성 있다.	anti-A_1-H Lectin을 검사
4+	-	4+	-	4+	3+	-	불규칙항체 anti-H가 있는 A_1형	anti-A_1 Lectin 검사 및 가능하면 A, O, A_1혈구로 추가검사
-	-	-	4+	4+	4+		Oh(Bombay형)	anti-H Lectin으로 검사
-	-	2+	2+	4+	-	-	A_x아형 가능성(anti-A_1 불규칙항체가 있는 A_x형)	타액검사 또는 흡착 용출시험 수행
4+	2+	4+	-	4+	-	-	Acquired B항원과 반응한 A형 (Anti-B: 2+ 이하 반응하나 혈청 내 강한 anti-B가 있고, 자기혈구와는 반응 없음)	① 환자병력조사(패혈증, 위장관하부장애) ② monoclonal항혈청으로 재검사 ③ Acidified human anti-B typing시약(pH 6.0 조정)으로 검사하면 반응하지 않는다.
4+	4+	4+	2+	-	2+	-	실온에서 반응하는 alloantibody anti-P_1 anti-M, anti-Le^a 등	항체선별 및 동정 Panel 실시

참조 ; 흡수(absorption) 조작은 지난 3개월 이내에 수혈받은 적이 있는 환자 혈구로는 수행하지 않는다.

정한다).

⑥ 혈청 중에 다량의 형 물질(substance)이 있을 경우 항-A, 항-B 혈청이 중화되어 반응이 일어나지 않는 경우가 있다. 특히 난소난종 위암환자, 췌장암환자의 경우 피검혈구를 자가 혈청으로 부유시킨 후 grouping을 한 경우에 생기는 수가 있다.

4) ABO형 검사 상 실수 원인과 예방

(1) ABO형 검사에서의 실수의 원인

① 판정용 혈청(anti - A, anti - B)을 올바로 사용치 않았을 경우
② 시약 제조자가 지시한 방법에 의한 검사를 하지 않았을 때
③ ABO형 검사에 있어서 가온(warming)시켜 검사했을 경우
④ 결과의 판독 및 기록을 잘못했을 경우
⑤ 오염된 slide glass나 시험관을 사용했을 경우(위 양성 원인)
⑥ 원심침전의 정도가 지나치거나 약할 경우
⑦ 항혈청 또는 생리식염수가 세균에 의해 오염되었을 경우
⑧ 검사 의뢰서의 부정확한 기재(성명, 성별, 연령, 병실번호 등)와 가검 혈액이 바뀌었을 경우
⑨ 용혈현상을 양성반응으로 인지하지 못했을 경우
⑩ 혈청 대 적혈구의 비율이 적합치 않았을 경우

(2) ABO형 검사에서 실수의 예방

① 모든 가검 혈액과 검사의뢰서 표시의 재확인이 필요하다.
② 검사를 반복한다(이때 깨끗한 유리기구와 항혈청도 다른 것으로 바꿔서 검사해 본다).
③ 혈구형 검사와 혈청형 검사를 두 사람이 교차 검사하여 결과가 일치하는가를 확인한다.
④ 의심스러운 반응일시 검사전 혈구를 생리식염수로 3회 이상 세척한 혈구로 반복 검사해 본다.
⑤ 강한 응집소 가를 가진 monoclonal항 혈청을 사용한다.
⑥ 항혈청은 수시로 기지의 혈구로써 친화력(avidity)검사를 하고, 응집소가 측정을 하여 기록하는 등의 정도관리를 해야 한다.
⑦ 혈구부유 액 농도는 2~5%를 사용하며 신선한 부유액을 사용한다.
⑧ 시약제조회사에서 권장한 검사법에 의해 검사가 진행되어야 한다.
⑨ Acquired hemolytic anemia, atypical pneumonia, erythematosus 환자는 강한 자가응집(autog-glutination)을 일으키는 일이 있으므로 주의한다. 자가대조(autocontrol) 시험관을 세워서 검체검사와 동시에 진행한다.
⑩ 적어도 2분 이내에 결과를 판정한다.
⑪ 반응시간, 원심 등의 기본적인 조작이 올바르게 사용되었는지 확인이 필요하다.

6. ABO아형 및 변이형의 특성

1) A형 및 AB형의 아형

1911년 Von Dungern과 Hirsfeld 씨에 의해 A형과 AB형에 아형(subgroup)이 존재하고 있음을 발견하였다. A, B, AB형의 항원성이 양적 혹은 질적으로 이상이 있어서 정상과 비교하여 약한 혈청학적 반응을 보이는 혈액형을 아형(subgroup) 또는 변이형(variants)이라고 한다.

A응집원(agglutinogen)에는 A_1, A_2, A_3, Ax, Am, Ag, Ay, Ael과 같은 여러 종류의 아형 항원(antigen)들이 있으며 그 중 혈액은행 실무에서 중요한 것은 A_1, A_2, A_3 항원들이다. 수혈과 관계가 깊은 A형, AB형들의 아형에는 A_1, A_2, A_1B, A_2B 이들 네 가지들이 중요하다.

판정용 혈청인 anti-B와 반응에서 매우 드문 혈액형인 B_3형, Cis AB형, Bm, Bx형을 제외하고는 응집 강도가 비교적 고르게 나타난다. 그러나 anti-A와 A형 혈구와 반응에서는 사람에 따라 응집의 속도나 강도가 다르게 나타나며 또한 AB형에서도 볼 수 있는데 이러한 것은 A형과 AB형들의 아형 때문일 수가 있다. 시험관법에 의한 응집강도를 work sheet(표 3-7 참조)에 기록하는 것도 중요하다. 서구에서는 원심을 이용하는 시험관법이 주로 사용되고 있다.

판정용 혈청 anti-A로 검사했을 시 강한 응집반응을 나타내는 혈구를 A_1형 또는 A_1B형, 또는 응집반응이 다소 약하게 나타내는 것은 A_2형 또는 A_2B형일 가능성이 있으므로 anti-A_1 lectin, anti-H lectin으로 확인할 필요가 있다.

우리나라 사람들의 전체 아형빈도는 A_2B형이 0.85%로 가장 많고 A_2B_3, A_1B_3, B_3, A_2 순으로 A_2형이 0.1% 정도로 보고되고 있다. 백인들은 A_2형이 7%, A_2B형이 1%의 빈도를 보이고 흑인들은 A_2형 빈도가 5%, A_2B형은 2%의 빈도를 보인다. 혈청 속에 불규칙항체인 anti-A_1을 포함하는 경우가 있으므로 혈구형 검사나 혈청형 검사에서 서로 차이가 날 때나 공혈자와 수혈자 혈액의 교차시험에 부적합이 있을 때에는 아형 관계를 고려해서 철저한 검사를 해 볼 필요가 있으나 그 외에는 아형에 대한 일상적인 업무로 확인할 필요는 없다.

아형의 응집강도의 차이는 항원(항원 결정물질인 receptor)의 차이 때문인데 A_1 cell은 81~117만, A_2 cell은 24~29만, A_3 cell은 8,000 Ax형은 2,000의 receptor가 있다.

중요한 아형들 중 응집력이 강한 순서로는 A_1 〉 A_1B 〉 A_2 〉 A_2B 〉 A_3 〉 A_x 〉 Ael형 순서이다. 그리고 B형인 사람의 혈청에는 엄밀한 의미에서 항-A와 항-A_1 두 가지의 응집소가 있어서 anti-A_1은 A_1 혈구하고만 응집하고 A_2 혈구하고는 응집을 하지 않는다. 그러나 시판용 검정합격품 anti-A혈청은 A_1 혈구를 가진 사람이나 A_2 혈구를 가진 사람의 적혈구를 모두 응집시킬 수 있다.

B형 사람의 혈청을 A_2 혈구에 흡수시키면 그 상층액에는 anti-A_1항체가 남는다. 이것을 absorbed B serum이라 한다. 이것보다 더 역가가 강한 Dolichos biflous의 씨(seeds)의 식염수 추출액인 anti-A_1 lectin이 상품화되어 사용되고 있는데 이 항혈청은 A_1형 혈구를 응집시키지만 A_2형 혈구는 응집시키지 않는다.

A_2형은 anti-H lectin과의 반응은 강하며 분비자(secretor)의 유전인자를 가진 A_2형 사람은 그들의 타액(saliva)에 A물질을 분비하고 있다.

A_2보다 훨씬 더 드문 A의 아형들이 있는데 이것들은 적혈구에 A항원 부위(A site)의 수가 더 적다.

표 3-6 A형의 아형에 대한 특성

표현형	anti-A	anti-B	anti-A,B	anti-H	anti-A_1	규칙항체	불규칙항체	타액형물질 (분비자)	혈청 중 A전이 효소의 존재 유무	항원수
A_1	++++	0	++++	0	++++	anti-B	드물게 anti-H	A, H	pos	81~117만
A_2	+++	0	+++	++	0	anti-B	anti-A_1	A, H	pos	24~29만
A_3	$2+^{mf}$	0	$2+^{mf}$	+++	0	Anti-B	때때로 anti-A_1	A, H	Wk pos	8000~35000
Ax	wk/0	0	++	++++	0	Anti-B	거의 모두 anti-A_1	H	Very wk pos	2000~4800
Aend	wk mf	0	wk mf	++++	0	Anti-B	때때로 anti-A_1	H	Neg	1100~4400
Am*	0	0	0	++++	0	Anti-B	anti-A_1없음	A, H	Pos	200~1900
Ay*	0	0	0	++++	0	Anti-B	anti-A_1없음	A, H	Wk pos	-
Ael*	0	0	0	++++	0	Anti-B	통상 anti-A_1, 때때로 anti-A 있음	H	Neg	100~1400

참조: * 흡착·해리기법으로 A의 특이성을 나타냄.
mf=mixed field agglutination, wk=weak, 0=negative, Pos=positive, Neg=negative.

이들은 전체 A 유전인자 총 수의 1% 미만인 변이 유전인자의 작용에 의해서 생긴다. 이 드문형 중에서 가장 흔한 것(대략 A형의 0.1% 이하)은 A_3인데 이 적혈구들은 polyclonal anti-A로 검사할 때 특징적으로 부분응집 모양을 나타낸다. 즉 이 응집 모양에서는 혈구 표면에 항체는 흡착시키지만 응집이 안된 많은 수의 적혈구들 속에 작은 덩어리의 적혈구 응집들을 볼 수 있다. 이러한 현상을 부분응집현상(mixedfield pattern)이라고 하며 응집 양성으로 판단하기에 무척 애매한 경우에 봉착되기도 하는데 저배율 현미경으로 확인해야만 된다. 그러나 monoclonal 항혈청으로 A_3형을 검사하면 2+~mf 정도의 강도로서 응집이 확연히 구별되어 보인다.

A_3 혈구는 A_2 혈구보다 더 강하게 anti-H와 반응한다. 이것은 적혈구에 있는 A항원 부위(antigen site)의 수가 점점 줄어드는데 따라, H항원 활성은 증가되어 anti-H 혈청과의 반응강도가 점점 증가되어지므로 이런 차이가 생긴다. 간혹 A_2 사람이 그 혈청 속에 불규칙항체 anti-A_1을 갖고 있는 때가 있으나 A_3형에서는 드물다. A_3인 사람이 ABH 분비자일 때에는 타액 속에 A물질을 갖고 있다.

표 3-6의 변이형(variant)들은 혈청반응을 기본으로 하여 분류한 것으로 A_3, x, end, m, el의 순서로 항원의 수가 적혈구상에서 감소되어지므로 항혈청에 의한 반응도 따라서 약해지고 실제로 m, el 등은 응집반응이 아주 약하게도 일어나지 않으므로 항체의 흡착해리시험 등에 의해 혈구에서 항원의 존재 유무를 증명할 수밖에는 없다.

A의 약 아형(weak subgroup)들은 일반적으로 다음과 같은 특성에 기초를 두고 구별하게 된다.

① Anti-A 및 Anti-A_1 항혈청에 의한 혈구응집의 강도
② Anti-A,B 항혈청에 의한 혈구응집의 강도
③ Anti-H 항혈청에 의한 혈구응집의 강도
④ 혈청 속에 비예기 anti-A_1 항체의 존재여부
⑤ 분비자일 때 타액 중에 A 및 H형 물질의 존재여부
⑥ 흡착(Anti-A) 해리기법
⑦ 혈청 중 A전이효소 검사

참고 사항

부분 응집 혹은 혼합 시야 응집현상(mixed field pattern)을 보이는 경우는?

① A_3형이나 B_3형의 경우, ② 이형 수혈에서 수혈자 혈액,
③ Chimera현상, ④ 백혈병 환자의 경우,
⑤ Tn관련 다응집 반응에서 나타난다.

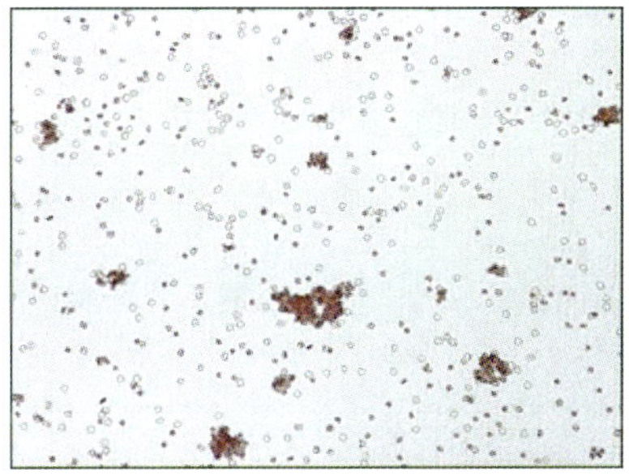

그림 3-9 혼합시야 응집현상

표 3-7 Blood Bank Work sheet

					Cell typing						Serum typing			Rh typing			항체 secreening				Cross Matching				자가대조		
일자	No	성명	병동	sex age	Antiserum Lectin					판정	A_1	B	판정	항D	D^u	판정	식염수	37℃ Alb	AHG	효소법	식염수	37℃ Alb	AHG	효소법	식염수	37℃ Alb	AHG
					A	B	AB	A_1	H																		
																	Ⅰ										
																	Ⅱ										
																	Ⅲ										
																	Ⅰ										
																	Ⅱ										
																	Ⅲ										
																	Ⅰ										
																	Ⅱ										
																	Ⅲ										

Reagent	Lot #	Exp. Date
Anti-A		
Anti-B		
Anti-AB		
Anti-D		
Albumin(BSA)		

Reagent	Lot #	Exp. Date
Anti-Human Globulin		
Coombs Control Cells		
Screening Cells		
Reverse Grouping Cells		

응집강도표시			
4+	1+	부분용혈	PH
3+	WP	용혈	H
2+	0		

매일 검사 worksheet상에(표 3-7 참조) 항혈청에 의한 반응강도를 표준법에 의해 기재하는 습관을 가지고 있으면 아형의 판단에 큰 도움이 된다.

그림 3-10의 약 A 아형의 판별검사과정 흐름도를 참고하여 검사를 진행한다면 어렵지 않게 구별할 수가 있을 것이다.

요즈음 monoclonal 항혈청이 모든 병원 혈액은행에서 사용되고 있다. 여러 아형들에 대한 반응결과와 더불어 monoclonal 및 polyclonal 항혈청에 대한 반응강도가 표시되어있는 것이 표 3-9이다.

가끔은 유래가 다른 항혈청을 모두 사용해야 판별이 가능한 아형도 있고 흡착-용출기법에는 항원 특이 epitope에만 특이적으로 반응하는 monoclonal 항혈청보다는 항원의 여러 epitope와 반응하는 polyclonal 항혈청을 시용해야 한다.

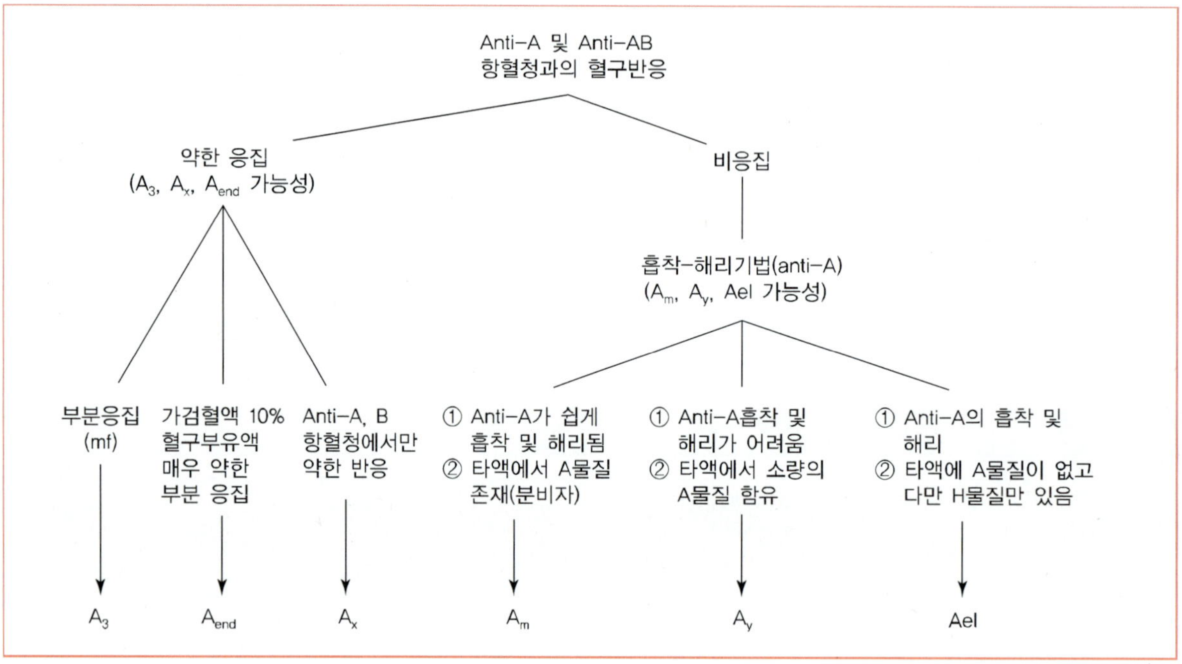

그림 3-10 약 A 아형(weak A subgroup)의 판별검사과정 흐름도

2) B형의 아형(B subgroups)

B형의 아형은 B_3형이 가장 많고 이어서 Bx, Bm, Bel형으로 나타나며, 정상 B형보다 혈구에서 나타나는 혈청학적 활성이 훨씬 약한 편이다.

B형 아형은 통상 anti-B 및 anti-A,B혈청과의 응집강도에 의해 인식되는 경우가 많다. anti-B lectin(Bandeiraea simplicifolia seed)을 B형 변이형의 구별을 위해 준비되어 있는데 이 새로운 lectin의 중요성은 일시적으로 나타나는 후천성 B항원과 유전적으로 받은 B항원과 구별할 수 있는 능력이 있는데 modified BS-I lectin은 후천성 B항원과는 반응하지 않고 단지 B항원 하고만 응집한다는 것이다.

이 lectin은 anti-A_1 lectin을 사용하는 것과 같이 아직은 광범위하게 사용되지 않고 있다.

B형 아형의 유전은 A형 아형과 매우 유사한데 염색체 B좌(locus)에 부대립형질(altermate alleles)에 기인한다고 생각되고 있다.

B형에서는 A_2에 해당하는 대립 형질(allele)이 발견되지 않았다. 그러나 어느 정도 Ax, Am 및 기타 A의 변이형과 비슷하게 적혈구와 타액의 B형 물질 발현에 영향을 미치는 유전인자가 대단히 드물게 존재한다.

B형의 아형의 구별을 위해서는

① anti-B와 anti-A,B anti-H와의 응집강도,

② 혈청 중에 비예기항체의 존재유무,

③ 흡착-해리기법(anti-B 사용)

④ 타액에서의 B형 물질의 존재유무 검사

⑤ 혈청 중의 B 전이효소 존재유무의 검사 등에 의해 판정하게 된다. 최근에는 타액검사나 전이효소검사보다 오히려 간단한 유전형 검사를 많이 시도하고 있다.

표 3-8 B형 아형들의 특성비교

표현형	Anti-A	Anti-B	Anti-A,B	Anti-H	규칙항체	불규칙항체	타액형물질 (분비자)	혈청 중 B전이 효소의 존재유무
B	0	++++	++++	0~W	Anti-A	없음	B, H	Pos
B_3	0	$1+^{mf}$	$2+^{mf}$	+++	Anti-A	없음	B, H	weak pos
Bx	0	weak/0	+	+++	Anti-A	weak anti-B	H	Neg
Bm*	0	0	0	+++	Anti-A	없음	B, H	weak pos
Bel*	0	0	0	+++	Anti-A	때때로 weak anti-B	H	Neg

참조: *B특이성은 오로지 흡착/용출기법에 의한 것임. B형은 항원수가 약 80만으로 A형보다 적다.

표 3-9 Monoclonal과 polyclonal 항혈청의 아형 검사에 대한 특성비교

표현형	혈구형검사 (cell grouping)				혈청형검사 (serum grouping)			비 고
	항혈청	anti-A	anti-B	판정	A혈구	B혈구	판정	
A_2	monoclonal	4+	0	A	0	4+	A	· Monoclonal 항혈청은 강한 응집력으로 A_3형과 직접 응집을 보이고 대부분의 Ax외도 반응한다.
	polyclonal	4+	0	A	0	4+	A	
A_3	monoclonal	mf~3+	0	A	0	4+	A	
	polyclonal	mf~2+	0	A	0	4+	A	
Ax	monoclonal	1~3+	0	A	1+W	4+	A	
	polyclonal	0~W+	0	A	1+W	4+	A	
Am	monoclonal	0	0	0	0	4+	A	
	polyclonal	0	0	0	0	4+	A	
B_3	monoclonal	0	mf~3+	B	4+	0	B	· Monoclonal 항혈청은 B_3와 Bx에서 polyclonal 항혈청보다 강한 응집을 보인다.
	polyclonal	0	mf~2+	0 or B	4+	0	B	
Bx	monoclonal	0	1~3+	B	4+	1+W	B	
	polyclonal	0	0~W+	0 or B	4+	1+W	B	
Bm	monoclonal	0	0	0	4+	0	B	
	polyclonal	0	0	0	4+	0	B	
Tn cell	monoclonal	0	0	0	4+	4+	0	· Polyclonal anti-A는 Tn activated cell에 강하게 반응하지만 monoclonal 항혈청은 반응하지 않는다. · Polyclonal anti-B는 acquried B cell과 반응하나 monoclonal anti-B는 반응하지 않는다. · 어떤 monoclonal blend(MHO_4) anti-A는 B형 혈구와 fragile weak reaction을 일으키는 경우가 아주 드물게 있다(B(A)현상).
	polyclonal	mf~3+	0	A	4+	4+	0	
Acquired B cell	monoclonal	4+	0	A	0	4+	A	
	polyclonal	4+	2+	AB	0	4+	A	
B(A) phenomenon	monoclonal	W+	4+	AB	4+	0	B	
	polyclonal	0	4+	B	4+	0	B	

참조: B(A) 현상은 B형 cell에 소량의 A 항원구조가 옮겨지기 때문인데 B 전이효소(transferase)의 활성증가 때문에 일어난다. ORTHO사 제품의 monoclonal anti-A항체 원액 MHO_4의 역가를 낮추면 해결될 수 있다. 생산회사에서 해결해야만 된다. 그러나 우리가 확실한 혈액형 동정을 하기 위해서는 human 유래의 polyclonal 항혈청으로 재검사하면 음성이 되므로 판정하는 데에 도움이 될 것이다.

3) 아형의 임상적 관계

Landsteiner와 Levin에 의하면 A_1이나 A_2아형은 유전에 의한다고 한다.

A_2나 A_2B형 혈청에 드물게는 불규칙항체인 anti-A_1을 가지고 있을 수 있으므로 동형의 A_1 및 A_1B형의 적혈구를 응집시키므로 혈구형 검사(cell typing)와 혈청형 검사(serum typing)의 결과가 불일치(discrepancy)가 되며 동형과의 적합성 시험(compatibility test)에서도 부적합의 원인이 될 수 있다. AABB에 의하면 불규칙항체 anti-A_1은 A_2형 혈청에서 1~8%, A_2B형 사람에서 22~30%의 고율로 나타나고 있다고 한다. 일본인은 A_2형의 3.84%, A_2B형의 26.6%의 비율로 불규칙항체 anti-A_1을 갖고 있다고 보고되고 있다. 또한 흔하지는 않지만 A_1형이나 A_1B형 혈청에 드물게는 비예기항체 anti-H를 볼 수 있다.

이 anti-H는 한랭응집소(cold agglutinin)의 일종이며 실온 이하의 온도에서 반응을 잘 나타내며 A_2형이나 A_2B형 그리고 O형의 적혈구를 응집시킨다. 또한 anti-H는 Bombay형(Oh)의 혈청에서도 발견된다.

앞에서 설명한 것과 같은 원인으로 다음과 같은 검사성적이 차이를 가져올 수가 있다.

① 혈구형 검사(cell typing)와 혈청형 검사(back typing)의 검사 성적에 차이가 생길 수 있다.

국가검정에 합격한 높은 역가의 항혈청이 있어야 하며 유효기간이 있는 것으로 검사해야 한다. 응집력이 우수한 monoclonal 항혈청의 사용이 바람직스럽다.

② 같은 혈액형끼리의 교차시험(cross matching)에서도 응집이 생길 수가 있다.

응집소 anti-A_1이나 anti-A가 비교적 역가가 높을 적에 A_1형 혈액을 A_2형 환자에게 수혈하던가 또는 A_2형 혈액을 A_1형 환자에게 수혈하던가 하면 응집반응이 일어날 수가 있으므로 교차시험 때에 세밀한 관찰이 요구되어지며 anti-H 응집소는 O형의 적혈구를 응집시키며 또한 A_2와 A_2B형의 혈구도 응집시킴으로 O형은 드물게는 비예기항체 anti-H가 있을 수 있는 A_1형 또는 A_1B형 환자에게 수혈하지 말아야 한다. 37℃에서 반응하는 anti-A_1이 있는 A_2형 환자는 O형이나 A_2형 적혈구 수혈이 가능하고, A_2B형 환자는 O형이나 A_2형, A_2B형 혹은 B형 적혈구 수혈이 가능하다.

4) 일부 ABO 아형 및 변이형의 특성

(1) A_{int}형

Aint형은 A의 아형을 Anti-A와 Anti-A_1 Lectin과의 혈구반응에서 중간(intermediate) 결과를 보이는데서 유래되었다. 1970년 Anti-A_1 Lectin과의 반응에 기초를 두고 Aint형으로 동정된 아형으로서 anti-H와 반응에서 A_2혈구보다 더 강하게 반응한다.

(2) Ax형, Bx형

Ax형 혈구가 항-A 혈청에 매우 약하게 반응하고 anti-A,B 혈청에도 약하게 반응하는 성상을 지니고 있고 anti-H와는 강한응집을 보인다. anti-A polyclonal 항혈청에는 0~W+반응을 하고 monoclonal 항혈청에는 1+~3+반응을 하는 특징이 있다.

Ax형인 사람의 혈청에는 규칙항체 항-B와 비예기항체 anti-A_1가 함유되어 있으며 타액(saliva)에는 분비형인 사람의 경우 H 물질은 분비되나 A형 물질은 분비되지 않는 특징을 지닌다. 또한 혈청에 A전이

표 3-10 ABO 아형의 반응 비교

표현형	혈구형 검사					혈청형 검사			타액형 물질 (분비자)	흡수 및 용출기법	전이효소 검사
	anti-A	anti-B	anti-A_1	anti-A,B	anti-H	A_1 cell	B cell	O cell			
A_2	4+	0	0	4+	2+	0/2+*	4+	0	A, H	A, H	A
A_3	2+^{mf}	0	0	2+^{mf}	3+	0/2+*	4+	0	A, H	A, H	A
A_m	0	0	0	0	4+	0	4+	0	A, H	A, H	A
A_x	W+	0	0	1-2+	4+	+	4+	0	H	A, H	매우 약함
A_{el}	0	0	0	0	4+	W+	4+	0	H	A, H	없음
B_3	0	1+^{mf}	0	2+^{mf}	3+	4+	0	0	B, H	B, H	B
B_m	0	0	0	0	4+	4+	0	0	B, H	B, H	B
B_x	0	W+	0	0-2+	4+	4+	W+	0	H	B, H	없음
B_{el}	0	0	0	0	4+	4+	W+	0	H	B, H	없음
A_xB	W+	4+	0	4+	2+	W+	0	0	B, H	A, B, H	B
A_1B_x	4+	W+	4+	4+	2+	0	W+	0	A, H	A, B, H	A
A_mB	0	4+	0	4+	2+	0	0	0	A, B, H	A, B, H	A, B
A_1B_m	4+	0	4+	4+	2+	0	0	0	A, B, H	A, B, H	A, B
$A_{el}B$	0	4+	0	4+	3+	1+	0	0	B, H	A, B, H	B
A_1B_{el}	4+	0	4+	4+	3+	0	1+	0	A, H	A, B, H	A
$CisA_2B$	4+	4+	0	4+	3+	0	0	0	A, B, H	A, B, H	B
$CisA_2B_3$	4+	1+	0	4+	3+	W+	2+	0	A, B, H	A, B, H	없음
$CisA_1B_3$	4+	W+	4+	4+	2+	0	4+	0	A, H	A, B, H	A

*비여기항체 anti-A_1이 있을 경우

효소가 매우 약하게 존재하고 있다.

B형 혈구에서도 Ax형과 같은 성상을 지닌 것을 Bx형이라고 하며 비예기항체 anti-B가 매우 약하게 있어서 혈청형 검사에서 B혈구에 약하게 반응하는 수가 있다. 빈도는 매우 낮아서 일본의 경우 Ax형이 0.015% Bx형이 0.06%라고 한다.

(3) Am형, Bm형

Am형 적혈구의 성상은 항-A혈청과 anti-A,B 혈청에 반응하지 않으며 타액(saliva)에 A, H형 물질을 분비하는 특징이 있고 혈청 중에 A 전이효소가 존재하고 있다. 또한 B형이 이런 성상을 지닌 것을 Bm형이라고 한다. Am형 및 Bm형은 비예기항체가 없다. 수혈대응은 적혈구는 B형, 혈소판과 혈장은 Am형은 A형, Bm형은 B형으로 수혈이 가능하다.

이것은 Ax형, Bx형보다도 빈도가 더욱 낮다.

(4) A_{el}형, Bel형

A_{el}형은 anti-A, anti-B, anti-A,B 항혈청에 응집되지 않는다. anti-H lectin에는 강하게 반응한다. 혈청 중에 anti-A_1을 가지고 있는 경우도 있다. 타액 중에 A형 물질은 없고 H형 물질만 존재한다. 이 혈액형의 el은 영어의 elution(용출)의 머리글자를 사용하는 것으로 형 결정에 흡착(adsorption), 해리(elution) 시험에 의하여 anti-A항체의 흡착이 인정되는 것을 A_{el}형으로 한다. 또한 anti-B에 흡착이 인정되는 것은 Bel형으로 한다.

(5) A_{end}형

얼핏 보면 A_3형과 유사한 반응 성상을 보인다.

anti-A와도 약한 반응(mf)을 보이지만 anti-A,B에는 응집이 매우 약하게 일어난다.

혈청형검사에서는 B형 혈구에만 강한 응집을 보인다. 타액 중에 A형 물질은 없고 H형 물질만 존재하는 특징이 있다. 비예기항체는 때때로 anti-A_1이 존재하고 있다.

위에서 설명한 변이형과 그 외의 변이형의 판별은 표 3-6과 표 3-8 및 표 3-10의 B형 아형들의 특성비교를 살펴보면 도움이 될 것이다.

(6) CisAB형

CisAB형은 유전법칙에 따르지 않는 변이형이다. ABO형의 유전은 9번 염색체의 유전인자 좌(locus)에 존재하는 대립 유전자를 양 부모로부터 각각 하나씩 받아서 나타나므로(trans형이라고 함) 혈액형이 AB와 O형인 부모 사이에서 AB형이나 O형의 자녀를 낳을 수가 없으나 드물게는 AB형이나 O형의 자녀를 낳을 수가 있다. 이는 양친 중 한쪽 염색체의 유전인자가 그대로 치우쳐서 유전되기 때문에 Cis접두사를 붙여서 Cis AB라고 한다(그림 3-11 참조).

CisAB는 1959년 Moullec과 Lechevrel에 의해 3대에 걸친 "A weak B phenotype"으로 보고됐으며 1964년 Seytrieol 등과 Yamaguchi에 의해 A_2B_3형은 동일 염색체에서 유전함을 발표하여 cis라는 용어를 처음 사용하게 되었고 1970년 이 학자에 의해 cisA_1B_3, cisA_2B_3, cisA_2B 세 가지 표현형으로 분류한다.

Yamaguchi는 3가지의 표현형 중 혈구형 검사(cell typing) 시에 anti-B 혈청에 대해 약한 응집 현상을 보이고 혈청형 검사에서 불규칙항체인 항-B가 존재하는 경우를 cisA_1B_3, cisA_2B_3로 분류하였고 또한 보통 A_2B형과 검사성적이 동일하지만 가족들의 혈액형 검사를 통하여 유전형을 확인하는 경우에는 CisA_2B형으로 분류하였다. 타액 중에 분비자의 경우 A, B, H형 물질을 분비한다.

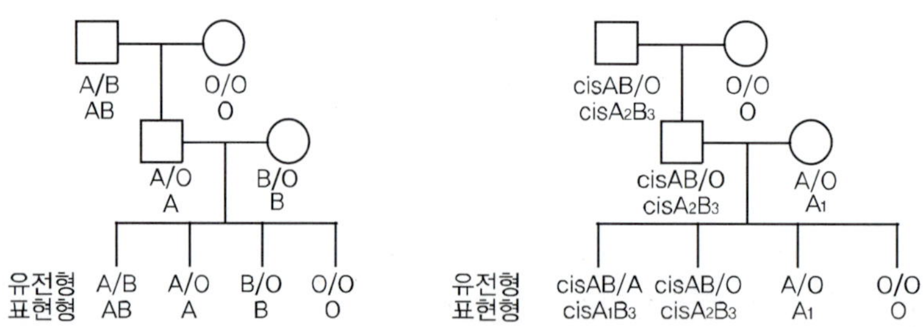

그림 3-11 일반적 AB형(trans AB)과 cisAB형(우)의 유전

표 3-11 CisAB형의 분류(Yamaguchi, 1970)

Test / Phenotype	Front typing					Back typing	
	anti-A	anti-B	anti-A,B	anti-A_1 Lectin	anti-H Lectin	A cell	B cell
CisA_1B_3	++++	$+^{mf}$	++++	++++	++	-	++
CisA_2B_3	+++	$+^{mf}$	+++	-	+++	-(or$^+$)	++
CisA_2B	+++	++++	+++	-	++	-(or$^+$)	-

CisAB형의 발견은 주로 ABO 불일치(discrepancy)에 의하며 불규칙항체 anti-B를 함유하는 경우가 있어 흔히 A형으로 오판할 수도 있다. 서구인에서 보고 예는 없고 주로 한국인에서 나타나며, 일본으로 이어간 것으로 본다(한규섭 보고 등). 수혈이 필요할 경우에는 동형의 cisAB형이나 또는 불규칙항체 anti-B에 대응하는 항원이 없는 혈액을 선택해야 된다.

① cisAB형 판정방법

a. 혈구형 검사에서 AB형으로 보여지지만 B 항원이 약하여 A형으로 오판정할 수도 있다.

b. 혈청형 검사에서 A혈구와는 거의 반응하지 않고 B혈구와 1~2+의 반응을 보여 anti-B가 존재함을 확인한다. 단, A_2B형은 제외됨.

c. anti-A_1 Lectin을 이용한 혈구형 검사 시 A_1B_3형은 강한 반응을 하나, 나머지 형은 반응을 하지 않는다.

d. anti-H Lectin을 이용한 혈구형 검사 시 강하게 반응한다.

e. 직계가족의 혈액형 검증

CisAB형이 의심되면 가족 간의 혈액형 검사를 시행하여 cisAB형인 또 다른 가족이 있는지 확인한 후 최종적으로 cisAB형임을 판정한다.

f. 최근에는 유전자 검사로 더욱 명확히 판정 가능.

② CisAB형 수혈방법(A_2B_3형인 경우)

동일한 cisAB형 수혈, 혹은 적혈구는 O형 또는 A형(혈청형에서 A cell에 응집이 없는 경우) 혈소판이나 혈장 수혈은 AB형.

CisAB형은 anti-B가 존재하는 경우가 대부분이므로 혈액 선택 시 대응하는 항원이 없는 혈액을 선택한다.

(7) Bombay형과 parabombay형

1952년 Bhende et al에 의해 처음 알려졌고 인도의 마라디(Marathi) 언어를 사용하는 종족에서 발견되었다. 이 종족 7,000~8,000명당 한명의 비율로 보고되고 있지만 우리나라에서는 아직 보고된 바 없는 희귀 혈액형이다. Bombay(Oh)형의 사람 혈청 속에는 anti-A, anti-B, anti-H를 가지고 있으며, 혈구형검사에서 anti-A, anti-B, anti-H혈청에 의하여 응집되지 않고 O형의 Oh로 나타난다.

반면에 일반적인 O형은 anti-H에 의하여 강하게 응집된다. Race & sanger에 의해 3가지 유형으로 분류한 바에 의하면 Row Ⅰ이 Bombay형이고, Row Ⅱ와 Row Ⅲ가 parabombay형이지만 내용면에서는 큰 차이가 있다. 표 3-14의 분류표를 보면 Row Ⅰ은 anti-A, anti-B, anti-H, anti-A, B에 반응

표 3-12 CisAB형의 표현형과 유전형

Phenotype(표현형)	Genotype(유전형)
CisA_1B_3	cisA_2B_3/A_1
CisA_2B_3	cisA_2B_3/O, cisA_2B_3/A_2, cisA_2B_3/cisA_2B_3
CisA_2B	cisA_2B_3/B

표 3-13 CisA_2B_3형의 친자관계

부모	자식
CisA_2B_3×O	cisA_2B_3, O
CisA_2B_3×A_1	cisA_2B_3, cisA_1B_3, O, A_1
CisA_2B_3×B	cisA_2B_3, cisA_2B, B, O
CisA_2B_3×A_1B	cisA_1B_3, cisA_2B, A_1, B

하지 않는다. 혈청 중에는 anti-H가 존재하고 타액 중에는 비분비형이므로 A, B, H형 물질이 존재하지 않는다.

Row Ⅱ는 표현형이 Ah와 Bh로서 anti-A 또는 anti-B, anti-AB에 약한 반응을 보이지만 anti-H lectin에는 반응치 않는다. 혈청 중에는 anti-H가 존재한다. 타액 중에는 비분비형이므로 A, B, H형 물질이 없다.

Row Ⅲ는 anti-A, anti-B, anti-A,B에 약한 반응을 나타내지만 anti-H와는 역시 반응하지 않는다. 혈청 중에는 anti-H가 있는 경우와 없는 경우가 있는데 검출되는 anti-H는 저온에서 반응하는 Hl로 anti-H와는 차이가 있다. 한랭의 불완전항체의 성상을 가지고 있다. 타액 중에는 A, B, H형 물질을 분비하고 있다.

Bombay(Oh)형 환자는 A, B, O, AB형의 모든 혈액형과의 수혈이 부적합하여 오로지 Bombay형으로 수혈해야 된다.

표 3-14 Bombay형과 parabombay형의 분류(Race & Sanger 분류)

	표현형	항 A	항 B	항 AB	항 H	혈청중의 항 H	타액중의 형물질
Row Ⅰ (Bombay)	O_h, O_h^A, O_h^B, O_h^{AB}	−	−	−	−	+	비분비형
Row Ⅱ	A_h	±	−	±	−	+	비분비형
	B_h	−	±	±	−		
Row Ⅲ	A_m^h, A_h	+∼−	−	±∼−	−	−	A, H
	B_m^h, B_h	−	±∼−	±∼−	−	−	B, H
	O_m^h	−	−	−	−	−	H
	AB_h	±	±	±	−	−	A, B, H

Chapter 4

Rh 혈액형 (The Rh blood group system)

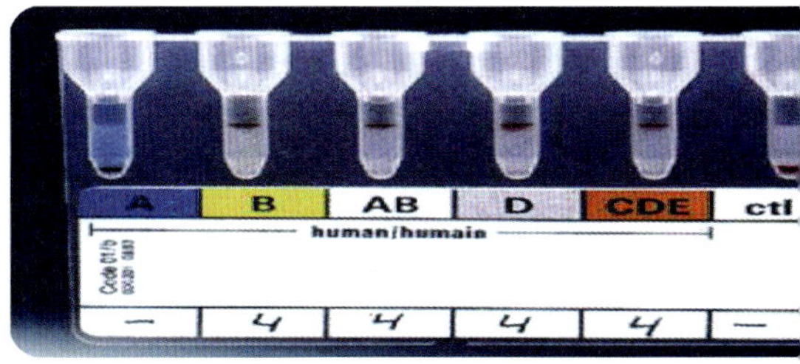

1. Rh 혈액형 인자의 발견
2. Rh식 혈액형계의 명명법
   1) Fisher-Racee 이론
   2) Winer 이론
   3) Rosenfield 이론
   4) ISBT
3. Rh식 혈액형의 유전
   1) Rh 양성과 음성의 유전양식
   2) Rh-Hr계 혈액형의 유전법칙
   3) 최근의 Rh식 혈액형의 유전이론
   4) 추정 유전자형
   5) Rh식 혈액형의 표현형
4. Rh식 혈액형의 변이형
   1) Weak D형
   2) Partial D형
   3) Del형
   4) -D-형
   5) Rhnull 증후군
   6) 기타 Rh 항원의 변이형
5. Rh항체
6. RhD 음성 및 RhD 변이형 환자의 수혈
   1) RhD 음성환자의 수혈
   2) RhD 변이형 환자의 수혈

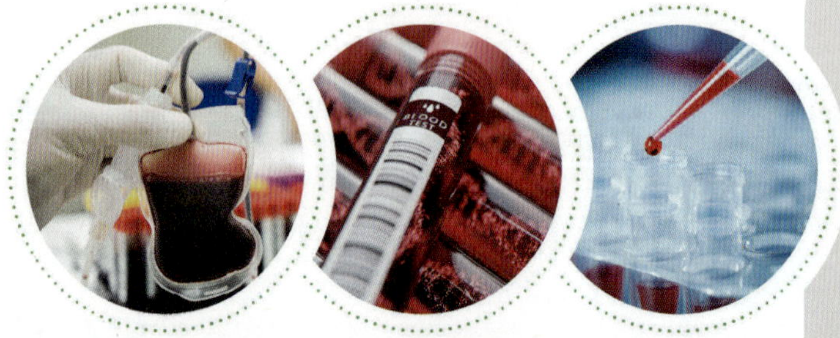

학습 목표

01. Rh항원의 명명법(Wiener, Fisher & Rsce, ISBT 등)을 기술한다.
02. Rh항원의 유전이론을 기술한다.
03. Rh식 혈액형의 표현형과 추정 유전형을 기술한다.
04. 한국인의 Rh식 혈액형 표현형 빈도를 기술한다.
05. RhD형의 변이형 종류와 특성을 기술한다.
06. 한국인의 -D-형 빈도 및 특성을 기술한다.
07. Rh항체의 특성을 기술한다.
08. D음성 및 D변이형의 수혈 시 대응 법을 기술한다.

Chapter

4

실 / 전 / 수 / 혈 / 검 / 사 / 학

Rh식 혈액형 (The Rh blood group system)

1. Rh 혈액형 인자의 발견

1939년 Levine과 Stetson이 치명적 신생아 용혈성 질환을 일으킨 적이 있는 한 산모의 혈청 내에서 항체를 발견함으로써 이루어졌다.

전에 수혈을 받은 적이 없는 O형 혈액형을 가진 산모가 있었는데 두 번의 임신 경험이 있었고 신생아 용혈성 질환을 야기시킨 적이 있는 산모에게 그 남편의 O형 혈액을 수혈한 뒤 수혈부작용을 나타내었다. 그 산모의 혈청을 분리하여 남편의 적혈구와 반응시켰더니 응집시켰을 뿐 아니라 104명의 O형 적혈구와 각기 반응시켰더니 80명의 적혈구와 응집하는 것을 실험을 통하여 확인하고 발표하였다.

이즈음 Landsteiner와 Wiener는 Maccacus rhesus monkey(붉은털 원숭이)의 M항원 연구를 위해 면역실험을 하던 중에 발견한 것으로 붉은털 원숭이의 적혈구를 rabbit이나 guinea pig에 주사하면 항체가 생산됨을 많은 실험을 통하여 알 수 있었다. Rh인자(factor)의 명칭이 붙기 시작한 것은 1940년에 가토(rabbit)와 guinea pig에 붉은털 원숭이의 적혈구를 주사하여 얻어진 면역혈청으로 붉은털 원숭이의 적혈구와 반응시켰더니 응집될 뿐 아니라 백인 적혈구와 85%가 응집되었고 15%가 응집되지 않음을 보고하게 되었다. 모든 rhesus 원숭이의 적혈구와 또한 85%의 사람 적혈구에 존재하는 인자를 Rhesus의 첫머리글자를 따서 Rh로 표시하며 Rh의 중요성을 강조하기 위하여 인자(factor)를 가지고 있는 혈액을 대문자 R로 표시하고 인자가 없는 혈액을 소문자 r로 표시하였다.

1945년까지 우리가 지금 Rh-Hr계로 부르는 것에 속하는 Rho(D)와 공존하는 다른 항원에 대응하는 항체들을 발견하여 네 개의 항원이 추가로 발견되었고, 현재는 50여 개의 Rh 항원이 보고되었다.

네 개의 주가 되는 rh항원은 rh′(C), rh″(E), hr′(c), hr″(e)이다. 항원 공존에는 Rh_0(D)를 가지는 것과 못 가지는 것이 있다. c, e 항원을 little 또는 small을 앞에 붙여 발음한다.

2. Rh식 혈액형계의 명명법

Rh계통의 용어는 네 가지로 대별되는데 두 가지 용어는(Fisher - Race이론과 Wiener의 이론) Rh계의 유전적인 기전에 바탕을 둔 것이고 세 번째 용어는(Rosen field의 부호) 적혈구상에 항원의 존재 유무에 따라서 간단하게 주어진 것이며 네 번째 ISBT(International society of blood transfusion, 국제수혈학회)의 적혈구항원 용어 제정실무위원회(working party on terminology for red cell surface antigen)에 의해 정해진 것이다.

1) Fisher - Race이론 : DCE 용어

1943년 영국의 유전학자 Fisher와 Race에 의하면 염색체상에 있는 유전인자는 C, c, D, d, E, e의 3대 6개가 있고 이 유전인자들은 그림 4 - 1과 같이 각각 하나의 chromosome상 가까운 곳에 매우 근접하게 존재하고 있기 때문에 분리되지 않고 한 unit 혹은 유전자 복합체(gene complex)로서 유전되어진다는 가설이다.

위에서 설명한 3대 6개의 유전인자들은 한 쌍마다 대립형질(allelomorphic)인 관계에 있다. Rh 유전인자는 공우성(codominant, 두 우성인자 간에 우열이 없는 것을 가리킴)이기 때문에 유전되어진 각 유전인자는 적혈구상에 해당 항원으로 나타나게 된다.

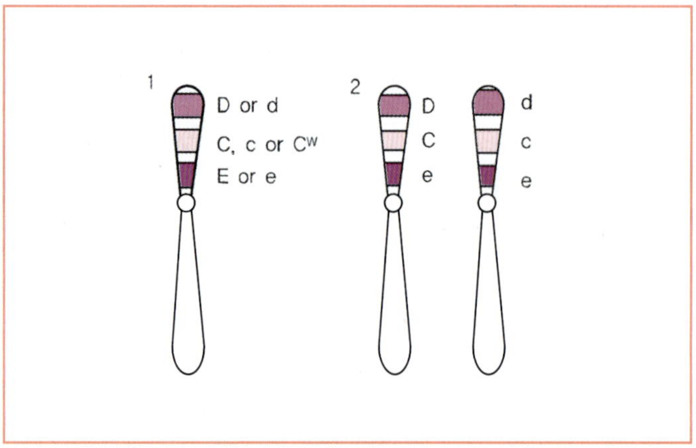

그림 4 - 1 (1) Fisher - Race이론에 의한 3대 6개의 유전인자들(우)
(2) DCe/dce 유전형의 예

Fisher - Race의 개념에 의하면 유전자 d는 침묵유전자(silent gene)이거나 또는 d의 생산을 증명할 수 없기 때문에 무정형(amorph)이 되어 나타난다는 것이다. 유전자 d는 D가 없을 때 나타날 것으로 추정되고 있다. 부모로부터 유전인자를 하나씩 받은 반수체(haplotypes)의 조합(combination)은 그 사람의 유전자형(genotype)과 표현형(phenotype, 혈청학적 방법에 의한 적혈구항원표시)을 결정하게 된다.

2) Wiener의 이론 : Rh - Hr용어

각 단일 유전자가 유전을 지배하여 각각 한 개의 응집원(agglutinogen)으로 불리우는 적혈구 구조를 생산하고 그 하나의 응집원은 몇 개의 항원인자로 구성되어져 있다는 가설이다.

그림 4 - 2를 보고 다시 설명하자면 R^0 또는 Rh^0 단일 유전인자는 최소한 세 개의 인자(Rho, hr′, hr″)들로 구성되어 있는 응집원을 생산하여 적혈구 표면에 Rho, hr′, hr″항원을 만들어서 Rho(Dce) 표현형이 되어 진다. Wiener의 부호는

Rh 양성혈액을 예를 들자면 항-Rh_0(D) 혈청에만 응집되고 항-rh′(C)와 항-rh″(E)에 응집이 되지 않는 혈액은 표현형 Dce이며, Wiener의 명명법으로 Dce의 일배체 형(haplotype)은 Ro이며, DCe은 R1, DcE은 R2, DCE은 Rz로 명명, Rh음성혈액은 ce는 Wiener의 명명으로 r이며, Ce는 r', cE는 r", CE는 r^y로 나타낸다(표 4-2 참조).

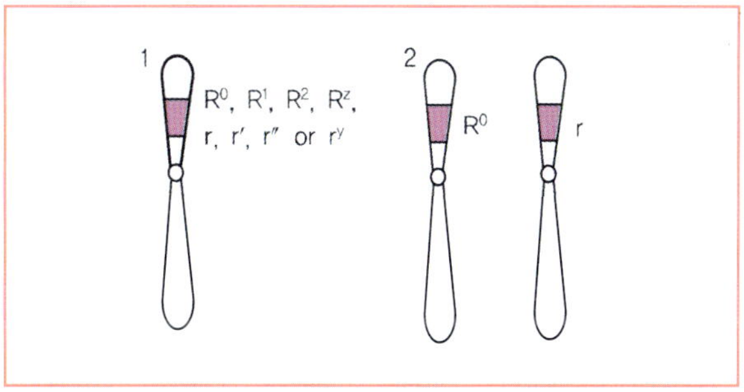

그림 4-2 (1) Wiener의 가설도해
(2) R^0/r 유전형 예

Fisher-Race와 Wiener의 이론적 차이점은 염색체상의 형 지배 유전자의 배열에 관한 가설의 차이가 있기 때문이며 그래서 그 명명에도 차이가 있으며 양쪽 부호 모두를 사용하고 있고 익숙해지는데 노력을 해야 될 것이다.

3) Rosenfield의 부호 : alpha numeric terminology

1962년 Rosenfield 등이 Rh계의 각 항원에 숫자를 부여하는 명명법을 제시하였다. 유전적 개념에 의한 것이 아닌 각기 다양한 Rh 항혈청으로 관찰된 실험결과를 기초로 하여 표현형을 나타내었다. 기존의 용어를 사용하여 새로이 발견되어지는 항원의 인정과 명칭을 부여하는 것에 대해 어려운 점이 많기 때문에 주창되어진 수의 용어는 지금까지 Rh50까지의 변이형이 보고되고 있다. 주 항원부호 D는 Rh1, C는 Rh2, E는 Rh3, c는 Rh4, e는 Rh5로 정하였다. 각각의 숫자는 콤마에 의해 분리되어지고 -표시는 항혈청과의 반응에서 음성이면 숫자 앞에 표기를 한다. 예를 들어 Rh : 1, 2, -3, 4 표현형의 해석은 4종의 항혈청으로 검사를 했고, 3번(anti-E)은 항혈청과 혈구와의 반응에서 항원이 없어서 반응을 하지 않은 것이고 반면에 항혈청 1(anti-D), 2(anti-C), 4(anti-c)와는 혈구와 반응한 것이다.

4) ISBT(국제수혈학회, International society of blood transfusion) : numeric terminology

수혈의학의 세계화로서 각종 정보교환 및 학술교류와 학문적 협조가 시작되어 각국이 공통적으로 수혈학에 사용할 공용어(universal language)의 필요성이 대두되어 ISBT(국제수혈학회)에서 적혈구 표면항원에 대한 용어제정실무위원회(working party on terminology for red cell surface antigens)가 형성되었다. 이 위원회에서는 혈액형의 유전적인 기본을 유지하면서 육안적 및 기기판독 양쪽 모두에 적용할 통일된 용어를 제정하였다. 확증된 혈액형 특이성에 대해 6자리의 숫자를 적용한 것으로서 첫 3자리 숫자는 계통(system))을 나타낸 것이고 나머지 세 자리는 항원 특이성을 나타낸 것이다. 예를 들어 ISBT number 004001은 처음 004는 Rh 혈액형계를 그리고 001은 Rh 계통의 각 항원에 대해 고유한 숫자를 부여한 것으로서 6자리의 computer 번호를 완성한 것이다. 즉 Rh_0(Wiener), D(Fisher-Race), Rh I (Rosenfield)와 동일한 항원을 ISBT number 004001로 표시한 것이다(표 4-1 참조).

표 4-1 Rh 혈액형계의 항원들의 네 가지 명명법

numeric(Rosenfield)	Fisher-Race	Wiener	ISBT Number	Other Names 또는 Comments
Rh1	D	Rh_0	004001	
Rh2	C	rh′	004002	
Rh3	E	rh″	004003	
Rh4	c	hr′	004004	
Rh5	e	hr″	004005	
Rh6	ce	hr	004006	f
Rh7	Ce	rh_i	004007	
Rh8	C^W	rh^{w1}	004008	
Rh9	C^X	rhx	004009	
Rh10	ce^S	rh^v	004010	V
Rh11	E^W	rh^{w2}	004011	
Rh12	G	rh^G	004012	
Rh13		Rh^A	004013	
Rh14		Rh^B	004014	
Rh15		Rh^C	004015	
Rh16		Rh^D	004016	
Rh17		Hr_0	004017	
Rh18		Hr	004018	
Rh19		hr^s	004019	
Rh20	e^S		004020	VS
Rh21	C^G		004021	
Rh22	CE	rh	004022	Jarvis
Rh23	D^W		004023	Wiel
Rh24	E^T		004024	
Rh25*†			004025	
Rh26	c-like		004026	Deal
Rh27	cE	hr^B	004027	
Rh28		hr^H	004028	Hernandez
Rh29			004029	Total Rh
Rh30	D^{cor}		004030	Go^a
Rh31		rh^B	004031	
Rh32		$\bar{R}^N$	004032	Troll
Rh33		R_0^{Har}	004033	Hill
Rh34		Hr^B	004034	Bastiaan
Rh35			004035	1114
Rh36			004036	Be^a(Berrens)
Rh37			004037	Evans
Rh38†			004038	Duclos
Rh39	C-like		004039	
Rh40	Tar		004040	Targett
Rh41	Ce-like		004041	
Rh42	Ce^S	rh_1^s	004042	Thornton
Rh43			004043	Crawford
Rh44			004044	Nou
Rh45			004045	Riv
Rh46	"Allelic" to $\bar{R}^N$		004046	Sec
Rh47			004047	Dav
Rh48			004048	JAL
Rh49			004049	Stem
Rh50			004050	FPTT

* Rh25 was formerly assigned to the LW antigen. LW is now known as LWa and is no longer considered a member of the Rh system.
† Obsolete names: Rh25, formerly LW; Rh38, formerly Duclos.

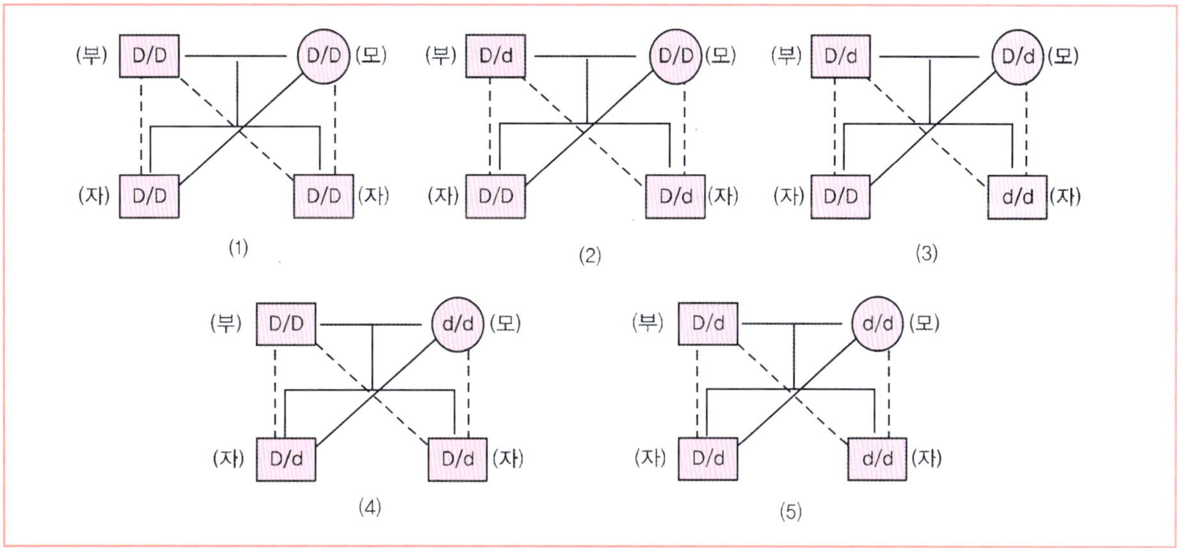

그림 4-3 Rh 양성 및 음성 부부의 유전양식

3. Rh 혈액형의 유전

Rh계의 명명법 란에서 Fisher-Race 이론과 Wiener의 이론에 입각한 용어(terminology)사용에서 Rh계의 유전에 대하여 상세하게 설명한 바가 있다. Rh 항원의 특정한 조합은 분리되지 않는 상태로 유전이 된다. 한 개의 유전인자나 유전자복합체(gene complex)는 적혈구 위에 있는 항원의 특수한 조합을 결정한다. 개인은 부모로부터 각각 하나씩 두개의 유전인자나 유전자복합체를 유전 받는다. 양쪽 유전자좌(loci)에 동일한 유전인자를 갖는 경우 동형접합체(homozygous)라고 하고 유전자 좌에 서로 다른 유전인자가 있는 경우를 이형접합체(heterozygous)라고 한다.

1) Rh 양성과 음성의 유전양식

만약 Rh 양성인 부부 사이에서 출생되는 자식의 Rh형이 양친 모두 동형접합체일 경우(부 D/D×모 D/D)와 한쪽만 동형접합체일 경우(D/d×D/D)는 자식이 모두 Rh 양성이 된다.

Rh 음성인 부인의 남편이 동형접합체(homozygous)일 때 양쪽 좌(loci)에 D/D가 있어 모든 자식은 D유전자가 우성으로 유전됨으로 Rh양성이 되며 반대로 이형접합체(heterozygous)이면 한쪽 좌(locus)만이 D이고 다른 한쪽 좌는 d유전자를 갖게 됨으로(D/d) 자식 중에 1/2은 D만을 유전받게 되어 Rh(D) 양성이 되나 1/2은 양쪽부모로부터 d인자만 유전받게 됨으로 (d/d) Rh 음성이 되게 된다. 또한 양친이 모두 이형접합체일 경우(D/d×D/d)일 때 양부모는 D양성이나 자식의 1/4은 양쪽 부모로부터 d인자만 유전받게 됨으로 (d/d) Rh 음성이 되게 된다. 만약 d유전자를 표현하려면 anti-d 혈청으로 적혈구와 직접 반응시켜보면 될 것이나 아직까지 anti-d항 혈청이 없기 때문에 불가능한 것이다.

2) Rh-Hr계 혈액형의 유전법칙

Rh-Hr계에서는 C, c, D, d, E, e의 6개의 유전인자가 있다. Rh 양성은 Rh 음성에 대하여 우성으로 유전한다. 5종의 항혈청을 가지고 검사하여 아래와 같은 Rh-Hr계 혈액형의 유전법칙에 의하여 친자감별검사를 하고 있다.

(1) 양쪽 부모의 어느 쪽에도 없는 인자를 아이가 가질 수 없다.
(2) 부모 중 한쪽만이라도 rh′(C) 인자가 없으면 아이는 반드시 hr′(c)의 인자를 가져야 한다.
(3) 부모 중 한쪽만이라도 hr′(c) 인자가 없으면 아이는 반드시 rh′(C)의 인자를 가져야 한다.
(4) 부모 중 한쪽만이라도 rh″(E)가 없으면 아이는 반드시 hr″(e)의 인자를 가져야 한다.
(5) 부모 중 한쪽만이라도 hr″(e)가 없으면 아이는 반드시 rh″(E)의 인자를 가져야 한다.

3) 최근의 Rh식 혈액형의 유전이론

최근에는 적혈구막에 있는 유전자 검사를 통하여 아미노산의 염기배열을 규명함으로써 Rh식 혈액형의 유전이론이 새롭게 규명되고 있다.

제1번 염색체 단완상에 2개의 근접한 유전자로 RHD와 RHCE가 있으며(Tippett의 이론, 그림 4-4 참조) 두개의 poly-petide로 coding되어 유사한 아미노산 배열을 하고, 12개의 세포막 통과 domain과 6개의 세포외 친수성 loop로 되어 있는 막 단백이다(그림 4-5 참조). RHD는 D항원의 발현을 결정하고 인접한 RHCE 유전자는 C/c, E/e 항원의 발현을 결정하며 4개의 콤비네이션(ce, Ce, cE, CE)으로 나타난다(그림 4-6, 표 4-2 참조).

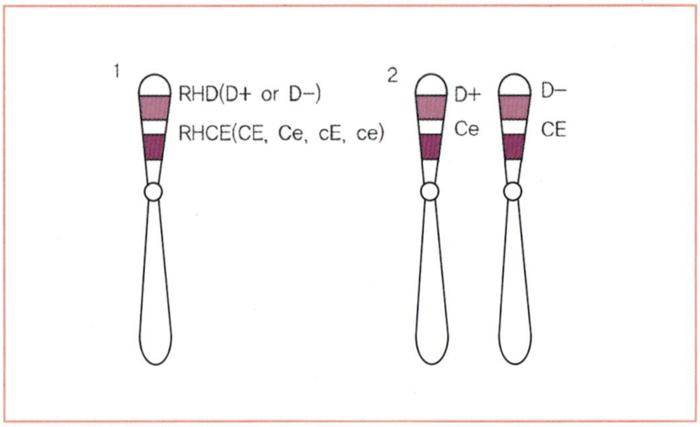

그림 4-4 (1) Tippet의 이론에 의한 2대 유전
(2) DCe/CE의 유전형 예

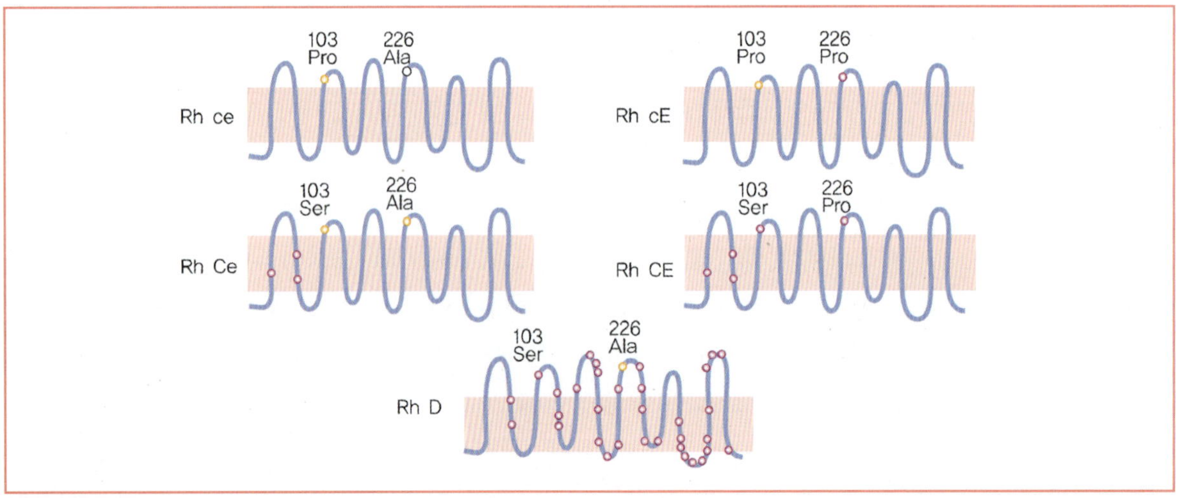

그림 4-5 각종 Rh polypeptide와 예측되는 막 topology

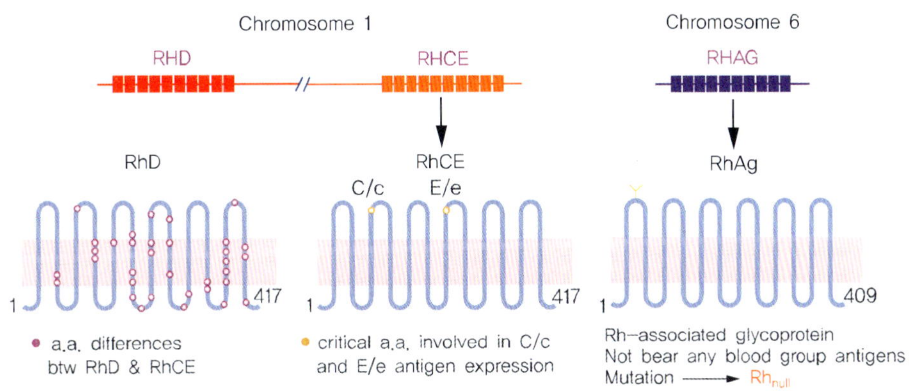

그림 4-6 Rh유전자의 표현

주) RhD유전자만 결핍되면 D 음성이고, RhCE 유전자만 결핍되면 -D-형이고(-D-동형접합일시), RhAg유전자가 결핍되거나 mutation이 되면 Rh 항원 전체가 표현되지 않는 Rhnull이 됨.

표 4-2 주요 Rh Haplotypes의 분류

Fisher-Race Haplotype	Modified Wiener Haplotype	Prevalence(%)		
		White	Black	Asian
Rh positive				
DCe	R_1	42	17	70
DcE	R_2	14	11	21
Dce	R_0	4	44	3
DCE	R_Z	〈0.01	〈0.01	1
Rh negative				
ce	r	37	26	3
Ce	r′	2	2	2
cE	r″	1	〈0.01	〈0.01
CE	r^y	〈0.01	〈0.01	〈0.01

참조: Technical Manual 18th ed. AABB. 2014.

4) 추정 유전자형(presumptive genotype)

5종류의 항혈청으로 각 개인의 적혈구에서 항원을 검사하여 배열한 것이 표현형(phenotype)이고 이 과정에서 유전자형을 추정할 수 있는데 표현형과 하나의 대립형질이나 유전자 복합체에서 얼마나 흔히 특정한 유전자의 조합이 나올 수 있는가에 대한 통계적 지식을 인용하여 매우 유익한 추정 유전인자를 얻을 수가 있다.

표 4-3의 첫 번째 검사결과를 보면 적혈구들이 D, C, c, e 항원은 가지지만 E 항원은 없다. 이 항원들을 조절하는 해당 유전자들은 염색체상에 반드시 존재함을 알 수 있으나 그들이 어떻게 집단화 되어 있는지는 알려져 있지 않다. 적혈구상에 있는 항원들은 다음과 같은 세 가지 가능성 유전형으로 존재한다.

표 4-3 Rh의 표현형과 빈도(%) 및 추정 유전자형 일람

항혈청과의 반응결과						빈도(%)				추정유전자형		
D	C	E	c	e	표현형	한국인	일본인	백인	흑인	가장 가능성 있는 유전자형	다음으로 가능성 있는 유전자형	
+	+	−	+	+	CcDe	7.06	7	35	26	DCe/dce	DCe/Dce	dCe/Dce
+	+	−	−	+	CDe	41.3	43	19	3	DCe/DCe	DCe/dCe	
+	+	+	+	+	CcDEe	38.04	35	13	4	DCe/DcE	DCe/dcE DCE/dce	dCe/DcE DCE/Dce
+	−	+	+	+	cDEe	2.72	3	12	16	DcE/dce	DcE/Dce	dcE/Dce
+	−	+	+	−	cDE	10.87	10	2	1	DcE/DcE	DcE/dcE	
+	−	−	+	+	cDe			2	42	Dce/dce	Dce/Dce	
+	+	+	−	+	CDEe					DCe/DCE	DCE/dCe	
+	+	+	+	−	CcDE					DcE/DCE	DCE/dcE	
+	+	+	−	−	CDE					DCE/DCE	DCE/dCE	
−	−	−	+	+	cde	0.3	0.5	15	7	dce/dce		
−	+	−	+	+	Ccde			1	1	dCe/dce		
−	−	+	+	+	cdEe			1	rare	dcE/dce		
−	+	+	+	+	CcdEe					dCe/dcE		

참조: 한국인의 빈도(%)는 Rh양성 184명, Rh음성 814명의 헌혈자 분석결과임.
최범열; 한국인의 혈액형 빈도에 관한 연구, 대한 혈액·수혈검사학회지 통권 1호, 1992.

DCe/dce, DCe/Dce, dCe/Dce로 표기된다.

백인들의 32.7%는 DCe/dce이고 2.2%는 DCe/Dce이므로 가장 빈도수가 높은 DCe/dce 유전자형이 첫 번째 가능성 있는 추정 유전자형임을 알 수 있다.

표 4-3에서 우리나라 사람은 DCe 유전자 복합체를 가지는 R1형이 41.3%이고 DcE유전자 복합체를 가지는 R2형은 10.87%로서 백인 및 흑인종들과의 유전자형의 분포와 빈도의 차이가 많음을 알 수가 있다.

어떤 인종이거나 가장 흔한 인자형은 R1R2(DCe/DcE)이다.

Rh_0(D)가 이형접합체의 인자형이 되려면 하나 또는 두 개의 특별한 대립형질이 있어야 한다. 예를 들면 R′r″(DCe/dcE), R2r′(DcE/dCe), Rzr(DCE/dce)이다.

5) Rh식 혈액형의 표현형(phenotypes)

실제 임상에 있어서는 다섯 가지의 항혈청 시약만을 사용할 수가 있다. anti-Rho(D) 항혈청으로 routine 검사를 실시하고, 다른 항혈청, 즉 anti-rh′(C), anti-rh″(E), anti-hr′(c), anti-hr″(e) 항혈청을 사용하여 검사하는 것은 Rh 항체를 가지고 있는 환자의 문제해결을 위해 항원 유·무를 신속히 검사한다던가 Rh phenotyping, 유전형검사 등의 가계조사(family study) 등에 선택적으로 사용되어지고 있다.

Fisher-Race의 표현형은 표 4-3의 첫 번째 항혈청검사 결과에 의해 CcDe 표현형은 CcDee로 사용해도 되고 두 번째 표현형 CDe는 CCDee와 같이 사용해도 무방하다. 다른 표현형도 마찬가지이다.

4. Rh식 혈액형의 변이형(Rh variant types)

Rh 혈액형 항원 C, c, D, E, e 중 임상적으로 가장 중요한 것은 D항원이다. D항원은 항-D시약으로 혈구응집반응이 있으면 D양성, 응집이 없으면 D음성으로 분류하는데, 그 외에도 D변이형으로 weak-D, partial D, Del형 등이 있다.

1) Weak-D(D^u)형

항-Rh_0(D) 혈청으로 혈구를 검사하면 Rh 양성인 경우 대부분 육안적으로 강한 응집반응을 볼 수 있지만 어떤 경우에는 응집이 없는 Rh 음성으로 나타나는 경우가 있는데 이것을 weak-D(D^u)형 검사를 위한 간접쿰스검사를 하면 응집이 생겨서 양성으로 나타난다. 이렇게 약-D항원(weak-D antigen)을 가진 적혈구를 weak-D(D^u)형이라고 한다.

Weak-D(D^u)형은 Rh 양성혈구의 항원이 정량적으로 양이 감소되어 있는 형태라고 할 수 있으며 항원구조자체는 D 양성혈구와 정성적으로 다르지는 않다.

Weak-D(D^u)표현형은 몇 개의 유전적 관점에서 나타날 수가 있는데

첫째가 어떤 유전자들은 약하게 반응하는 항원이 만들어지는 code를 보내서 D^u유전자를 가지게 되면 D^u표현형으로 나타날 수가 있다. 이 체질(trait)은 유전의 정상적인 형식을 따르는 것같이 보일 수 있다. 흑인에서는 이 체질이 매우 흔한 편이지만 weak-D(D^u)형은 백인에서는 드물다. 유전적 weak-D는 유전적으로 D항원 자체가 약화되어 유전되어진 것으로 low grade D^u라고 한다.

두 번째는 유전자의 위치효과(position effect) 또는 유전인자 상호작용 효과(gene interaction effect)에 의한 영향을 받은 것으로서 trans 위치(서로 마주보는 염색체상의 위치)에 있는 C유전인자가 D유전인자에 대칭되어 적혈구의 D항원 발현을 억제하는 작용 때문에 발현된다는 것이다. 이를 high grade D^u라고 하며, 예로 표현형CDe의 유전형 CDe/Cde(R1r')와 CcDe의 cDe/Cde(Ror')가 있다.

2) Partial D형

Rho(D)양성이면서 자기 자신의 혈구와는 반응하지 않는 alloantibody인 anti-D항체를 생산하는 경우가 있다. 이를 partial D라고 한다.

D항원 구성성분인 9개의 epitopes 중에서 교차나 돌연변이에 의해 한 개 또는 그 이상이 상실되어 있는 것인데 주로 9번째 epitope가 질적으로 결여된 상태이다.

전에는 항원 결정인자인 epitope의 일부가 결핍되어 있는 적혈구를 D모자이크(mosaic) 또는 D변종(variant)이라고 불렀으나 그림 4-7(2)에서 보는 바와 같이 D항원의 epitope가 부족한 적혈구를 가리키는 현재 용어로는 “partial D”라는 용어를 사용한다. Partial D는 D항원의 질적 변화로 DⅡ형~DⅦ형까지 6개의 category와 여기에 속하지 않은 수개의 type(DAR, DFR 등)으로 구분하며, 정상 D항원에 비해 질적인 차이가 있고 polyclonal anti-D나 IAT에서 응집을 보인다. weak-D(D^u)는 정상 D항원에 비해 정량적인 항원의 결핍이 있다는 것이다. 따라서 weak-D보다 partial D가 더 많다.

만약 epitope가 결핍된 사람이 임신이나 수혈에 의해 D 양성혈구를 받는다면 전체 항원의 epitope는 수혈자에 의해 외부물질로서 인식되어지고 항체가 생산될 수가 있다. 비록 이 항체들은 전체 항원의 한

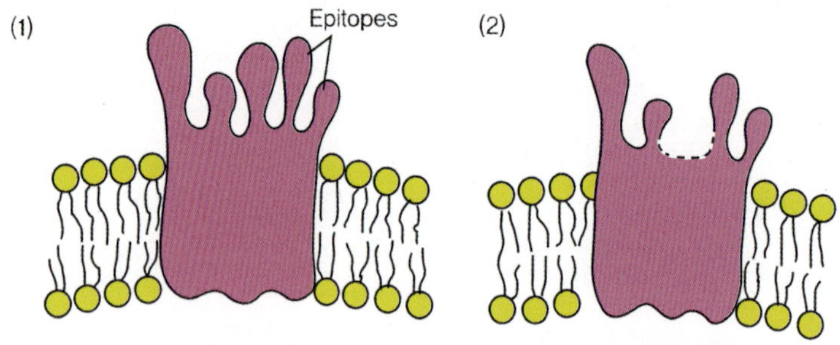

※ 변형된 D항원을 가진 사람은 D(+)이지만 D(+)혈구를 수혈하게 되면 항체가 생긴다. 이 항체는 anti-D와 같은 형태를 가지게 된다.

그림 4-7 (1) 여러 epitope로 구성된 정상 D항원의 예
(2) epitope의 한 개 또는 그 이상이 상실되어진 변형 D항원의 예

epitope에만 반응하지만 그들은 전체 항원을 가지기 때문에 모든 Rh 양성혈구와 반응할 것이다.

참고 사항

weak-D와 partial D의 비교

weak-D	partial D
• D항원의 양적 감소 • IAT에서만 반응 • 일부에서(변형된 weak-D)만 anti-D 생성 • 수혈자는 음성 취급 헌혈자는 양성 취급	• D항원의 질적 결손이나 감소 • polyclonal 항체에서 직접 반응 및 IAT에서 반응 • anti-D 생성 • 수혈자는 음성 취급 헌혈자는 양성 취급

※ Del형은 D항원량이 극히 감소된 변이형으로 IAT에서도 반응이 안되고 용출법으로 확인이 되며, 최근에는 주로 유전자 검사법으로 한다.

* D항원수: D 〉 partial D 〉 weak-D 〉 Del

3) Del형

약-D형의 적혈구막 D항원의 수가 약 180~1,870 정도로, D항원이 300~400개 정도의 약-D형은 D 음성자에 수혈되어도 항-D 생성을 유발하지 않는 것으로 알려졌으나 최근에는 더 적은 D항원으로도 항체가 생긴다는 증례 보고로, 흡착·해리 시험을 통하여 D항원이 없어야 진정한 D음성으로 판단하며, 여기서 양성을 보일 경우를 Del형이라 하여 이것도 항-D를 유발할 수 있어 중요하다.

Del형의 발생기전은 D유전자 exon 9번의 1227 G 〉 A변이에 의한 것으로 보고되며, 한국인에서 약 0.05%로 Rh D 음성으로 보고된 그룹 중 유전자검사에서 Del형이 약 13~15%로 보고되며, 일본인은 D 음성에서 10% 정도가 Del로 보고되어 유럽인에서는 드물고 극동아시아 지역에 많다.

4) -D-형

바디바 혹은 D-결손 표현형으로 명명하며, Rh주요 항원인 C/c나 E/e 항원의 결핍으로 더욱 강한 D항원 활성이 나타난다. 또한 바디바형의 여성이 임신을 하면 태아의 적혈구 항원에 따라 anti-C-c-E-e 등의 항체를 생산하게 되어 생존한 어린애를 갖기가 어렵다. 바디바 혹은 D-결손 표현형인 사람은 다 특이성이나(항-Hr0 및 항-Rh17), 단 특이성의 항-c 나 항-e 등의 항체를 생산하게 된다, 따라서 -D-/-D-형의 수혈자는 결핍된 유전자에 대한 면역항체가 생길 수 있으므로 바디바형의 혈액을 수혈받아야 한다.

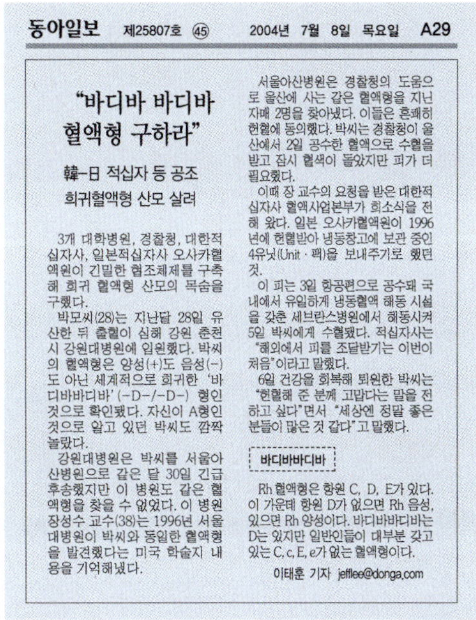

동아일보 제25807호 ㊺ 2004년 7월 8일 목요일 A29

"바디바 바디바 혈액형 구하라"

韓-日 적십자 등 공조
희귀혈액형 산모 살려

3개 대학병원, 경찰청, 대한적십자사, 일본적십자사 오사카혈액원이 긴밀한 협조체제를 구축해 희귀 혈액형 산모의 목숨을 구했다.

박모씨(28)는 지난달 28일 유산한 뒤 출혈이 심해 강원 춘천시 강원대병원에 입원했다. 박씨의 혈액형은 양성(+)도 음성(-)도 아닌 세계적으로 희귀한 '바디바바디바'(-D-/-D-) 형인 것으로 확인됐다. 자신이 A형인 것으로 알고 있던 박씨도 깜짝 놀랐다.

강원대병원은 박씨를 서울아산병원으로 같은 달 30일 긴급 후송했지만 이 병원도 같은 혈액형을 찾을 수 없었다. 이 병원 장성수 교수(38)는 1996년 서울대병원이 박씨와 동일한 혈액형을 발견했다는 미국 학술지 내용을 기억해냈다.

서울아산병원은 경찰청의 도움으로 울산에 사는 같은 혈액형을 지닌 자매 2명을 찾아냈다. 이들은 흔쾌히 헌혈에 동의했다. 박씨는 경찰청이 울산에서 2일 공수한 혈액으로 수혈을 받고 잠시 혈색이 돌았지만 피가 더 필요했다.

이때 장 교수의 요청을 받은 대한적십자사 혈액사업본부가 희소식을 전해 왔다. 일본 오사카혈액원이 1996년에 헌혈받아 냉동창고에 보관 중인 4유닛(Unit · 팩)을 보내주기로 했던 것.

이 피는 3일 항공편으로 공수돼 국내에서 유일하게 냉동혈액 해동 시설을 갖춘 세브란스병원에서 해동시켜 5일 박씨에게 수혈됐다. 적십자사는 "해외에서 피를 조달받기는 이번이 처음"이라고 말했다.

6일 건강을 회복해 퇴원한 박씨는 "헌혈해 준 분께 고맙다는 말을 전하고 싶다"면서 "세상엔 정말 좋은 분들이 많은 것 같다"고 말했다.

바디바바디바

Rh 혈액형은 항원 C, D, E가 있다. 이 가운데 항원 D가 없으면 Rh 음성, 있으면 Rh 양성이다. 바디바바디바는 D는 있지만 일반인들이 대부분 갖고 있는 C, c, E, e가 없는 혈액형이다.

이태훈 기자 jefflee@donga.com

그림 4-8 바디바 혈액형관련 국내 보도자료

그림 4-8과 같이 국내에서는 2차례 응급 사례로 일간신문 보도 예기 있을 정도로 매우 희귀힌 혈액형이나 최근 한국인 헌혈자의 0.008%의 보고가 있었고, 이웃 일본인에서는 10만 명당 1예의 보고가 있다. 검사방법은 항-D혈청에서 매우 강한 응집을 보일경우 C, c, E, e항원 검사를 하여 모두 음성임을 확인한다(참조: 정성이 외, 대한수혈학회지, 2018.).

5) Rh_{null} 증후군

오스트레일리아 원주민의 가계(famuly) 계통의 혈액을 조사 연구하던 중 anti-D, -C, -E, -c, -e, -ce(f), -Ce(rh1) 혈청과 반응하지도 않을 뿐 아니라 Rh계의 모든 항혈청(anti-serum)과도 반응이 일어나지 않는, 다시 말해서 전혀 Rh 항원이 없는 혈구를 발견하게 되었다.

Rh_{null} 형인 사람은 LW 유전자를 가지고 있으나 적혈구에는 LW 항원이 없다. 대부분의 Rh_{null}인 사람은 의학적인 관심을 두고 있는데 그들의 혈청에는 항체가 있기 때문이고 이것은 규칙적으로 있는 것은 아니다. Rh_{null}인 사람의 표현형은 $LW^{(a-b-)}$이고 유전형은 가계조사에 의해 결정할 수가 있다.

Rh_{null} 사람이 Rh DCE 음성 혈액을 수혈받으면 anti-c 또는 anti-e 항체를 생산하게 되고 Rh_{null}인 여성이 임신을 하면 태아의 적혈구 항원에 따라 anti-D, -C, -c, -E, -e 항체를 생산하게 되어 생존한 어린애를 갖지 못한다. 또한 한 번도 수혈 받은 적이 없는 Rh_{null} 남자에서 아무런 자극이 없이도 항체가 만들어진다.

Rh_{null}과 관련된 표현형으로는 1961년에 Vos et al이 Australia 원주민의 여자 적혈구에서 발견, 표현형으로 ---/---를 사용하였다.

생존 가족이 없어서 유전적 배경을 설명할 수 없었다.

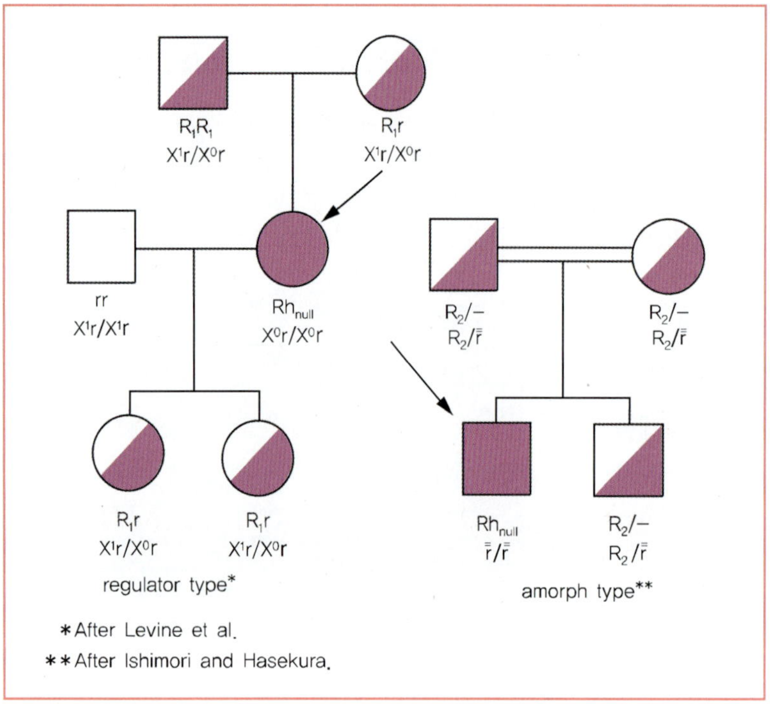

그림 4-9 Rh_{null}의 가계도(2가지 형태)

주) Rh_{null}의 조절유전자는 X^0r 또는 무형유전자 $\bar{\bar{r}}$에 의해 나타난다. 정상조절유전자는 X^1r이다.

(1) Rh_{null} syndrome의 혈액학적 및 혈청학적 결과 요약

① Rh 및 LW 항원이 전혀 없다.

② anti-U 항혈청과의 반응은 아주 미약하거나 음성이다.

③ Hb와 Hct치는 정상보다 낮다.

④ Hemoglobin F의 상승

⑤ 망상적혈구 증다증

⑥ 적혈구 취약성 검사의 비정상

⑦ Ham's 시험 양성

⑧ 햅토헤모그로빈치(hapto-globin)의 감소

⑨ 유구적혈구증(stomato-cytosis)

⑩ 적혈구 생존기간의 감소가 동반된다고 한다.

6) 기타 Rh 항원의 변이형

(1) C^W

C^W 항원은 C좌(locus)의 대립형질에 있는 C^W유전자의 산생물이다. C^W 항원은 anti-C^W항체가 수혈부작용과 신생아 용혈성 질환의 원인으로 판명된 이래 가장 중요한 변종으로 대두되고 있다.

영국인, 미국인의 2% 정도에서 발견되고 발트해 연안에 있는 라트비아인과 랩랜드인과 핀란드인에서는 7%의 고율로 나타나고 있다.

anti-C^W항체는 C^W항원의 특이반응으로써 생산되어지며 대부분의 anti-C^W혈청은 C^W 양성혈구와 반응한다. Philip Levine 면역혈청 연구실에서 연구되어진 것을 보면 anti-C^W은 anti-c와 일부 예에서 같이 존재하고 있음을 알 수 있었다.

(2) C^X

C^X항원은 인구 1,000명 중에서 한 명 비율보다도 적은 비율을 가진 극히 희귀한 항원이다. 단지 anti-C^X항체는 3예에서 보고된 바 있고 1961년 Cleghorn에 의하면 후천성 용혈성 빈혈이 있는 환자에서 드물게 나타난다고 한다.

(3) E^w

E^W항원은 단지 세 가족에서 발견되었다고 보고되어졌고 anti-E^W 항체는 한 가족에서 신생아 용혈성 질환을 일으킨 경우가 있었다. E^W 양성혈구는 특이항체인 anti-E^W와 반응시키면 응집되어진다.

(4) C^u와 E^u

C^u와 E^u(e, Ke, D^u) 항원은 C와 E의 특이반응으로써 소수에서 나타나는데 C와 E의 대립형질에서 생산되는 것이 아니다. 유전자 교차반응의 결과로써 나타나는데 극히 드물다.

(5) Et

오스트레일리아 원주민의 1/3 가량은 E항원이 없이 나타나는데 이것을 E^t 항원이라고 했다.

(6) G항원

G항원은 anti-CD 혈청에는 반응하고 anti-C 혈청, anti-D 혈청과는 반응하지 않는 항원이 발견되어 G라는 명칭이 붙었다. 항원 G는 C항원, D항원의 전구물질로서 항원 G+C, 항원 G+D라고 보고 있다. 대부분 G항원은 Rh 양성에서 나타나며 항-G가 있는 수혈자는 D와 C항원 음성인 혈액을 수혈하여야 한다.

5. Rh 항체(Rh antibodies)

Rh 계통의 항체들은 면역자극 없이 가끔 나타나는 anti-rh″(E)와 anti-C^W를 제외하고는 임신이나 수혈에 의한 면역의 결과로서 생기게 된다. Rho(D)는 가장 강한 항원이고 그 다음이 rh′(C)와 rh″(E)이다. Rh 특이성을 가진 대다수의 항체들은 혈청학적으로 불완전(imcomplete) 항체의 범주이고 IgG 글로불린에 속한다.

Rh 항체의 검출은 37℃ 온도에서 효소법이나 indirect Coombs test에 의해 가장 잘 반응하여 어떤 항체는 오로지 indirect Coombs test에 의해서만 반응하는 것도 있다.

D항체는 거의가 Rh 음성 환자가 Rh 양성 공혈자의 혈액을 수혈받았을 때 생기게 되고, 또한 Rh 음성인 산모가 Rh 양성 태아의 태반(placenta)을 통하여 Rh 양성 태아의 혈구가 산모에 자극되어 아기를 낳은 후나 임신 말기에 항체가 생길 수가 있다.

D 항체 이외에도 anti-E, -c, -K, -Fy^b와 그 외의 저 빈도 항체들에 의해서도 드물게는 신생아 용혈성 질환을 일으킬 수 있기 때문에 사전 예방적 측면에서 panel cell을 이용한 항체 screening 검사를 해야 된다. Rh 항원의 면역원성(immunogenicity)이 높은 순서로는 D〉c〉E〉e〉C이다.

한국인에서 IgG계의 비 예기항체는 다수가 Rh계로 임상적으로도 중요하다.

Rh계의 비 예기항체 발생빈도는 항-E〉항-E+C〉항-C+e〉항-C〉항-D〉항-c순으로 보고되었다.

6. RhD 음성 및 RhD변이형 환자의 수혈

(질병관리본부 수혈가이드라인 참조)

1) RhD 음성 환자의 수혈

RhD음성의 적혈구, 혈소판, 혈장의 공급이 가능한 경우 음성 혈액제제를 수혈한다. 적혈구제제의 경우 응급상황에서는 감작되지 않은(비 예기항체 선별검사 음성) 남성과 폐경기 여성은 RhD 양성 적혈구를 수혈할 수 있으며, 수혈하지 않으면 생명이 위험한 경우에는 가임 연령의 여성도 RhD 양성 적혈구를 수혈할 수 있다. 혈소판에는 D 항원이 없기 때문에 RhD 양성 헌혈자의 혈소판을 수혈하여도 수혈의 효과에는 문제가 없지만, 혈소판제제에 소량 포함된 적혈구로 인해 항-D 동종면역(alloimmunization)이 발생할 수 있으므로 이를 예방하기 위해 Rh 면역글로불린 투여를 권장한다. Rh 면역글로불린의 반감기는 3주이므로, 1회 투여를 통해 약 2~4주간 동종면역 예방 효과를 얻을 수 있다. 신선 동결혈장과 동결침전제제는 RhD 항원 여부와 무관하게 수혈이 가능하지만, 가임기 여성처럼 고위험군의 경우 선택적인 Rh 면역글로불린 투여를 고려해볼 수 있다.

2) RhD 변이형 환자의 수혈

RhD 변이형(약-D, 부분-D, DEL형)환자는 RhD음성의 적혈구, 혈소판, 혈장 수혈을 우선 권장한다. 하지만, RhD 음성 혈액공급이 불가능한 응급상황에서는 감작되지 않는 남성 환자나 폐경기 여성 환자는 RhD 양성적혈구나 혈소판, 혈장을 수혈할 수 있고, 수혈하지 않으면 생명이 위독한 경우에서는 가임 연령의 여성도 RhD 양성적혈구나 혈소판, 혈장을 수혈할 수 있다. 한편, RhD 변이형 중 RHD 유전자 분석으로 Asia type DEL(1227G〉A)로 규명된 환자는 수혈이나 임신으로 D 항원에 노출되어도 항-D를 유발한 사례가 보고된 예가 없어 RhD양성 혈액 수혈도 가능하다.

Chapter 5

기타 혈액형 (Other blood groups)

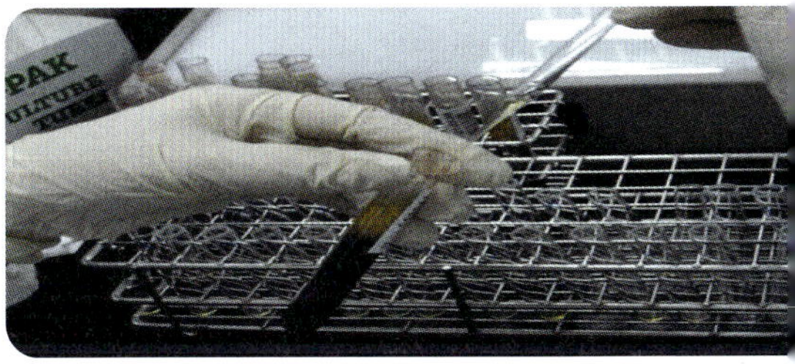

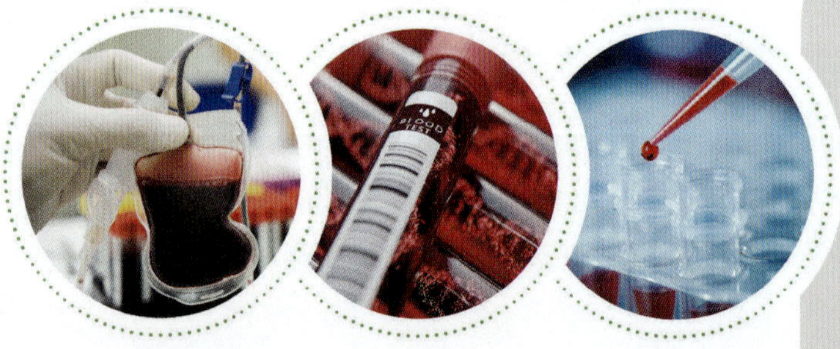

학습 목표

01. 기타혈액형 중 IgM항체관련 혈액형을 기술한다.
02. 기타혈액형 중 IgG항체관련 혈액형을 기술한다.
03. Lewis, P, MNS, Ii식 혈액형의 특성을 기술한다.
04. Lutheran, Kell, Kidd, Duffy, Diego식 혈액형의 특성을 기술한다.
05. 기타혈액형 중 dosage effect를 보이는 혈액형을 기술한다.
06. 효소 법으로 항원이 파괴되어 검출이 좋지 않은 혈액형을 기술한다.
07. 효소 법으로 항원. 항체 반응이 증강되는 혈액형을 기술한다.
08. 저 빈도 및 고빈도 혈액형과 수혈 대응 법을 기술한다.

Chapter

5

실 / 전 / 수 / 혈 / 검 / 사 / 학

기타 혈액형 (Other blood groups)

1901년 Landsteiner가 혈액형을 발견한 이래 현재까지 330여 종의 항원들이 인체 적혈구에 있는 것이 발견되었다. 이 중에서도 일반적으로 항원구조나 유전형성이 밝혀져 있고 혈액은행 업무에서 흔히 발견되는 항원들은 ABO, Rh, MNS, P, Lutheran, Kell, Ii, Lewis, Duffy, Kidd, Diego의 11종으로 되어 있다.

이들 항원들은 특이항체에 의하여 검출되어지고 있고 실제 위에서 설명한 11종의 항원 및 항체들이 중요시되고 있다.

이외의 X성 염색체와 관련 있는 xg^a 계통은 유전학을 연구하는데는 도움이 되나 임상적으로는 중요성이 별로 없다.

면역 혈액학(immunohematology) 측면에서 볼 때 거의 모든 사람의 적혈구에서 볼 수 있는 항원을 공공항원(public antigen) 또는 고빈도 항원(high incidence antigen)이라 하며 이와 반대로 어느 개인이나 그 가족에서만 발견되는 항원을 개인항원(private antigen) 또는 저 빈도 항원(low incidence antigen)이라 불리우고 있다.

1. Lewis식 혈액형 계통(The Lewis blood group system)

1) Lewis식 혈액형의 발견

1946년 Mourant는 모든 O형 혈액 중 24~25% 응집을 하는 두 여자의 혈청에서 항체를 증명하고 그 대응항원을 그 중 한 사람의 이름을 따서 Lewis factor라 하고 그리고 그 항체를 anti-Le^a라고 명명하였다.

그 후 1948년 Anderson은 anti-Le^a와는 완전 대조적으로 반응하는 항체를 발견하였으며 이 항체를 항-Le^b로 분류하였다. 이 혈액형의 특징은 체액(수액, 위액, 정액)으로 자기의 혈액형 물질(ABH)을 분비하는 사람(분비형, secretor)과 분비하지 않는 비분비형(nonsecretor)사람에 관계되는 혈액형으로써 $Le^{(a+)}$형은 전부가 비분비형(nonsecretor)이며, $Le^{(b+)}$형은 분비형(secretor)이다.

표 5-1 Lewis식 혈액형의 민족별 표현형 빈도

항혈청		표현형	빈 도(%)			
Le^a	Le^b		한국인	일본인	백 인	흑 인
+	-	Le(a+b-)	23.4	22.8	22	23
-	+	Le(a-b+)	70.2	70.8	72	55
-	-	Le(a-b-)	6.4	6.4	6	22
+	+	Le(a+b+)			rare	rare

참조: 한국인 빈도 : 최범열, 한국인의 혈액형 빈도에 관한 연구. 대한혈액·수혈검사학회, 창간호. Vol.1, No.1. 1992.
일본인 빈도 : 石川新悅, 輸血檢査の基礎, The TOKYO Journal of Medical Technology Vol.19, No.4 1991.
미국인(백인, 흑인) 빈도: Technical manual of AABB, ed 11, MARY Land, 1993.

표현형은 Le(a+b-), Le(a-b+), Le(a-b-)로 표현되며, 빈도는 표 5-1에서와 같이 민족적인 차가 별로 없다.

2) Lewis 혈액형 항원의 특성

이 혈액형은 다른 혈액형 항원과 달리 조직세포에서 만들어져서 체액 속으로 분비되기 때문에 분비물과 혈장에서 발견되며 적혈구막에 흡수되어 Lewis형이 결정되어진다.

분비물중의 Lewis항원은 당단백질이지만 혈장중의 Lewis항원은 당지질이다. 적혈구는 당지질만 섭취하고 당단백질은 섭취하지 못한다.

따라서 Lewis형은 주로 신생아기에 Le(a-b-)에서, 유아기, 소아기를 거쳐 점차 성인기의 Lewis형이 정착된다.

신생아에 있어선 수용체가 충분치 못해서 Le^a와 Le^b 항원이 위 음성으로 나타날 수가 있으며 전부 Le(a-b-)이나 생후 1~2개월에서 Le^a는 90% 나타났다가 점점 감소되어 2년만에는 성인의 빈도와 거의 같다. Le^b는 1~2개월에서 12~34% 밖에 되지 않으나 6세 정도가 되면 성인과 같은 70% 정도의 빈도가 된다. 특히 임산부나 암환자에서도 Lewis 항원이 적혈구에 흡착이 억제되어 표현이 안될 수도 있다.

3) 유전자형과 형물질의 발현

1948년 Lister 연구소의 Dr. Grubb에 의해 ABHLe형 물질의 체액 분비와 비분비가 Lewis식 표현형이 관계가 있는 것으로 밝혀지게 되었다. 즉, Lewis 표현형은 Le와 분비유전자의 유·무에 따라 결정된다.

(1) Le(a+b-)형은 타액 중에 Le^a형 물질을 분비하고 있으나 ABH형 물질은 분비하지 않는 비분비형이다.

(2) Le(a-b+)형은 타액 중에서 Le^a 물질은 흔적 정도의 소량, Le^b 물질은 다량 분비하고 ABH 물질을 분비하는 분비형이다.

(3) Le(a-b-)형 대부분이 타액에서 Le^a, Le^b 물질이 비분비 되고 있으나, ABH 물질이 분비되어지는 분비형이 80%이고 비분비형이 20%이다. Le(a-b-)의 유전자형은 lele로서 백인보다도 흑인에서 높은 빈도를 보이고 있으며, 한국인에서는 6% 정도로 나타난다.

(4) ABO 혈액형을 지배하는 것은 ABO 복대립유전자이며 H 물질의 대립유전자는 H와 h이다. 분비형과 비분비형의 대립유전자는 Se와 se이고 Le^a물질의 대립유전자는 Le^b가 아니라 Le와 le이다.

표 5-2 Hh, Sese, ABO, Lele의 유전자 상호작용

대립유전자	혈액형 물질	
	체액	적혈구
H, Se, A, Le	H, A, (Le^a), Le^b	H, A, Le^b
H, sese, A, Le	Le^a	H, A, Le^a
H, Se, A, lele	H, A	H, A
H, Se, O, Le	H, (Le^a), Le^b	H, Le^b
hh, sese, A, Le	Le^a	Le^a

(　)드물게

표 5-3 Lewis 표현형과 유전자형(성인)

표현형	유전자형	타액 중의 형물질		
		분비 및 비분비형 구분	Lewis	ABH
$Le^{(a+b-)}$	H, sese, Le	비분비형	Le^a	(-)
	매우 드뭄 hh, Se 또는 sese, Le			
$Le^{(a-b+)}$	H, Se, Le	분비형	Le^b(대량), Le^a(소량)	(+)
$Le^{(a-b-)}$	H, Se, lele	분비형	(-)	(+)
	H, sese, lele	비분비형	(-)	(-)
	매우 드뭄 hh, Se 또는 sese, lele			

참조: Mary Louise Turgeon: Fundamentals of Immunohematology, 2nd ed, Williams Wilkins, 1995.

Le^b 물질은 Se 유전자가 존재함으로 Le와 H 유전자의 공동 지배를 받는다. le, h, se는 무형 유전자(amorph)이고 검출 가능한 생성물을 만들지 못한다.

4) Lewis 항체

Lewis 항체는 임신이나 수혈의 결과에 의한 것이 아닌 자연항체로서 존재하며 보통 Le(a-b-)인 사람에게 특별한 항원자극 없이 발견되어지고 anti-Le^b와 anti-Le^a는 따로따로 발견되기도 하고 같은 사람의 혈청 속에서 같이 발견되기도 하는데 항체 screen 검사에서 검출되는 불규칙항체의 50~60%를 차지하는 고빈도항체이다. 이 항체들은 모두 IgM 성상이어서 태반을 통과하지 못함으로서 신생아 용혈성질환을 일으키지 않는다.

그러나 anti-Le^a 항체의 일부에서는 약하지만 AHG 검사에 검출될 수가 있다. 따라서 anti-Le^a 항체에 의한 용혈성 수혈 부작용이 드물게 생길 수 있으나 anti-Le^b 항체에 의한 부작용은 일어나지 않는다.

Anti-Le^b 항체는 2종의 형태로 존재하는데 anti-Le^{bH}와 anti-Le^{bL}이다. Anti-Le^{bH}는 대부분 O형 또는 $A_2Le^{(b+)}$형의 적혈구와 가장 잘 반응하여 A_1형 A_1B형인 사람에서 생산되어진다.

또한 anti-Le^{bL} 항체는 H와 Le^b의 적혈구 항원과 잘 반응하는 항체이다. Anti-Le^{bH}는 임상적으로 의의가 없으며 Le(a-b-) O형의 분비형인 사람의 타액에 의해 중화되어지나 anti-Le^{bL}은 $Le^{(b+)}$인 모든 ABO형을 가진 공혈자 혈액과 반응하며 ABH 분비형인 Le(a-b+)형의 타액에 의해 중화된다. Anti-Le^{bH} 항체를 가지고 있는 환자의 혈청은 $Le^{(b+)}$형이 아닌 A_1 혈구와는 적합하다.

Le(a-b-) 표현형을 가진 사람의 20%에서 Lewis항체를 가지고 있고, 특히 임산부에서 anti-Le^a 및

Le^b 항체들이 보인다. Le^a형인 사람은 드물게 항-Le^b를 만들 수 있으나, Le^b인 사람은 소량의 Le^a항원도 있어 아무런 항체도 형성할 수 없다. Le(a-b-)에서 더 많은 빈도로 anti-Le^a 및 Le^b 항체를 보이며, 백인보다 흑인에서 4배 정도 더 나타난다.

5) Lewis형 물질에 의한 중화

Lewis형 물질은 사람 유래의 Le^a, Le^b 수용성 물질로서 항체동정의 보조시약으로 혈청 중의 항 Lewis 항체의 존재를 확인하기 위해 사용이 된다.

또는 다른 항체와 공존하고 있는 경우 Lewis 항체의 활성을 일단 중화시켜 다른 항체를 명확히 동정하기 위한 목적으로도 사용이 된다.

항-Lewis 항체는 일상 업무에서 자주 검출되어지는 항체로서 반응온도의 범위가 넓어서 혈청학적인 반응태도가 일정치 않다. anti-Le^a, anti-Le^b가 가끔은 공존하고 있어서 panel 혈구 모두가 반응하게 되는 경우가 있어서 동정이 곤란한 경우가 있다. 이럴 때 어느 한쪽의 항체를 중화시켜서 구별하는데 사용이 되어진다.

중화 방법(Technique)

시 험 관 (10×75 mm) / 술 식	검사시험관 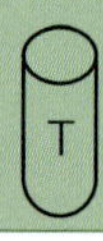	대조시험관 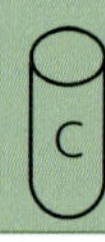
환자혈청	1.0 mL	1.0 mL
Lewis형 물질	0.2 mL	-
생리식염수	-	0.2 mL
잘 혼합하고 실온에서 5분 간 반응시킨다.		
※ 형 물질과 생리식염수를 가한 혈청 그대로 항체동정 등에 검체로 사용한다.		

참조 ; 중화 방법(technique)

(1) 피검혈청 중에 anti-H, anti-HI가 존재하는 경우에도 Lewis형 물질로 중화되어진다.

(2) 형 물질(또는 saline)을 가하므로 혈청이 약간 희석되어져서 저역가의 항체는 검출되지 않는 경우가 있다.

(3) 높은 고역가의 항체는 통상의 비율(혈청 : 형 물질 = 5 : 1)로 완전히 중화되지 않고 부분적인 중화가 관찰되는 경우에는 형물질의 첨가비율을 증가시켜주면 된다.

2. P식 혈액형 계통(The P blood group system)

1) P혈액형 항원

P계통 혈액형은 1927년 Landsteiner와 Levine에 의하여 ABO, MN형에 이어 세 번째로 발견된 혈액형으로 사람 혈구로 토끼를 면역하여 얻은 면역혈청에서 증명된 항체를 항-P그리고 그 대응항원을 P라고 명명하였다. 근래에는 P혈액형을 P_1으로 고쳐져서 불리우고 있다.

P형은 다시 P_1형과 P_2형, P형으로 구분되는데 P_1형은 혈구에 P 와 P_1 항원을 둘 다 갖고 있고, P_2 형은 P 항원만 갖고 있어 항-P_1을 생성할 수도 있다.

P식 혈액형의 표현형은 P_1, P_2, P, P_1k, P_2k형으로 분류하며, P항원은 적혈구 중 당지질이 가장 많다.

표 5-4 Race와 Sanger 구분에 따른 P혈액형계 빈도

항혈청		표현형	항 원	유전형	빈 도(%)				
Anti-P	Anti-P_1				유럽인	백 인	흑인	일본인	한국인
+	+	P_1	P_1P	P_1P_1 P_1P_2 P_1P	29 50 0	78.85	94	31.23	40
+	-	P_2	P	P_2P_2 P_2P	21 0	21.15	6	68.77	60
-	-	P	발견 안됐음	PP	0	0	0	0	0

참조 ; 일본인 빈도: 石川新悦, 輸血検査の基礎. The TOKYO Journal of Medical Technology, Vol.19, No.4, 1991.
Technical manual AABB, ed 11, Bethesda MARYLAND, 1993.
한국인 빈도: 최범열, 한국인의 혈액형 빈도에 관한 연구. 대한혈액·수혈검사학회, 창간호. Vol.1, No.1, 1992.

P_1 항원은 백인의 79%와 흑인에서 94%의 빈도로 적혈구에 존재하며 ABO 혈액형 항원과 밀접한 관계에 있고 실제로 P^a 항원은 화학적으로 B 항원과 매우 흡사하다. 백인의 약 21%는 적혈구에 P_1 항원을 갖고 있지 않는데 이러한 적혈구를 P_2라고 한다.

P_2 표현형은 백인의 21%와 흑인의 6%에서 발견되며 P_1과 P_2 적혈구에는 P 항원을 가지고 있다.(표 5-4 참조)

P 표현형은 대단히 희귀한데 P_1과 P 항원이 결핍되어 있고 예전에는 Tj(a-)로 알려졌었다. 그런데 적혈구에 P가 결핍된 극소수의 사람들은 소위 pK 항원을 갖고 있다.

2) P계 항체

Anti-P_1 항체는 P_2형의 사람에게서 생산되고 예민한 방법을 동원하여 검사를 한다면 P_2형인 사람 중 거의 모두가 혈청 중에 anti-P_1을 가지고 있고 자연항체로서 IgM에 속하며 저온에서 반응이 더 강하게 나타난다. Anti-P_1 항체는 태반을 통과하지 못하고 따라서 신생아의 용혈성 질환의 원인은 되지 않으며 임상적으로 별 중요성이 없으나 드물게는 용혈성 수혈 부작용을 일으켰다는 보고가 있다.

Pk 표현형을 갖는 극소수 사람들은 그 혈청 속에 P_1 및 P_2 혈구와 반응하는 anti-P를 갖는다. 그러나 이 항체는 P항원과 반응하지 않는다.

자가 항-P는 발작성 한랭 혈색소뇨증(paroxysmal cold hemoglobinuria; PCH)이라고 하는 면역용혈성 빈혈과 관련되어 있으며, 바이러스에 감염된 어린이에서 혈색소뇨와 용혈성 빈혈을 보이며 매독3기의 성인 환자에서도 발견된다. 이 자가 항-P는 Donath-Landsteiner항체로서 알려진 IgG항체이다. C3 보체와 관련된 항체로 37℃에서 용혈이 일어난다.

3. MNS식 혈액형 계통(The MNS blood group system)

1) MNS 혈액형의 발견

1927년 Landsteiner와 Levine에 의하여 발견된 혈액으로써 O형 사람의 면역학적 차이점을 조사하기 위하여 토끼에 O형 혈구를 주사하여 얻은 면역혈청에서 새로운 특이성을 지닌 항-혈청을 증명하고 항-M 및 항-N 응집소라고 명명하였다.

1947년 Walsh와 Montgomery에 의하여 다섯 번째 수종상을 일으키고 사산된 어머니 혈청에 이때까지 보고되지 않았던 형 특이성을 보이는 항체를 증명하고 그 항체를 anti-S로, 또 대응항원을 S라고 명명하였고 이것이 MN식 혈액과 관계가 있기 때문에 MNS식 혈액형으로써 체계화되었고 1951년 Levine, et al에 의하여 항-s가 증명되었다.

MNS는 Mendel의 유전법칙에 의하여 유전되므로 법의학적인 검사나 친자감별검사에 많이 이용되고 있다. Greenwalt et al에 의한 관찰에 의하면 모든 U-적혈구는 S-s- 검사결과를 보여주고 흑인에서 1% 정도 보이며, MNS 혈액형군의 항원은 M(MNS 1), N(MNS 2), S(MNS 3), s(MNS 4), U(MNS 5), Mia, Mc, Mg, Vw, Mnr 등 46개가 보고되고 있다.

2) MNS 혈액형 항원

MNS혈액형 계통의 항원은 시알로당단백질(sialoglycoprotein)이며, MN과 Ss의 항원구조는 유사하다.

MN 시알로당담백질(glycophorin A: GPA)와 Ss시알로당단백질(glycophorin B: GPB)의 항원구조는 유사하며 가까이 있어 함께 반수체형(haplotype)으로 유전된다.

MN과 Ss 항원의 유전양상은 M, MN, N과 S, Ss, s로 각 3가지로 표현되어 MNS형의 표현형은 9가지로 나타날 수 있다.

특히 한국인에서 U항원 100%, s항원은 99.8%로 고빈도항원이며, Mi^a는 0.38%로 저 빈도항원이다. U항원은 백인 99.9%, 흑인 99%에서 발견되는 고빈도 항원이다.

우리나라 사람의 MNS형의 출현빈도는 표 5-5와 같이 보고되고 있다.

표 5-5 MNS식 혈액형의 표현형 빈도

항혈청				표현형	빈 도(%)		
anti-M	anti-N	anti-S	anti-s		한국인	백 인	일본인
+	-	+	-	MS	0	5.62	0.64
+	-	+	+	MSs	4.4	14.48	3.85
+	-	-	+	Ms	22.2	9.33	22.76
+	+	+	-	MNS		3.36	0.32
+	+	+	+	MNSs	5.1	22.66	6.41
+	+	-	+	MNs	41.5	23.62	39.42
-	+	+	-	NS		0.50	0
-	+	+	+	NSs		5.48	1.28
-	+	-	+	Ns	26.9	14.95	25.32

참조; 한국인 빈도: 최범열, 한국인의 혈액형 빈도에 관한 연구, 대한혈액·수혈검사학회 창간호, Vol.1, No.1, 1993.
임아현 외, 헌혈자 기반의 희귀혈액 관리체계 구축에 관한 연구, 대한수혈학회지, Vol.29, 2018.
일본인 반도: 竹内直子, 輸血檢査の實技, 醫學書院, 1983.

3) MNS계 항체

Anti-M과 anti-N은 IgM항체로 대부분 자연항체로서, 정상인 혈청 중에 있는 M과 N항체는 역가가 낮고 보체와 결합하지 않으며 수혈 부적합 반응 및 부적합 임신의 염려는 없으나 그러나 드문 예에서는 IgG계 anti-M 항체에 대한 부적합 임신으로 태아에 장애가 초래된 보고도 있다.

Anti-S 항체는 식염수 또는 AHG 단계에서 반응을 잘하는 IgG 항체이며 최적온도는 15~37℃이다. Anti-s는 37℃에서 반응하는 온난항체(warm antibody)이고 IgG에 속하는 면역항체로써 임신이나 수혈에 의하여 생길 수가 있으며 AHG검사에서 반응을 잘하며 드물게는 태아적아구증을 일으킨다. 그리고 MNS 항체들은 효소법으로 검사하면 항원이 파괴됨으로 항체 검출이 좋지 않다. 그러나 Anti-U항체는 수혈력이나 임신력이 있는 흑인에서 1% 정도 드물게 S-s-인 사람에서 나타나며 AHG검사에서 반응이 되는 항체이며 효소법에 의해 반응이 증강되어진다.

이들 항체들은 양적효과가 있어서 MN보다 NN 유전형 혈구에서 anti-N반응이 더 강하다. Anti-M도 MN보다 MM유전형에서 더욱 강한 반응을 하게 된다. Anti-N은 투석환자(dialysis patient)에서 관찰될 수가 있는데 formaldehyde로 멸균 처리한 투석막(dialyzer membrane)을 재사용할 때 formaldehyde에 의한 N항원의 변성이 초래되어 항체 형성을 자극하여 생기게 되나 임상적 의의는 없다.

4. Ⅰi식 혈액형 계통(The Ⅰi blood group system)

태아 적혈구는 i항원은 풍부하게 있으나 I항원은 빈약하지만 생후 18개월 동안에 차차 I항원이 증가하고 그 대신 i항원은 계속 감소한다. 그리하여 정상 성인의 적혈구는 anti-I와는 강한 반응을 하나 anti-i

표 5-6 정상 및 비정상 한랭자가항체의 특성비교

특 성	정 상	비정상(병적)
반응온도범위	< 22℃	광범위: 32℃ 반응
역가	< 64×(거의 드물다) >16× 4℃	> 1,000× 4℃
Albumin첨가 후 증강	없음	반응 증강됨
항체의 크론성	polyclonal	병적상태 = monoclonal
임상적 의의	없음	한랭자가면역성 용혈성 빈혈의 원인
항체의 특이도	Anti-I	Anti-I
직접쿰스검사	음성 또는 약 양성(polyspecific AHG 사용)	2+~3+(polyspecific AHG사용)

표 5-7 한랭자가 항체의 반응성

3% 혈구부유액 \ 한랭항체	I	i	H	IH
A_1	4+	0~1+	0~1+	0~2+
A_2	4+	0~1+	2~3+	4+
B	4+	0~1+	0~1+	0~2+
0(adult)	4+	0~1+	4+	4+
0(cord)	0~2+	4+	3~4+	0~2+
Auto	0~4+	0~1+	0~2+	0~2+

와의 반응은 하지 않거나 약하다. Anti-I는 보통 임상적으로 의의가 없는 자가항체(auto antibody)이지만 드물게 그렇지 않을 경우가 있다.

4℃에서 비교적 저 역가(1 : 64 이하)로 작용하는 anti-I항체를 발견하는데 이 한랭 자가 항체는 비교적 그 작용 온도 범위가 좁기 때문에 임상적으로는 큰 의의가 없다. 때때로 실온에서도 반응을 하기 때문에 항체선별검사나 교차시험 때에 흔하게 어려움을 야기시키는 원인이 되기는 하나, 이 항체는 비교적 약하고, IgM에 속하는 자연항체이다.

반응온도의 범위가 넓은 고역가 자가 I항체와 i항체는 한랭 응집소병과 자가면역 용혈성 빈혈(autoimmune hemolytic anemia)의 원인이 되는 항체로서 나타난다.

임상적 의의가 있는 anti-I항체는 고역가로 IgM 응집소가 더욱 강하며 활성 온도 범위가 32℃ 이상 넓은 것이 특징이다. 이와 같은 강한 anti-I는 성인 O혈구에서는 4℃에서 강한 응집을 보이고 cord O형 혈구와는 반응이 없거나 미약하다. 그러나 anti-i는 이와는 반대의 응집현상을 보여주기 때문에 두 가지의 혈구를 사용해서 간단히 구별을 할 수가 있다.

비록 anti-i는 일상 혈액은행 검사에서 드물게 본다 하더라도 Epstein Barr virus감염에 의한 전염성 단핵구증, 세망내피계 질환(세망증 공수성 백혈병 및 알콜성 간경화증) 환자의 혈청에서는 흔히 볼 수 있으며 이때 4℃에서만 작용을 하는 약한 항체로 존재한다.

또한 드물게는 이 병에서 항체가 고농도로 존재하여 자가면역 용혈성 빈혈의 원인이 된다.

강한 auto anti-I를 가지고 있는 환자의 수혈에는 혈액주입 시 37℃를 유지시켜주는 blood warmer 장치를 사용하고 빠른 주입속도가 요구되어진다. 약한 anti-I에는 warmer가 필요없고 혈액 수혈 속도를 천천히 해도 상관없다.

5. Lutheran식 혈액형 계통(The Lutheran blood group system)

1) Lutheran식 혈액형의 발견

1945년 Callender와 Race는 전신성 홍반낭창증(LE) 환자로서 전에 수혈받은 일이 있는 사람의 혈청에서 항체를 발견하고 이 항체의 특이성이 기지의 각 혈액과 다르기 때문에 환자의 이름을 따서 항-Lutheran(anti-Lu^a)으로 명명하였으며 이 항체와 반응하는 적혈구를 $Lu^{(a+)}$형, 반응하지 않는 것을 $Lu^{(a-)}$라고 명명하였다.

1956년 Cutbush와 Chanarim에 의하여 anti-Lu^b가 발견되어 Lutheran형은 체계화되었다.

2) Lutheran 혈액형 항원

Lu 좌위는 19번 염색체에 Se(분비자)좌위와 연결되어 있으며, H, Le 및 LW 유전자 좌위도 19번 염색체에 위치해 있다.

출생 시에는 항원의 발달이 저조하고 15세까지도 항원강도가 증가하고 있는 것으로 알려져 있다.

$Lu^{(a+)}$형은 인자형이 Lu^aLu^a의 동형접합체와 Lu^aLu^b의 이형집합체 그리고 $Lu^{(a-)}$는 Lu^bLu^b의 동형접합체로 구성되어 있다. 대부분의 사람들은 $Lu^{(a-)}$형이고 $Lu^{(a+)}$형은 소수이다. 백인들은 92.35%가 $Lu^{(b+)}$형이며 나머지 7.5%가 $Lu^{(a+,\ b+)}$형이다. 우리나라 사람들은 모두가 $Lu^{(b+)}$형이며 $Lu^{(a+)}$형은 없다. 일본인

표 5-8 Lutheran계 표현형의 빈도

항혈청		표현형	유전자형	빈 도(%)			
Lu^a	Lu^b			한국인	일본인	백 인	흑 인
+	-	Lu(a+b-)	Lu^aLu^a	0	0	0.15	0.1
+	+	Lu(a+b+)	Lu^aLu^b	0	0	7.5	5.4
-	+	Lu(a-b+)	Lu^bLu^b	100	100	92.35	94.7
-	-	Lu(a-b-)	LuLu	0	0	매우 드뭄	매우 드뭄

참조 : 한국인 빈도: 최범열. 한국인의 혈액형 빈도에 관한 연구. 대한혈액·수혈검사학회 창간호 Vol.1, No.1, 1992.
일본인 빈도: 石川新悦. 輸血検査の基礎. The Tokyo Journal of Medical Technology, Vol.19, No.4, 1991.
Denise. M. Harmening, Modern Blood Banking and Transfusion practice, 3rd ed, 1994.

들의 빈도도 우리와 동일하다(표 5-8 참조).

3) Lutheran 항체

항-Lu^a는 Lu^a항원을 가지고 있는 사람이 극소수이므로 매우 드물다. 이 항체는 대부분 IgM에 속하는 자연항체이므로 저온의 식염수 부유액(saline suspension)에서 가장 잘 반응하며 지적온도는 12~18℃이다.

Anti-Lu^a 반응특성은 부분응집(mixed field agglutination)이다. 일부 양적효과를 보이고 있다.

혈청 속에 Lu^a 항체를 갖고 있는 환자에서 정상적인 $Lu^{(a+)}$ 혈구가 있었다는 보고도 있었다. Lu^b 항체는 면역글로불린 IgG, IgA 양쪽에서 발생되지만 IgM은 드물다. $Lu^{(b+)}$ 혈구를 수혈받았을 때 미미한 수혈 부작용이 있었고 드물게는 신생아 용혈성 질환을 일으켰다. 항-Lu^aLu^b(anti-Lu^3)는 매우 드문 $Lu^{(a-b-)}$ 표현형을 가지고 있는 사람에게서 나타날 수 있고 이 항체는 주로 IgG에 속하며 쿰스시험에 잘 반응하게 된다.

6. Kell식 혈액형 계통(The Kell blood group system)

1) Kell식 혈액형의 발견

1946년 Coombs, Mourant, Race가 용혈성 질환 환자의 혈청에서 새로운 항체를 증명하고 환자 이름 Kellacher에서 따서 anti-Kell이라 하고 그 대응항원을 Kell(K)로 명명하였다.

1949년에 Levine에 의하여 K항원과 대립하는 항원이 발견되었으며 환자의 이름을 따서 Cellano 항원이라고 명명하였다. Kell 항원을 K(대문자) 혹은 KEL1, Cellano 항원을 k(소문자) 혹은 KEL2라고 불린다. K항원은 백인 인구의 9%에서 존재하고 Cellano(k) 항원은 인구의 99%에서 존재한다는 사실이 밝혀졌다. 이후 이 계통에 속하는 항원이 더 발견되었는데 이 중 2개는 서로 대립유전인자 관계를 이루고 있는 Penney(kp^a)와 Rautenberg(kp^b)이다.

kp^a는 발견되는 빈도가 낮고 kp^b는 빈도가 높다. 다음으로는 Sutter(Js^a와 Js^b)인데 지금까지 밝혀진 Sutter 항원은 거의 흑인에서 발견이 되고 있고 동양인은 드물다. 이들의 항체는 anti-kp^a와 anti-kp^b 그리고 anti-Js^b이다.

표 5-9 Kell 혈액형계의 표현형과 빈도

항 혈청과의 반응						표현형	빈 도(%)			
K	k	kp^a	kp^b	Js^a	Js^b		한국인	일본인	백 인	흑 인
+	0					K^+	0	0	0.2	rare
+	+					K^+k^+	0	0	8.8	2
0	+					k^+	100	100	91	98
		+	0			$kp^{(a+b-)}$	0	0	rare	0
		+	+			$kp^{(a+b+)}$	0	0	2.3	rare
		0	+			$kp^{(a-b+)}$	100	100	97.7	100
				+	0	$Js^{(a+b-)}$			0	1
				+	+	$Js^{(a+b+)}$			rare	19
				0	+	$Js^{(a-b+)}$			100	80
0	0	0	0	0	0	K0			극히 드물다	

참조 : Technical manual AABB ed. 11, Bethesda, MARYLAND, 1993.
한국인 빈도 : 최범열, 한국인의 혈액형 빈도에 관한 연구. 대한혈액·수혈검사학회, 창간호, Vol.1. No.1. 1992.
일본인 빈도 : 石川新悅, 輸血検査の基礎, The TOKYO Journal of Medical Technology Vol.19, No.4 1991.

2) Kell 혈액형 항원

Kell 혈액형 계통의 항원은 당 단백이며 적혈구 막을 구성하고 있고, 유전자 좌위는 7번 염색체에 위치해 있다.

검사 시 주의할 점은 반응증강제인 LISS시약의 첨가로 인하여 항-K와의 반응이 오히려 저하됨으로 주의를 요한다.

Kell-Cellano 혈액형의 유전형은 KK, Kk, kk 세 가지로 분류되는데 한국인에 있어서는 K-k+형인 kk형이 100%이므로 항-K에 반응하는 혈구는 아직까지 발견되지 않았다.

3) Kell 항체

Kell 혈액형계의 모든 항체들은 임신이나 수혈에 의해 나타나는 경우가 많고 이 항체들은 항상 면역항체(immune antibody)이고, IgG에 속하며 indirect anti-globulin 검사와 가장 잘 반응한다. Kell 혈액형계에서 나타나는 항체는 anti-K이고 매우 드물게 $Kell_{null}$ 표현형이 발견되는데 이것은 모든 Kell 항원이 결핍된 사람을 $Kell_{null}$(ko)형이라고 하고 만약 이 $Kell_{null}$이 면역되어지면 anti-K^u를 생산하게 된다. K항원은 Rh0(D) 다음으로 가장 항원성이 강한 물질이나 우리나라는 다행히도 공혈자의 100%가 K음성이고 kk형이 100%이므로 문제가 없으나, 백인에서는 91%가 K음성으로 문제가 일어날 수 있다.

7. Kidd식 혈액형 계통(The kidd blood group system)

1) Kidd식 혈액형의 발견

1951년 Allen, Diamond 및 Nieldziela는 신생아 용혈성질환(HDN)에 걸린 아이를 분만한 어머니 Kidd 부인의 혈청에서 특이성이 새로운 항체를 발견하고 그 항체를 anti-JK^a라 하고 항원을 JK^a라 명명하였으며 1953년 Plaut, Mourant, Sanger 및 Race에 의하여 JK^a와 대립관계가 있는 JK^b에 대한 항체와 항원 JK^b를 발견하였다. 1959년 Pinkerton et al에 의해 null 표현형인 JK(a－b－)에 대하여 기술하였다. 발단자(propositus)는 JK^a 또는 JK^b 양성의 어떤 적혈구에 나타나는 JK3라고 불리우는 고빈도 항원에 대한 항체를 만들게 된다. 이것은 JK(a－b－)인 사람의 혈청이 때때로 모든 JK^a와 JK^b에 반응하고 JK(a－b－) 혈구와는 반응하지 않는 항체를 가리킨다. JK(a－b－)형은 동양인에서는 드물게 발견되나(〈0.1%) 백인에서는 아직까지 보고 예가 없다.

2) Kidd 혈액형 항원

Kidd항원은 JK^a, JK^b, JK^3의 3종류가 있으며, 18번 염색체에 유전자 좌위가 있다. 이 항원은 적혈구 요소 운반체상에 coding되어 있으며, 단백질 가수분해효소에 노출되어 있어도 변성되지 않는다. 따라서 JK(a－b－)인 사람의 적혈구가 JK^a, 또는 JK^b보다 2몰의 요소 용액에 저항성이 더 크다.

출생 때부터 항원은 잘 발달되어져 있고 항원성은 강하지 않은 편이다. JK^aJK^a 동형접합체 적혈구는 JK^a JK^b 이형접합체 적혈구보다 더욱 강한 항원성을 나타내고 있다.

3) Kidd 항체

JK^a와 JK^b 항체들은 심한 지연성 용혈성 수혈 부작용을 일으키고 또한 신생아 용혈성 질환의 원인이 될 수 있으나 빈도가 아주 적은편이며 임상적 의의가 있는 항체들이다. 이들 항체들은 IgG에 속하며 간접 쿰스검사를 하면 이들 항체들을 예민하게 반응을 한다. 양적 효과를 나타내며 효소법에 의해 반응력이 증강되어지고 보체결합성 항체이고 시험관 내 용혈의 원인이 된다. JK^a 항체가 JK^b 항체에 비해서 더 흔하게 발견된다. 또한 다른 항체들과 조합해서 발견되기도 한다. 항원빈도는 표 5－10에서와 같다.

표 5－10 Race와 Sanger에 의한 Kidd식 혈액형의 표현형 및 유전형의 빈도

항혈청		표현형	유전형	빈 도(%)			
anti－JK^a	anti－JK^b			한국인	일본인	백 인	흑 인
+	－	JK(a+b－)	JK^aJK^a	37.8	15.9	28	57
+	+	JK(a+b+)	JK^aJK^b	29.5	44.4	49	34
－	+	JK(a－b+)	JK^bJK^b	32.7	39.7	23	9
－	－	JK(a－b－)	JKJK	0	0	극히 드물다	극히 드물다

참조 : ISBT(국제수혈학회)에서 부여한 Kidd 혈액형 계통의 수적 번호는 009이다.
한국인 빈도: 최범열, 한국인의 혈액형에 관한 연구, 대한혈액·수혈검사학회 창간호, Vol.1, No.1, 1993.
일본인 빈도: 石川新悅, 輸血検査の基礎, The TOKYO Journal of Medical Technology, Vol.19, No.4, 1991.
백인, 아세안, 흑인의 빈도: Technical manual 18th ed. AABB, 2014.

8. Duffy식 혈액형 계통(The Duffy blood group system)

1) Duffy식 혈액형의 발견

1950년 Cutbush, Mollison과 Parkin에 의하여 혈우병으로 수혈을 자주 받은 일이 있는 환자인 Mr. Duffy의 혈청에서 간접 쿰스검사를 한 후 발견된 새로운 특이성을 보인 항체에 대하여 분류하고 이 항체를 anti-Fy^a로 명명하였다. 1951년 Ikin, Mourant, Petten Kofer와 Blumenthal은 수혈을 받은 경험이 없고 신생아 용혈성 질환에 걸린적도 없는 한 부인의 혈청 중에서 Duffy 항체와 대조적인 항체를 증명하였고 이것을 항 Fy^b 항체로 명명하였다. Duffy 염색체 좌(locus)의 세 번째 대립형질 Fy는 흑인에서 고빈도로 나타나고 Fy^a와 Fy^b 항원을 생산치 못한다.

2) Duffy 혈액형 항원

Duffy혈액형군은 Fy^a, Fy^b, Fy^3, Fy^4, Fy^5 등 5가지의 항원이 알려지고 있으나, 일반적인 Duffy형의 표현형을 보면 Fy(a+b-)형의 인자형은 Fy^aFy^a이고, Fy(a+b+)형의 인자형은 Fy^aFy^b이며 Fy(a-b+)형의 인자형은 Fy^bFy^b이고, Fy(a-b-)형의 인자형은 FyFy이다. Duffy 항원은 태아 혈구상에서 발달되어 있고, 1번 염색체의 단완에 위치하며 Rh형과 같이 있으며, 3일열 말라리아 원충의 수용체로서 알려져 있다.

서아프리카의 Gambia 주민은 100% Fy(a-b-)로 3일열 말라리아 감염이 될 수 없다고 한다.

Duffy형은 papain, ficin bromelin, trypsin과 같은 단백분해효소로 처리하면 파괴된다.

3) Duffy 항체

Duffy항체는 임신이나 수혈의 결과로서 생길 수 있는 면역항체이고 IgG에 속하며 간접 쿰스검사에서 가장 잘 반응하며 양적효과(dosage effect)가 있는 항체들이다. 보체결합성이 있고 약 절반은 C3 보체와 결합성을 보이고 있다. 또한 이들 항체의 활성은 저 이온강도 용액에서 증강되어진다.

이 항체는 흑인보다 백인에서 더 흔히 나타난다. 백인이나 흑인에서는 Fy^a 항체가 Fy^b 항체보다 더 흔하게 나타나며, Fy^b 항체는 여러 항체들과 함께 나타나는 경우가 많다.

Fy^a은 한국인에서 고빈도항원이며, 최근 헌혈자에서 Fy^a음성자 0.59%을 보고한 바 있다.

두 항체 모두 용혈성 수혈 부작용과 신생아의 용혈성 질환의 원인이 될 수 있다. 이밖에 이 계통의 다른 항체들이 발표되었는데 아래와 같다.

표 5-11 Duffy 혈액형계의 표현형과 유전형 및 빈도

항혈청		표현형	유전형	빈 도(%)				
anti-Fy^a	anti-Fy^b			한국인	일본인	흑 인	백 인	중국인
+	-	Fy(a+b-)	Fy^aFy^a or Fy^aFy	86.2	81	10	20	90.8
+	+	Fy(a+b+)	Fy^aFy^b	13.8	15	3	48	8.9
-	+	Fy(a-b+)	Fy^bFy^bor Fy^bFy	0	4	20	32	0.3
-	-	Fy(a-b-)	FyFy	0	0	67	0	0

참조 : 한국인 빈도: 최범열, 한국인의 혈액형에 관한 연구, 대한혈액·수혈검사학회 창간호, Vol.1, No.1, 1993.
일본인 빈도: 石川新悦, 輸血検査の基礎, The TOKOYO Journal of Medical Technology, Vol.19, No.4, 1991.
미국인(흑인, 백인) 빈도: Technical manual of AABB, ed 14, MARYLAND, 2014.
중국인의 빈도: Modern Blood Banking and Transfusion parctice, 3rd ed, 1994.

(1) Anti-Fy^3 항체

극소수의 Fy(a-b-)형을 가지고 있는 백인 혈청에서 발견된 항체인 anti-Fy^3는 Fy(a+b-), Fy(a+b+) 그리고 Fy(a-b+)의 혈구와 반응하며 Fy(a-b-) 혈구와는 백인, 흑인을 막론하고 응집하지 않는다.

Anti-Fy^3는 효소처리를 한 적혈구와 가장 잘 반응된다. Anti-Fy^3는 효소에 저항하는 항원(enzyme resistant antigen)일 것으로 생각된다.

(2) Anti-Fy^4

단백질 분해효소로 작용이 증가하는 이 항체는 Fy(a+b+)형의 흑인에서 발견된다. 이 혈청은 흑인의 모든 Fy(a-b-)형 공혈자의 적혈구와 일부 Fy(a+b-)형 적혈구와 반응하고 Fy(a+b+)형 혈구와는 반응하지 않는다. 흑인들의 68%는 Fy(a-b-)형이다.

(3) Anti-Fy^5

수혈을 받은 바 있는 Fy(a-b-)형 흑인 소년의 혈청에서 발견된 이 항체는 Fy(a+b+) 혈구와 반응하며 Fy(a-b-)형 혈구나 Rh_{null} 혈구와는 반응하지 않는다.

9. Diego식 혈액형 계통(The Diego blood group system)

1) Diego식 혈액형의 발견

Diego 혈액형 계통은 1955년 Di^a 항원에 대한 Di^a 항체는 Layrise에 의해 임산부 혈청에서 발견되었고, Di^b에 대한 항체는 1967년에 Thompson에 의해 보고되었고 22개의 항원이 보고되고 있다.

2) Diego식 혈액형 항원

Di^a 항원은 우성형질로서 유전되고 백인에서는 저 빈도 항원이지만 몽골계 인종에서는 고율로 나타나기 때문에 주목되는 항원이다. 몽골계 인종 유래의 유전적 marker로서도 이용된다. Levine의 보고에 의하면 남아메리카 카리브해 인디안의 36%가 Di^a 항원을 가지고 있으며 중국인은 3~5%, 일본인은 8~12%, 한국인은 6~14.5% 정도가 Di^a 항원이 있음으로 관심을 가져야 될 것이다. Di^b는 고빈도항원이나 최근 한국인 헌혈자에서 Di^b음성자 0.23%을 보고한 바 있다.

표 5-12 Diego식 혈액형의 빈도

항혈청		표현형	유전자형	빈 도		
anti-Di^a	anti-Di^b			한국인	백 인	일본인
+	-	$Di^{(a+b-)}$	Di^aDi^a	0	0	0.23
+	+	$Di^{(a+b+)}$	Di^aDi^b	12	0	9.14
-	+	$Di^{(a-b+)}$	Di^bDi^b	88	100	90.63

참조 : 한국인 빈도: 최범열, 한국인의 혈액형에 관한 연구, 대한혈액·수혈검사학회 창간호, Vol.1, No.1, 1993.
일본인 빈도: 竹内直子, 輸血検査の實技, 醫學書院, 1983.
백인 빈도: Mary Louise Turgeon, immunohematology, Williams and Wilkins co, 1995.

3) Diego 항체

Anti-Di^{a}는 지적온도가 20~37℃로 saline 및 AHG에서 반응을 하며 신생아 용혈성 질환과 용혈성 수혈 부작용을 일으킬 수가 있다. Anti-Di^{b}는 37℃가 지적온도로서 AHG 검사에서 검출이 예민하고 용혈성 수혈 부작용은 일으킬 수가 있다. 미국 및 유럽 제품의 항체선별 및 동정용 panel cell에는 Diego형의 Di^a 항원이 포함되지 않았음으로 별도로 Di^a 항원이 있는 혈구를 준비하여 항체검사를 하여야 한다.

10. Xg식 혈액형 계통(The Xg blood group system)

1) Xg식 혈액형의 발견

성염색체인 X-염색체(X-chromosome)상에 있는 인자에 유래되는 새로운 항원이 검토되어 내려오던 중 1962년 Mann et al이 familial telangiectasia의 병으로 여러 번 수혈받은 남성 환자의 혈청에서 새로운 항체를 증명하고 대응항원의 출현빈도가 성에 따라 많은 차이가 있는 것을 발견하고 이 항체를 anti-xg^a 항체라 하고 대응항원을 xg^{a}라고 명명하고 양성 혈구를 xg^a(+)형, 음성 혈구를 xg^a(-)형으로 명명하였다.

2) Xg식 혈액형의 특성

정상적으로는 혈액형 유전자는 상 염색체상에 있으나 xg^{a}은 성염색체 X상에 유전자를 가지고 있으므로 남성과 여성에서 출현빈도가 다른 혈액형이다. 항체의 성상은 IgM, IgG class이며 최적 온도는 20~37℃로 AHG에서 가장 잘 반응하지만 saline에서도 반응한다. Enzyme 검사에서는 항원성이 파괴되어진다.

이 형은 성(sex)과 밀접한 관계가 있어서 분포는 민족적인 차이가 없다. 적녹색맹, glucose 4-6-phosphate dehydrogenase deficiency, hemophilia A, ichthyosis, occular albinism, angiokeratosis 등의 유전자와 가까운 곳에 xg 유전자도 위치하고 있다. 그리고 항원은 불안정하여 보존 중에 변성이 일어나므로 항체검출과 형의 판정에는 신선한 검체를 사용해야 된다. 신생아 용혈성 질환과 수혈에 의한 부작용은 없다.

표 5-13 Xg식 혈액형의 분류

표현형	유전자형		항혈청	빈 도(%)	
	남성	여성	anti-xg^a	남성	여성
Xg$^{(a+)}$	xg^{a}Y	xg^{a}xg^a, xg^{a}xg	++~+	69.4	89.1
Xg$^{(a-)}$	xgY	xgxg	-	30.6	10.9

참조 : 竹內直子, 輸血檢査の實技, 醫學書院, 1983.

11. 기타 저 빈도 및 고빈도 혈액형 항원들

1) Cartwright 항원

Yt^a와 Yt^b 항원으로 표시되고 Yt^a 항원은 고빈도항원이고 Yt^b는 저빈도 항원이다.

Anti-Yt^a와 anti-Yt^b는 최적온도는 37℃이며 항글로불린 검사에 가장 잘 반응하며 anti-Yt^b는 용혈성 수혈 부작용의 원인과 관계가 있다.

2) Scianna 항원

이 계통의 항원은 Sc1과 Sc2 항원이 있고 Sc1 항원은 고빈도 항원이고 처음엔 Sm^1 항원으로 불려졌고 Sc2 항원은 Bu^a 항원으로 불려졌었다. 멘델의 법칙 우성으로 유전되고 1번 염색체 좌위에 있다.

Anti-Sc1와 anti-Sc2는 항글로불린 검사에서 잘 반응하며 몇몇 예는 22℃와 37℃에서 잘 반응하는 항체들도 있다. 이들 두 항체는 용혈성 수혈 부작용과 신생아 용혈성질환을 일으키지는 않는다.

3) Wright 항원

Diego항원의 한 종류로 Wr^a 항원은 저 빈도 항원이나 Wr^b 항원은 고빈도로 나타난다. Anti-Wr^a는 22℃에서 반응이 잘 나타나는 자연항체로서 존재하나 때로는 항글로불린 시험에서 반응하는 IgG 항체(면역항체)의 성격을 띈 항체도 있어서 이것들은 용혈성 부작용과 신생아 용혈성 질환과도 관계가 있다.

4) Colton 항원

Colton 항원 계통은 고빈도 항원인 Co^a와 저빈도 항원인 $C0^b$가 있다. Anti-Co^a와 anti-$C0^b$는 IgG 항체들이고 효소처리 혈구를 사용하여 항글로불린 검사를 하면 잘 반응한다. Anti-Co^a와 anti-Co^b는 가벼운 신생아용혈성 질환과 수혈부작용 원인이 된다고 보고되고 있다.

5) Bg(Bennet-Good speed) 항원

Anti-Ot(Anti-Bg^{a+c}) 항체는 1959년 Dofmeie가, anti-Ho(Anti-Bg^{a+b})는 1963년 Buchanan, anti-Donna는 1963년 Seaman에 의해 발견되었다. 3종의 항혈청에 의해 4형으로 분류되어졌고, 1969년 Morton에 의해 Bg^a 적혈구와 HLA Class I 항원과의 관련이 있음을 보고하였다.

표 5-14 Bg식 혈액형의 분류

표현형	항혈청					관련있는 HLA
	anti-Bg^a	anti-Bg^{a+b}(HO)	anti-Bg^{a+c}(Ot)	anti-Bg^{a+b+c}	anti-Bg^{b+c}	
$Bg^{(a+)}$	+	+	+	+	−	HLA-B7
$Bg^{(b+)}$	−	+	−	+	+	HLA-B17
$Bg^{(c+)}$	−	−	+	+	+	HLA-A28
$Bg^{(-)}$	−	−	−	−	−	

참조 : 竹内直子, 輸血検査の實技, 醫學書院, 1993.

6) Dombrock 항원

이 계통은 Do^a와 Do^b의 대립항원으로 되어 있고 각각 대응하는 항체인 anti-Do^a와 anti-Do^b는 효소처리 혈구를 사용하여 항글로불린검사에 가장 잘 반응한다. 이 항체들은 용혈성 수혈반응은 있으나 신생아 용혈부작용은 없다. 한국인의 Do^b는 고빈도항원이다.

이들 혈액형 항원 이외에도 많은 항원들이 고빈도 및 저빈도로 나타나나 그들에 대한 항원, 항체 동정은 reference laboratories에 의하여 발견되어지고 있다.

표 5-15 Dombrock식 혈액형의 분류

표현형	항혈청		빈도(%)	
	anti-Do^a	anti-Do^b	백인	흑인
Do(a+b−)	+	−	18	11
Do(a+b+)	+	+	49	44
Do(a−b+)	−	+	33	45

참조 : Technical manual AABB ed, 14th, 2014.

표 5-16 저빈도 항원과 고빈도 항원 일람(동양인)

저빈도항원		고빈도항원	
Co^b(Colton)	Pk	Ch^a(Chido)	Kp^b(Rautenberg)
C^w	Sc^2(Scianna)	Co^a(Colton)	k(Cellano)
Js^a(Suffer)	Swa(Swann)	Cr^a(Cromer)	Ku(Pelz)
K(Kell)	V	Di^b(Diego)	Lan(Langereis)
Kp^a(Penney)	VS	Fy^a(Duffy)	Lu^b(Lutheran)
Kp^c	Vw(Verweyst)	Ge(Gerbich)	ScI(Scianna)
Lu^a(Lutheran)	Wr^a(Wright)	Gy^a(Gregory)	s
M^g	Yt^b(Cartwright)	H	U
Mi^a(Miltenberger)		I	Vel
		JMH(John Milton Hagen)	Wr^b(Wright)
		Jr^a(Jacobs)	Yt^a(Cartwright)
		Js^b(Matthews)	

참조: 임아현 외: 헌혈자 기반의 희귀혈액 관리체계 구축에 관한 연구, 대한수혈학회지, Vol.29, 2018.
이선아 외: 한국인의 Miltenberger 혈액형 빈도, 대한수혈학회지, Vol.26, 2015.

참고 사항

- HDFN과 무관한 항체: Anti−N, $-P_1$, −Lewis, $-Xg^a$, $-Yt^a$, $-Yt^b$, −Scianna, −Dombrock 등
- HTR과 무관한 항체: Anti−Le^b, $-Lu^a$, $-Xg^a$, $-Yt^b$, −Scianna 등

주) HDFN: Hemolysis disease of the fetus and newborn(태아, 신생아 용혈 질환).
HTR: Hemolysis transfusion reactions(용혈 수혈 반응).

Chapter 6

백혈구, 혈소판 항원 (The human leukocyte & platelet antigen system)

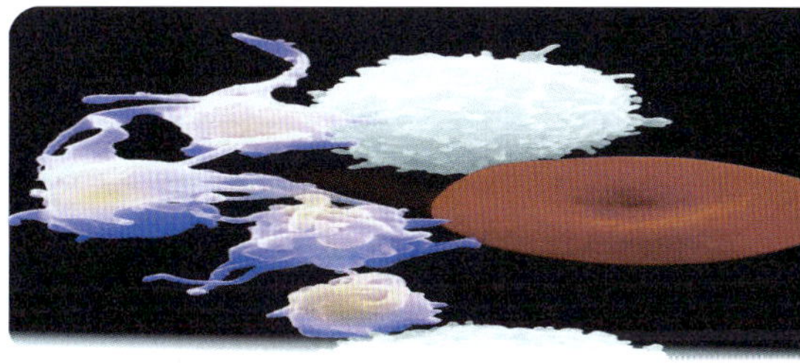

1. 백혈구 항원
   1) HLA의 역사
   2) HLA 항원의 유전과 구조
   3) HLA 항원의 분류
   4) HLA 항원, 항체검사
   5) HLA형의 검사 적용
2. 혈소판 항원과 항체
   1) 혈소판 항원
   2) 혈소판 항체
   3) HLA항체와 혈소판 수혈

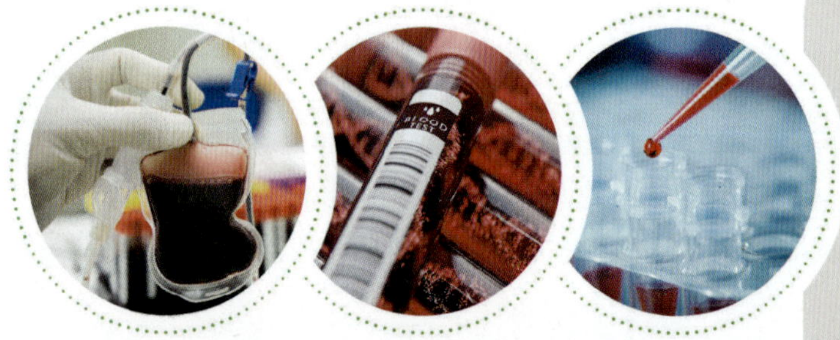

학습 목표

01. 주요조직적합성복합체(MHC)에 대하여 기술한다.
02. HLA항원의 유전 및 분류에 대하여 기술한다.
03. HLA형의 검사 적용에 대하여 기술한다.
04. 혈소판 항원(HPA)과 항체에 대하여 기술한다.
05. HLA항체 관련 수혈부작용에 대하여 기술한다.

Chapter

6

실 / 전 / 수 / 혈 / 검 / 사 / 학

백혈구, 혈소판 항원 (The human leukocyte & platelet antigen system)

1. 백혈구 항원(The human leukocyte antigen system)

면역학(immunology)은 질병의 발생기전과 정확한 진단은 물론이고 치료와 예후에 이르기까지 임상의학에 크게 공헌하고 있으며 가장 급진적으로 발전하고 있는 학문이다.

사람 백혈구 항원이 발견된 이래 주요 조직적합성복합체(Major Histocompatibility Complex; MHC) 연구만큼이나 발전된 것은 드물 것이며 누구도 쉽게 예측하지 못했던 것 중의 하나였다.

장기이식의 경우 이식면역을 생각하게 됨에 따라 HLA 항원을 검사하게 되고 조직적합성이 중요한 문제로 대두되게 되었다. HLA 항원은 더욱이 질병과의 관련성과 유전인자 영향의 해석 등으로 더욱 그 중요성이 높아지고 있다.

이에 따라 조직적합성 검사기술(histocompatibility techniques) 또한 더욱 발전하게 되었으며 나아가 HLA-ology라고 하는 학문 체계를 이루게 되어 오늘날 임상의학 뿐만 아니라 예방의학의 측면에서도 중요한 위치를 차지하고 있다.

이 장에서는 임상병리검사 업무수행 중에 필요한 인간 조직적합성 항원에 대한 기초적 개념을 말하고자 한다. HLA 검사 업무는 세포면역 검사실 또는 이식면역 연구실에서 하는 경우가 보통이나 혈액은행 분야와도 밀접한 관계를 갖고 있다. 이는 ABO 혈액형이 적혈구 항원을 대상으로 HLA형이 백혈구 항원을 대상으로 하여 면역학적 검사를 실시하는 데는 그 근본원리가 같다고 볼 수 있기 때문이다. 또, 항혈청(antiserum)의 준비나 수집과정, panel cell 준비조작, 수혈부작용 등의 혈액은행 업무와도 매우 밀접한 관계를 갖고 있기 때문에 선진외국에서는 혈액은행이나 수혈부와 함께 업무수행을 하는 곳이 많다.

1) HLA의 역사

주요 조직적합성복합체(major histocompatibility complex: MHC)는 거의 모든 척추동물에 존재하며 사람의 MHC를 HLA라 하며, 이는 유전자 영역에서 지배되어지는 복잡한 항원계로 장기조직을 이식할 경우에 면역반응(immunological response)의 주역이 된다.

HLA계는 대부분의 조직이나 순환세포 성분을 포함하고 있는 유핵세포 표면에 존재하는 다양한 항원계이다. 이러한 HLA 항원을 이해하는 데에는 HLA 발견의 역사와 변화의 흐름을 파악하는 것이 이해의 첩경이 될 수가 있다.

인간의 백혈구에도 형이 있다는 증거를 입증한 사람은 1954년 불란서의 의사 J. Dausset(1980년 노벨의학상 수상)이다. 그는 여러 번 수혈 받은 환자의 혈청으로 백혈구 응집검사를 실시해서 백혈구응집소(leucoagglutinin)가 생성됨을 알았다. 즉 수혈할 때 받은 백혈구가 항원으로 작용해서 생겨진 동종항체임을 알게 된 것이다. 이어 1958년 Dausset는 동종항체를 연구하여 사람 백혈구상의 MAC항원(multi-specific anticorps, 현재의 HLA-A2)을 발견하였으며 이것이 HLA 항원의 첫 발견이 된 것이다.

1962년 Van Rood 등은 백혈구에만 있다고 생각하고 있던 항원들이 사람의 모든 조직에 존재함을 알게 되었으며 컴퓨터를 사용하여 백혈구 항원을 정리·보고하였다. 또한 4a(현재의 HLA-BW4) 및 4b(현재의 HLA-BW6)의 두 개의 특이항원을 지배하고 있는 대립유전자(alleles)의 존재를 밝혔다.

1964년 Payne, Bodmer는 백혈구 항원으로서 LA계(1st 항원계), 즉 LA1(현재의 HLA-A1), LA2(HLA-A2), LA3(HLA-A3), LA4(HLA-A9), LAw(HLA-Aw31)를 보고하였다. 1964년 미국UCLA의 Terasaki와 McClelland 등은 HLA 검사법 중 가장 획기적인 검사방법의 하나인 미량 림프구 세포 독성시험법(microlymphocytotoxicity test)을 개발하여 이상적인 검사법을 확립시켰다. 세계 여러 곳에서 가장 많이 이용하게 된 이 검사방법은 비교적 쉽고 간편함으로서 대량의 검사를 실시할 수 있는 큰 장점을 갖고 있다. 이러한 방법을 통하여 많은 새로운 항원을 발견할 수 있게 된 것이다.

특히 1964년 6월에는 미국의 Amos에 의해 제 1회 국제조직적합성 워크숍(1st international hisstocompatibility workshop)이 개최되어 많은 학자들이 개개의 연구결과를 같은 장소에서 발표하고, 확인하고, 상호인식을 통하여 하나의 새로운 항원계를 확립 승인하는 첫 모임을 열어 HLA 학문을 발전시켜 나가기 시작하였다.

1967년 6월의 제 3회 국제조직적합성 항원 조사회의에서, HLA 항원, 즉 인간 백혈구 항원계(human leukocyte antigen system)의 존재가 정식으로 WHO에 의해 공인되고 국제적인 해결방안으로 WHO 백혈구명명위원회(WHO committee on leukocyte nomenclature)가 발족되는 큰 업적을 남겼다. 1968년 WHO 백혈구명명위원회에서는 백혈구 항원을 통일, 정리하여 명명하였다.

1970년 제 4회 국제조직적합성 워크숍이 미국의 Los Angeles에서 Terasaki의 주관 하에 열려 하나의 염색체상의 영역(autosomal region)에 두 개의 다른 유전자 좌(座, locus), 즉 LA좌(현재의 HLA-A)와 Four좌(현재의 HLA-B)가 존재함을 결정하고 충분히 확정되지 않은 HLA 항원에 대해 "W" 의미를 도입하여 쓰기로 하였다. W는 workshop의 약자로 차후에 정의와 동정이 더 필요하다는 뜻으로, 예를 들어 HLA-BW 53은 WHO의 HLA 명명위원회에 의해 충분한 동의를 하지 못한 항원특이성이다. Sandberg (1970년) 등은 B좌 가까이에 또 다른 유전인자(AJ : 현재의 HLA-C)가 있음을 발견하였다.

1972년 제 5회 국제조직적합성 워크숍이 열려 검사시약의 표준화 세트를 이용하여 범세계적 HLA 집단유전학적 연구를 발표했다.

한편 많은 HLA 연구가들이 질병과 HLA형과의 상관성에 깊은 연구를 몰두하게 되어 특정의 HLA 항원과 질병과는 상관이 깊고 질병을 잘 유발하는 것을 발견하게 되었다. Brew-erton과 Schlosstein 등은 HLA-B27과 강직성 척추염(ankylosing spondylitis)과는 상관이 많은 것을 발표했다. 또 이후 여러 번의 HLA 워크숍을 통해서 여러 질병과 HLA 특정형 간에 상관이 있다고 증명하게 되었다.

1974년 Van Someren 등에 의해 HLA 유전자 위치는 제 6번 염색체에 존재한다는 것이 알려졌다.

1975년 제 6회 국제조직적합성 워크숍을 통해 세 유전좌 유형(three gene model)을 확정하고 새로운 HLA 명명으로 항원군을 넷으로 등분(HLA-A, HLA-B, HLA-C, HLA-D)하였다.

1980년 WHO 백혈구 명명위원회에서 HLA-Bw55, Bw63, HLA-Cw7, Cw8, HLA-Dw12, HLA-DRw8, HLADRw10 등을 추가해서 A좌 20종, B좌 40종, C좌 8종, D좌 12종, DR좌 10종으로 총 90종을 공식 명명하였다.

그동안 혈청학적 검사에 의한 항원 명명법에서 최근에는 DNA typing에 의한 대립유전자 명명법으로 대립유전자 종류가 증가하여 WHO HLA 명명법의 주요 변화는

① HLA-class(Ⅰ) HLA-A,B,Cw뒤에 * 와 4개 숫자로 표시하고 각 영역사이에 colon(:)표시한다(앞 두 자리 수는 항원을 표시하고 뒤의 두 자리 수는 대립유전자 순서를 표시함)

예로서, HLA-A*0215N → HLA-A*02:15N

HLA-B*1:01 → HLA-B*01:01

② HLA-class(Ⅱ) HLA-DR,DQ,DP 뒤에도 * 와 4개 숫자로 표시하고 각 영역사이에 colon(:)표시한다.

단, HLA-class(Ⅱ)는 α-chain, β-chain을 만드는 유전자 좌가 따로 존재하고 다형성이 있으므로 HLA-DR,DQ등이 뒤에 α-chain(A), β-chain(B)에 대한 유전자 좌를 나타낼 수 있도록 A 또는 B를 쓰고 * 와 네 자리 숫자를 표시한다. 숫자는 밝혀진 순서대로 기입 표시(모두 4자리수로 표시한다)

예로서, HLA-DRA*01:01, HLA-DQB*03:15

③ w 표기 : HLA-Cw(보체와의 혼동 피하기 위함)

예로서, HLA-Cw01:02 → HLA-Cw*01:02

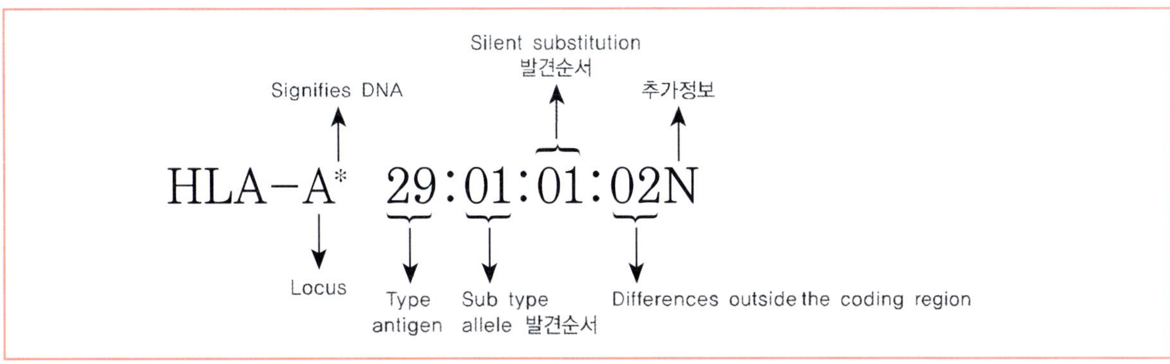

그림 6-1 HLA 대립유전자 명명(2010년 명명법) 예

보통 임상에서 HLA형별 검사를 의뢰하면 보통 두번째 영역까지만 보고한다. 끝에 접미사 "N"은 "null allele"을 나타낸다.

즉 대립유전자는 있어도 항원이 발현되지 않아 장기이식에서는 해당 항원이 없는 것으로 취급한다.

HLA 대립유전자는 새로운 것이 발견됨에 따라 지속적으로 update되고 있다.

오늘날 장기이식의 급진적인 발전은 HLA 검사에도 급진적인 발전을 요구하고 있으며 분자 수준의 HLA 구조 해석이나 DNA 분석에 의한 질환 감수성 및 응답기구의 해명에 이르러 그 발전의 한계는 예측할 수 없는 것이다.

2) HLA 항원의 유전과 구조

(1) HLA 항원과 유전

HLA 항원은 mouse의 H-2 항원에 해당되는 것으로 연구가 진행되어 오늘날에는 사람의 주요 조직적합항원계(major histocompatibility system)에 속하고 제 6번 염색체의 단완상의 주요 조직적합 유전자 복합체(major histocompatibility gene complex: MHC)의 A좌(locus A), B좌(locus B), C좌(locus C), D좌(locus D), DR좌(locus DR), DQ좌(locus DQ), DP좌(locus DP)의 유전자 산물이 있는 것으로 알려져 있다.

이 7개 좌로서 지배되어지고 있는 HLA계의 항원은 A좌의 28종, B좌의 62종, C좌의 10종, D좌의 26종, DR좌의 24종, DQ좌의 9종, DP좌의 6종으로 합계 165종으로서 국제 조직적합성 워크숍(2010년) WHO 백혈구 명명위원회에서 승인된 것으로 표 6-1과 같다.

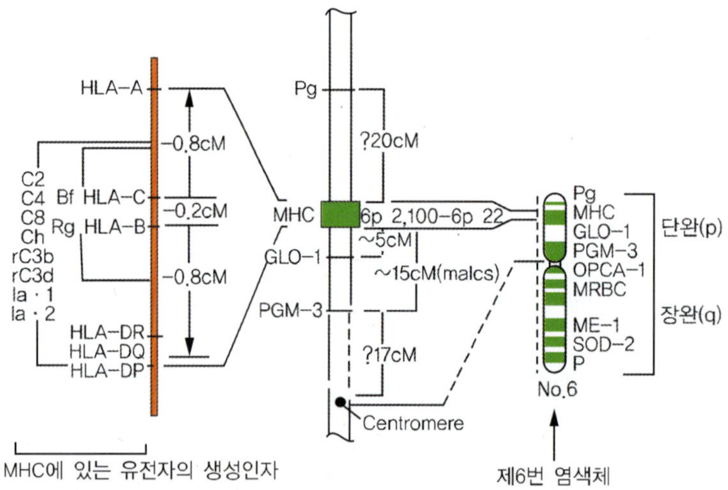

그림 6-2 제 6번 염색체의 유전자 지도와 주요 조직적합 유전자 복합체

표 6-1 HLA계의 항원 특이성*

HLA-A(28종)	HLA-B(62종)	HLA-C(10종)	HLA-D(26종)	HLA-DR(24종)	HLA-DQ(9종)	HLA-DP(6종)
A1	B5	Cw1	Dw1	DR1	DQ1	DPw1
A2	B7	Cw2	Dw2	DR103	DQ2	DPw2
A203	B703	Cw3	Dw3	DR2	DQ3	DPw3
A210	B8	Cw4	Dw4	DR3	DQ4	DPw4
A3	B12	Cw5	Dw5	DR4	DQ5(1)	DPw5
A9	B13	Cw6	Dw6	DR5	DQ6(1)	DPw6
A10	B14	Cw7	Dw7	DR6	DQ7(3)	
A11	B15	Cw8	Dw8	DR7	DQ8(3)	
A19	B16	Cw9(w3)	Dw9	DR8	DQ9(3)	
A23(9)	B17	Cw10(w3)	Dw10	DR9		
A24(9)	B18		Dw11(w7)	DR10		
A2403	B21		Dw12	DR11(5)		
A25(10)	B22		Dw13	DR12(5)		
A26(10)	B27		Dw14	DR13(6)		
A28	B2708		Dw15	DR14(6)		
A29(19)	B35		Dw16	DR1403		
A30(19)	B37		Dw17(w7)	DR1404		
A31(19)	B38(16)		Dw18(w6)	DR15(2)		
A32(19)	B39(16)		Dw19(w6)	DR16(2)		
A33(19)	B3901		Dw20	DR17(3)		
A34(19)	B3902		Dw21	DR18(3)		
A36	B40		Dw22			
A43	B4005		Dw23	DR51		
A66(10)	B41					
A68(28)	B42		Dw24	DR52		
A69(28)	B44(12)		Dw25			
A74(19)	B45(12)		Dw26	DR53		
A80	B46					
	B47					
	B48					
	B49(21)					
	B50(21)					
	B51(5)					
	B5102					
	B5103					
	B52(5)					
	B53					
	B54(22)					
	B55(22)					
	B56(22)					
	B57(17)					
	B58(17)					
	B59					
	B60(40)					
	B61(40)					
	B62(15)					
	B63(15)					
	B64(14)					
	B65(14)					
	B67					
	B70					
	B71(70)					
	B72(70)					
	B73					
	B75(15)					
	B76(15)					
	B77(15)					
	B78					
	B81					
	B82					
	Bw4					
	Bw6					

* The international histocompatibility workshop(2010년)에서 승인된 HLA의 항원 특이성
( ) 광범위 특이성

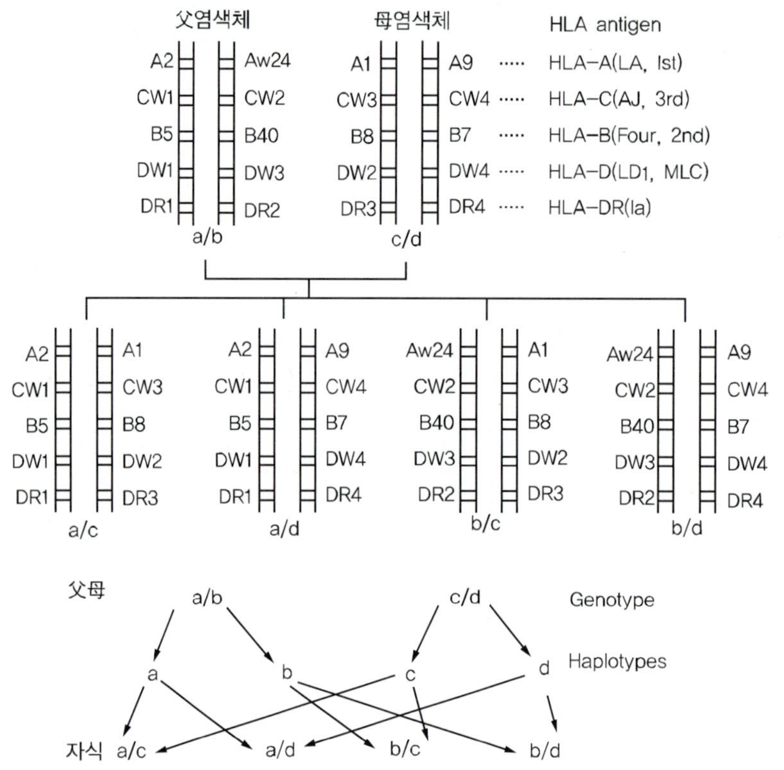

그림 6-3 HLA antigen의 유전형식

HLA항원의 유전형식을 보면 아버지 쪽과 어머니 쪽에서 온 것의 두 가지가 합성되어 일배체형(haplotype)으로 유전하게 된다. 따라서 자식에게는 각각 두 개씩의 HLA-A, HLA-B, HLA-C, HLA-D 그리고 HLA-DR 등의 유전인자 좌를 가지게 된다.

즉, 자식에게는 아버지로부터 두 개, 어머니로부터 두 개, 2×2=4의 가능한 HLA유전인자 좌의 조합이 가능하게 된다. 형제가 HLA형이 서로 같을 확률은 1/4, 즉 25%이며 반이 같은 확률은 50%가 되게 된다.

HLA의 유전학적 특징은 첫째, 유전자 중복(gene duplication)에 의해서 생긴 유전자 군(HLA-A, B, C의 유전자)이 있다는 것이다. 둘째, 고도의 유전적 다형성(genetic polymorphism)을 나타냄을 보이고 있다. 즉 HLA-A, B, C, D, DR, DQ, DP의 각 유전좌에는 다수의 대립유전자가 인정되어 있는데 HLA-A좌에 28, B좌에 62, C좌에 10, D좌에 26, DR좌에 24종, DQ좌에 9종, DP좌에 6종의 대립 유전좌(표 6-1 참조)가 있어 이러한 유전적 조합을 이루게 되면 막대한 수의 일배체형이 존재한다. 세 번째 특징은 각 좌의 특정 대립유전자 간에 연쇄불평형(linkage disequilibrium)이 보인다. 이 연쇄불평형 현상은 집단유전학 상에서 예를 들면 HLA-A1 유전인자의 발현빈도가 0.19이며 HLA-B8의 발현반도가 0.16일 때 만일 이 두 개의 유전인자가 무작위로 조합되는 확률은 0.16×0.19 = 0.03이 되겠으나 실지의 측정에 A1과 B8이 동시에 한 일배체형에 발현되는 확률은 0.128로서 약 4.2배나 높다. 즉 유전자 빈도에서 계산한 예측치보다 한결 더 큰 실측치를 보게 되는 것이 연쇄불평형이라 풀이 되고 따라서 HLA의 유전자좌는 서로 밀접하게 연쇄되어 있다는 것을 알 수 있다. 넷째 특징은 항원 빈도는 인종차이가 있다. 예로 HLA-A1의 유전자 빈도에서(%) 백인 14.9이지만 한국이나 일본인은 0.5이다. 인종차는 연쇄 불평형에서도 존재한다.

(2) HLA 항원의 구조

그림 6-4의 HLA 항원 분자구조는 분자량이 다른 대소 두 개의 peptide쇄-large component와 small component로 구성되어 있다. HLA large component는 HLA 동종항원(alloantigen) 결정기를 갖는데 반해서 HLA small component는 모두의 HLA 항원에 공통이고 β_2-microglobulin이라고 부르는 단백과 동일한 물질이다.

HLA 항원의 large component는 분자량 44,000의 당단백인데 염색체 6번의 지배를 받는다. HLA 항원의 small component는 β_2-microglobulin이라 부르는 분자량 12,000의 단백으로서 염색체 15번의 지배를 받는다. β_2-microglobulin의 구조는 immunoglobulin IgG의 정상구조와 유사하고 요, 혈장, 타액, 정액, 초유, 양수 중에서 확인되었다.

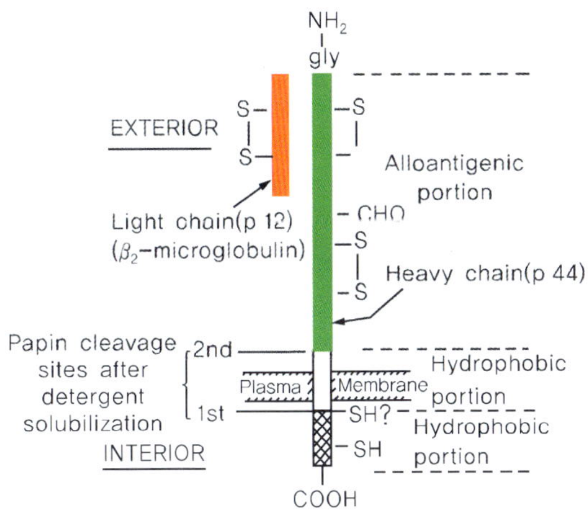

그림 6-4 HLA 항원분자

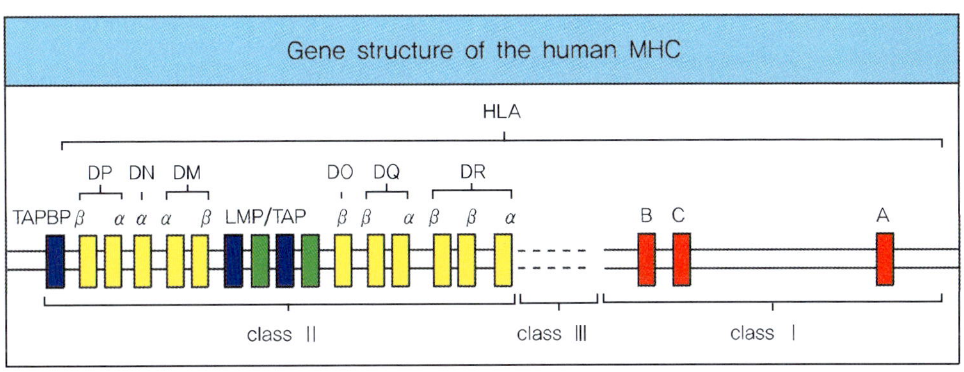

그림 6-5 확대한 제 6번 염색체의 유전자좌와 HLA계

3) HLA 항원의 분류

HLA 항원은 그들의 생물학적 기능과 생화학적 특성에 바탕을 두고 최소한 세 범주로 나눌 수 있다.

HLA 유전인자의 매우 중요한 한 가지 특성은 각 좌(locus)에 높은 다형질적(highty polymorphic)인 여러 대립형질이 존재한다는 것이다.

(1) Class Ⅰ antigens

HLA-A, B, C 항원들로서 혈소판 및 모든 핵을 가진 세포에서 발견된다. 그림 6-4에서 보는 바와 같이 하나의 heavy chain과 light chain의 2개의 poly-peptide chain으로 구성되어 있다.

둘은 비공유결합으로 되어져 있고 혈청학적으로 alpha 1, 2, 3 결정기를 검출할 수 있다. HLA-A, B, C 동종항원은 동종항체의 생산을 자극하여 세포독성 T 효과세포(cytotoxic T effector cells)의 특이성을 조절한다.

(2) Class Ⅱ antigens

HLA-D, DR, DQ, DP좌의 항원을 포함하고 있다. 이들은 주로 B 림프구, 대식세포, 활성화T림프구, 피부 표재세포와 정충에서 발견된다. 그러나 혈소판, 과립구 섬유아세포(fibroblast), 정지기 T세포에서는 이들 항원들이 나타나지 않는다. Class Ⅱ 항원들은 하나의 light chain(MW 28KD)과 하나의 heavy chain(MV 33KD)으로 구성되어 있고 이들은 비공유결합을 하고 있다. 이들 분자의 결정기는 alpha 1과 2, beta 1과 2들이다.

(3) Class Ⅲ antigens

Properdin factor B(Bf)는 물론 보체인자 C2, C4A, C4B를 포함한다. 이들 항원들은 보체활성화, opsonisation, chemotactic 인자의 계승에 중요한 성분들이다.

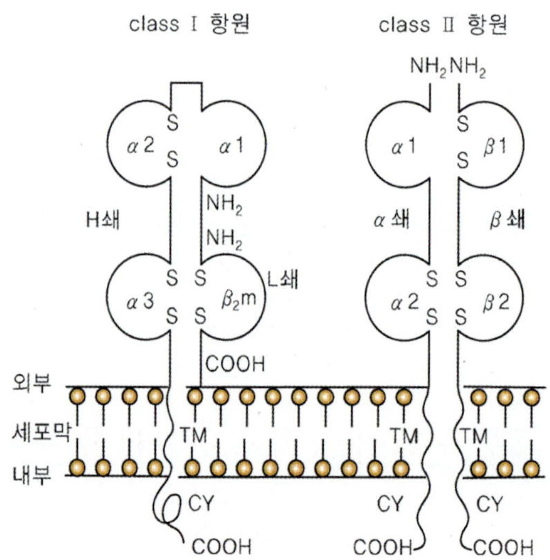

그림 6-6 HLA class Ⅰ과 Ⅱ항원분자의 구조도해

4) HLA 항원, 항체검사

(1) HLA 항원 빈도

사람의 주요 조직적합성 항원인 HLA 항원의 분포는 그간의 국제조직적합성회의나 많은 연구자들에 의해 종족 간이나 국가 간에도 현저한 차이가 있음이 밝혀져 있다. 같은 동양인이지만 우리나라와 일본인의 HLA 항원 분포는 상당히 다름을 알 수 있다.

1980년 WHO 백혈구 명명위원회에서 공인된 HLA 명명법에 따라서 우리나라 정상인에 대한 집단유전학적 HLA항원 분포를 조사한 자료는 많지 않다. 이 자료를 통하여 우리나라의 HLA 항원 분포를 이해하고 다른 종족 간의항원빈도와 비교 검토하는데 도움을 얻을 수 있다.

HLA-A 항원계에서 한국이나 일본에서 A2, A9(AW 23, Aw24) 항원이 백인, 흑인종 보다 많으며 동양인에서는 적은 빈도인 A1과 A3은 백인에서 항원 빈도가 높음을 알 수 있다. 같은 동양인이라도 우리나라와 일본을 비교해 보면 A3, Aw30, Aw33이 일본에 비해 우리나라에서 항원 빈도가 높고 A26은 일본이 높다(표 6-2). HLA-B 항원계에서 B5(Bw51, Bw52), B13, B40 항원은 동양인에게 높고 B7, B8, Bw42 항원은 백인에서 높은 항원빈도를 보여주고 있다. 우리나라와 일본을 비교하더라도 우리나라가 B13, B27, Bw58이 높은 반면 Bw52는 일본에 비해 낮다. HLA-C 항원계에서 Cw1, Cw3 및 Cw4의 항원빈도가 거의 비슷함을 알 수 있다.

표 6-2 한국인 HLA-A, B 및 C좌의 항원과 유전자 빈도**

Antigen	Frequency(%)		Antigen	Frequency(%)		Antigen	Frequency(%)	
	Antigen	Gene		Antigen	Gene		Antigen	Gene
A1	1.0	0.5	B7	7.6	3.9	Bw52	10.5	5.4
A2	51.4	30.3	B8	1.9	1.0	Bw53	0.0	0.0
A3	5.7	2.9	13	10.5	5.4	Bw54	13.3	6.9
A11	15.2	7.9	B14	0.0	0.0	Bw55	4.8	2.4
Aw23	1.0	0.5	B18[a]	0.0	0.0	Bw56[b]	0.0	0.0
Aw24	49.5	29.0	B27	5.7	2.9	Bw57	0.0	0.0
A25	0.0	0.0	Bw35	11.4	5.9	Bw58	11.4	5.9
A26	6.7	3.4	B37	1.0	0.5	Bw59[d]	7.3	3.7
A28	0.0	0.0	Bw38	1.0	0.5	Bw60	12.5	6.4
A29	1.9	1.0	Bw39	2.9	1.4	Bw61	13.3	6.9
Aw30	6.7	3.4	Bw41	0.0	0.0	Bw62	21.0	11.1
Aw31	8.6	4.4	Bw42	0.0	0.0	Bw63	1.0	0.5
Aw30+Aw31	2.9	1.4	Bw44	18.1	9.5	BX		5.3
Aw32[a]	0.0	0.0	Bw45	0.0	0.0			
Aw33	23.8	12.7	Bw46[c]	0.0	0.0	Cw1		20.7
Aw34	1.9	1.0	Bw47[b]	0.0	0.0	Cw2[a]	37.1	1.6
Aw36[a]	0.0	0.0	Bw48	4.8	2.4	Cw3	3.2	29.0
AX		1.7	Bw49	0.0	0.0	Cw4	49.5	5.9
			Bw50	0.0	0.0	(Cw6[c])	11.4	(23.3)
			Bw51	22.9	12.2	CX	(41.2)	42.8*

전체 검사수 n=105(a : n=93 b : n=24 c : n=17 d : n=41)

* CX의 유전자 빈도는 Cw6 항원을 배제하고 계산되었다.

** 자료. 박명희, 김상인: 정상 한국인의 HLA항원 분포. 서울의대 학술지 Vol.25. No.1. 1984.

(2) HLA 항원 검사

HLA - A, B, C 및 DR좌위의 대립유전자에 의하여 정해지는 동종항원(alloantigen)은 항체와 보체를 이용하는 세포독성으로 검출되는 혈청학적 방법으로 검출되고 그리고 SD항원(serologi - cally defined antigen)이라고도 한다. D좌를 지배하고 있는 항원은 mLR(mixed lymphocyte culture reaction)에 검출되고 LD항원(lymphocyte defined antigen)이라 한다.

HLA항원검사법은 크게 혈청학적 검사법과 세포반응을 이용한 검사법과 최근에는 점차 DNA검사법이 사용된다.

그동안 미세림프구 독성시험법(micro lympocytotoxicity test)이 class I 검사에 주로 사용되어 왔으며, 세포배양을 이용한 림프구 혼합배양(mixed lymphocyte culture)법으로 class II 검사에 적용되었으나 최근에는 DNA검사법으로 주로 PCR을 이용 HLA 유전자를 증폭시킨 후 다음의 검사법

① SSO(sequence specific Oligonuclectide) hybridization

② Reverse SSO hybridization

③ RFLP(restrection frogment length polymorphism)

④ SSCP(Sequence specifite conformational polymorphism)

을 이용한 고해상도(high resolution) DNA검사법이다.

(3) HLA항체검사

장기이식 시 HLA항원 뿐 아니라 환자혈청 내에 존재할 수 있는 HLA항체도 검사하여야 하며 검사법으로

① HLA 교차시험

환자혈청과 공여자의 림프구를 이용하여 보체 의존성 미세림프구독성검사법이나 유세포분석기로 검사한다.

② PRA(panel reactive antibody)검사

여러 명의 확인된 HLA항원 림프구로 구성된 panel을 이용하여 환자혈청 내 HLA항체의 선별과 그 특이성을 동정하는 것으로 Luminex법(beadbased immunoassy)으로 검사한다.

5) HLA형의 검사 적용

HLA 항원이나 항체구성을 위한 조직적합성 검사는 현재 임상의학과 이식의 의학적 연구, 수혈, 질병과의 관계 그리고 친자확인 검사에 이르기까지 널리 응용되고 있다. 즉 HLA 검사의 임상적 의의와 대상은 장기 이식학의 응용, 질병감수성 또는 저항성 인자의 규명, 질병의 환경적 인자와 유전적 인자의 해명, 암의 면역학 및 면역치료, 인류유전 및 인류 발생학 연구, 면역 응답기구의 해명 등으로서 생명과학으로서의 HLA - ology의 입장은 다양하다. 간단히 몇 가지에 대해서 알아본다.

(1) 장기이식(organ transplantation)

- 고형장기 이식은 저해상도(low resolution) 수준으로 검사하며 두자리 숫자로 표시되며, 혈청학적 수준의 해상도를 말하며 그중 신장과 췌장 이식은 HLA match를 보통 HLA-A, B, DR을 저해상도 수준으로 검사하며, 물론 HLA match가 좋을수록 장기생존율이 좋다. "모든 HLA 항원의 일

치"(zero antigen mismatch)라 함은 공여자의 항원 중에 이식자와 부적합 항원이 없는 경우를 말하며, 예로서 공여자가 A25, A-, B45, B-, DR11, DR-이고 이식자가 A3, A25, B45, B48, DR11, DR5인 경우에 이식자는 공여자의 모든 항원을 가진 zero antigen mismatch라 한다.

- 심장이식에서도 HLA match가 좋으면 장기생존율이 더 좋을 것으로 보고되나, 공여자 선정에는 고려하지 않고 다른 요인을 더 고려한다.
- 간이식은 HLA match와 이식성적 간에 연관성이 없어서 일반적으로 고려하지 않으나 가족 간 이식에서 GVHD가 발생할 수 있으므로 위험성을 확인하기 위한 검사를 한다.
- 골수(조혈모세포) 이식은 고해상도(high resolution) 수준으로 검사하며, 네자리 숫자로 표시되며 대립유전자 수준의 해상도를 의미한다. 따라서 HLA match가 매우 중요하다. 보통 HLA-A, B, DR full match를 공여자로 선정하는데 최근에는 일부 항원 불일치나 1 haplotype match 공여자를 선정하여 이식하기도 한다. 단, 골수이식 시 host가 면역억제 상태에서 이식편 골수세포인 T림프구에 의하여 GVHD가 발생되기 쉽다. 이에 대처하기 위하여 미국에서는 HLA-DR과 DQ의 DNA typing을 행하고 있다.

  제대혈 이식의 경우에는 일부 항원이 불일치하여도 이식할 수 있다. HLA-DRB1은 대립 유전자 수준에서 일치시키고, HLA-A, B는 항원 수준에서 2개까지는 불일치를 허용하여 이식할 수 있다.

(2) 친자감별 검사(paternity exclusion test)

HLA계(HLA system)는 대부분이 주목할 만한 유전적 표지이다. HLA형은 항원이 유전되기 때문에 일반적으로 볼 때 같은 인종 내에서도 HLA형이 서로 같은 일은 매우 드물게 됨으로 친자감별에서 ABO의 혈액형을 비롯한 각종 검사종목 등으로 부족할 때보다 정확히 감별하기 위해 이용된다.

(3) 질병과의 상관성(Disease association)

현재 HLA 이용을 넓게 이용하는 분야는 HLA항원 빈도와 관련된 질병의 의학적 연구에 있다.

질병에 있어서 HLA항원의 분포에 대해 연구하는 중요한 이유는 질병에 대해서 임상적으로 적용되어질 적합한 유전학적인 정보나 병리적인 정보를 얻기 위한 것이며, 또는 HLA의 기능에 대한 생물학적 정보를 얻기 위함에 있다.

강직성 척추염(ankylosing spondylitis) 같은 특정 질환은 HLA-B27 항원과 매우 상관성이 높은 것으로 밝혀지고 있으며 어떤 내분비 질환, 피부과 질환, 위장 질환, 신경성질환 등 많은 질환이 HLA 항원과 관련이 있다는 것을 보여주고 있다. 또 각종 질환과 HLA 항원과의 기전은 여러 가지 학설이 있고 연구가 계속되고 있는 중이다.

(4) 수혈 연관성

HLA항체의 수혈부작용으로 발열성 비용혈 수혈반응, 급성폐손상, 혈소판 수혈불응증 및 HLA면역 반응에 의한 수혈 후 이식편대 숙주병 등으로 수혈 시 백혈구 제거 filter를 사용하거나 방사선조사를 시행한다.

① 백혈구 항체 발생환자와 LCT검사

백혈구항체는 여러 번 수혈을 받은 환자나 다산부들에서 발생될 수 있다. Goldstein은 백혈구항체로

표 6-3 친자감별검사에 있어서 HLA typing의 반응 프로토콜(protocol)

HLA-A Locus	어머니	어린이	추정 아버지(putative father)
A1	+	-	-
A2	-	+	+
A3	-	-	+
A9	-	-	-
A10	-	-	-
A11	-	-	-
A28	-	-	-
A29	-	-	-
Aw30	+	+	-
Aw31	-	-	-
Aw32	-	-	-
Aw33	-	-	-
HLA-B Locus			
B5	-	-	-
B7	-	-	-
B8	-	-	-
B12	-	-	-
B13	+	+	-
B14	-	-	-
B15	-	-	-
B17	+	-	-
B18	-	-	-
B27	-	-	-
B37	-	-	-
B40	-	+	+
Bw16	-	-	-
Bw21	-	-	-
Bw22	-	-	-
Bw35	-	-	+
HLA-C Locus			
Cw1	-	-	-
Cw2	-	-	-
Cw3	-	+	+
Cw4	-	-	+
Cw5	-	-	-

아래 결과와 같이 연연적으로 추론할 수 있다.

	Phenotypes	Haplotypes
Mother:	HLA-A1, AW30, B13, B17	AW 30, B13/A1, B17
Child:	HLA-A2, AW30, B13, B40, CW3	AW 30, B13/A2, B40, CW3
Putative:		
Father:	HLA-A2, A3, B40, B35, CW3, CW4	A3, BW35, CW4/A2. B40, CW3

* 세 가지 제거율(possobility of exclusion)에 적용시켜 친자를 확인하게 된다. HLA유전자 하나만을 이용하면 76~81% 제거율은 산출해낼 수 있고 더불어 적혈구항원, 혈청단백질, 적혈구 효소를 같이 이용하면 제거율은 98.3%가 된다.

* Putative = 사생아의 부모가 확인될 때까지 가정적인 대상에 대하여 일컫는 말.

표 6-4 HLA와 각종 질환과의 상관성(HLA and Disease Association)*

Diseases 질환	HLA Ags HLA항원	Frequency빈도(%)		RR
		Patient 환자	Control 대조	
Ankylosing spondylitis 강직성척추관절염	B27	90	3	88
Reiter's syndrome 라이터증후군	B27	78	8	36
Rheumatoid arthritis 류마티스양관절염	DW4	36	16	3.0
Multiple sclerosis 다발성경화증	DW2	67	18	6.9
Myasthenia gravis 중증근무력증	B8	52	23	4.4
Diabetes(juvenile onset) 당뇨병(연소성)	DW3	50	18	4.5
Addison's dosease 아디손병	DW3	70	18	10.5
Subacute thyroiditis 아급성갑상선염	BW53	77	13	22.2
Idiopathic hemochromatosis 특발성혈색소증	A3 B14	78 26	27 3	9.5 9.2
Celiac disease 소아지방병변	B8	71	23	8.9
HBsAg HBs 항원	BW41	12	1	11.2
Acute anterior uveitis 급성전포도막염	B27	57	8	15.4

* 박승함 역, 의학면역학, 대학서림, p.129, 1982.
RR = Relative Risk

인한 발열 부작용을 방지하기 위해서는 수혈 전에 림프구 독성검사(LCT)를 실시한 후 양성환자에게는 백혈구를 제거한 혈액제제로 수혈할 것을 강조하고 있다. 특히 장기이식, 인공신장실 등에서는 농축적혈구 또는 농축혈소판 수혈 시에는 백혈구제거 filter 또는 혈소판제거 filter를 사용하여 제거하면서 수혈하므로서 발열부작용을 방지하고 있다.

AABB의 통계를 인용하면 백혈구항체는 10 unit 이하 수혈환자의 5% 정도 발생하고 50~100 unit 수혈자 중에서는 25~35%, 100 units 이상 수혈자는 80%가 발생한다고 한다. 또한 다산부에서는 보통 20~25%(1회 출산 11.2%, 2회 출산 22.5%, 3회 출산 27.5%, 4회 이상 출산 32.2% 발생: ISBT 30차)가 발생됨을 보고하고 있다.

2. 혈소판 항원과 항체

혈소판은 원반형으로 되어 있는 핵을 보유하고 있지 않은 혈구로서 크기는 2~4 ㎛로 혈중 200,000~300,000 /μL로 존재한다. 혈소판은 조혈모세포로부터 분화된 직경 30~60 ㎛인 거핵구의 분화에 의한 조각으로 생성된다. 생성된 혈소판의 수명은 8~10일로 노화되면 비장과 간의 내망계에서 처리된다. 또한 체내 혈소판의 약 2/3는 순환 혈액 중에 존재하며, 나머지 1/3은 비장내 분포하여 상호 왕래하고 있다.

1) 혈소판 항원

1950년대 후반에 Zwa 항원이 보고된 후 많은 혈소판 특이 항원들이 신생아 동종면역성 혈소판감소증 환자나 수혈 후 자반증 환자들에게서 발견된 항체들에 의해 발견되었다. 혈소판에도 적혈구항원 일부가 무시되지만 ABO, P, Le 등과 혈소판특이항원(HPA), HLA 항원(HLA-A, B)이 미약하게 있으나 수혈에 관하여 HLA 항원은 중요하다.

혈소판특이항원은 발견한 사람마다 다양한 이름을 붙여왔으나 1990년 국제 혈액표준화위원회에 의해 체계적인 명명법이 만들어졌으며, 모든 혈소판특이항원을 HPA로 시작하는데 이는 Human Platelet antigen의 약자이며 그 후의 번호는 항원의 발견된 순서를 의미하며, 번호 뒤의 a 및 b는 표현형의 빈도가 높은 항원을 a로 낮은 항원을 b로 표기한다.

(1) HPA-1(Zw)

혈소판항원 중 가장 먼저 발견된 혈소판특이항원이다. HPA-1a항원은 미국인들의 97~98%에서 양성이고, 동양인의 99.9%에서 양성이다. HPA-1b항원은 미국인들의 20~30%에서 양성이며 한국인은 2% 양성으로 보고되고 있다. 동양인에서는 HPA-1a에 의해 유발되는 질환들이 거의 없으나 미국인에서는 2~3%의 인구가 음성이므로 이로 인한 신생아 동종면역성 혈소판감소증이나 수혈 후 자반증이 흔히 관찰된다.

HPA-1항원은 혈소판막당단백 Ⅲa에 존재한다.

(2) HPA-2(Ko)

HPA-2항원은 1965년에 발견되었는데 HPA-2a의 표현형 빈도는 미국인에서 99%이며 HPA-2b는 13~17%에서 발견된다. HPA-2b는 한국인의 14.9%에서 양성이며 101명 중 1명은 동형접합체로 보고된 바 있다.

HPA-2항원은 혈소판막 당단백 Ⅰb에 위치한다.

(3) HPA-3(Bak)

HPA-3a항원은 1980년에 보고되었으며 HPA-3a의 항원빈도는 미국인의 경우 85~90%이며 한국인의 경우 83%이다. HPA-3a항원은 혈소판당단백 Ⅱb에 표현되며 17번 염색체에 있는 대립유전자에 의해 조절된다.

표 6-5 혈소판 특이항원과 당단백(GP) 및 염색체상의 위치

항원계	항원	구 호칭	GP상의 위치	아미노산의 상위	염색체 상의 위치	표현형 빈도(%)	
						백인	일본인
HPA-1	HPA-1a HPA-1b	Zw^a, Pl^{A1} Zw^b, Pl^{A2}	GPⅢa	Leu^{33} Pro	17q21~23	97.9 26.5	99.9 3.7
HPA-2	HPA-2a HPA-2b	Ko^b KO^a, Sib^a	GPⅠb	Thr^{145} Met	17q21~ter	99.3 14.6	NT 25.4
HPA-3	HPA-3a HPA-3b	Bak^a, Lek^a Bak^b	GPⅡb	Ile^{843} Ser	17q21~23	87.7 64.1	78.4 NT
HPA-4	HPA-4a HPA-4b	Pen^a, Yuk^b Pen^b, Yuk^a	GPⅢa	Arg^{143} Gln	17q21~23	99.9 0.2	99.7 1.7
HPA-5	HPA-5a HPA-5b	Br^b, Zav^b Br^a, Zav^a, Hc^a	GPⅠa	Lys^{505} Glu	5q23~31	99.2 20.6	NT NT

NT : not tested

(4) HPA-4(Yuk)

HPA-4(Yuk) 항원은 일본에서 처음 발견된 것으로서 HPA-4a 한국인, 일본인의 빈도는 99% 이상이고 HPA-4b의 빈도는 1~2% 정도이며, 미국인에서 HPA-4a 음성자가 발견되지 않고 있다. 따라서 HPA-4a 항체들은 동양인에서 더욱 문제가 되며 이로 인한 신생아 동종면역성 혈소판감소증이 다소 보고되어 있다. HPA-4 항원은 혈소판당단백 Ⅲa에 표현된다.

(5) HPA-5(Br)

이 항원은 1988년 kiefel 등이 새로운 MAIPA(Monoclonal Antibody Immobilization of Platelet Antigen)검사법을 고안하면서 발견되었다. HPA-5a는 독일인의 99% 이상에서 양성으로 보고되었으며 HPA-5b의 빈도는 미국의 경우 10~20%이며 일본인은 70%, 한국인은 4.5%이다. HPA-5(Br)항원은 혈소판막 당단백 Ⅰa에 표현된다.

이외에도 HPA-6bw에서 HPA-27bw까지의 혈소판 특이항원들이 발견되었으며, 더 이상의 항체가 남아있지 않은 DUZO, Pl^{EI}, Nak^a, Gov^a, Gov^b 등의 혈소판항원들은 HPA 분류에 포함하지 않고 있다.

2) 혈소판 항체

항혈소판 항체로는 HLA항체, HPA항체, iso항체 등 자신의 혈소판에 존재하지 않는 동종항체와 자신의 혈소판 뿐 아니라 타인의 혈소판과도 반응하는 자가 항체가 있다.

(1) HLA 항체

수혈 또는 임신으로 인해 백혈구와 혈소판에 존재하는 HLA의 항원자극으로 생성되는 동종항체이다. HLA항체는 혈소판 항체의 약 80~90%를 차지한다고 하며, PTR의 주 원인이 됨과 동시에, 발열, 두드러기 등의 비용혈성 수혈 부작용의 원인으로 추측되고 있다. 우리나라에서도 그간 골수이식을 위한 자발적 공여자들의 HLA정보를 이용한 HLA적합혈소판 수혈을 빠른 시일 내에 도입하기 위해 노력하고 있다

(2) HPA 항체

수혈 또는 임신으로 인해 백혈구와 혈소판에 존재하는 HPA의 항원자극으로 생성되는 동종항체이다. 태아와 모친의 HPA부적합으로 인해 모친에게 항-HPA-la가 생성되어 태아에게 이행됨으로써 고빈도인 HPA-la가 음성인 혈액을 구하기 어려워 산모의 혈소판을 세척하여 태아에 수혈하기로 한다. 혈소판감소증을 유발하는 NAIT와 혈소판 수혈 후 PTR의 경우 약 10~20%는 HPA항체에 의한 것으로 보고되고 있다. 환자가 PTR이 되어 HPA항체 양성으로 되는 경우 HPA적합 또는 혈소판 교차반응 음성제제를 사용한다.

(3) iso항체

혈소판 막 당단백질 결손의 증례에 일반적인 혈소판제제가 수혈되면 해당 결손 단백에 대한 항체가 형성된다. 이 항체를 iso항체라 하며, HPA와 반응하지 않고, 정상 혈소판에 통상적으로 존재하는 단백과 반응한다.

(4) 자가 항체

자신의 혈소판에 대한 항체로 혈소판막 당단백의 epitope에 의한 것이라고 하지만 불분명한 경우도 많다. 혈소판 자가항체는 자신의 혈소판과 결합하여, 혈소판이 조기에 파괴되어 혈소판의 감소를 일으키는 항체이며 전형적인 병태는 특발성 혈소판감소성 자반증(ITP)이다.

3) HLA항체와 혈소판 수혈

다회 수혈환자들은 종종 혈소판에 대한 항체가 출현하고 그 후에는 혈소판 수혈의 유효성이 현저히 떨어진다. 또한 수혈 후 혈소판 회수율이 떨어지고 혈소판 수명이 단축된다. 이와 같은 것은 혈소판 항체에 의해 나타나게 되는데 어떤 기전(mechanism)에 의해 혈소판 제거에 영향을 미치는지는 확실치 않지만 자가면역성 혈소판 감소증과 같이 혈소판막 항원과 결합한 면역글로불린이 망내계세포에 의해 인식되어 혈소판이 제거되어지는 것 같다. 혈소판 수혈의 불응상태(refractoriness to platelet)의 정확한 정의는 없지만 random donor로부터의 혈소판 수혈인 경우 수혈 직후 회수율에 두 번 이상 20% 이하인 경우를 "혈소판 수혈의 불응상태(refractory state)"라고 일반적으로 생각하고 있다. 이러한 상태의 환자에게 유효한 수혈을 하기 위해서는 혈소판항체의 80~90%는 HLA항체로서 HLA적합 성분채혈 혈소판을 수혈하면 된다.

Chapter 7

헌혈자 선별 및 채혈

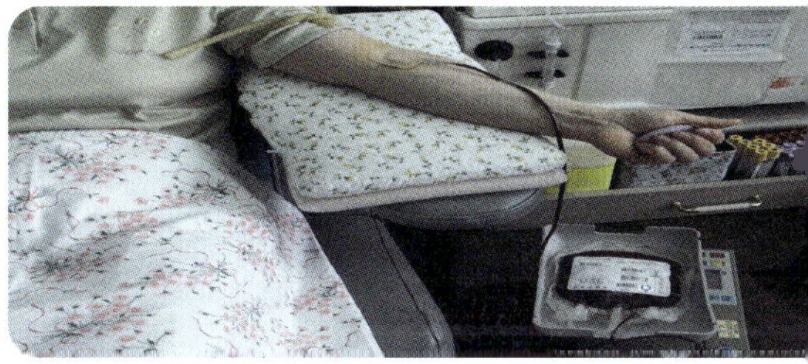

1. 헌혈자 선별
2. 헌혈자 문진 및 헌혈기록카드 작성
3. 헌혈자 채혈 전 검사
4. 채혈 준비
   1) 채혈백
   2) 혈액 항응고 보존액
   3) 피부 소독
5. 전혈채혈
   1) 채혈 순서
   2) 채혈과정에서의 점검사항
   3) 전혈채혈종료
   4) 전혈채혈 후 혈액관리
6. 성분채혈
   1) 성분채혈의 종류
   2) 성분채혈 장비별 채혈 방법
   3) 성분채혈 혈소판
   4) 성분채혈 백혈구
   5) 성분채혈 혈장
   6) 조혈모세포 채집
   7) 치료를 위한 성분채혈
7. 지정헌혈
   1) 지정헌혈자
   2) 지정 수혈이 유용한 경우
   3) 지정 수혈을 금해야 하는 경우
8. 자가수혈
   1) 자가수혈의 장·단점
   2) 자가수혈을 위한 채혈 방법
9. 헌혈자 혈액 기본검사
   1) ABO 혈액형 검사
   2) Rh-D 혈액형 검사
   3) 비예기항체 검사
   4) 수혈전파성 감염질환

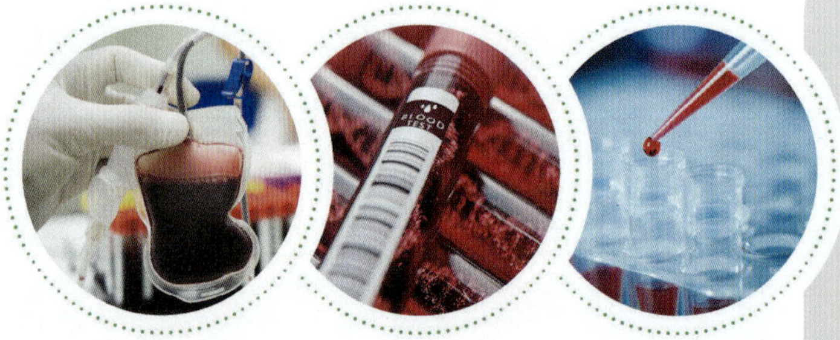

학습 목표

01. 헌혈자 선별 시 최신의 안내문에 대하여 기술한다.
02. 헌혈자 등록헌혈제(ABO friends)에 대하여 기술한다.
03. 헌혈자 채혈금지 기준의 공통기준과 개별기준에 대하여 기술한다.
04. 헌혈자 채혈 전 문진 및 검사에 대하여 기술한다.
05. 헌혈의 종류 및 채혈백 선택, 항 응고 보존액에 대하여 기술한다.
06. 채혈 시 주의 사항 및 채혈백의 혈액형별 라벨색상에 대하여 기술한다.
07. 헌혈의 종류에 따른 채혈혈액의 보관 및 관리에 대하여 기술한다.
08. 조혈모세포에 대하여 기술한다.
09. 지정헌혈 및 자가 수혈의 장. 단점에 대하여 기술한다.
10. 헌혈자 혈액 기본 검사에 대하여 기술한다.

Chapter

7

실 / 전 / 수 / 혈 / 검 / 사 / 학

헌혈자 선별 및 채혈

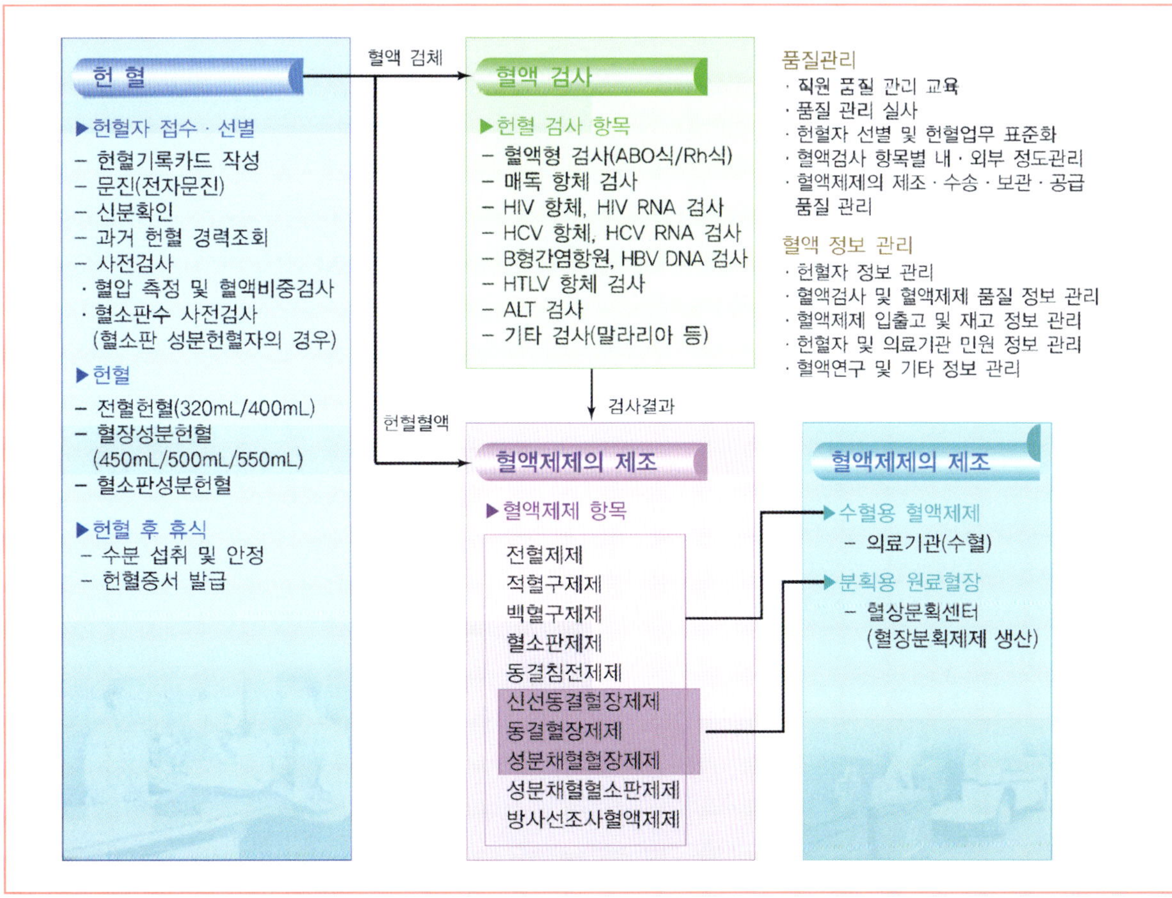

헌 혈
▶헌혈자 접수 · 선별
– 헌혈기록카드 작성
– 문진(전자문진)
– 신분확인
– 과거 헌혈 경력조회
– 사전검사
· 혈압 측정 및 혈액비중검사
· 혈소판수 사전검사
(혈소판 성분헌혈자의 경우)
▶헌혈
– 전혈헌혈(320mL/400mL)
– 혈장성분헌혈
(450mL/500mL/550mL)
– 혈소판성분헌혈
▶헌혈 후 휴식
– 수분 섭취 및 안정
– 헌혈증서 발급
혈액 검체
혈액 검사
▶헌혈 검사 항목
– 혈액형 검사(ABO식/Rh식)
– 매독 항체 검사
– HIV 항체, HIV RNA 검사
– HCV 항체, HCV RNA 검사
– B형간염항원, HBV DNA 검사
– HTLV 항체 검사
– ALT 검사
– 기타 검사(말라리아 등)
품질관리
· 직원 품질 관리 교육
· 품질 관리 실사
· 헌혈자 선별 및 헌혈업무 표준화
· 혈액검사 항목별 내 · 외부 정도관리
· 혈액제제의 제조 · 수송 · 보관 · 공급
품질 관리
혈액 정보 관리
· 헌혈자 정보 관리
· 혈액검사 및 혈액제제 품질 정보 관리
· 혈액제제 입출고 및 재고 정보 관리
· 헌혈자 및 의료기관 민원 정보 관리
· 혈액연구 및 기타 정보 관리
검사결과
헌혈혈액
혈액제제의 제조
▶혈액제제 항목
전혈제제
적혈구제제
백혈구제제
혈소판제제
동결침전제제
신선동결혈장제제
동결혈장제제
성분채혈혈장제제
성분채혈혈소판제제
방사선조사혈액제제
혈액제제의 제조
▶수혈용 혈액제제
– 의료기관(수혈)
▶분획용 원료혈장
– 혈장분획센터
(혈장분획제제 생산)

그림 7-1 헌혈에서 수혈까지

1. 헌혈자 선별(Donor selection)

헌혈자는 과거의 헌혈 경력에 관한 조회를 시행하여 과거의 건강 상태를 재확인하고 헌혈 부적격자로 판정된 경우가 있는지를 확인하여 헌혈경력 조회서(표 7-5)를 작성해야 한다. 혈액관리법 제7조제5항에 따라 채혈하기 전에 혈액정보관리시스템(Blood Information Management System;BIMS),혈액정보공유시스템 (Blood Information Sharing System;BISS)프로그램 또는 대한적십자사를 통하여 채혈금지대상 여부 및 과거 헌혈경력과 그 검사결과를 조회하여야 한다.

- 신분이 확인된 경우에 한하여 헌혈에 참여할 수 있음을 설명한 후 신분을 확인한다.(사진이 붙어 있어 본인임을 확인할 수 있는 주민등록증, 여권, 그 밖의 신분증명서에 따라 그 신원을 확인하여야 한다. 다만, 학생, 군인 등의 단체헌혈의 경우 그 관리·감독자의 확인으로 갈음할 수 있다)
- 비밀이 보호될 수 있는 환경에서 문진 사항의 기록과 면담이 이루어져야 한다.

우리나라 혈액관리법 시행규칙에 의한 채혈금지 대상자(혈액관리법 별표 1의 2)의 범위는 공통기준과 개별기준에 의한다.

[별표 1의 2] 〈개정 2017.3.20〉

채혈금지대상자(제2조의2 및 제7조 관련)

I. 공통기준

1. 건강진단관련 요인
   가. 체중이 남자는 50킬로그램 미만, 여자는 45킬로그램 미만인 자
   나. 체온이 섭씨 37.5도를 초과하는 자
   다. 수축기혈압이 90밀리미터(수은주압) 미만 또는 180밀리미터(수은주압) 이상인 자
   라. 이완기혈압이 100밀리미터(수은주압) 이상인 자
   마. 맥박이 1분에 50회 미만 또는 100회를 초과하는 자
2. 질병관련 요인
   가. 감염병
      1) 만성 B형간염, C형간염, 후천성면역결핍증, 한센병, 바베시아증, 샤가스병 또는 크로이츠펠트-야콥병 등 「감염병예방법」 제2조제2항에 따른 감염병환자, 의사환자, 병원체보유자
      2) 일정기간 채혈금지 대상자
         가) 말라리아 병력자로 치료종료 후 3년이 경과하지 아니한 자
         나) 브루셀라증 병력자로 치료종료 후 2년이 경과하지 아니한 자
         다) 매독 병력자로 치료종료 후 1년이 경과하지 아니한 자
         라) 급성B형간염 병력자로 완치 후 6개월이 경과하지 아니한 자
         마) 그 밖에 보건복지부장관이 정하는 혈액매개 감염병환자 또는 병력자
   나. 그 밖의 질병
      1) 발열, 인후통, 설사 등 급성 감염성 질환이 의심되는 증상이 없어진지 3일이 경과하지 아니한 자
      2) 암환자, 만성폐쇄성폐질환 등 호흡기질환자, 간경변 등 간질환자, 심장병환자, 당뇨병환자, 류마티즘 등 자가면역질환자, 신부전 등 신장질환자, 혈우병, 적혈구증다증 등 혈액질환자, 알콜중독자, 마약중독자 또는 경련환자. 다만, 의사가 헌혈가능하다고 판정한 경우에는 그러하지 아니하다.

3. 약물 또는 예방접종 관련 요인

가. 약물

1) 혈소판 기능에 영향을 주는 약물인 아스피린을 투여 받은 후 3일, 티클로피딘 등을 투여 받은 후 2주가 경과하지 아니한 자(혈소판 헌혈의 경우에 한한다)

2) 이소트레티노인, 피나스테라이드 성분의 약물을 투여 받고 1개월이 경과하지 아니한 자

3) 두타스테라이드 성분의 약물을 투여 받고 6개월이 경과하지 아니한 자

4) B형간염 면역글로불린, 태반주사제를 투여 받고 1년이 경과하지 아니한 자

5) 아시트레틴 성분의 약물을 투여 받고 3년이 경과하지 아니한 자

6) 제9조 제2호 마목에 따라 보건복지부장관이 인정하여 고시하는 약물의 투여자로서 해당약물의 성격, 효과 및 유해성들을 고려하여 보건복지부 장관이 정하는 기간을 경과하지 아니한 자.

7) 과거에 에트레티네이트 성분의 약물을 투여 받은 적이 있는 자, 소에서 유래한 인슐린을 투여 받은 적이 있는 자, 뇌하수체 유래 성장호르몬을 투여 받은 적이 있는 자, 변종크로이츠펠트-야콥병의 위험지역에서 채혈된 혈액의 혈청으로 제조된 진단시약 등 투여자는 영구 금지

나. 예방접종

1) 콜레라, 디프테리아, 인플루엔자, A형간염, B형간염, 주사용 장티푸스, 주사용 소아마비, 파상풍, 백일해, 일본뇌염, 신증후군출혈열, 탄저, 공수병 예방접종 후 24시간이 경과하지 아니한 자

2) 홍역, 유행성이하선염, 황열, 경구용 소아마비, 경구용 장티푸스 예방접종을 투여 받고 2주가 경과하지 아니한 자

3) 풍진, 수두 예방접종 또는 BCG 접종 후 1개월이 경과하지 아니한 자

4. 진료 및 처치 관련 요인

가. 임신 중인 자, 분만 또는 유산 후 6개월 이내인 자. 다만, 본인이 출산한 신생아에게 수혈하고자 하는 경우에는 그러하지 아니하다.

나. 수혈 후 1년이 경과하지 아니한 자

다. 전혈채혈일로부터 2개월, 혈장성분채혈, 혈소판혈장성분채혈 및 두단위혈소판성분채혈일로부터 14일, 백혈구성분채혈 및 한단위혈소판성분채혈일로부터 72시간, 두단위적혈구성분채혈일로부터 4개월이 경과하지 아니한 자

라. 과거 경막 또는 각막을 이식 받은 경험이 있는 자

5. 선별검사결과 부적격 요인

과거 헌혈검사에서 B형간염검사, C형간염검사, 후천성면역결핍증검사, 인체(T) 임프영양성바이러스검사(혈장성분 헌혈의 경우는 제외한다) 및 그 밖에 보건복지부장관이 별도로 정하는 혈액검사 결과 부적격 기준에 해당되는 자

6. 그 밖의 요인

가. 제6조제2항제2호의 문진 결과 헌혈불가로 판정된 자

나. 그 밖에 의사의 진단에 의하여 건강상태가 불량하거나 채혈이 부적당하다고 인정되는 자

Ⅱ. 개별기준

표 7-1 채혈금지 개별기준

채혈의 종류	기 준
320밀리리터 전혈채혈	1. 16세 미만인 자 또는 70세 이상인 자 2. 혈액의 비중이 1.053 미만인 자, 혈액 100밀리리터당 혈색소량이 12.5그램 미만인 자 또는 적혈구용적률이 38퍼센트 미만인 자 3. 과거 1년 이내에 전혈채혈 횟수가 5회 이상인 자
400밀리리터 전혈채혈	1. 17세 미만인 자 또는 70세 이상인 자 2. 체중이 50킬로그램 미만인 자 3. 혈액의 비중이 1.053 미만인 자, 혈액 100밀리리터당 혈색소량이 12.5그램 미만인 자 또는 적혈구용적률이 38퍼센트 미만인 자 4. 과거 1년 이내에 전혈채혈 횟수가 5회 이상인 자
혈장 성분채혈	1. 17세 미만인 자 또는 70세 이상인 자 2. 혈액의 비중이 1.052 미만 또는 혈액 100밀리리터당 혈색소량이 12.0그램 미만인 자 3. 직전 헌혈혈액검사 결과 혈액 100밀리리터당 혈청단백량이 6.0그램 미만인 자
한단위 혈소판 성분채혈	1. 17세 미만인 자 또는 60세 이상인 자 2. 혈액의 비중이 1.052 미만 또는 혈액 100밀리리터당 혈색소량이 12.0그램 미만인 자 3. 혈액 1마이크로리터당 혈소판 수가 15만개 미만인 자 4. 한단위 혈소판성분채혈 72시간이 경과하지 아니한 자 5. 과거 1년 이내에 성분채혈 횟수가 24회 이상인 자
두단위 혈소판 성분채혈	1. 17세 미만인 자 또는 60세 이상인 자 2. 혈액의 비중이 1.052 미만 또는 혈액 100밀리리터당 혈색소량이 12.0그램 미만인 자 3. 혈액 1마이크로리터당 혈소판 수가 25만개 미만인 자 4. 과거 1년 이내에 성분채혈 횟수가 24회 이상인 자
혈소판 혈장 성분채혈	1. 17세 미만인 자 또는 60세 이상인 자 2. 혈액의 비중이 1.052 미만 또는 혈액 100밀리리터당 혈색소량이 12.0그램 미만인 자 3. 직전 헌혈혈액검사 결과 혈액 100밀리리터당 혈청단백량이 6.0그램 미만인 자 4. 혈액 1마이크로리터당 혈소판 수가 15만개 미만인 자 5. 과거 1년 이내에 성분채혈 횟수가 24회 이상인 자
두단위 적혈구 성분채혈	1. 17세 미만인 자 또는 60세 이상인 자 2. 체중이 70킬로그램 미만인자 3. 혈액 100밀리리터당 혈색소량이 14.0그램 미만인 자 4. 과거 1년 이내에 전혈채혈 횟수가 4회 이상 또는 성분채혈 횟수가 24회 이상 또는 두단위적혈구성분채혈 횟수가 2회 이상인 자

비고 : 65세 이상인 자의 헌혈은 60세부터 64세까지 헌혈한 경험이 있는 자에만 가능함.

2. 헌혈자 문진 및 헌혈자 기록카드 작성

1) 헌혈자 기록카드(표 7-2, -3) 문진사항의 작성은 헌혈자본인의 자필기재를 원칙으로 함.

2) 작성 전에 신상 및 병력에 대한 정보를 성실히 제공해야 하는 헌혈자의 의무를 설명한다.

3) 헌혈자의 필수 질문으로 최신의 안내문을 제공하여야 한다.

채혈자는 비밀이 보장되는 방법으로 전자문진으로 헌혈기록카드를 작성, 시진, 촉진과 더불어 채혈금지의 범위에 관련된 사항을 헌혈자에게 질문하여 채혈이 가능한지를 확인해야 한다.

최신의 안내문

1) 일정기간 헌혈금지약물
   (1) 약물복용 당일 ; 감기약, 두통약, 소염제, 말라리아 예방약, 예방목적 구충제
   (2) 약물복용 3일간 ; Aspirin(해열, 진통제), 혈소판응집억제제, 해열진통소염제(단, 혈소판제제 관련만 채혈 금지)
   (3) 약물복용 7일간 ; 구충제(치료목적), 보톡스 주사, 항생제, 항진균제
   (4) 약물복용 1개월 ; 남성탈모치료제, 여드름치료제
   (5) 약물복용 6개월 ; 전립선비대치료제
   (6) 약물복용 시 영구 ; 뇌하수체유래 성장호르몬, 면역억제제, 건선치료제
2) 법정 감염병 질환에 따른 채혈금지기준
   (1) 치료종료 후 1개월 ; 결핵, 공수병, 일본뇌염, 장티푸스, 파상풍, 풍진, 홍역, A형간염
   (2) 치료종료 후 2년 ; 브루셀라 증
   (3) 치료종료 후 3년 ; 말라리아
   (4) 영구 배제 ; 바베시아 증, 샤가스 병, AIDS, vCJD, C형간염, 만성B형간염, 큐열 (vCJD관련 국가 영국 채류기간 1월 이상, 기타유럽지역 5년 이상 채류 시)
3) 국내의 말라리아 위험지역(전혈 및 혈소판성분채혈을 금지함)
   (1) 경기도지역 ; 파주시, 연천군지역
   (2) 인천시지역 ; 강화군지역
   (3) 강원도지역 ; 철원군지역
   (4) 북한 백두산 제외 전지역
   * 제한지역에 거주나 복무(년 중 6월 이상 숙박) 시 2년간, 년 중 1일~6월 미만 숙박 시 1년 금지
4) 외국의 말라리아 위험지역 ; 열대지역 위험국가 여행 및 채류자
   * 거주나 복무(년 중 6월 이상) 시 3년간, 여행 시 1일~6월 미만 숙박 시 1년 금지
5) 헌혈 후 생길 수 있는 증상 ; 천자부위 통증, 피하출혈 및 혈종, 신경손상, 구연산반응, 혈관미주신경선 실신(헌혈직전에도 발생할 수 있음)에 주의

참고 사항

헌혈자 등록헌혈제(ABO friends)란?

헌혈혈액의 안전과 혈액수급 효율의 향상에 기여함을 목적으로 등록 헌혈제를 권장하고 있다.

일정한 자격조건을 갖춘 헌혈지원자를 등록하여 정기적으로 헌혈할 수 있도록 하는 제도를 말하며, 가입대상은 만16세이상, 최근 1년이내 헌혈경험이 1회 이상인자로 마지막 헌혈검사결과가 정상이며 헌혈자 유보군(DDR)에 포함되지 않아야 한다.

헌혈자 유보군(Donor Deferral Registry: DDR)이란?

헌혈을 일시적 또는 영구적으로 보류해야 하는 헌혈자 군을 말한다.

표 7-2 헌혈기록카드 (앞면)

헌 혈 기 록 카 드

혈액형		헌혈증서번호 (바코드 부착)	

〈헌혈자 기록란 : □ 란은 반드시 본인이 기입하시고 뒷면 문진사항에 답해주시기 바랍니다.〉

헌혈자 인적사항												
성 명			주민등록번호							키	몸무게	혈액형
			-							cm	kg	
직업	1	2	3	4	5	6	7	8	9	직장명		
	고교생	대학(원)생	군 인	회사원	공무원	자영업	종교직	가 사	기 타	이동전화	( ) -	
주소										자택전화	( ) -	
	고등학교 학년 반 번 (과)									전자메일	@	
헌혈경험	□ 없음 □ 있음			헌혈 경험이 있으시면, 가장 최근에 언제 헌혈을 하셨습니까? 년 월								
※ 헌혈혈액검사결과 통보서 수신 동의				□ 예 □ 아니오 (수신 동의 거부시에도 검사결과가 부적격인 경우에는 결과가 통보됩니다.)								
※ 헌혈관련내용(헌혈 후 유의사항, 헌혈 가능일 등) 수신 동의				□ 예 (□ 전화 □ 문자메시지 □ 이메일) □ 아니오								

※ 다음은 헌혈자와 수혈자의 건강을 보호하기 위해 반드시 필요한 문진사항들입니다.
- 혈액관리법 제4조의2 제2항에 따라 헌혈자는 안전한 혈액의 채혈 및 공급을 위하여 신상 및 병력에 대한 정보를 사실대로 성실하게 제공하여야 합니다.
- 헌혈자의 불성실한 답변이 수혈자의 건강에 나쁜 영향을 미칠 수 있으므로 정직하고 성실하게 답변해 주시길 바랍니다.
- 에이즈 검사를 목적으로 한 헌혈은 엄격히 금지되어 있으며 뒷면의 질문들은 헌혈하시려는 귀하의 건강을 보호하고, 수혈에 의한 감염을 예방하기 위한 것입니다. 헌혈혈액에 대해 검사를 시행하고 있으나 무증상 잠복기인 경우 검출되지 않을 수도 있으니 정직하게 답변해 주시고 뒷면 하단에 서명해 주시면 감사하겠습니다.
- 헌혈자의 인적사항과 문진내용은 혈액관리업무 이외의 다른 목적에 사용 또는 공개되지 않습니다.
- 헌혈관련 안내문(헌혈금지약물 및 예방접종, 감염병 및 변형 크로이츠펠트-야콥병(vCJD) 위험지역, 국내 및 국외 말라리아 위험지역, 채혈부작용)을 읽고 난 후 문진 사항에 대하여 답해주시기 바랍니다.

〈직원 기록란〉

■ 과거 헌혈경력 및 검사결과 조회

조회 결과	□ 헌혈경력 없음 □ 적격 □ 부적격 □ 판정불가
실명확인방법	□ 주민등록증 □ 운전면허증 □ 여권 □ 사원증 □ 학생증 □ 청소년증 □ 군신분증(공무원증) □ 등록헌혈회원증(지문포함) □ 학적부(생활기록부) □ 단체헌혈(□ 명렬표 □ 인식표 □ 기타( )

■ 건강진단

검진항목 (참고치)	1 혈압(mmHg) (수축기 : 90~179 이완기<100)	2 체온(℃) (37.5 이하)	3 맥박 (회/분) (50~100)	4 혈액비중 (전혈채혈 ≥1.053 성분채혈≥1.052)	5 혈색소(g/dL) (전혈채혈≥12.5 성분채혈≥12.0 두단위적혈구채혈≥14.0)	6 혈소판 수 ($\times10^3/\mu L$) (한단위혈소판성분채혈≥150 두단위혈소판성분채혈≥250) 혈소판혈장성분채혈≥150)	7 과거 총단백 (g/dL) (혈장성분채혈만)
측정 결과 및 측정	/	□ 정상 □ 이상	□ 정상 □ 이상	□ 1.053 이상 □ 1.052 □ 1.052 미만			□ ≥ 6.0 □ ≤ 6.0

■ 헌혈적부판정 : □ 헌혈가능 □ 헌혈불가

헌혈종류	전혈채혈						성분채혈		비고
	400 mL			320 mL					
	Q/B	T/B	D/B	T/B	D/B	S/B	□ 혈장 □ 두단위혈소판 □ 두단위적혈구	□ 한단위혈소판 □ 혈소판 혈장 □ 기타	
부적격 사유				부적격 항목번호			상세 사유		
	□ 과거헌혈경력 및 검사결과부적격								
	□ 문진부적격								
	□ 건강진단부적격								

년 월 일

문진자 : (서명 또는 인)

채혈자 : (서명 또는 인)

대한적십자 ○○○○혈액원

채혈종료시간	:

표 7-3 헌혈기록 카드 (뒷면 문진사항)

1. 헌혈금지약물, 감염병, 말라리아 위험지역, 채혈부작용에 대한 안내문을 읽어 보셨습니까?	□ 예 □ 아니오

2. 아래와 같은 경험을 해당 기간 안에 하신 분 중 일부는 일정기간 동안 헌혈할 수 없습니다. **해당되는 사항의 □란에 ✔표**해 주십시오.

		문 진 사 항		상세 내용
1	오늘	□ 몸상태 안 좋음	□ 해당없음	
2	최근 3일 이내	□ 발열 □ 인후통 □ 설사 □ 침술, 부항(사혈): 1회용 도구 사용	□ 해당없음	
3	최근 1주일 이내	□ 약물 복용 □ 주사	□ 해당없음	
4	최근 1개월 이내	□ 반복적인 고열, 춥고, 떨림, 땀흘림 □ 외국 여행 □ 치과치료 □ 의료기관에서 단순 감기 이외의 질병 진단 또는 치료 □ 시술(내시경, 조직검사, 레이저 시술 등) □ 기타 ( )	□ 해당없음	
5	최근 6개월 이내	여성만 □ 임신 □ 분만 □ 유산	□ 해당없음	
6	최근 1년 이내	□ 입원 □ 수혈 □ 수술 □ 경련 □ 의식소실 □ 예방접종 □ 다른 사람이 사용한 주사침에 찔림 □ 사마귀, 점제거, 피어싱(귀뚫음 등), 문신 □ 침술, 부항(사혈) □ 마약 주사 □ 교도소(소년교도소 포함), 구치소 등에 3일 이상 수감 □ 불특정 이성과의 성접촉 또는 남성의 경우 다른 남성과의 성접촉 □ 기타 ( )	□ 해당없음	
7	기간에 관계없이	□ 암 □ 심장질환 □ 신장질환 □ 간질환 □ 호흡기질환 □ 혈액질환(혈우병, 적혈구증다증 등) □ 당뇨병 □ 피부질환(건선 등) □ 알코올 또는 마약중독 □ 정신질환 □ 경련성질환 □ 자가면역질환(류머티즘 등) □ 장기이식(신장, 간, 각막, 뇌척수 경막, 피부, 뼈, 골수이식) □ 기타 ( )	□ 해당없음	

3. 헌혈관계 안내문을 참조하시어 **해당되는 사항의 □란에 ✔표** 해 주십시오.

	분류	문 진 사 항		상세 내용
8	헌혈금지 약물	□ 건선치료제(에트레티네이트, 아시트레틴) □ 소에서 유래한 인슐린 □ 전립선치료제(두타스테라이드, 피나스테라이드) □ 남성탈모증치료제(피나스테라이드) □ 뇌하수체 유래 성장호르몬 □ 여드름치료제(이소트레티노인) □ 기타 ( )	□ 해당없음	시기: 내용:
9	감염병	□ 간염(B형, C형 등) □ 에이즈 □ 말라리아 □ 성병(임질, 매독 등) □ 한센병 □ 바베시아증 □ 샤가스병 □ 변형 크로이츠펠트-야콥병(vCJD) □ 블루셀라증 □ 기타 ( )	□ 해당없음	시기: 내용:
10	말라리아	□ 최근 1년 이내에 국내·외 말라리아 위험지역에서 1박 이상 숙박 □ 최근 1년 이내에 국내·외 말라리아 위험지역에서 6개월 이상 거주 또는 군복무	□ 해당없음	시기: 지역:
11	변형 크로이츠펠트-야콥병 (vCJD)	□ 1980년~1996년까지 1개월 이상 영국 거주/방문/여행 □ 1997년~현재까지 3개월 이상 영국 거주/방문/여행 □ 1980년~현재까지 5년 이상 유럽국가 거주/방문/여행 □ 1980년 이후 영국, 프랑스에서의 수혈	□ 해당없음	시기: 국가:

〈동 의 서〉

○ 나는 생명을 살리는 고귀한 뜻에 동참하여 자발적으로 헌혈하는데 동의합니다.
○ 나는 문진사항과 헌혈관련증상에 대해 읽고 충분히 이해하였으며, 모든 질문에 정직하게 답하였습니다.
○ 나는 수혈받는 환자를 보호하기 위하여 필요한 검사를 시행하고, 그 결과를 포함하여 과거의 헌혈경력, 검사결과 및 세부사항(헌혈부적격 관련 정보 등)을 관리, 전산 조회하는 것에 동의합니다.
○ 만약 나의 혈액이 수혈에 부적합한 것으로 판정되면, 재혈금지대상자로 등록될 수 있음에 동의하며 이로 인한 어떠한 불이익도 없다는 점을 이해합니다.
○ 내가 헌혈한 혈액(검체 포함)이 혈액관리에 필요한 품질관리 및 시약평가 등 의학적 연구 및 의약품개발에 사용될 수 있다는 사실에 동의합니다.

년 월 일 헌혈자 성명 : (서명)

표 7-4 헌혈자 대장

헌 혈 자 대 장

혈액원 명칭 :
혈액원 주소 :

헌혈증서번호	헌 혈 량	혈액형	헌혈자의 인적사항					폐기사유	공급처	비고
혈 액 번 호	헌혈년월일		성명	주민등록번호 또는 생년월일	성별	직업	주 소	폐기년월일	공급년월일	

31312-09611비
99.4.13 개정승인

297mm×210mm
(인쇄용지(특급)70g/㎡

☞ 헌혈 후 담당 임상병리사 또는 간호사가 작성한다. 위 〈표 7-2~4〉 문서 보존기간은 10년이다.
☞ 헌혈자 정보는 채혈일로부터 3일 이내 대한적십자총재에 통보해야 함.

3. 헌혈자 채혈 전 검사

신원이 확인 된 후에 헌혈지원자에 대하여 채혈을 실시하기 전에 다음의 건강진단을 실시하여야 한다.

1) 과거의 헌혈경력 및 혈액검사 결과와 채혈금지대상자 여부의 조회
2) 체온 및 맥박 측정(체온은 37.5℃이하, 맥박 50~100회/분)
3) 체중 측정(여자 45Kg이상, 남자 50Kg이상)
4) 혈압 측정(수축기 90~179mmHg, 이완기 100mmHg미만)
5) 다음 각 목의 어느 하나에 따른 빈혈검사
    (1) 유산동법(황산동법)에 따른 혈액비중검사
    (2) 혈색소검사(성분헌혈은 12.0g/dL 이상, 전혈헌혈은 12.5g/dL 이상)
6) 혈액형 스크린검사
7) 혈소판계수검사(혈소판성분채혈의 경우에만 해당, 혈소판수가 15만개/uL 이상)

헌혈지원자의 기준 혈액 비중 및 혈색소

헌 혈 종 류	혈액비중(S.G)	혈색소(Hb)
320 mL 400 mL 전혈	1.053	12.5 g/dL
500 mL 혈장 400 mL이내 혈소판 성분채혈	1.052	12.0 g/dL
두 단위 적혈구 성분채혈	1.056	14.0 g/dL

→ 검사방법은 주로 두 가지 중 최근에는 혈색소(Hb)검사로 시행한다.

〈비중 검사〉

① 100 mL 정도의 깨끗한 용기에 황산동 용액 50 mL 정도를 담아 놓는다.

② 황산동 용액 위 1 cm 높이에서 채취한 혈액 한 방울을 떨어뜨려 혈액이 15초 이내에 바닥에 가라앉으면 규정액비중 이상으로 헌혈 적격자로 판단한다.

〈혈색소 검사〉

① 손끝에서 처음 나는 혈액을 닦아내고 그다음 나오는 혈액의 중간을 사용하여 공기방울 등이 섞이지 않게 큐벳에 채운다.

② 큐벳 외부에 묻은 혈액을 닦아 주고, 기기 holder안에 큐벳을 놓고 photo-meter 안으로 밀어 넣으면 3~40초 후에 혈색소 값이 표시된다.

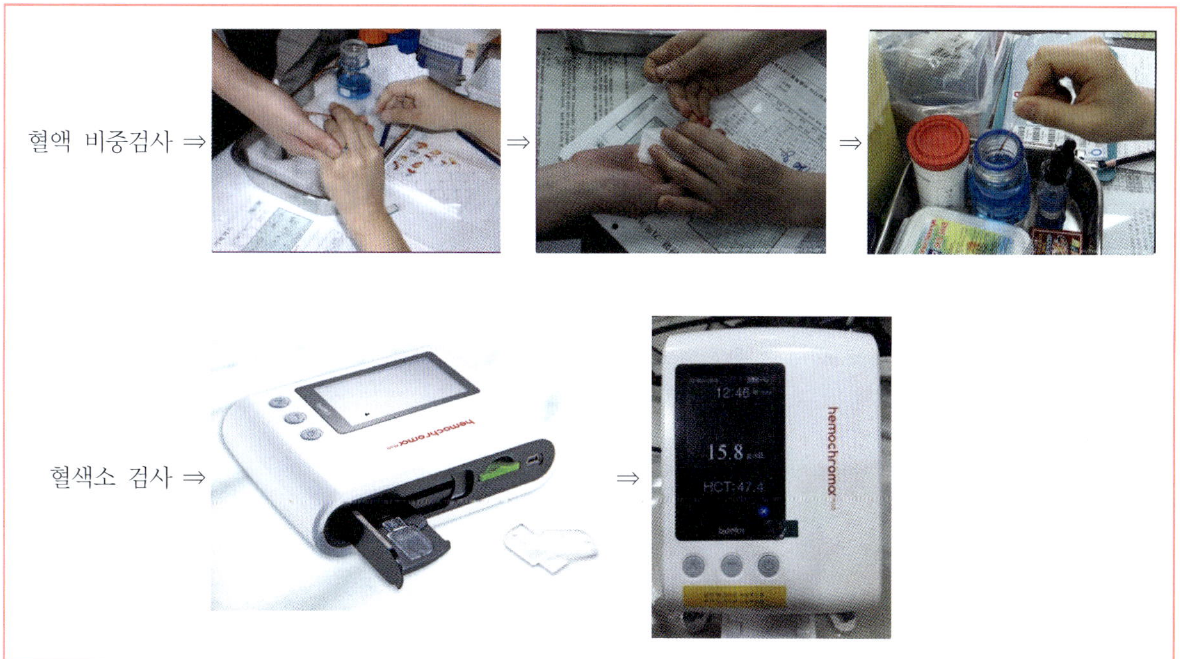

그림 7-2 황산동 용액을 이용한 혈액비중 검사법(上), photometer를 이용한 혈색소검사법(下)

표 7-5 헌혈경력 조회서

〔별지 제 1호 서식〕 헌 혈 경 력 조 회 서	처리기간 즉 시

신 청 자		헌혈자 인적사항	
명 칭		성 명	
대표자성명		주민등록번호	
주 소		주 소	
연 락 처	전화 : , FAX :	혈 액 형	

혈액관리법 제8조 제1항 및 동법시행규칙 제9조 제2항의 규정에 의하여
위 헌혈자의 헌혈경력조회를 신청합니다.

년 월 일

신청인 (서명 또는 인)

대한적십자사 총재 귀하

조 회 결 과			
과거 헌혈경력이 있는 경우 (아래칸에 헌혈일자 기재)	검 사 결 과		
	적 격	부 적 격	
과거 헌혈경력이 없는 경우 (아래칸에 없음 기재)			수수료
			없음

혈액관리법시행규칙 제9조 제3항의 규정에 의하여
위 헌혈자의 헌혈경력조회결과를 통보합니다.

년 월 일

대한적십자사총재 (인)

귀하

31312-40811민 210 mm × 297 mm
99.4.13 승인 신문용지 54g/㎡(재활용품)

☞ 병원에서 헌혈을 시행하는 경우는 헌혈 전에 해당 혈액원에 통보를 하며 과거 헌혈경력을 확인한 후 채혈한다.

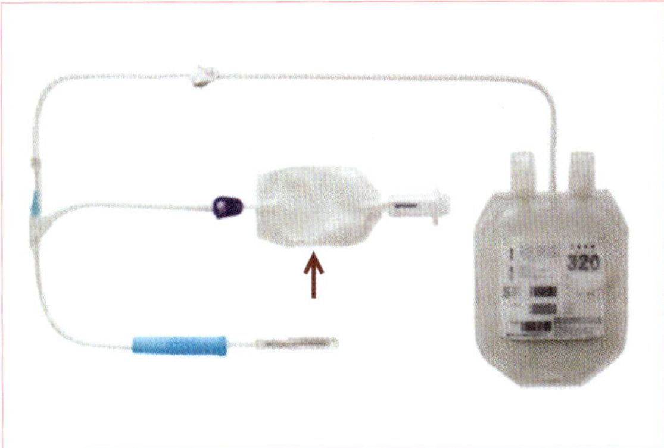

그림 7-3 단일채혈백(single blood bag)
주) ↑백은 BSD(Blood Sample Device) bag

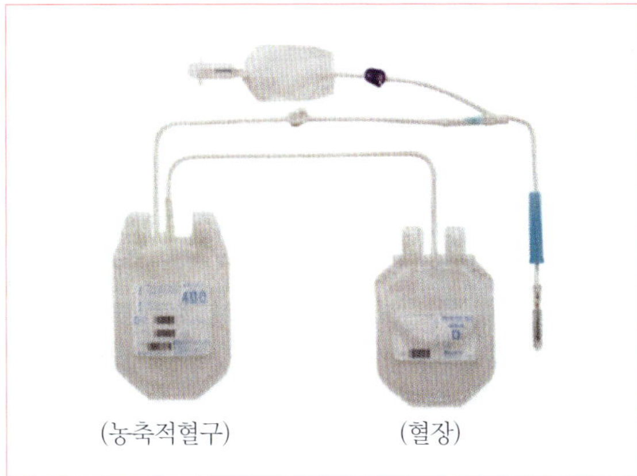

그림 7-4 이중 채혈백(double blood bag)

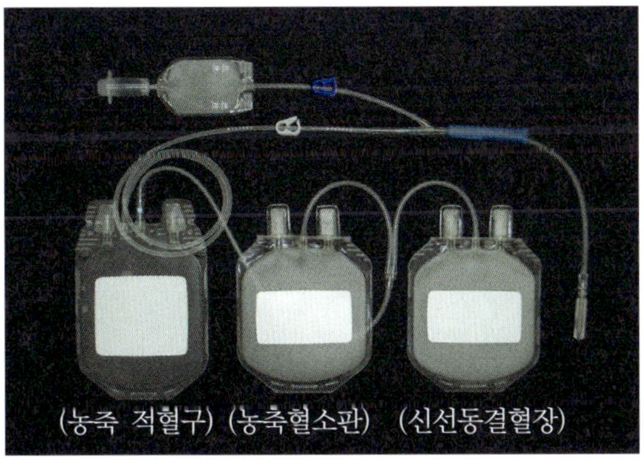

그림 7-5 세 성분 분리용백
(triple blood bag)

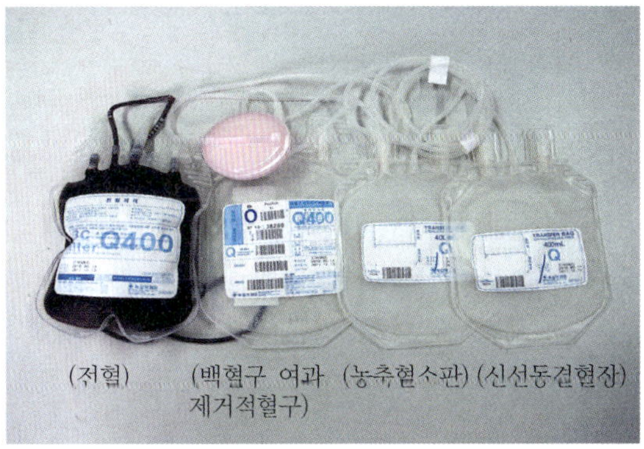

그림 7-6 백혈구제거용 세 성분 분리용백
(quadruple blood bag)

4. 채혈 준비

1) 채혈백

채혈백은 중력법(gravity method)에 의해 채혈하는 방식이며 우리나라에서는 320 mL 및 400 mL 용량의 채혈백이 생산되고 있다.

채혈백은 발열물질이 없고(pyrogen free) 무균적 처리가 완벽해야 하며 무색투명한 항응고제 CPDA-1액이 들어 있어야 한다. 320 mL 채혈용 백에는 CPDA-1 항응고제가 44.8 mL, 400 mL 채혈백에는 56 mL 들어 있다. 단일 채혈백, 이중 채혈백, 세 성분 분리용 백 및 백혈구제거용 세 성분 분리용 백 그리고 성분채집기용(apheresis) set이 있다.

※ 이중 채혈백에는 transfer bag이 한 개, 세 성분 분리용 백에는 두 개, 네 성분 분리용 백에는 세 개가 붙어 있는데 전혈(whole blood)이 들어 있는 주 용기백(primary bag)으로부터 필요한 성분(components) 분리용이다. 물론 항응고제는 들어있지 않다.

사용 전에 채혈백 점검을 우선적으로 아래와 같이 해야 한다.

표 7-6 항 응고액의 성분비교

성분 \ 항응고액	ACD-A	ACD-B	CPD	CPDA-I
Trisodium citrate(구연산나트륨)	22 gm	13.3 gm	26.3 gm	26.30
Citric acid (구연산)	8.0	4.8	3.27	3.27
Dextrose (포도당)	24.50	13.3	25.50	31.90
NaH_2PO_4 (인산2수소나트륨)	-	-	2.22	2.22
Adenine (아데닌)	-	-	-	0.275
혈액 100 mL당 항응고제 량	15 mL	25 mL	14 mL	14 mL
유효저장기간	21일	21일	21일	35일

(1) CPDA-I액이 들어 있는 채혈백의 색깔이 투명한지를 관찰하고 이물질이 없는지 확인한다.

(2) 평평한 테이블 위에 채혈백을 꺼내놓고 위를 눌러서 멸균된 항응고제가 새는 데가 없는지 확인한다.

(3) 16gauge 채혈침 보호뚜껑이 완전히 밀폐되어 있는지 확인해야 하며 채혈 시에 보호뚜껑을 뺀 후 녹물이 있으면 사용치 말아야 한다.

(4) 채혈백 속에 소량의 공기는 괜찮으나 다량의 공기가 있으면 안 된다(air bubble을 확인한다).

채혈되어진 혈액의 무게 측정은 정도관리로도 이용이 되고 있는데 혈액 1 mL는 1.052~1.055 gm에 해당하므로 320 mL의 혈액은 무게로는 337~338 gm, 400 mL의 혈액의 무게로는 421~422 gm에 해당한다. 여기에다 채혈백의 무게를 더해주면 혈액 1unit에 대한 실제의 무게가 된다.

PVC(polyvinyl chloride) 채혈백의 장점을 살펴본다면 채혈시에 용혈이 잘 일어나지 않는 것과 혈소판의 회수율이 좋고 공기가 소량밖에 들어있지 않으므로 공기전색(air embolism)의 위험이 없으며 교차시험용 플라스틱 segment가 채혈백에 부착되어 있으므로 바뀔 염려가 없으며 또한 각종 성분 분리가 폐쇄적(closed system)으로 할 수 있으므로 세균침입의 염려가 없다는 이점이 있다고 하겠다.

2) 혈액 항응고 보존액

현재 생산되고 있는 PVC 채혈용 백 속에 들어 있는 혈액보존용 항응고액의 종류는 CPDA-1으로서 표 7-6의 항응고제 성분비교에서 보는 바와 같이 CPD액에 adenine이 첨가된 것으로 1978년 8월 FDA (Food and Drug Administration)의 승인을 받았다. 우리나라에서는 1991년 5월부터 CPDA-1액으로 전환하였다. Adenine이 첨가된 항응고액으로 채혈된 혈액은 1~6℃에 보존하면 적혈구의 해당계 효소작용을 억제하며 포도당을 에너지원으로 하여 35일 간 안전하게 저장할 수가 있다. 이렇게 생존한 적혈구는 수혈 24시간 후의 적혈구 생존율이 70% 이상이어야 한다.

3) 피부소독

(1) 소독 물품종류

- 일회용 povidon-iodine swabstick (10% povidon-iodine)
- 일회용 alcohol swabstick (70% isopropyl alcohol)

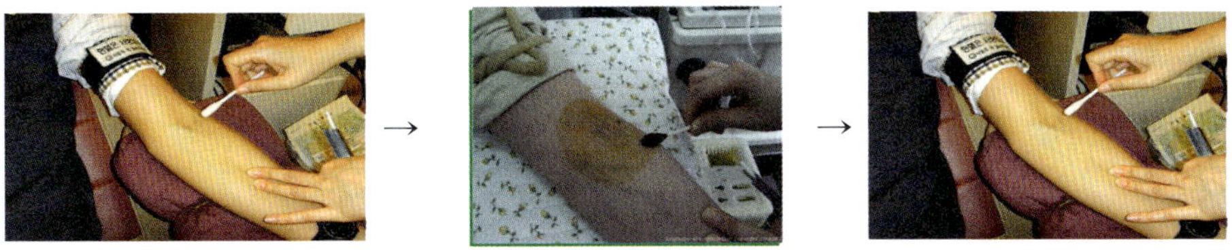

그림 7-7 피부소독

(2) 피부소독 방법

① 정맥천자 혈관을 선택한 뒤 10% povidon-iodine로 천자부위를 중심으로 안쪽에서 바깥쪽으로 나선형의 원을 그리면서 직경 8 cm 영역을 도포하여 소독부위를 30초 이상 완전히 건조시킨다.

② 70% isopropyl alcohol로 천자부위 중심으로 직경이 8 cm 정도 되도록 피부를 힘주어 문질러 닦아내며 소독부위를 반드시 건조시킨다.

③ 피부소독을 실시하고 소독된 부위 특히 천자 예정 부위에 손가락을 대지 않는다.

④ 낱개 포장된 일회용 소독약품의 경우 개봉 즉시 사용함을 원칙으로 하며 사용 후 바로 폐기한다.

5. 전혈채혈

1) 채혈 순서

(1) 혈관의 선택

- 헌혈침대에 헌혈자를 눕히고 팔꿈치의 안쪽(antecubital fossa)이 위를 향하도록 한다.
- 정맥천자 할 부위에서 약 7~11 cm 위쪽 상박 부위에 40~60 mmHg 정도의 압력으로 구혈대를 감아서 정맥을 노출시킨다. 이때 2분 이상 구혈대를 감은채로 있게 해서는 안 된다.
- 채혈 시 주로 선택하는 정맥으로는 Cephalic vein, Accesorry Cephalic vein, Basilic vein, Median Cubital vein 등이 있다.

(2) 소독액이 완전히 건조되었는가를 확인한다.

(3) 헌혈자로 하여금 가볍게 주먹을 쥐게 하여 정맥의 노출을 용이하게 한다.

(4) 헬액백을 채혈 혼합기 위에 정확하게 놓고 백줄을 clamp 되게 한다.

(5) 채혈량 조절 버튼을 이용 320 mL, 400 mL의 채혈량 및 각종 검체량을 합한 용량으로 조정·확인한 후 채혈바늘 캡을 벗긴다(검체채취 부착관 혈액백 사용 시에는 검체량을 제외한 용량으로 조정).

(6) 한쪽 엄지손가락을 피부 소독 부위의 1~2 cm 아래쪽에 대고 천자 시 정맥의 움직임을 방지하기 위해 피부를 다소 당겨준다.

(7) 정맥천자 전에 헌혈자가 놀라지 않도록 "따끔합니다" 등의 표현으로 통증을 예고한다.

(8) 바늘을 30~45° 각도로 정맥 천자한 후 비늘의 각도를 10~15°로 새소성하여 1.5cm 정도 혈관 내로 부드럽게 밀어 넣는다.

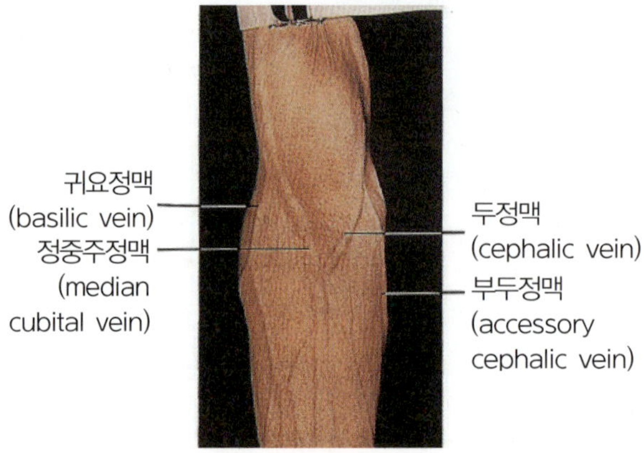

그림 7-8 팔꿈치 주요 정맥

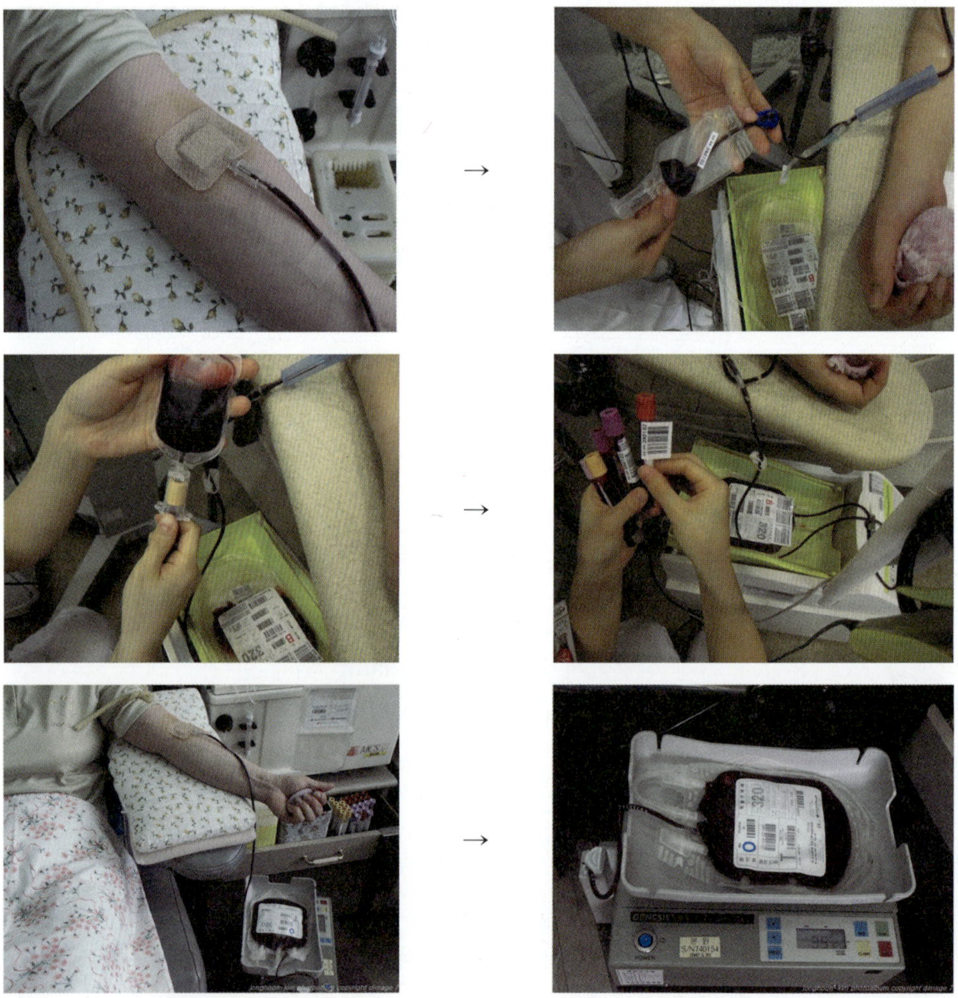

그림 7-9 전혈채혈 및 검체 채취

(9) 바늘이 정맥 내에 정확히, 안전한 상태로 잘 들어간 것을 확인한 후 접착테이프 등으로 혈액백 줄을 헌혈자 팔에 고정시킨다.

(10) 우선 BSD백으로 혈액을 받아 검체(4~5개)를 취하고 주백의 크립을 열어 채혈을 완료한다.

(11) 보관검체는 BSD백에서 마지막 5mL을 보관검체용 튜브에 채취하고 혈액번호 라벨을 부착하고 원심후 −20℃이하에서10년간 보관하여야한다.

2) 채혈과정에서 점검사항

(1) 헌혈자의 건강진단을 통해 헌혈 적격판정을 받은 헌혈자에게 채혈할 팔을 결정하도록 한 후 옷소매를 팔꿈치 위까지 올린 후 침대에 눕도록 하고 무릎 덮개 또는 가벼운 모포를 덮어준다.

(2) 정맥천자 부위 선택 시 헌혈자 본인이 채혈을 원하는 쪽이 있다 하더라도 불법적인 약물남용에 의한 것이라고 여겨지는 바늘 자국이 있는지 확인하기 위하여 양쪽 팔 모두 확인하여야 한다.

(3) 헌혈자 본인이 원하는 쪽이라도 혈관 상태가 정맥천자에 부적합한 경우 이유를 설명하고 동의를 구한 후 반대쪽 팔에서 정맥천자를 실시하도록 한다.

(4) 헌혈기록카드는 채혈종료 시까지 헌혈자 옆에 두고 채혈 전, 채혈 중, 채혈 후 헌혈자, 헌혈기록카드, 혈액형, 검체가 일치하는지 재확인한다.

(5) 전혈의 채혈시간은 15분을 초과하지 않도록 하며, 320 mL의 경우 10분 이상 400 mL의 경우 12분 이상 15분 미만인 경우 혈소판 혹은 혈장유래 혈액응고인자를 만들어서는 안된다.

(6) 헌혈자 팔에서 채혈바늘을 제거하고 출혈이 되지 않도록 소독솜 또는 일회용 밴드를 부착한 채혈부위를 헌혈자의 반대팔 엄지손가락으로 반드시 5분 이상 문지르거나 비비지 말고 지그시 눌러주도록 설명한다. 필요한 경우 5분 이상 손으로 지혈한 것을 확인한 후에 지혈대를 묶어 휴식할 수 있도록 한다.

(7) 혈액백 무게를 포함한 총 중량을 확인하여 적정한 혈액량이 채혈되었는지 재차 확인한 후 헌혈자에게 채혈이 종료되었음을 설명한다.

헌혈자 채혈 시 주의사항

1. 헌혈 중에 천자부위의 통증, 이상 감각 등이 느껴지면 간호사에게 반드시 알리도록 숙지시키며 불편을 호소할 경우 채혈을 중지할 수 있다.
2. 혈관이 가늘거나 정맥천자에 대한 자신감이 없을 경우 무리한 정맥천자는 피한다.
3. 정맥의 과도한 울혈을 예방하기 위해 구혈대는 3분 간격으로 한번씩 풀고 다시 묶어준다.
4. 혈관미주신경성 실신(Vasovagal Synocope, VVS)수의: 심리적 요인에 의한 것이나, 생리학적으로 동맥혈압하강이다. 일시적인 의식소실을 보이며, 헌혈직전에도 발생할 수 있으며, 특별한 치료는 필요하지 않으나, 이차적 손상이 더 위험하며 0.1~0.3% 보고된다.
5. 전혈채혈은 채혈 혼합기를 사용한다.
   부득이한 사정으로 채혈혼합기를 사용하지 못할 경우에는 혈액백을 자주 흔들어주어 항응고제와 혈액이 잘 혼합되도록 한다.

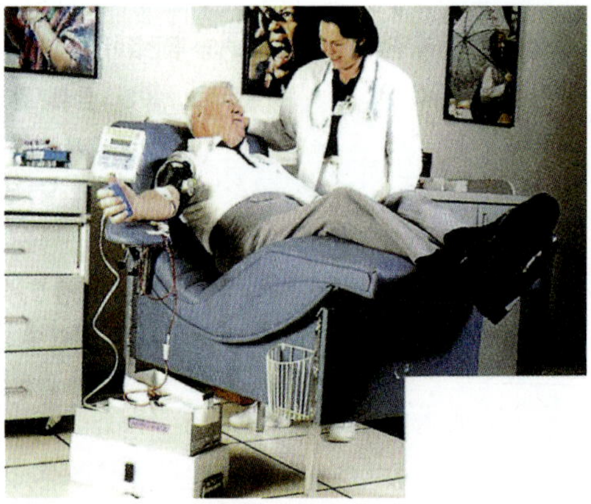

그림 7-10 채혈 모습

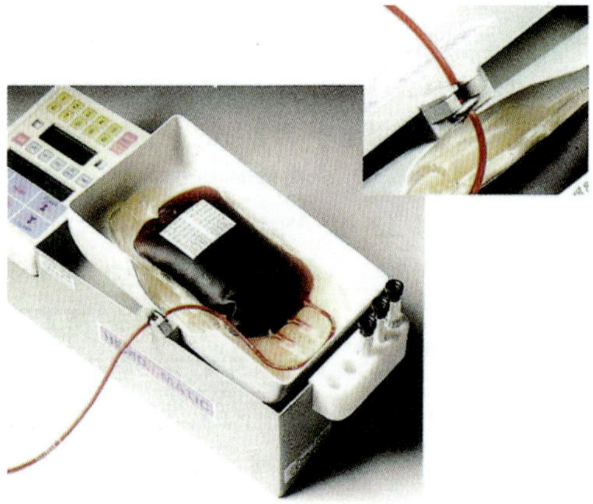

그림 7-11 채혈 후 혈액 봉합

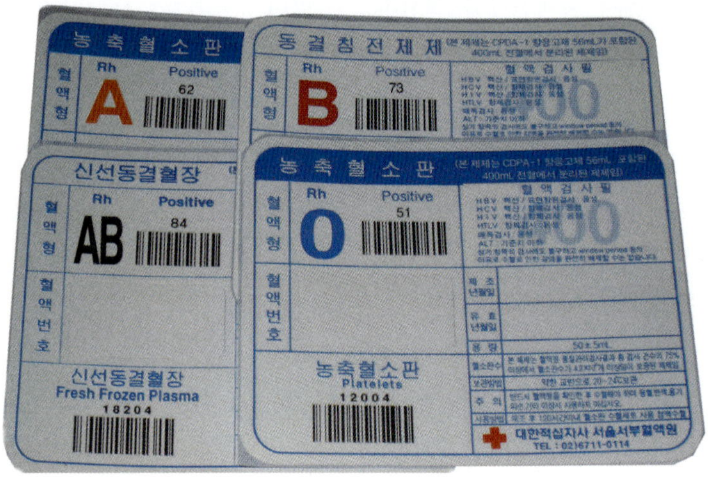

그림 7-12 혈액형별 제제별 라벨

3) 전혈채혈 종료

(1) 튜브봉합기를 사용하여 채혈바늘을 정맥천자 부위로부터 분리한 후 롤러를 이용하여 백줄 내의 혈액과 혈액백 내의 혈액이 잘 섞이도록 한 후 채혈 혈액백 줄을 4등분하여 4개의 분절을 만든다.

(2) 봉합 부위의 안전 및 혈액 누출 여부를 확인한 후 혈액보관상자 또는 보관 장소로 옮긴다.

(3) 헌혈자의 채혈바늘 제거 부위의 지혈여부를 확인한다.

(4) 지혈이 확인되면 일회용 밴드를 붙여주고 일회용 밴드 위로 지혈대를 묶어주며, 음료 및 간식을 제공한 후 휴식을 취하도록 하고, 헌혈 후 유의사항에 대해 설명한다.

(5) 채혈바늘은 채혈바늘 전용 적출물용기에 분리, 폐기하며 지정된 폐기물 장소로 운반한다.

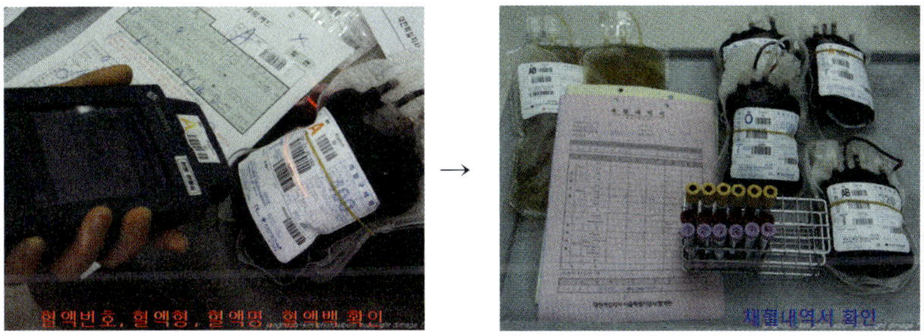

그림 7-13 채혈 내역서 및 실물 확인

4) 전혈채혈 후 혈액의 관리

(1) 단일백(single bag)으로 받은 경우

전혈혈액이므로 바로 1~6℃의 혈액보관용 냉장고에 보관한다.

(2) 이중백(double bag)으로 받은 경우

농축적혈구와 신선동결혈장을 분리하기 위한 것으로 분리하기 전까지 1~6℃의 혈액보관용 냉장고에 보존시키되 헌혈 후 8시간 이내에 혈장 분리과정을 (원심기 내부온도를 4℃로 설정)끝내야 한다.

(3) 삼중백(triple bag)으로 받은 경우

농축적혈구 + 신선동결혈장 + 농축혈소판 분리를 위한 것으로 분리하기 전까지 실온에 보관시키고 헌혈 후 8시간 이내에 혈액성분 분리를 (원심기 내부온도를 22℃로 설정)마치도록 한다.

(4) 사중백(quadruple bag)으로 받은 경우

백혈구여과용 필터가 부착된 보조백에 첨가제 MAP(manitol, adenine, phosphate)액이 있으며, 삼중백과 같이 분리후 MAP액을 적혈구 쪽으로 옮겨 희석한 후 필터를 통하여 적혈구를 보조백으로 여과, 백혈구 여과제거 적혈구를 제조한다.

참고 사항

헌혈 시 혈액에 대한 표지

(1) 전혈, 혈액성분제제 또는 변형된 제제의 명칭
(2) 혈액번호
혈액번호는 이후의 업무절차에서 변경 또는 제거되어서는 안 된다.
(3) 보존제명
(4) 헌혈량
(5) 헌혈 일자
(6) 헌혈 혈액원

6. 성분채혈

Apheresis는 그리스어에서 유래되어진 것으로 분리(separate)한다는 뜻이다. 혈액성분분리기를 사용하여 채취한 혈액에서 혈소판 성분만을 분리해내는 것을 성분채혈 혈소판이라 하고 백혈구 성분만을 분리해 내는 것을 성분채혈 백혈구, 그리고 혈장만 분리한다면 성분채혈 혈장이라고 한다. 즉 성분채혈은 혈장, 혈소판 등 특정의 혈액성분을 채취하고 이 이외의 혈액성분을 헌혈자에게 반환하는 것으로 혈액성분채집기를 이용하여 적당한 혈액보존액을 혼합하면서 혈액을 체외 순환시켜 특정의 혈액성분을 채취한다.

수혈자에게는 1회의 성분채집술에 의한 혈소판 수가 일반적으로 사용하고 있는 농축혈소판보다 10× 정도로 높으므로 치료효과를 높이고, 한 사람으로부터 분리한 것을 수혈받으므로 동종면역(alloimmunization) 형성의 감소와 전염성질환의 전파방지를 최소화 할 수가 있다.

1) 성분채혈의 종류

(1) 성분채혈 혈소판(apheresis platelets)
(2) 성분채혈 백혈구(apheresis granulocyte)
(3) 성분채혈 혈장(apheresis plasma)
(4) 두단위 적혈구 성분채혈(2 units red cell pheresis)
(5) 골수채집(bone marrow processing)
(6) 말초혈의 단구세포채집(peripheral blood mononuclear cell collection)
(7) 치료적혈구 감소목적 시술(therapeutic cell reductions)
(8) 말초혈액 조혈모세포채집(peripheral blood stem cell collection)
(9) 혈소판 풍부혈장(PRP) 및 혈소판 결핍혈장(PPP)의 채집
(10) 혈소판과 과립구 혼합혈구채집(combined platelet and granulocyte collection)
(11) 혈장교환(plasma exchange)

2) 성분채혈 장비별 채혈 방법

가장 보편적으로 사용되는 장비는 원심분리법의 원리를 이용한 것이 대부분인데 연속적원심(continuous-flow centrifugation; CFC)술과 간헐적 원심(intermittent-flow centrifugation; IFC)술의 두 가지 기본범주로 구분된다.

이 이외에 새로운 기법으로는 membrane filteration을 사용한 성분채집기술이 있다.

CFC기법을 이용하는 성분채혈기기로는 미국 Fenwal사의 CS-3000plus 기종과 COBE사 제품의 COBE spectra(그림 7-14)가 우리나라에서 많이 사용되고 있는 대표 기종이다.

또한 IFC의 대표적인 기종은 Haemonetics V50 기종이 있다.

(1) CFC 술식(continuous-flow centrifugation procedure)

본 장치의 원리는 한쪽의 정맥천자(venipuncture)로부터 연동 pump의 작동에 의해 항응고제가 혼합되면서 혈액이 채취되어 bag 속으로 유입되어지고 혈액의 성분분리는 원심분리에 의해 되어진다. 즉

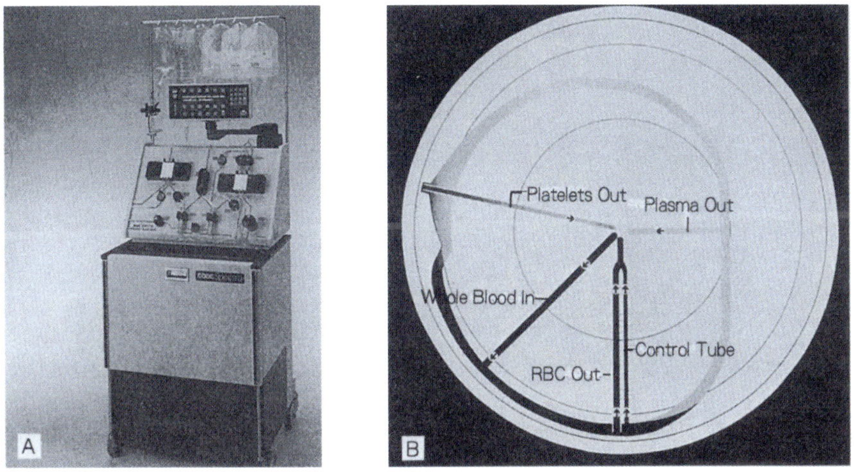

그림 7-14 COBE spectra 성분채집기기(CFC 술식 성분분리기)

혈액성분의 비중 차이에 의해 분리되어진다.

분리되어진 성분은 채취백에 들어가게 되고 채취목적 이외의 잔존성분은 공혈자의 두 번째 정맥천자 부위를 통하여 되돌려주는 과정(reinfusion)을 동시에 연속적으로 계속되는 술식이다. 혈소판 채집이 특히 우수하다. 그러나 과립구와 적혈구의 비중이 차이가 별로 없기 때문에 과립구의 채집은 좋지 않다.

원심분리법은 보통의 조작방법으로는 과립구의 채집효율이 좋지 않다고 언급한 바 있다. 전처치로 dexamethasone을 투여하여 과립구를 약 2배 상승시킨 후에 적혈구 연전형성촉진제로서 분자량 45만의 HES(hydroxyethyl starch)를 같이 투여하면 과립구 채취가 10^{10} 정도의 과립구를 채집할 수가 있다.

Dexamethasone을 경구 또는 정맥주사를 하면 4~6시간 후에 과립구가 약 2배 증가된다.

정맥주사 후 간혹 두통을 호소하는 수가 있으나 이것은 일시적으로 adrenaline의 상승에 의한 것으로 보인다.

HES는 생체 내에서 반감기가 24~29시간 정도이지만 17주 후에도 순환혈액 중에 잔존되어 있는 경우도 보고되고 있다.

CS-3000plus 혈액성분 분리기의 특장점을 보면 체내혈액량(blood volume)의 변화가 없고 체외혈액량(extracorporeal volume)이 적기 때문에 공혈자나 환자가 느끼는 부담감을 줄일 수가 있다.

또한 CFC술식은 진행시간이 빠르고 전자동으로 작동이 편리하다. 혈소판 채집률이 높고 백혈구 혼입 정도를 최소화 할 수 있는 interface detector offset 기능이 있고 채집량이 200 mL 정도로 일정하며 blood warmer 기능과 ACD 항응고제의 첨가비율을 공혈자의 상태에 따라서 1 : 8~1 : 13 비율로 변화시킬 수 있고 작동상태와 문제점을 시각, 청각적으로 제공해주는 기능이 있다.

(2) IFC 술식(intermittent-flow centrifugation procedure)

IFC방법의 원리를 간난히 살펴본다면 한쪽 팔로부터 혈액의 채혈과 혈액의 반환(return)을 수행하게 된다. 1 cycle을 행하는 동안 체내에서 일정량의 혈액이 빠져나가서 기계 안에서 분리된 후 필요한 성분

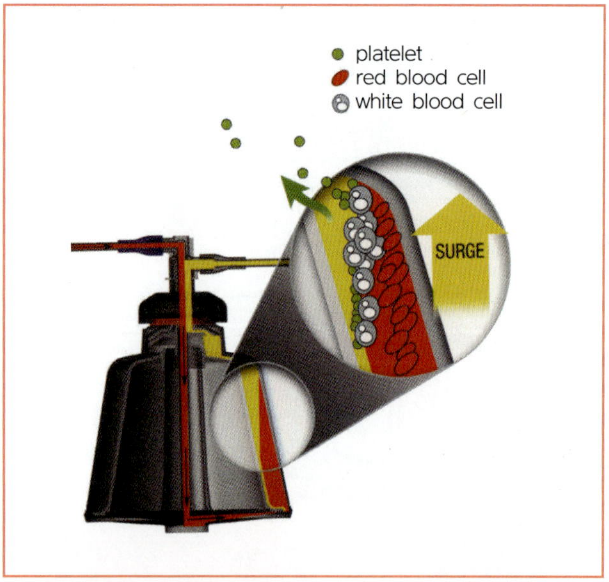

그림 7-15 IFC술식의 Haemonetic centrifuge latham bowl의 단면도

만을 남기고 잔존 성분을 같은 팔의 정맥천자 부위로 반환된다. 이러한 cycle을 여러 번 행하면서 필요한 성분의 양이 점차적으로 증가하게 된다.

좀더 상세히 설명한다면 한쪽 팔의 정맥천자(venipuncture)로부터 연동 pump의 작동에 의해 혈액이 기계 안으로 유입되는데 이때 항응고제인 ACD액이 tubing으로 첨가된다. 그림 7-15의 inlet port를 통하여 원심 bowl 안으로 혈액이 pumping되어 들어가게 된다.

Bowl은 고정된 속력으로 회전하고 혈액 성분들의 비중에 따라 성분이 분리된다. 적혈구는 가장 무거움으로 bowl의 바깥쪽에 쌓이고 다음이 백혈구, 혈소판, 혈장 순서로 분리되어진다.

이 성분들은 out port를 통하여 흘러나와 각기 분리채집 bag 속으로 흘러 들어가고 기계는 작동 중지된다. 기계 pump가 역작동하여 불필요한 성분은 재주입 백(reinfusion bag)에 들어가고 공혈자에게 반환되어지는 과정으로서 재주입은 1 cycle로 끝나게 된다. 필요한 성분이 충분한 양이 될 때까지 cycle을 반복하게 된다. 예를 들어 성분채혈 혈소판은 치료적 함량을 얻는 데는 6~8 cycle을 돌리면 된다.

IFC의 장점은 한 팔에서의 정맥천자로서 채혈과 재주입을 같은 needle로 하게 된다는 것이다. Haemonetics사에서 개발된 fully automated model V50기종이 많이 사용되고 있다.

(3) Membrane filteration technology

혈액이 filter를 통과하면서 불필요한 성분을 제거하는 방법으로서 혈액성분 분리에도 최근에 사용되어지고 있다.

Plasma therapy란 환자의 혈장에서 병원성 물질을 제거하기 위해 체외혈액 치료를 하는 것이다.

환자혈액에서 혈장 부분을 분리한 후 좋지 못한 혈장은 버리고 건강인 공혈자 혈장이나 알부민 용액으로 대체시켜주는 과정을 혈장교환술(plasma exchange)이라고 부르는데 원심법이나 여과막(membrane filter)을 이용하고 있다.

COBE TYPE는 치료적 혈장교환용으로 연속적 막 여과법(continuous-flow membrane filteration)을 적용하고 있다.

혈장채집을 위해 원심과 여과막을 결합한 새로운 혈구분리기술이 Fenwal사의 Auto pheresis-C가 적용하고 있다.

표 7-7 PLT와 A-PLT의 성분비교

성분 구분 \ 헌혈구분	PLT	A-PLT
치료적 용량	10 units	1 unit
적혈구 수	2.2×10^9	1.0×10^6
백혈구 수	$0.5\sim0.9\times10^9$	$0.3\sim0.9\times10^6$
혈소판 수	$4.0\sim5.0\times10^{11}$	$4.0\sim5.0\times10^{11}$
총량	300~560 mL	200 mL

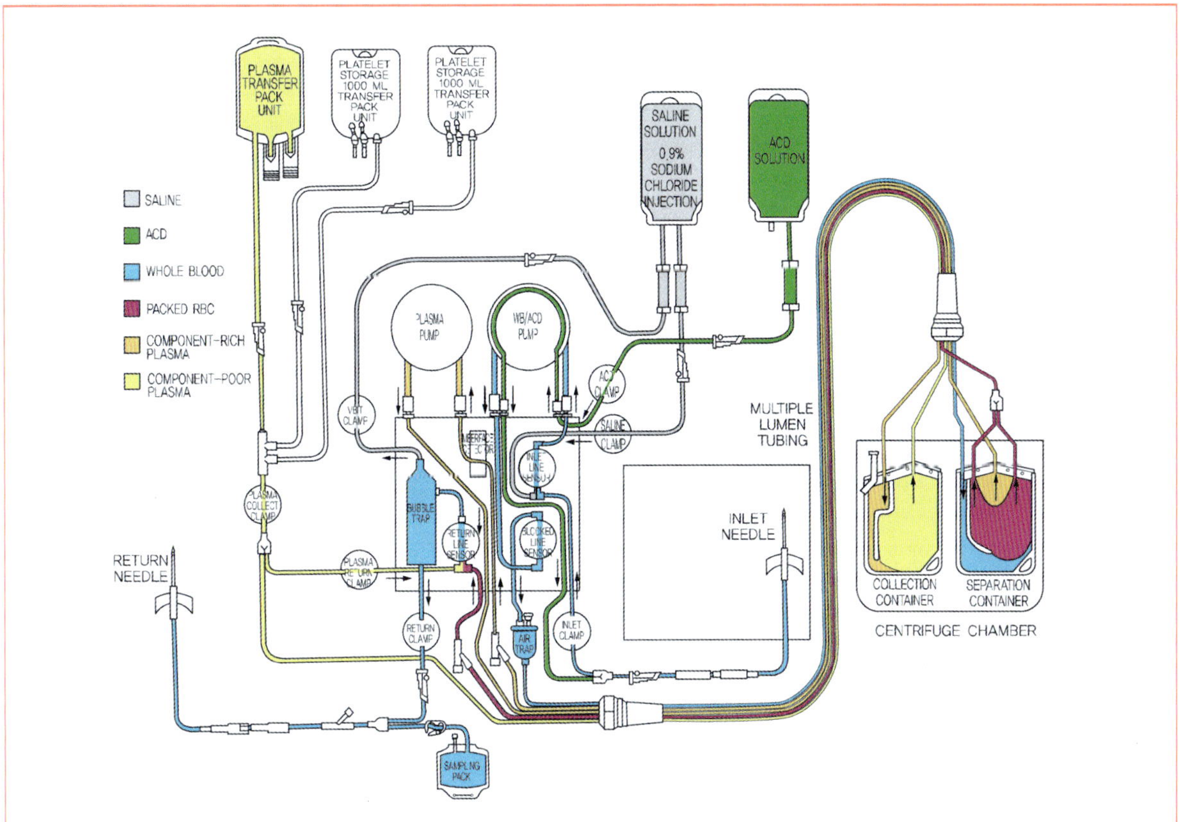

그림 7-16 성분채혈 혈소판의 기기 원리

3) 성분채혈 혈소판(Apheresis platelets)

단일공혈자(single donor)에 의한 성분채혈 혈소판은 혈액성분기를 사용하여 공혈자 한 사람으로부터 혈소판만 분리해내고 적혈구, 백혈구, 혈장성분은 다시 되돌려주는 술식이다. 이 술식에서는 1단위 성분채혈 혈소판 및 2단위 성분채혈 혈소판이 있으며, 침전제(sedimenting agents)는 필요치 않다.

성분채혈 혈소판을 시행직후 혈소판 수는 30% 정도 감소하지만 정상 혈소판을 가지고 있는 공혈자에게는 전혀 문제가 되지 않으며 3일 후에는 정상치로 회복된다. AABB에서는 성분채혈 혈소판의 기준 수는 3×10^{11} 이상이지만 앞에서 설명한대로 Baxter Co.의 CS-3000plus 기종의 성분채혈 혈소판의 혈소판 채집범위는 4.5×10^{11} 이상이므로 이에 충족되고 있으며 250mL 정도 채혈한다.

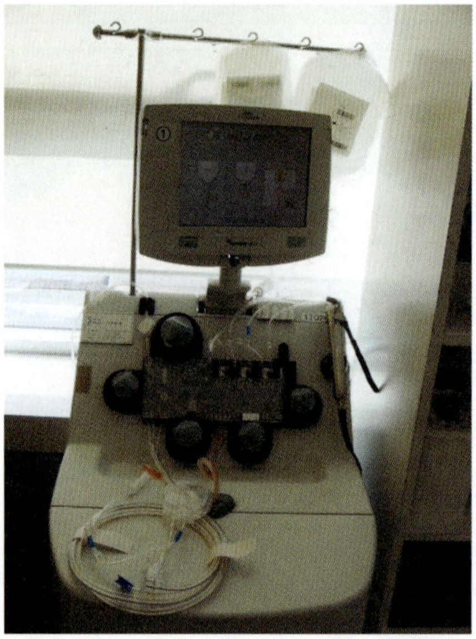

그림 7-17 혈소판성분채혈기

이 성분채혈 혈소판들은 백혈구제거성분채혈혈소판은 95% 이상에서 백혈구 혼입이 1 unit당 5×10^6 이하로 낮으므로 백혈구 제거효과가 크다고 할 수 있다.

농축혈소판(platelet)은 전혈헌혈로부터 제조한 random platelets로서 1 unit당 4.9×10^{10}개의 혈소판을 함유하고 있다. 여러 헌혈자로부터 헌혈받아 제조한 농축혈소판을 함께 사용함으로써 동종면역 문제가 있을 수 있다. 이 농축혈소판은 수혈 후 1시간 만에 기대치만큼 증가할 수 있는 환자에게 선택하는 성분으로서 한 unit의 농축혈소판은 몸무게 70 kg의 성인에서 5,000~10,000/μL 정도가 증가되어진다. 그러나 단일 공혈자에 의한 성분채혈 혈소판은 1 unit당 30,000~60,000/μL의 혈소판이 증가된다.

통상대로 폐쇄형(closed system) kit으로 채혈함으로 5일 간 저장할 수가 있다. 그러나 혈소판 저장은 20~24℃의 실온이 유지되고 지속적으로 agitation 시켜주는 전용 혈소판 incubator에 저장해야 된다. 저장 마지막일 기준으로 pH는 6.4 또는 그 이상이 되어야 한다.

만약 RBC 혼입이 없는 제품(5 mL 이하 혼입)이라면 교차시험은 하지 않아도 된다. 그러나 환자 ABO형과 적합한 것이 바람직스러우므로 혈청형 검사(serum typing)는 해야 한다.

성분채혈 시 혹은 채집 전 사용되는 모든 약제의 종류 및 용량에 대한 기준, 성분채혈기기의 작동법, 수리 및 예방점검, 성분채혈 시 발생할 수 있는 부작용에 대한 예방 및 대응을 위한 업무절차를 갖추어야 하며, 채혈키트의 제품번호, 채혈과정 중 발생한 부작용과 처치 내용은 기록되고 보관되어야 한다.

4) 성분채혈 백혈구(Apheresis gramulocyte)

신생아 패혈증(neonatal sepsis) 또는 백혈구의 절대치가 500/μL 이하인 감염소견이 있고 수일간의 적절한 항생제 투여에도 호전이 안되는 환자에 한하여 성분채혈백혈구제제를 수혈하는 경우가 있다.

농축백혈구의 수혈은 일단 위에서와 같은 적응증이면 치료용량(therapeutic dose)에 도달하도록 3~5일 연속하여 집중적으로 수혈해야만 효과가 있다.

농축백혈구(white blood cells)는 신생아 치료를 위해서는 1×10^9 과립구의 성분만으로도 충분하다고 하는 학자들도 있다. 백혈구 생산자극인자 G-CSF를 사용하여 1회에 5×10^{10} 이상의 과립구도 채혈가능하다. 한 번에 많은 수의 백혈구 수혈이라야 효과가 크다고 한다(질병관리본부 주간지 2012.).

정도관리상 농축과립구는 무작위 검사한 unit의 최소한 75%에서 1×10^{10}의 과립구가 계수되어야 하고 생산품의 반감기(shelf life)는 24시간이며 효율을 높이기 위해 가능한 한 빨리 수혈해야 한다.

채혈 후 실온(20~24℃)에서 저장해야 하고 흔들어(agitate) 주지 말아야 한다. 림프구가 다량 함유함으로 GVHD를 방지하기 위해 방사선 조사를 해야 한다. 과립구는 방사선조사(irradiation)를 하더라도 아무 영향을 받지 않는다. 적혈구와 백혈구는 비중치가 유사해서 적혈구가 다량 포함되어지기 때문에 교

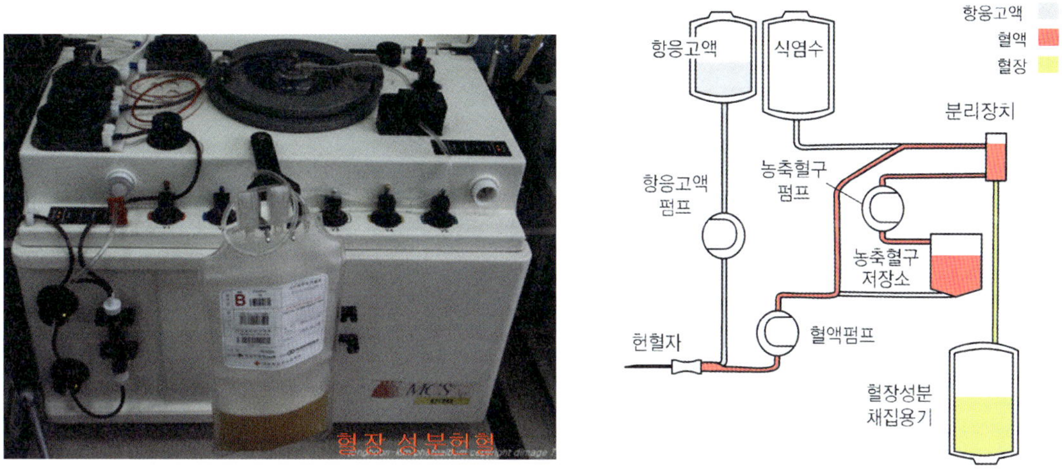

그림 7-18 혈장 성분채혈기기 및 과정 도해

차시험을 시행헤야 된다.

적혈구의 비중은 1.093~1.096이고 과립구(granulocyte)의 비중은 1.087~1.092 사이이다. 과립구의 채집효율을 높이기 위해 혈액에 HES(hydroxyethyl starch) 침전제를 가해준다. 이 용액은 적혈구를 연전형성을 시키므로 적혈구와 백혈구의 분리를 더 잘 되게 하여 효율적인 채집을 할 수가 있게 되기 때문에 이용이 된다. 최근 사용하고 있는 성분채집술 기종들은 림프구 성분채집술과 단구 성분채집술까지도 완벽하게 할 수 있는 것들을 사용하고 있으므로 치료적 성분채집술이 증가되고 있다.

5) 성분채혈 혈장(pheresis plasma)

(1) 17세 미만이거나 70세 이상이면 부적당하다.
(2) 혈액의 비중이 1.052 이상 또는 혈색소(Hb)가 12.0 g/dL 이상이어야 한다.
(3) 직전 헌혈혈액검사 결과 혈청 단백량(total protein)이 6.0 g/dL 이상이어야 한다.
(4) 전혈을 헌혈한 경험이 있다면 2개월이 경과해야 하며 혈장 성분헌혈 경험만 있다면 14일이 경과한 후 헌혈이 가능하고, 최근1년 이내에 최대24회까지 성분헌혈이 가능하다.

성분채혈 혈장은 한 명의 헌혈자로부터 500 mL 이내의 혈장(plasma) 성분만 채집하고 나머지 혈액은 되돌려 주는 방식이다.

채집된 혈장으로부터 혈장 분획제제인 혈액응고인자, 알부민, 면역글로불린 등이 만들어지고 일반적인 혈장 성분채집술은 병원에서는 거의 시행하지 않으며 대부분 대한적십자사혈액원 또는 헌혈의 집에서 시행을 한다.

6) 조혈모세포 채집(stem cell collection)

조혈모세포(Stem cell)란?

조혈모세포는 각종 혈구로 분화될 수 있는 다분화능과 자기자신을 복제할 수 있는 자기복제능을 동시에 가지고 있는 세포이다. 조혈모세포는 다분화능에 의해 각종 혈구로 증식, 분화하여 모든 혈구를 공급, 유지하여 조정함과 동시에, 자기복제능에 의해 골수에는 항상 일정량의 조혈모세포가 유지함으로서 전체적인 조혈기능을 조절하고 있다. 이러한 조혈모세포의 재생능력과 혈관주입 후 골수회귀 및 냉동보관 후 사용 가능 등으로 조혈모세포 이식술이 임상에서 이용이 가능하게 되었다.

1957년 Thomas등에 의하여 세계 최초로 골수이식이 시도된 지 벌써 50년이 지났다. 당초에는 생착조차 어려워 치료법으로는 생각해 볼 수 없었으나, 1970년대에 들어서, 주요조직 적합성 항원으로서 HLA의 확립, 전처치법의 개선, 무균실의 도입, 면역억제제, 항바이러스제의 개발 등에 의하여, 치료법으로서 많은 발전이 있었다.

HLA 적합 donor가 발견되지 않는 환자에게는 적용하지 못했던 골수이식도 자가 이식(autologous)이 하나의 선택치가 되었으며, 골수은행을 통하여 비혈연 간 이식에도 희망을 걸 수 있게 되었다. 또한 조혈모세포가 말초혈, 제대혈에도 존재한다는 것이 밝혀졌고, 그 임상적인 유용성도 실증되어 환자에게는 희망이 한층 넓어졌다. 이와 같이 유래가 다른 이식을 총칭하여 조혈모세포이식이라고 한다.

참고 사항

조혈모세포이식의 적응증은

- 림프구 증식 악성질환으로 비호지킨림프종, 호지킨림프종, 다발골수종, 급성림프구성백혈병, 만성림프구성백혈병 등 있으며,
- 골수구 증식 악성질환으로서 급성골수구성백혈병, 골수형성이상증후군, 만성골수성백혈병 등이 있다.
- 고형종양으로서 유방암, 고환암, 난소암, 악성흑색종, 위장관악성종양, 전이성신종양 등과
- 비악성 질환들로 면역부전, 유전질환, 재생불량성빈혈, 자가면역질환, 심장질환 등이 대상이 된다.

조혈모세포는 수정란부터 중배엽에 걸쳐 발생하며, 형태학적으로 동정할 수 있는 특징은 없고, 다만 표지자로서 CD34와 colony 형성능이 지표가 된다. 특히 CD34+세포는 초기의 조혈전구 세포에 대한 가장 좋은 표지자로 골수세포나 제대혈에서는 1~2% 존재하나 말초혈액에서는 0.1% 이하로 소량만이 존재한다. Flow cytometry 법으로 간단, 신속하게 측정할 수 있다.

(1) 말초혈액 조혈모세포 채집(peripheral blood stem cell collection)

말초혈액 조혈모세포 채집의 목적은 약 1,000 mL의 골수혈을 천자하여 얻어 시행되는 골수이식을 대신하여 말초혈액 조혈모세포 이식을 시술하기 위함이다.

성공적인 말초혈액 조혈모세포(PBSC)이식을 위해서는 단핵구(mononuclear cell)로 계산하여 $4.0\sim6.0\times10^{8}$/kg개, CD34+세포는 $3\sim4\times10^{6}$/kg 정도는 채집되어야 한다. 말초혈액에서 이식을 위한 조혈모세포를 채집하려면 수차례의 leukapheresis가 요구된다. 3회에 걸친 채집술에도 CD34+ 세포양이 2.0×10^{6}/kg에 미치지 못하면 조혈모세포 가동화 실패로 판단된다(Blood Research Vl.48, No.2, June 2013). 또한 조혈모세포의 수를 늘리기 위해 조혈성장인자(G - CSF, granulocyte - colony stimulating factor)를 투여하여 백혈구 수를 상승시킨 후 채집을 시행한다. 채집된 말초혈액 조혈모세포는 바로 사용하지 않을 경우 10% dimethy sulfoxide(DMSO: 냉동보존제)를 사용하여 냉동 보존한다(냉동 보존: -196℃ 액체질소 탱크에 보존). 일반적으로 자가말초혈액 조혈모세포이식(auto-PBSCT)은 조혈모세포 채집 후 곧바로 이식을 시행하지 않으므로 이식 시까지 냉동 보존시켜 보관한다. 동종말초혈액 조혈모세포이식(allo-PBSCT)을 위해 환자가 아닌 공여자로부터 조혈모세포를 채집하는 경우는 바로 이식이 가능하기 때문에 냉동 보존이 필요 없지만 만약을 대비하여 일부는 냉동 보존시켜 두는 것이 좋다.

> **참고 사항**
>
> 말초혈액 조혈모세포를 채집하기 전에 백혈구, 혈색소, 혈소판 수 등을 확인한다. 혈색소가(Hb)가 8.0 g/dL 이하, 혈소판(platelet)수가 50,000/μL 이하인 경우는 적혈구농축액 또는 혈소판농축액을 수혈한 후 채집을 시행한다.

(2) 조혈모세포 은행

동종 조혈모세포이식에서는 HLA적합 donor가 존재해야 하는 것이 필수조건이지만, 실제로는 이식 적응 환자의 약 2/3가 혈연자에서 HLA적합 donor를 찾을 수 없는 상황이다. 특히 형제, 자매의 수가 감소하는 현대 사회에서는 이식의 혜택을 받지 못하는 환자가 더욱 증가하게 된다. 이와 같이 혈연자 중 HLA적합 donor가 발견되지 않는 환자를 위해 비혈연자 중에서 HLA적합 donor를 발견하여 조혈모세포 이식을 행할 목적으로 조혈모세포은행 시스템을 설립하고 있다. 우리나라에서도 1994년 한국조혈모세포은행을 설립하여 1997년 재미교포 성덕바우만을 시작으로 2009년까지 2000명이 넘는 비혈연 간 조혈모세포이식을 진행하고 있으며 세계 다수의 나라들과 조혈모세포정보를 같이 공유하고 있다. 조혈모세포은행의 역할은 첫째로 골수 제공자를 모집하여, 환자의 각종 HLA형에 대응할 수 있는 여러 사람의 donor pool을 만드는 것과 둘째로, 등록된 이식적응 환자의 HLA와 donor후보자와 환자를 연결하여, 골수 이식까지 coordinator 역할이다. 세계적으로 보면 1974년 영국에서 처음 골수은행이 설립되었다.

우리나라에서 조혈모세포 기증 등록조건은 만 18세 이상 40세 미만의 건강한 사람으로 하고 있다.

(3) 제대혈 은행

제대조혈모세포는 donor에 대한 위험성이 없고, 보통 동결 보존되며, HLA형, 세포 수 등 다수의 정보가 이미 판명되어 있어, 골수은행에서 문제가 되는 적합자 판명에서부터 실제 이식까지의 조정 실부, 기간이 불필요하며, 제대조혈모세포가 골수세포에 비해 면역학적인 거부반응이 약하다는 장점을 가지고 있다. 그러나 채취세포 수의 한계가 있어 적용환자가 소아에 한정적이며 혈액학적인 회복률이 다른 조혈모세포 이식에 비해 다소 늦다는 단점을 가지고 있다.

세계적으로 보면 1992년 뉴욕 혈액원에서 처음으로 제대혈은행이 설립되었으며, 다음 해에 비혈연 간 제대조혈모세포 이식이 실시되었다. 그 후 세계 각국에 제대혈은행이 설립되었으며, 우리나라에서는 병원 및 벤처기업을 중심으로 한 제대혈은행이 많이 있으며, ○○사는 온라인 가입 전용 제대혈 보관 서비스 "Celltree Kids Care"를 출시하였으며, 이 서비스는 13년을 보관하는 것으로 연장하거나 기증으로 전환할 수 있다. 제대혈은 분만직후 채취 분리검사 후 냉동 보관 중 추후 백혈병 등 난치성질환에 대비 치료제로 사용된다. 그러나 이들의 데이터를 공동으로 관리할 국가차원의 데이터 은행은 아직 없는 실정이다.

(4) 제대조혈모세포 이식의 장점

HLA 항원이 일치하는 비혈연 간의 골수이식도 어느 정도 좋은 성적을 갖지만 형제간의 이식보다는 이식거부반응과 이식편대숙주병의 빈도가 높게 나타난다. 인간의 HLA 항원계는 매우 다양하여 많은 종류의 항원이 존재하므로 그 중에 HLA 항원이 동일한 사람을 찾는 것은 매우 어려운 일이다. 이러한 현실에서 제대혈은 다음과 같은 장점을 갖게 한다.

① 골수채집을 위하여 입원 등을 요하는데 비해 제대혈은 산모나 신생아에게 아무런 위험 없이 얻을 수 있다.
② 제대혈은 보통은 버려지는 것으로 병원에서는 쉽게 얻을 수 있는 조혈모세포의 재료가 된다.
③ CMV 같은 중요한 감염인자가 존재하는 경우가 어른의 혈액에 비해 매우 낮다.
④ 제대혈은 채집 후 냉동 보관시키기 때문에 필요한 경우 지체없이 사용이 가능하다.
⑤ 골수 공여자는 필요시 누락되는 경우가 있지만 제대혈은 이미 보관한 상태이므로 다양한 HLA 항원에 대한 구비가 가능하다.
⑥ 대부분의 경우 이식편대숙주병의 빈도가 낮다.
⑦ HLA 항원이 모두 맞지 않아도(6개 중 3개만) 이식이 가능하다.

참고 사항

태반제대조혈모세포 이식은 조혈모세포의 재료가 되는 태반제대혈을 분만실에서 출산중인 산모로부터 얻어지는데 유전성 질환과 감염 질환 등이 없는 태반제대혈을 회수해야 한다.

7) 치료를 위한 성분채혈

(1) 치료적 적혈구성분채혈

진성적혈구증가증, 혈색소 혈증, 철분과다 증후군, 말라리아 환자의 감염된 적혈구제거 등에 적혈구양을 감소시키기 위해 시행되며, 혈장 성분채혈과 원리는 같고 적혈구 성분만을 체외에서 모아 폐기시킨다.

(2) 치료적 혈소판성분채혈

치료적 혈소판 성분채집술은 주로 본태성 혈소판 증다증 환자에서 혈소판 수가 1,000,000/μL 이상이면서 출혈 또는 전색증이 있는 경우에 적용된다. 치료적 혈소판 성분채집술 1회 시행하면 혈소판 수가 약 30% 정도 감소된다. 치료적 혈소판 성분채집술은 일단 시작했으면 7~11회 정도 연속적으로 실시하는 것이 보통이다.

(3) 치료적 혈장교환술

기본적인 혈장교환은 혈액을 유형성분과 혈장성분으로 분리하여, 유형성분은 체내로 되돌려주고, 혈장성분은 폐기하며, 폐기된 혈장에 해당하는 양 만큼의 알부민이나 혈장성분을 주입하는 기술이다. 현재는 이와 같은 단순한 형태의 혈장교환을 표준 혈장교환이라고 하며, 혈장이중여과, 혈장냉각여과, 혈장흡착 등의 기타 혈장교환법과 구분되어 있다.

혈액을 유형성분과 혈장성분으로 분리하는 데에는 크게 구분하여 2가지 방법이 있다. 그중 하나는 원심분리방식이다. 적혈구의 비중은 1.095, 백혈구는 1.065, 혈소판은 1.035, 혈장은 1.027로 그 차이를 이용하여 혈장을 분리한다. 하지만 혈장과 비중 차이가 적은 혈소판의 분리가 충분치 않아 치료 목적의 사용은 효율적이지 않다. 현재 혈장분리의 주가되는 기술은 막을 이용한 분리방식이다. 이 기술은 셀로판 막공을 사이에 두고 물이나 creatinine, 전해질의 이동을 행하였지만 후에는 cellulose막을 가공하여 이를 다발로 묶어 만든 투석막이 개발되어 사용되고 있다.

혈장교환요법의 대표적 치료 효과는 약물중독 등에 적용되는 Rins 효과, 전격성간염에 적용되는 간성혼수물질제거와 신선혈장의 보충에 의한 간 보조작용, 체외면역 조절, 면역성질환에서의 항체제거요법 등을 들 수 있다.

7. 지정헌혈(Directed Donation)

어떤 특정 환자에게 수혈할 목적으로 행하는 것을 말하며, 후천성면역결핍증, 각종 간염 등이 수혈로 전파될 수 있음이 알려지자 이러한 예방을 목적으로 병원에서는 환자 보호사를 중심으로 헌혈이 이루어지므로 보호자 헌혈 또는 가족 헌혈이라고도 한다. 지정헌혈자의 선택 및 혈액의 제조는 전문적인 의학적 지식과 경험을 갖춘 의사에 의해 지도 감독되어야 한다.

1) 지정헌혈자

대부분의 지정헌혈은 수혈받을 환자의 친인척이나 친구 등이 대상이 되는데 전체 수혈환자의 소수에 불과하며 수혈 전문가들 또한 수혈 감염성 질환의 예방을 목적으로 지정수혈을 하는 것을 권장하고 있지 않다. 그 이유는 각종 전염성 질환의 양성 빈도가 지정혈액이나 일반 헌혈혈액에 있어 커다란 차이가 없음이 보고되고 있기 때문이다. 다만 수혈을 받는 환자의 입장에서는 지정헌혈 혈액이 심리적으로 안정을 줄 수 있다는 점이 작용을 하는 것이다.

가장 중요한 사항은 일반 헌혈이나 지정헌혈 구분없이 헌혈자 스스로가 건강에 문제가 있다고 판단된다면 절대로 헌혈을 하지 말아야 할 것이다.

지정헌혈을 하는 경우, 수혈을 금해야 하는 요인도 있고 반대로 유용한 경우도 있다.

2) 지정 수혈이 유용한 경우(Medical Indicator)

(1) 신생아 동종면역성 혈소판감소증(neonatal isoimmune thrombocytopenia)을 가진 아이에게 산모의 혈소판을 준다.
(2) 신장이식(renal allograft)환자에게 친족의 혈액을 투여한다.
(3) 혈소판 동종항체(HLA antibodies)를 가진 환자에게 친족의 혈소판을 준다.
(4) 적혈구 항체(red cell antibodies)를 가진 환자에게 친족의 적혈구를 준다.

3) 지정 수혈을 금해야 하는 경우(Medical Contraindications)

(1) 임신가능연령(childbearing age)의 부인은 남편이나 남편 친족의 혈액을 수혈받지 않아야 한다.

(2) 골수이식환자(BMT)는 친족의 혈액을 수혈받지 않아야 한다.

(3) 신생아 용혈성 빈혈(hemolytic disease of the newborn)을 가진 아이는 아버지의 혈액을 수혈받지 않아야 한다.

참고 사항

지정헌혈 혈액인 경우 일반헌혈 혈액과 구분하여 보관한다. 또한 지정헌혈 혈액인 경우의 채혈백 표지도 별도로 구분된 label을 사용해야 한다. 지정헌혈 혈액은 반드시 해당 환자에게 수혈되도록 해야 하며 오류가 생기지 않도록 주의를 요한다.

직계가족 간의 지정헌혈 혈액은 수혈 전에 2,500~3,000 rad 정도의 방사선 조사를 시켜 임파구의 기능을 억제한 후 수혈을 해야 한다.

* 지정혈액의 표지 내용 *

① 환자이름　② 환자등록번호　③ 환자의 성별, 나이　④ 지정헌혈자 이름
⑤ 헌혈 연월일　⑥ 헌혈량　⑦ 지정혈액의 고유혈액번호　⑧ 검사 결과

8. 자가수혈(Autologous Transfusion)

자가수혈이란 수술전 혈액예치, 수술 중 급성동량성 혈액희석, 수술 중 혈액회수, 수술 후 혈액회수 등 네가지로 분류할 수 있다. 이중 수술 전 혈액예치는 수술이 예정된 환자가 수술 예정일 1개월 전부터 1주일 간격으로 자신의 혈액을 미리 채혈하여 예치해 두었다가 수술시 수혈받기 위함이다. 따라서 일반 헌혈자 선별 기준과는 별도로, 자가헌혈에 대한 업무절차를 갖추어야 하며 채혈량, 채혈간격 및 혈액의 적격여부 판정은 전문적인 의학적 지식과 경험을 갖춘 의사에 의해 지도 감독되어야 한다.

1) 자가수혈의 장·단점

(1) 수혈 전파성 질환의 예방이 가능하다.(AIDS, 간염, CMV 및 기타 바이러스성 질환)

(2) 희귀혈액형 환자, 다수의 비예기항체 보유자에 좋고, 동종면역의 위험성을 배제할 수 있다.

(3) 동종항체에 의한 용혈성, 발열성 및 알러지성 반응 등의 수혈 부작용을 예방할 수 있다.

(4) 단점으로 채혈과정에서 부작용이 발생할 수 있고, 동종혈액에 비해 비용이 비싸다.

(5) 금기증으로 균혈증, 협심증, 대동맥판막협착증, 최근에 경련의 병력이 있었던 환자.

2) 자가 수혈을 위한 채혈 방법(수혈가이드라인 참조)

(1) 혈액은행은 자가 헌혈에 대한 업무절차를 갖추어야 하며, 이에는 채혈과 관련된 모든 사항이 포함되어 있어야 한다.

(2) 자가 헌혈 여부의 선택, 채혈량, 채혈간격 및 혈액의 적격여부 판정은 전문적인 의학적 지식과 경험을 갖춘 의사에 의해 지도 감독되어야 한다.

(3) 자가 헌혈자의 연령제한은 없으나 혈색소 수치는 11 g/dL 이상되어야 하며, 채혈 용량은 환자 체중의 15% 이상을 넘지 말아야 한다.

(4) 원칙적으로 자가 헌혈 혈액을 일반 수혈용으로 전환하는 것을 권장하지 않는다.

9. 헌혈자 혈액 기본검사

1) ABO 혈액형 검사

ABO 혈액형 검사 시 항-A, 항-B 항혈청 시약을 이용한 혈구형 검사와 A_1과 B cell을 이용한 혈청형 검사를 동시에 시행해야 한다. 과거 헌혈 혈액 결과도 조회하여 결과의 일치여부를 확인하여야 한다.

2) Rh-D 혈액형 검사

Rh 혈액형 검사는 D항원의 유무만을 가지고 결정한다. 항-D와의 검사에서 양성이면 Rh(D)양성으로, D음성이면 약-D형(weak-D) 검사를 하여 음성 결과를 보일 때만 Rh(D)음성으로 분류한다.

D항원의 약화 및 검사상의 문제 발생으로 Rh(D)양성 또는 음성을 결정할 수 없는 상황에서는 헌혈자의 혈액은 D양성으로 취급하여 Rh(D)음성 환자에게 수혈되지 않도록 한다.

3) 비예기항체 검사

헌혈자에서 항체선별 검사는 혈장성분헌혈자와 과거 임신이나 수혈력이 있었던 경우에는 권장되는 검사로서 주로 microplate나 시험관을 이용하여 실온식염수법, 저이온강도 식염수법(LISS법), 알부민법, 항글로불린법, 효소법 등을 이용해 반응온도를 기준으로 단계적 과정을 거친다(실온 → 37℃ → 항글로불린법). 실온식염수법에서 반응을 보이는 항체들은 임상적으로는 의의가 없으나 혈액형검사 및 교차시험에서 불일치를 보여 검사에 혼란을 준다.

최근에는 column agglutination technique를 이용한 검사방법이 보급되고 있으며 37℃에서 반응하는 항체, 즉 임상적으로 의의가 있는 항체 선별에 특히 도움을 준다.

4) 수혈전파성 감염질환(Transfusion-Transmitted Infections)검사

수혈에 의해 전염되는 질환으로는 표 7-8과 같이 virus성 간염들과, HIV, CMV, Epsterin-Barr virus, malaria, syphilis, HTLV(human T cell leukemia virus), Trypanosoma cruzi, Toxoplasmasis 등이 있는 것으로 알려지고 있다.

그러나 현재 우리나라에서는 혈액관리법 시행규칙 제 8조(혈액 및 혈액제제의 적격여부 검사 등)에 따라서 B형간염(HBsAg), C형간염(anti-HCV), 후천성 면역결핍증(anti-HIV), HTLV검사에 대하여 효소면역측정법(EIA) 또는 이와 동등이상의 감도를 가진 시험방법에 의하여야 한다고 되어 있으며, 단 HCV와 HIV 및 HBV는 핵산증폭검사를 병행 실시하도록 추가하고, ALT검사와 매독검사가 있으며, 기타 보건복지가족부 장관이 정하는 검사를 하도록 되어 있어 수도권을 중심으로 헌혈된 헌혈자는 말라리아검사를 추가 시행하고 있다. 검사결과 음성일 경우 수혈용 혈액제제로 의료기관에 공급을 할 수 있다.

(1) 헌혈자 검사 양성일 경우

헌혈유보군 관리를 위하여 HBV는 anti-HBc 및 HBV 핵산증폭검사를 시행하여 정확한 결과를 확인한다. HCV는 HCV 핵산증폭검사결과와 대비 확인한다.

HIV는 1차 확인검사로서 HIV Ag/Ab동시검사도 포함하여 2종의 anti-HIV1/2을 시행하며 모두 음성이면 음성처리하며 1종류에서만 양성이면 보류, 두 종류 모두 양성인 경우 양성 처리함. 2차 확인검사는 HIV1/2 웨스턴블롯검사를 실시한다. 1차 확인검사 보류 및 양성검체는 HIV 최종확인검사로서 국립보건원에 의뢰한다.

(2) 헌혈자의 간염바이러스 핵산증폭검사(NAT)

수혈용 혈액의 안전성을 더욱 강화하기 위하여 일부 선진국에서 도입하고 있는 핵산증폭검사를 HCV RNA와 HIV RNA에 대하여 2005년 2월부터, HBV DNA는 2012년 7월부터 전 헌혈 혈액에 대하여 시행하고 있다.

현재 의학 수준으로 바이러스 감염의 윈도우기를 0으로 할 수 있는 검사법은 없으며, NAT가 기존효소면역측정법에 비하여 HBV는 약 35일, HCV는 약 55일, HIV-1은 약 13일 정도 윈도우기를 단축할 수 있어 조기 감염된 헌혈자를 검사할 수 있어 혈액의 안전성 강화에 기여할 것으로 예상된다.

표 7-8 수혈을 통해 전염될 수 있는 질환들

분 류	매개체	질 환
Virus	Hepatitis A	Hepatitis A
	Hepatitis B	Hepatitis B
	Hepatitis C	Hepatitis C
	Hepatitis D	Hepatitis D
	Hepatitis E	Hepatitis E
	Parvovirus	
	Cytomegalovirus	CMV 증후군
	Epstain-Barr virus	전염성 단백구증
	HTLV-Ⅰ(human T cell leukemiavirus type Ⅰ)	T세포성 백혈병(T cell leukemia)
	HIV(HIV-Ⅰ, HIV-2)	후천성 면역결핍증(AIDS)
Parasites	Malaria species	말라리아
	Trapanosoma cruzi	American Trpanosomiasis
	Babesia microti	Babesisosis
	Toxoplasma gondii	Toxoplasmasis
Bacteria	*Treponema pallidum*	매독(syphilis)

표 7-9 EIA와 NAT의 윈도우기(WHO Export Committee 67th repart)

	EIA법 윈도우기	NAT법 윈도우기	단축효과
HBV	42일(HBs Ag)	17~29일	약 35일
HCV	60일(anti-HCV)	3~5일	약 55일
HIV	21일(anti-HIV)	4~8일	약 13일

Chapter 8

혈액성분제제 제조 방법 및 보존 관리

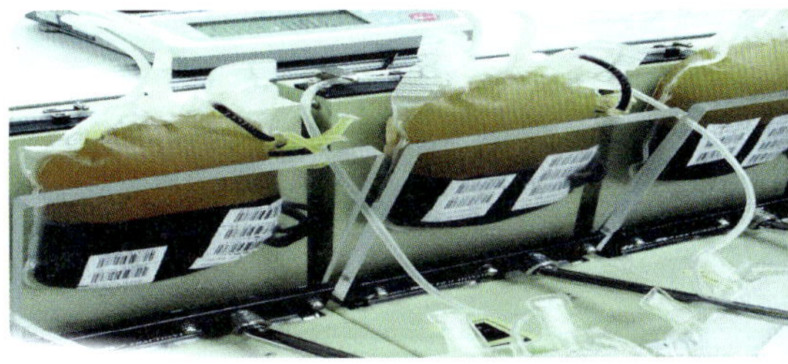

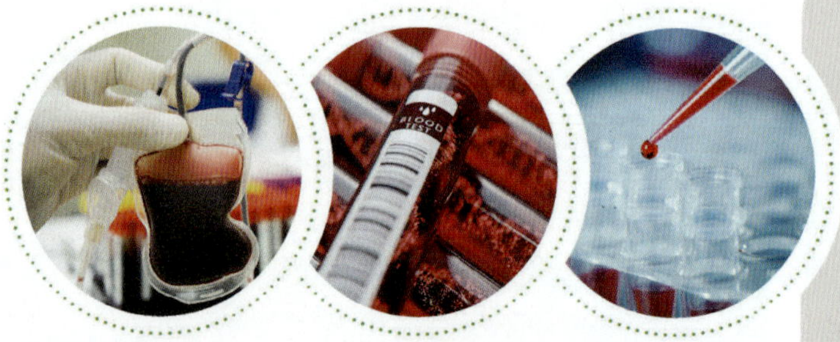

학습 목표

01. 혈액성분제제의 제조 목적에 대하여 기술한다.
02. 혈액제제별 제조과정을 기술한다.
03. 혈액제제의 방사선조사에 대하여 기술한다.
04. 혈액제제의 종류와 보존 온도, 유효기간, 특성에 대하여 기술한다.
05. 백혈구여과제거혈액제제에 대하여 기술한다.
06. 성분채혈혈액제제에 대하여 기술한다.
07. 동결 및 해동적혈구에 대하여 기술한다.
08. 혈장분획제제에 대하여 기술한다.
09. 부적격혈액의 기준과 처리에 대하여 기술한다.
10. 혈액제제별 운송 기준에 대하여 기술한다.

Chapter

8

실 / 전 / 수 / 혈 / 검 / 사 / 학

혈액성분제제 제조 방법 및 보존 관리

1. 혈액성분제제

1) 혈액성분제제의 목적

헌혈은 수혈용 혈액제제의 근간을 이루고 있으며 헌혈 시 채혈방법에 따라 제조되는 혈액제제의 종류가 다양하게 된다. 즉, 일반적으로 항응고보존액이 들어있는 혈액백에서 채혈하는 방법에 따라 전혈헌혈과 성분채혈장비를 사용하여 필요로 하는 혈액성분만을 채혈 분리하는 성분헌혈로 이루어진다. 전혈 채혈 후 혈액은 성분별로 분리하게 되는데 이러한 혈액성분제제의 목적은 환자에게 필요한 성분만을 수혈하여 최대한의 수혈치료 효과와 불필요한 전혈수혈로 인한 수혈부작용을 최소화하며 전혈 한단위로부터 여러 가지의 혈액제제를 제조하여 효율성과 활용성을 극대화시키는 데 있다.

그 외에 분획용으로 사용되는 혈장성분은 분획공정을 거쳐 제조되는 알부민, 면역글로불린, 각종 혈액응고인자제제 등 치료용 또는 의약품 제조용으로 사용되어 그 활용도가 높다. 우리나라의 경우, 수혈용보다는 치료용, 의약품 제조용으로 제조되는 혈장에 대한 자체의존도가 낮아 국내 수요량의 상당량을 외국으로부터 수입하고 있다.

2) 수혈의 일반적 기준

수혈을 고려해야 할 일반적 기준치로서는 혈색소수치에 따른 적혈구제제 수혈지침은 Hb 7 gm/dL 이하에서 대부분 필요하나 표 8-1과 같이 질병의 종류, 환자의 상태 즉 혈압, 신기능, 요량, 심전도, 폐기능검사 등을 감안하여 주치의에 의해 결정되게 된다.(부록 ; 수혈가이드라인, 2016 전면개정, 질병관리본부. 참조)

표 8-1 혈액성분제제별 일반적 적정 수혈 적응 및 기준

혈액제제	적정 수혈기준
전혈	① 25% 이상의 급성 실혈이 있는 경우 ② 이미 4 units 이상의 적혈구 수혈을 받은 환자가 지속적인 출혈이 있는 경우
적혈구제제	① Hb 〈 7 g/dL 이하일 경우(단일 기준수치만으로 결정 안됨) ② 15%의 급성 실혈이 있을 경우(혈관내 용적의 결핍시) ③ Hct 〈 40% 호흡장애가 있는 환자, Hct 〈 30% 또는 10% 이상의 실혈이 있는 신생아
백혈구제거 적혈구제제	① 수혈로 인한 발열성 부작용 예방 ② HLA 동종면역 예방 ③ 백혈구를 통한 감염예방(CMV, HTLV 등)
혈소판제제	① PLT 〈 50,000/μL 또는 BT 〉 15min에서의 출혈, 수술을 할 경우 ② 혈소판기능 이상이 있는 환자의 출혈, 수술을 할 경우 ③ PLT 〈 20,000/μL의 출혈 예방 ④ PLT 〈 20,000/μL에서, 망막 출혈 또는 심폐회로술 후 100,000/μL 이상 유지되도록 수혈 ⑤ 혈소판 수가 50,000/μL 이하로서 12시간 이내에 수술을 할 경우 ⑥ 혈소판 수 count를 수혈 후 24시간 이내에 검사한다.
백혈구제제	항생제에 듣지 않는 감염질환자의 호중구 수 〈 1,000 μL ※ 과립구의 저장은 20~40℃에서 agitation 없이 할 것이며 24시간 내에 수혈을 하여야 한다.
신선동결혈장	① PT 〉 16sec, APTT 〉 60 sec의 응고부전 또는 응고인자 〈 30%인 환자의 치료적 목적 수혈 ② 와파린 치료에 의한 심한 출혈 시 ③ 항응고제 치료 환자가 6시간 내 출혈, 응급수술을 할 경우 ④ 수혈 후 4시간 이내에 PT, APTT, 응고인자 검사를 한다.
동결침전제제	① 혈우병 A환자(Ⅷ)의 2차 치료제 ② 섬유소원 결핍증(〈 100 mg/dL 환자) ③ 응고인자 XIII 결핍증 환자 ④ von Willebrand병 환자 수혈 후 매 8~12시간마다 유지용량을 투여한다.

2. 혈액성분제제 총칙

1) 일반원칙

채혈 후 혈액에서 성분제제를 제조하는 경우, 시간적으로 지체되지 않는 것이 최종 생산된 혈액제제의 질을 좌우한다. 따라서, 혈액원은 안전하고 신속하게 혈액성분을 분리하는 장비와 시설을 갖추고 무균방법을 사용하여 혈액제제를 제조하고 품질관리를 할 수 있는 업무절차를 갖추어야 한다.

혈액제제의 제조기준 및 방법, 검정, 운송, 저장과 유효기간은 식품의약품안전청의 각 제제에 대한 고시인 생물학적 제제 기준 및 시험방법에 따른다.

2) 혈액성분의 분리과정

혈액백과 항응고제는 삼중백(triple bag)을 사용하며, 이 중 주백(main bag)에는 적혈구 보존용으로 폴리비닐클로라이드백, 보조백(sub bag)은 혈소판보존용으로 산소의 투과도를 높인 플라스틱백이 사용되며, 항응고제는 주백에 CPDA-1이 포함된 삼중백이 주로 사용된다.

(1) 혈액성분의 원심분리

분리하고자 하는 혈액성분의 비중차이를 이용하여 적절한 원심속도와 시간을 선택여야 한다. 혈액백의 폐쇄계가 유지되고 분리하고자 하는 혈액성분의 회수율, 생존능과 기능이 최적으로 유지되고 다른 혈액성분이 최소로 혼입되는 안전하고 적절한 방법으로 분리되어야 한다.(그림 8-1, -2, -3 참조)

① 냉장원심분리는 혈액성분의 비중차이를 이용하여 분리할 때 사용되며 혈액성분제제 제조시 가장 많이 이용된다. 원심분리법은 다량의 혈액을 신속하게 분리할 수 있으나 물리적인 충격에 의하여 적혈구가 손상될 수 있다.

② 분리하고자 하는 혈액성분의 비중에 따라 적절한 원심속도와 시간을 설정하여야 하는데 원심분리기의 종류에 따라 최적의 조건을 선택한다.

③ 원심조건 선택의 원칙은 분리하고자 하는 성분의 회수율이 높고 다른 성분의 혼입이 적어야 하며, 혈액성분에 손상이 가지 않아야 한다.

④ 원심조건 및 관계식

원심력 계산식 : 원심력(RCF)g와 원심시 분당회전수(RPM)와 원심반경 r(cm) 사이에는 다음의 관계식이 성립된나. 원심반경 R(cm)은 원심분리기의 중심축으로부터 원심체의 중심까지 측정한다.

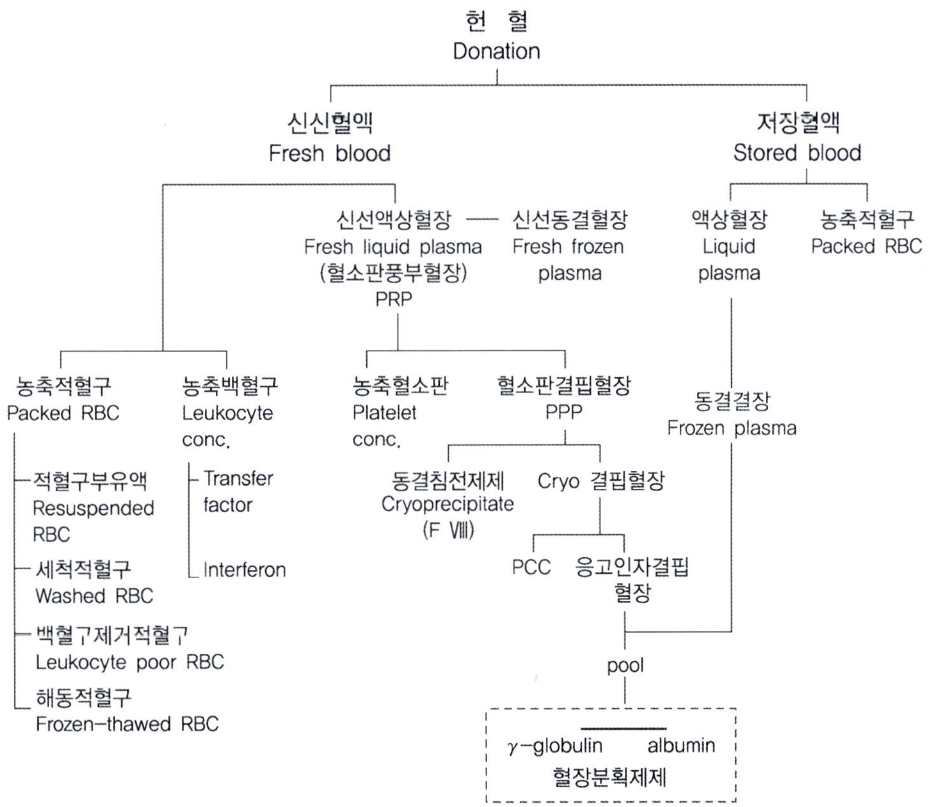

주) PRP`: Platelet Rich Plasma
PC`: Platelet Concentrates
PPP`: Platelet Poor Plasma
PCC`: Prothrombin Complex Concentrate

그림 8-1 혈액의 성분제제 제조 과정도

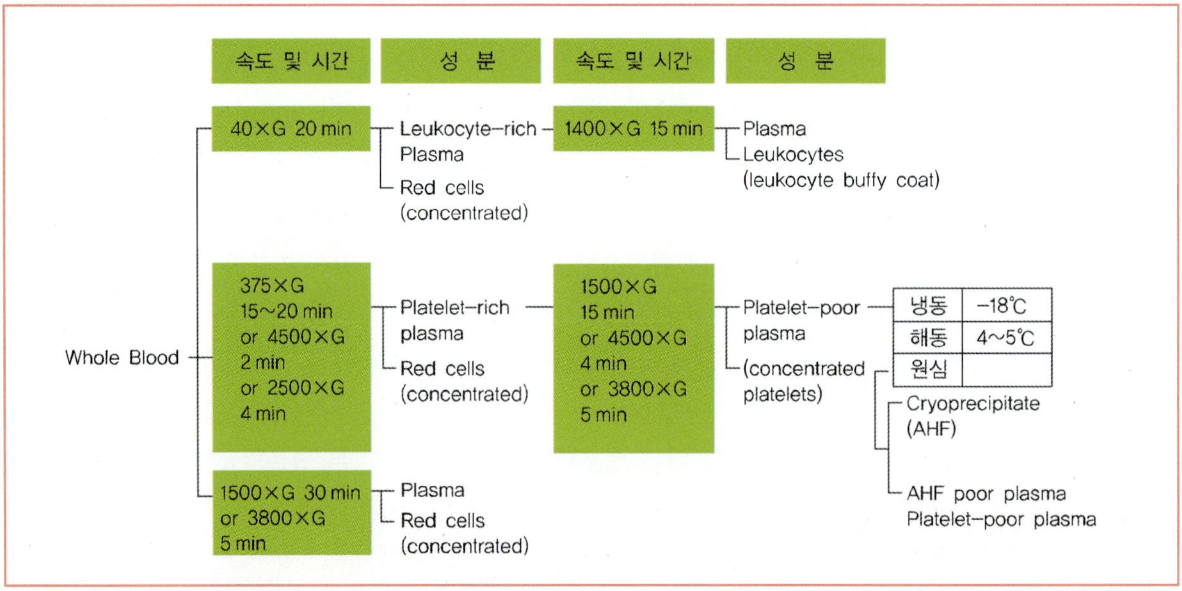

그림 8-2 혈액성분제제별 원심 조건 및 순서

표 8-2 혈액 성분의 비중

혈 액 성 분		비 중
전 혈	남 자	1.055~1.064
	여 자	1.050~1.056
적 혈 구		1.093~1.100
과 립 구		1.082~1.090
림 프 구		1.070
혈 소 판		1.058
혈 장		1.026

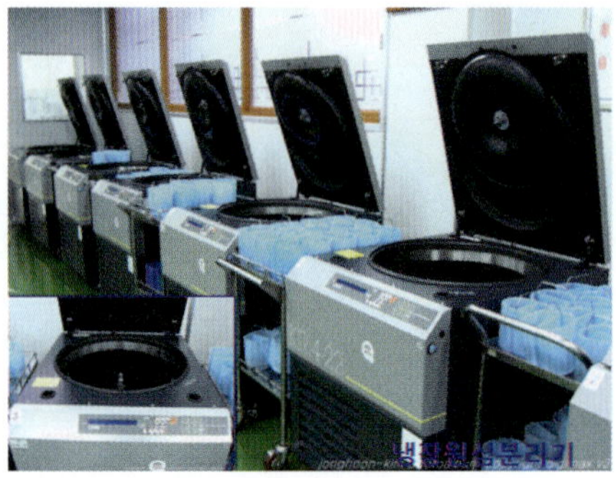

그림 8-3 냉장원심분리기

(rcf)g =11.18cm×(rpm/1.000)2×r

- RPM : revolutions per minute (원심분리기의 분당 회전수)
- RCF : relative centrifugal force (원심력)
- R : rotating radius (원심반경, cm)
- G : gravity

G - Mormogram을 사용하는 것이 실제에서는 편리하다.

⑤ 원심분리 시 온도

- 혈소판제제 : 20~24℃(22℃에 설정)
- 기타제제 : 1~6℃(4℃에 설정)

⑥ 봉합

제조과정 중 봉합 부위가 파손되거나 혼주과정(pooling)에 개방형으로 진행되는 경우 냉장온도에 보관한 적혈구제제는 24시간, 실온에 보관한 혈소판제제는 6시간의 유효기간을 가진다.

⑦ 백혈구제거

백혈구 제거방법에는 원심분리를 이용한 방법과 백혈구여과제거필터를 사용한다. 적혈구제제와 성분채혈혈소판제제에서는 제조 후 검사한 제제의 백혈구 총수를 5×10^6개 미만으로 감소시킬 수 있으며, 전혈유래 백혈구여과제거혈소판제제는 제조 후 검사한 제제의 백혈구 총수를 8.3×10^5개 미만으로 감소하는 방법을 이용한다.

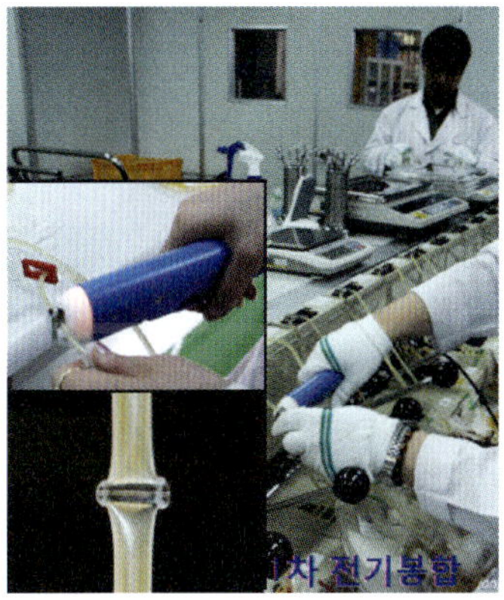

그림 8-4 채혈백줄 봉합기

3) 방사선 조사

(1) 방사선(감마선) 조사의 목적

T임파구의 기능 활성을 억제하여 수혈관련 이식편대숙주병(GVHD)을 예방하기 위함이다.

(2) 임상적 적용 원칙은 동결된 혈장제제(FFP, FP, Cryo)외의 혈액제제를 대상으로 한다.

- 면역저하환자
  - 조혈모세포이식이나 장기이식을 받은 환자
  - 백혈병, 방사선요법, 면역억제제 치료를 받고 있는 고형 암 환자
  - 태아, 미숙아, 지체중아 수혈 및 신생아 교환수혈
- 정상 면역 능 환자의 경우에도 아래의 경우 적용 함.
  - 백혈구제제, 신선한 혈액, 동종조혈모세포(골수)공여예정자의 수혈
  - 일방향성(one-way)의 적합성을 보일 때, HLA 유사 혈소판 수혈
  - 혈연 자(부모/자녀, 형제자매, 사촌)간 수혈 등,

(3) 방사선조사기의 설치, 수리, 장소이동 등에 대한 사항은 기록되고 보관한다.

(4) 혈액용기의 방사선조사는 어느 부위도 최소한 15Gy이상, 혈액용기의 중심에는 25~50Gy의 방사선조사가 되어야하며 확인하는 업무절차를 갖추어야한다.

(5) 사용방법은 동시에 여러 혈액백을 조사(irradiate)시킬 수 있으며, turntable에 혈액을 넣은 canister를 장치하고 안전 door를 닫고 "cycle start"시킨다.

25 Gy(1 Gy = 100 rads)~30 Gy 방사선조사를 선택 사용할 수 있고 2~5분 내에 끝난다.

(6) 채혈 후 14일 이내의 적혈구제제까지 방사선 조사가 허용되며 28일까지 보관가능하다. 방사선조사 적혈구는 칼륨의 유리로 인해 자궁 내 수혈이나 신생아, 신장이식환자 수혈의 경우 5일 이내의 신선한 혈액으로 24시간 이내에 사용되어야 한다.

(7) 방사선원으로 세슘(cesium - 137)이 사용된 경우는 연 1회 이상, 코발트(cobalt 60)가 사용된 경우는 연 2회 이상 방사선조사량을 점검해야 하며(cesium 137은 반감기가 30년이고 Cobalt 60은 반감기가 5년이다) 이에 대한 내용은 기록되고 보관되어야 한다.

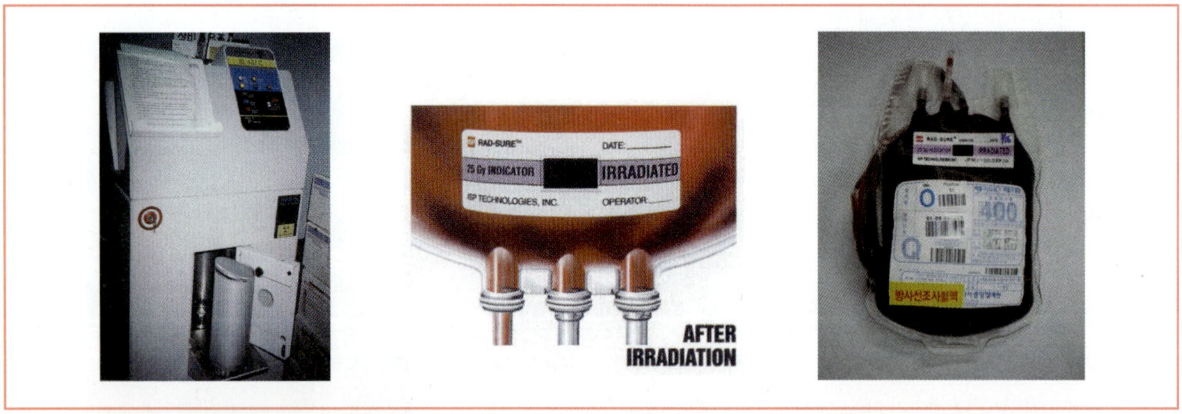

그림 8-5 혈액제제의 방사선 조사용 Ceisum-137(좌) 방사선조사가 끝난 후의 혈액 백표지(우)

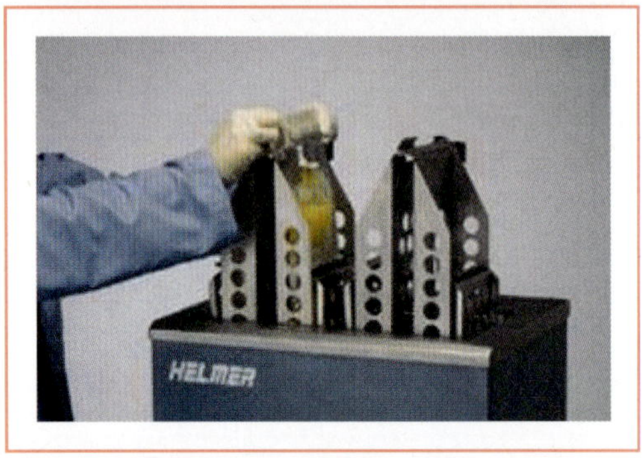

그림 8-6 동결혈장의 해동기

4) 혈액제제의 최종 표지

각 혈액제제의 최종 표지에는 다음의 정보가 포함되어 있어야 한다.

(1) 채혈년월일
(2) "ABO 혈액형 구분 및 D(Rho) 항원의 양성 또는 음성"이란 문구
(3) 혈액보존액의 명칭 및 제조번호
(4) "외관상 이상을 인정하였을 때는 사용하여서는 안 된다."는 문구
(5) "따로 규정하는 수혈용 기구를 사용하여야 한다."는 문구
(6) "혈액형을 확인 후 수혈해야 한다."는 문구
(7) 기타 주의 또는 경고의 문고: 신선동결혈장의 경우 "융해 후 3시간 이내에 사용한다."는 문구, 동결침전제제의 경우 "용해 후 1시간 이내에 사용한다."는 문구 등

5) 기타 표지

(1) 방사선을 조사한 혈액제제에는 '방사선조사' 표지를, 백혈구여과제거 과정을 거친 혈액제제에는 '백혈구여과제거' 표시를, 세척을 실시하거나 동결 후 해동된 혈액제제에는 '세척' 혹은 '해동' 표지를 부착하여야 하며 각각 시행기관이 수혈기관과 다른 경우에는 시행한 기관명까지 명기된 표지를 부착하여야 한다.
(2) 지정헌혈(환자 인적사항 포함)에 대해서도 표시되어야 한다.
(3) 혼주(pooling) 시 혼합된 혈액의 각 고유번호와 총 단위수가 표시되어야 한다.

6) 혈액제제의 제조 시 점검 및 처리

(1) 혈액제제 제조 시에는 혈액백의 외관, 표지부착 상태, 응고, 용혈, 변색, 혼탁 등의 혈액의 성상을 관찰하여야 한다. 이때 이상이 발견되면 부적격 혈액으로 처리한다.
(2) 전혈이 항응고 보존액과 적정비율로 혼합되어 있는지 혈액무게측정기를 통해 중량 및 용량을 확인

해야 한다. 규정 용량의 10%를 초과 또는 미만인 경우에는 원심분리 후 적혈구는 양 과다 또는 부적격 혈액으로 처리한다.

(3) 변형된 혈액제제 즉, 방사선조사, 백혈구제거, 세척, 해동 등의 특수 표지를 부착해야 한다.

3. 혈액성분제제의 종류와 특성

채혈 후 시간적 요소로서 구분하면 신선혈액(fresh blood)과 보존혈액(stored blood)으로 구별할 수 있다. 급성으로 대량 실혈환자 또는 신생아용 혈성 질환치료를 위한 교환수혈용을 제외하고는 전혈사용이 극히 드물다.

표 8-3 혈액성분제제 및 혈장분획제제의 유효기간과 적응증

분 류	품 명	유효기간	적응 증 및 효능
적혈구제제 Red blood cells	농축적혈구 Red blood cells 포장단위 : 190 mL(320 mL에서) 250 mL(400 mL에서) Hct 70%	채혈후 35일 (1~6℃ 보관)	빈혈 또는 적혈구의 기능 저하에 적합 일산화탄소 중독, 메트헤모글로빈혈증, 심장장애, 고혈압을 수반하는 노령자의 빈혈증, 혈장제거로 동종면역과 Na^+, K^+, NH_3, lactic acid와 항응고제에 의한 영향을 극소화함.
	세척적혈구 Washed red blood cells 포장단위 : 320 mL,400 mL	24시간 (1~6℃ 보관)	혈장성분 등에 의한 부작용을 방지하기 위하여 사용, 인공투석, 알러지성 환자, 원인불명의 수혈부작용이 있는 환자 IgA 결핍의 아나필락틱반응 의심 환자
	백혈구제거적혈구 Leukocyte depletion red blood cells	개방형은 24시간 폐쇄형은 전혈과 동일(1~6℃ 보관)	장기 이식시의 수혈 및 항-백혈구 항체로 인한 발열성부작용 방지. 알러지성 수혈반응 및 CMV예방, 면역 약하의 모든 환자
	동결 해동적혈구 Deglycerized red blood cells 포장단위: 130 mL,	해동 후 12시간 (1~6℃ 보관)	해동하여 글리세린을 세척한 후 사용. 투석환자의 수혈, 장기이식에 의한 항체생성 방지 및 B형간염 방지, 희귀혈액저장, 자가수혈
	방사선조사 농축적혈구 Irradiated RBC	조사 후 28일 (1~6℃ 보관)	골수이식예정자, 선천성 또는 후천성 면역결핍환자, 신생아 교환수혈 등의 이식편대숙주병(GVHD)의 예방
백혈구제제 Leukocytes	농축백혈구 White blood cells 포장단위 : 60 mL	제조 후 24시간 20~24℃ 보존	호중구 감소증(500 μL 이하) 골수형성 부전증 항생제 투여 등의 치료에 불응하는 감염증 환자(균혈증, 패혈증)
혈소판제제 Platelets	농축혈소판 Platelets 포장단위 : 40~45 mL	제조 후 120시간 20~24℃ 보존	혈소판 감소 및 기능이상을 수반하는 환자, 다량수혈에 순환부하를 경감시킴. 급성백혈병, 재생불량성빈혈
	성분채혈혈소판 apheresis platelets	상동	20,000 μL 이하의 혈소판. 출혈 증상이 있을 때 혈소판 동종 면역의 예방
혈장성분제제 plasma	동결혈장 Frozen plasma 채혈 후 35일 이내 분리동결	채혈후 1년 (-18℃ 이하) 저장, 용해 후 3시간 이내 사용	shock, 화상, 뇌부종, 저단백혈증, 수술시 및 외상시에 혈압유지

표 8-3 혈액성분제제 및 혈장분획제제의 유효기간과 적응 증 (계속)

분 류	품 명	유효기간	적응증 및 효능
혈장성분제제 plasma	신선액상혈장 Fresh liquid plasma 1~6℃ 저장 채혈 후 8시간 이내 분리	제조 후 12시간 (1~6℃ 보관)	혈액응고인자의 보급, 출혈성질환(PT, APTT 연장에 의한 출혈) 중증간질환 환자로서 여러 응고인자의 결핍에 사용 혈장에는 백혈구가 없어 CMV, HTLV 감염이나 GVHD 위험성이 거의 없다.
	신선동결혈장 Fresh frozen plasma 채혈 후 8시간 이내 분리동결 용량 120 mL이상	채혈후 1년 (-18℃ 이하 보관) 사용시 37℃에서 용해하여 3시간 이내 사용	
	동결침전제제 Cryoprecipitate 포장단위: 35±5mL	채혈후 1년 (-18℃ 이하 보관) 사용시 37℃에서 용해하여 1시간 이내 사용	Ⅷ인자 결핍증(혈우병 A)의 2차 치료제 저 fibrinogen 결핍증, von Willebrand disease, 제XIII인자 결핍시 등
혈장분획제제	가열 혈장단백 혈청알부민	3년	급성출혈, shock, 화상, 저단백증, 간경변증, 기타 질병의 단백질 공급
	감마-글로불린	2년	저감마-글로불린혈증 및 각종 감염의 예방 및 치료
	항-D면역글로불린	6개월	Rh(-)산모의 항체에 의한 면역방지
	건조 화이브리노겐	3년	저 화이브리노겐혈증 섬유소용해항진증
	건조 항혈우병 글로불린	1년	혈액응고 제 Ⅷ인자 결핍증(혈우병 A 및 von Willebrand disease)
전혈 Whole blood	저장혈액, 항응고제 CPDA-Ⅰ, Whole blood	채혈 후 35일 (1~6℃ 보관)	급성출혈 및 수술시 출혈의 혈량 및 산소운반 등 보충
	신선혈액, 항응고제 CPDA-Ⅰ, Fresh Whole blood	채혈 후 1~3일 이내	신선한 혈액세포성분 또는 혈장성분이 필요할 때
	Heparin 가한 신선혈구	〃	체외순환을 요하는 수술 및 교환수혈시

1) 전혈(Whole blood, WB)

(1) 정의 및 특성

우리나라에서 사용되는 전혈은 헌혈자에서 채혈한 400 mL 또는 320 mL 두 종류가 있다. 헌혈자에서 채혈 후 상태를 전혈이라 하며 별도의 제조방법을 거치지 않는다.

전혈수혈은 급성출혈에서 선택적으로 사용되며 혈량(blood volume)과 산소운반능력(oxygen carrying capacity)을 보충해주는 데 목적이 있다. 외과 수술시 출혈량을 보충하는데 주로 사용이 된다. 출혈량의 측정은 혈색소(hemoglobin)나 hematocrit 검사보다 혈액량 측정이 더 정확하다. 급성출혈 직후 혈색소나 hematocrit 수치로서 출혈량을 판단한다는 것은 다소 위험스러운데 출혈 직후 검사치가 최저치에 도달하려면 48시간 내지 72시간이 걸리기 때문이다. 그러나 출혈한 지 3시간 또는 6시간 후에 혈색소치가 이미 감소되어졌다면 상당한 양의 출혈이 있었다는 것을 나타내며 만약 6시간 후에도 혈색소치 변동이 없다면 출혈량이 대단하지 않다는 것을 나타내는 것이다.

CPDA-1 항응고제가 함유된 채혈백을 사용하면 35일간 사용할 수 있으며 수혈 후 24시간에 적혈구가 70% 이상 생존하는 것을 기준으로 하여 정한 것이다. 저장혈액은 혈액성분 중의 혈소판, 백혈구, 혈장 중 응고인자의 일부가 활성이 크게 저하되어 있는 혈액이다. 또한, 저장에 의해서 적혈구 형태와 기능의 변화, 미세응집괴가 생길 수가 있다.

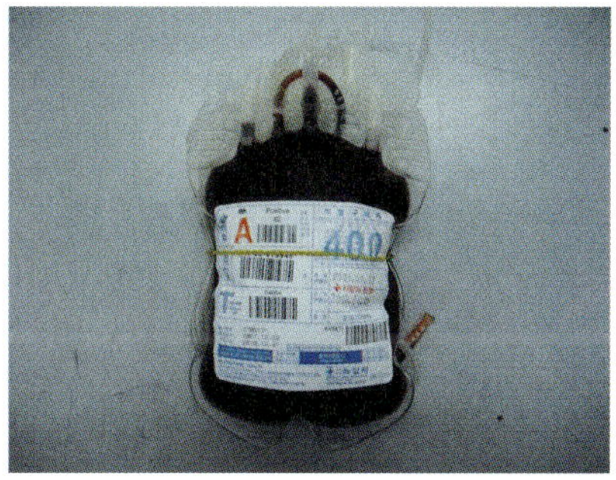

그림 8-7 400 mL전혈(whole blood, WB)

표 8-4 국가별 전혈 1unit의 채혈 량

국 명	채혈량(mL)
스위스	400~450
인도네시아	200, 400
뉴질랜드	430
미국	500
태국	300
라오스	200
일본	200, 400
브라질	400
이스라엘	450

(2) 보관방법

채혈 후 24시간 경과 시 출혈 및 응고장애를 위한 대부분의 혈액성분들은 기능을 상실한다.

저장온도는 1~6℃ 냉장보관에서 유효기간은 채혈일로부터 35일이다.

(3) 임상적 적응증

신선 전혈은 항응고제 CPDA-1이 함유된 채혈백에 채혈 후 24시간 이내의 혈액을 말하며 혈액량의 25% 이상 출혈한 환자에게 급하게 대량수혈(massive tranfusion)로 사용되어진다. 그러나 24시간이 경과된 저장혈액은 대량 수혈에 사용했을 시 혈소판 감소증을 초래할 수도 있다.

심한 혈소판 감소증과 혈액응고인자 결핍증에서 신선전혈만으로는 교정이 되지 않아 농축혈소판, 신선동결혈장, 동결침전제제 등을 각각 사용해야 할 경우가 있다. 또한, 신생아의 교환수혈용(exchange transfusion)으로 신선전혈을 사용하는데 최소한 4~5일 이내의 저장혈액을 사용하여 K(potassium)의 증가를 방지하는 것이 좋다.

2) 적혈구제제

(1) 농축적혈구(Red blood cells: RBC)

① 정의 및 특성

전혈의 유효기간 내에 혈장과 분리시켜 혈장을 제거하고 남은 성분제제이다. 최종 헤마토크리트는 65~75%이며 80%를 넘지 않도록 해야 한다. 전체 혈색소는 단위당 320 mL 전혈에서 제조된 농축적혈구는 35 g, 400 mL 전혈에서 농축적혈구는 45 g을 가지고 있다.

② 보관방법

저장온도는 1~6℃ 냉장보관에서 유효기간은 채혈일로부터 35일이다.

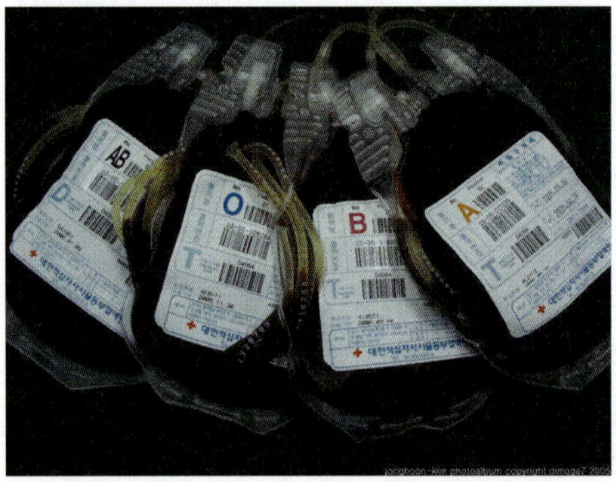

그림 8-8 농축적혈구(Packed RBC, RBC)

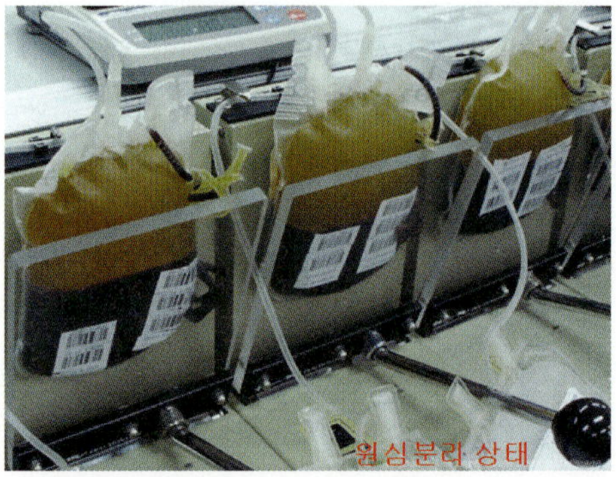

그림 8-9 혈장 추출기에서 농축적혈구 제조

③ 제조방법

헌혈자에서 채혈한 전혈을 24시간 이내에 혈액냉장원심분리기로 원침시켜 혈액성분별로 분리시키고 혈장을 제거하여 제조한다. 적혈구제제 제조 시 검사용 분절(cross matching용 백줄)을 만들어야 한다.

a. 혈액냉장원심분리기의 홀을 평형이 맞도록 혈액무게를 동일하게 맞춘다.

b. 농축적혈구, 농축혈소판 신선동결혈장 분리를 위한 삼중백인 경우, 채혈 후 8시간 이내에 냉장원심분리기의 온도와 원심조정은 각각 20~22℃, 2,890 rpm으로 4분 정도 맞추고, 이중백인 경우 농축적혈구와 신선동결 혈장만을 제조인 경우는 4~6℃, 4,000 rpm 5분 정도로 조정한다.

c. 원침하여 분리된 혈액성분의 각층이 흔들리지 않도록 조심스럽게 꺼낸 후 혈장추출기(혈장분리기)에 놓고 혈장을 보조백으로 분리하고 주백에 적혈구만 남게 한 후 다시 혈장을 리턴(return)하여 주백의 적혈구층에 혈장을 부유시켜 hematocrit 70±10% 정도되게 적정용량을 맞춘다.

d. 주백의 농축적혈구의 라인에서 7~10 cm 정도 길이로 백줄봉합기를 사용하여 sealing하여 분리한다.

e. 농축적혈구에 제조혈액원의 라벨을 부착한다.

④ 임상적 적응증

a. 빈혈

b. 급성백혈병, 림프종, 암으로 인한 빈혈, 간기능부전, 요독증, 만성출혈, 악성빈혈, 골수 기능부전 및 모든 만성질환에 의한 빈혈, 보통 1단위 수혈로 Ht 3~4%, Hb은 1 g/dL 정도 증가시킨다.

(2) 백혈구제거적혈구(Leukocyte depletion red blood cells, LDRBC)

① 정의 및 특성

백혈구제거적혈구는 사중 또는 삼중백으로 채혈된 전혈을 채혈 후 10일 이내 원심 분리하여 육안으로 보이는 백혈구로 형성된 회색의 층과 혈장을 보조백으로 제거하고 남은 성분제제이다.

원심분리방법을 사용하여 육안으로 이루어지는 제조과정이므로 적혈구 내 백혈구를 완전히 제거하지 못하는 단점이 있다.

② 보관방법

저장온도는 1~6℃ 냉장보관에서 유효기간은 채혈일로부터 35일이다. 단 개방형은 제조 후 24시간.

③ 제조방법

헌혈자에서 채혈 후 전혈의 10일 이내에 원심을 통해 백혈구로 형성된 회색의 층과 혈장을 분리하여 제조한다. 농축적혈구의 제조방법과 동일하며 사중 또는 삼중백을 사용하여 채혈한 전혈을 사용한다.

a. 냉장원심분리기의 온도와 원심속도는 4℃, 4,000 rpm로 정하여 원심홀의 대칭평형이 되도록 혈액의 무게를 맞춘 후 5분 정도 원침한다.

b. 주 백에 적혈구와 백혈구(buffy coat)이 남도록 분리하고 두 개의 보조 백 중 한 쪽에는 혈장을 먼저분리하고 다른 보조백에는 백혈구 층을 분리하여 제조한다.

④ 임상적 적응증

농축적혈구의 경우와 동일하며 특히 백혈구 수혈 부작용이 있는 환자에게 수혈하기 위하여 필요하다.

(3) 백혈구여과제거적혈구(Leukocyte-filtered red blood cells: F-RBC)

① 정의 및 특성

최근 장기이식 수술환자(신장, 심장, 간 등) 및 HLA 관련 수혈부작용이 증가되고 있는 시점과 때를 맞추어서 필터가 부착된 사중백(quadruple bag)을 사용하여 제조한다. 채혈 후 12~24시간 이내에 전혈로부터 백혈구여과적혈구를 제조하는 것이 백혈구제거율이 가장 좋다. 최종 헤마토크리트는 50~70%가 되도록 제조 해야 한다. 백혈구 총수를 5×10^6개 미만으로 감소시킨다.

② 보관방법

저장온도는 1~6℃ 냉장보관에서 유효기간은 채혈일로부터 35일이다.

③ 제조방법

헌혈자에서 사중백에 전혈 채혈 후 8시간 이내에 원심을 통해 농축적혈구를 제조하고, 백혈구제거는 채혈 후 48시간 이내에 완료하는 것을 원칙으로 하지만, 농축적혈구에서 제조하는 경우 채혈 후 10일 이내에 보조백의 첨가제(additive solutions)로 As-1, MAP, SAGM 등이나 생리식염수를 주 백의 농축적혈구에 첨가시킨 후 낙하 여과시켜 백혈구를 제거하여 제조한다.

④ 임상적 적응증

가. 발열성 비용혈성 수혈부작용을 예방하기 위한 경우

나. 신생아 수혈, 심혈관수술환자

다. 백혈구 내에 존재하는 HTLV-1, 거대세포바이러스(CMV)의 감염을 예방하기 위한 경우

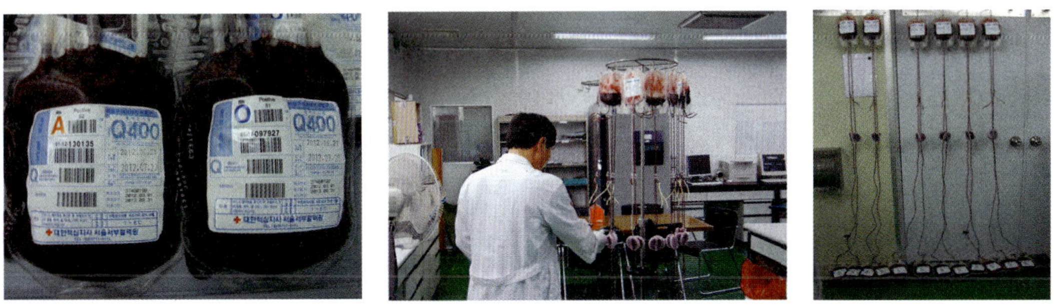

그림 8-10 백혈구여과제거적혈구 및 필터 모습

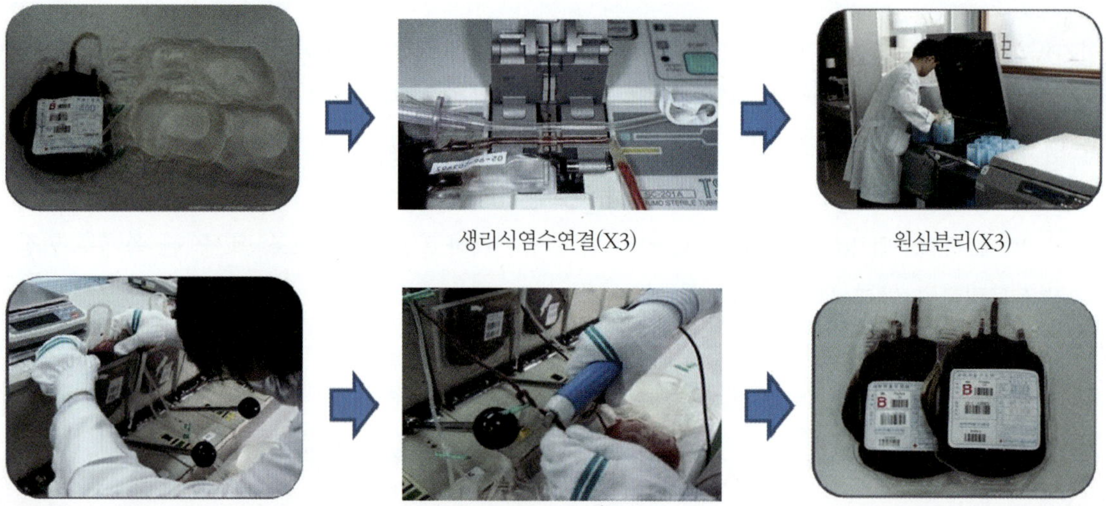

생리식염수연결(X3)　원심분리(X3)

세척 액 분리(X3)　백혈구 침 층 제거(X3)　세척적혈구표지부착

그림 8-11 세척적혈구제제 및 무균백줄 연결기

(4) 세척적혈구(Washed red blood cells: W-RBC)

① 정의 및 특성

농축적혈구에 함유된 혈장을 제거한 후 생리식염구 등으로 3회 이상 세척하여 생리식염수를 적당하게 부유시킨 성분제제이다. 알레르기 수혈반응환자, 초과민반응환자, IgA결핍환자, 합토글로빈결핍환자, 고칼륨혈증을 피해야 할 때 적용한다.

② 보관방법

저장온도는 1~6℃ 냉장보관이며 유효기간은 제조 후 24시간이다.

③ 제조방법

헌혈자에서 전혈 채혈 후 10일 이내에 제조한 농축적혈구에 생리식염수를 무균백줄 연결기를 사용하여 무균적으로 넣고 원심시켜 백혈구, 백혈구연층과 혈장단백 대부분을 제거하는 과정을 3회 후 생리식염수로 헤마토크리트 70%로 부유 제조하며, 약 20%의 적혈구 감소가 올 수 있다.

(5) 동결해동적혈구

① 정의

헌혈자에서 전혈 채혈 후 10일 이내에 제조한 농축적혈구에 동결보호제를 첨가하여 -65℃ 이하에서 동결보존하며 해동 후 사용한다.

혈장과 백혈구, 혈소판이 대부분 제거된 상태이며 최종 헤마토크리트는 동결전의 80%를 유지한다.

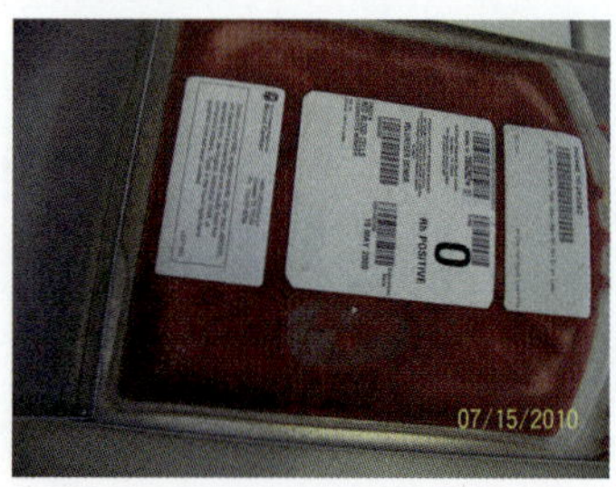

그림 8-12 동결적혈구

② 특성

동결해동적혈구는 적혈구를 장기간 보존할 목적으로 동해방지제(cryoprotective agent)를 가하여 초저온(-80℃

또는 -196℃)에 보존하였던 것을 사용 시에 세척에 의해 동해방지제인 glycerol을 제거하여 제조한다.

저장혈액 냉장고 내의 온도가 -2℃ 이하가 되면 적혈구는 얼게 되고 해동시키면 적혈구막이 터져 용혈을 일으킨다. 이는 세포 내 수분이 얼 때에 체적의 증가와 전해질의 농축에 의한 삼투압의 상승 때문이다. 그러나 글리세롤과 같은 세포막을 투과하는 물질을 가하면 냉해를 방지할 수가 있다. 세포내 냉해방지제로서는 글리세롤 외에 dimethyl sulfoxide(DMSO), ethylen glycol 등이 있으며 현재 생식세포의 동결보존법으로 냉동정자법(freezing spermatozoa) 그리고 피부, 골, 골수 및 말초, 제대혈 조혈모세포의 냉동저장법이 개발되어 있다.

③ 제조방법

채혈 후 10일 이내에 글리세롤 등의 동결보존제를 첨가하여 -65℃ 이하에서 동결보존하는데 보관기간은 10년을 초과할 수 없다. 동결된 농축적혈구를 37℃에서 해동한 후 다양한 농도의 식염수 또는 검증된 세척액으로 1회 이상 세척한다.

④ 보존방법 및 보존기간

동결적혈구는 -65℃에서 제조 후 10년간 보존하며, 해동적혈구는 개방형인 경우 세척 후 1~6℃에 24시간, 폐쇄형인 경우 세척 후 1~6℃에 10일까지 보존가능하다.

⑤ 동결해동적혈구제제수혈의 장·단점과 응용

a. 동결해동적혈구 수혈의 장점

a) 항응고제인 citrate와 다른 첨가물이 없다.

b) 부적합항체가 없다. 간염전파의 감수

c) 혈장단백, 백혈구, 혈소판의 낮은 잔류로 면역감작의 배제

d) 희귀혈액의 장기보존(10년간 저장)

b. 동결해동적혈구 수혈의 단점

a) 고가이다. 준비하는데 2시간 이상 걸린다는 점이다.

b) 해동시킨 후 보관기간이 24시간으로 너무 짧다.

c. 동결해동적혈구 수혈의 응용

a) Rh(-)혈액형 혈액의 장기보존용

b) 자가수혈용, 장기이식을 받은 환자용

c) 천재지변, 전쟁 시 수요를 위한 냉동적혈구의 대량 저장용

3) 혈소판제제

(1) 농축혈소판(Platelets: PLT)

① 정의

전혈로부터 대부분의 혈소판을 분리하여 치료적 기증이 유지되도록 만든 제제

② 특성

400 mL 전혈에서 제조한 경우는 4.9×10^{10}개 이상의 (320 mL 전혈의 경우 3.9×10^{10}개 이상) 혈소판을 포함해야 한다. 일반적으로 6~10단위 이상 수혈하며 한 단위 수혈 시 5,000/μL의 혈소판 수를 증가시킨다.

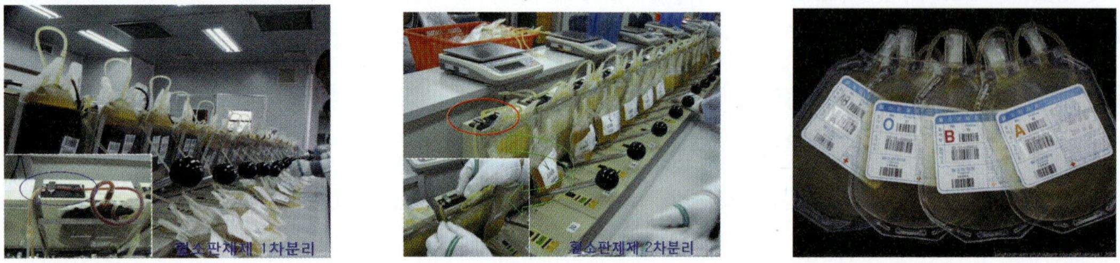

그림 8-13 농축혈소판제제 및 1,2차 분리 제조

③ 제조방법

혈소판제제 제조용 전혈은 실온에서 운반, 보존하여 채혈 후 6시간(ACD 사용시) 혹은 8시간(CPD, CPDA-1 사용 시) 이내에 1차 약 원심 후 상층의 RPR을 취한 다음 재차 원심분리하여 얻는다.

④ 보존 및 유효기간

제조 후 20~24℃에 약 2~3시간 정체(응집된 혈소판을 풀어 줌) 후 교반하면서 120시간까지 유효 500단위당 1단위의 무균시험을 시행한다.

(2) 백혈구여과제거혈소판(Leukocyte-filtered platelets: F-PLT)

백혈구여과제거혈소판은 농축혈소판으로부터 백혈구 제거용 필터를 이용하여 백혈구를 제거하며, 제제 95%에서 백혈구 수는 단위 당 8.3×10^5개 미만으로 유지한다. 이외의 내용은 농축혈소판제제에 준한다.

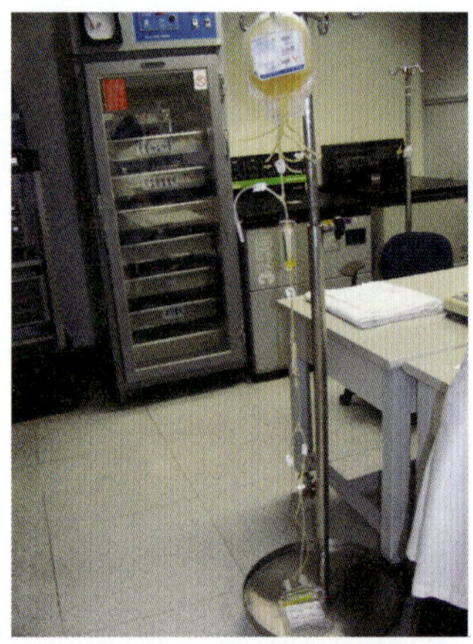

그림 8-14 필터를 이용하여 백혈구여과제거혈소판을 만드는 과정

(3) 세척혈소판(Washed platelets: W-PLT)

무균백줄 봉합기를 사용하여 무균적인 방법으로 생리식염수 혹은 혈소판보존액 등을 이용하여 효과적으로 혈장을 제거할 수 있어야 하며, 33% 정도 감소될 수 있으며, 제조 후 20~24℃에서 4시간 이내에 바로 사용하도록 한다.

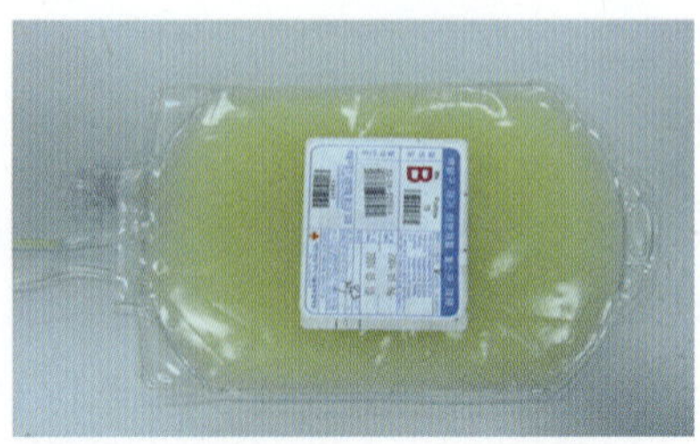

그림 8-15 세척혈소판

4) 백혈구제제

(1) 농축백혈구(White blood cells: WBC)

① 정의

전혈로부터 대부분의 백혈구를 분리한(buffy coat층) 엷은 적색의 제제이다.

② 특성

단위당 백혈구 1.5×10^9개 이상 가지고 있다. 1회 최소 1×10^{10}개 이상의 백혈구 수혈의 경우 효과가 크다.

③ 제조방법

채혈 후 6시간(ACD 사용 시), 혹은 8시간(CPD, CPDA-1 사용 시) 이내에 전혈로부터 원심 분리하여 혈장을 보조백으로 넘기고 여분의 보조백에 백혈구 층을 넘겨서 제조한다.

④ 보존 및 유효기간

제조 후 20~24℃에 24시간까지 유효

5) 혈장제제

(1) 신선동결혈장(Fresh frozen plasma: FFP)

① 정의

전혈에서 원심침전 혹은 성분채집술을 통해 제조한 혈장으로 -18℃ 이하에서 동결 보존하여 응고인자를 기능적으로 유지하여 사용한다. 일반적으로 수혈에 사용하는 혈액제제는 전혈에서 제조한 신선동결혈장을 사용한다.

② 특성

각종 응고인자가 가급적 파괴되지 않은 상태에서 동결한 제제이다.

혈장에는 백혈구가 거의 없어 CMV, HTLV-1 등과 같은 바이러스전파 및 GVHD 위험성도 없으며, 순환 량 과다 위험이 있고 특히 수혈관련 급성 폐 손상(TRALI) 위험이 높아, 우리나라에서는 2009년 7월부터 남성헌혈자의 FFP만을 수혈용으로 공급하고 있다.

③ 제조방법

채혈 후 6시간(ACD 사용 시), 혹은 8시간(CPD, CPDA-1 사용 시) 이내에 전혈로부터 혈장을 분리하여 동결 시 60분 내에 혈장 중심 온도가 -20 ℃까지 내려가도록 급속 냉동시켜야 한다.

④ 보존 및 유효기간

제조 후 -18℃ 이하에 보존하며 1년간 유효, 온탕(37℃ 이내)에서 해동 후 3시간 이내에 사용하여야 한다. 해동 후 1~6℃에서 24시간까지 유효함.

(2) 신선액상혈장(Fresh liquid plasma: FLP)

① 정의

전혈에서 원심침전 혹은 성분채집술을 통해 제조한 혈장으로 1~6℃에서 보존하여 응고인자를 기능적으로 유지하여 사용한다. 일반적으로 수혈에 사용하는 혈액제제는 전혈에서 제조한 신선혈장을 사용한다.

② 특성

각종 응고인자가 가급적 파괴되지 않은 상태로 신선동결혈장과 동일하다.

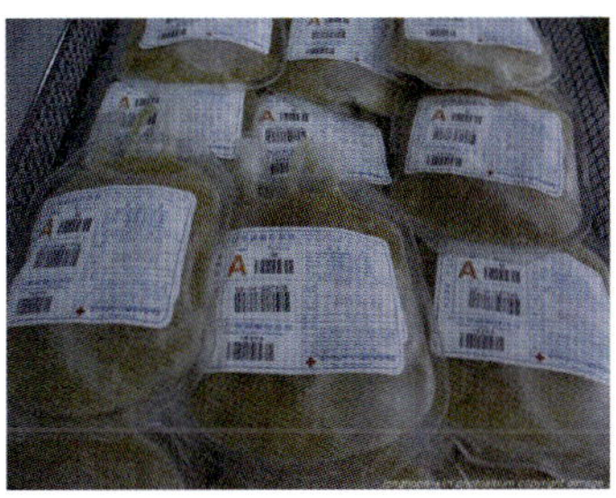

그림 8-16 신선동결혈장

③ 제조방법

채혈 후 6시간(ACD 사용 시), 혹은 8시간(CPD, CPDA-1 사용 시) 이내에 전혈로부터 혈장을 분리하여 1~6℃에서 보존한다.

④ 보존 및 유효기간

제조 후 1~6℃에서 12시간 유효

(3) 동결혈장(Frozen plasma: FP)

① 정의

전혈에서 원심침전을 통해 제조한 혈장으로 -18℃ 이하에서 동결 보존하여 사용한다. 일반적으로 수혈용으로는 거의 사용하지 않는다.

② 제조방법

채혈 후 6시간(ACD 사용 시) 후, 혹은 8~72시간(CPD, CPDA-1 사용 시) 사이에 전혈로부터 혈장을 분리하여 -18℃ 이하에서 급속 냉동시켜야 한다.

③ 보존 및 유효기간

제조 후 -18℃ 이하에 보존하며 채혈 후 1년간 유효, 온탕(37℃ 이내)에서 해동 후 3시간 이내에 사용하여야 한다.

(4) 동결침전제제(Cryoprecipitate ; Cryo)

① 정의

신선동결혈장을 해동 직후 1~6℃에서 원심하여 얻은 한랭 불용성 성분을 소량의 혈장에 부유한 제제

② 특성

최종 용량은 약 35~40 mL이며 응고인자시험에서 제Ⅷ가 70 IU/unit, 섬유소원 133 mg/unit 이상이어야 한다. 주요 성분은 섬유소원, 응고인자 Ⅷ: C, 응고인자 Ⅷ: Von Willebrand factor, 응고인자 XIII, fibronectin이 포함되어 있다.

③ 제조방법

신선동결혈장을 1~6℃에서 각종 응고인자가 파손 없이 해동 후 원심하여 한랭 불용성 성분을 원심분리 후 소량의 혈장에 부유 제조한다. 제조된 동결침전제제는 즉시 -18℃ 이하로 재동결시켜야 한다.

④ 보존 및 유효기간

제조 후 -18℃이하에 보존하며 채혈 후 1년간 유효, 온탕(37℃이내)에서 해동 후 1시간 이내에 사용을 권장하며, 실온(20~24℃)에서 6시간까지 유효함.

(5) 동결침전물제거혈장(Cryoprecipitate-reduced plasma: CR-P)

① 정의

신선동결혈장에서 동결침전제제를 제조하고 남은 혈장을 동결시킨 혈장이다.

② 특성

제 V, Ⅷ 응고인자, 피브리노겐을 제외하고는 신선동결혈장과 동일한 알부민, 응고인자를 보유한다. 혈전성 혈소판감소성자반증, 용혈성요독증후군, 급성신부전증환자 등에서 사용한다.

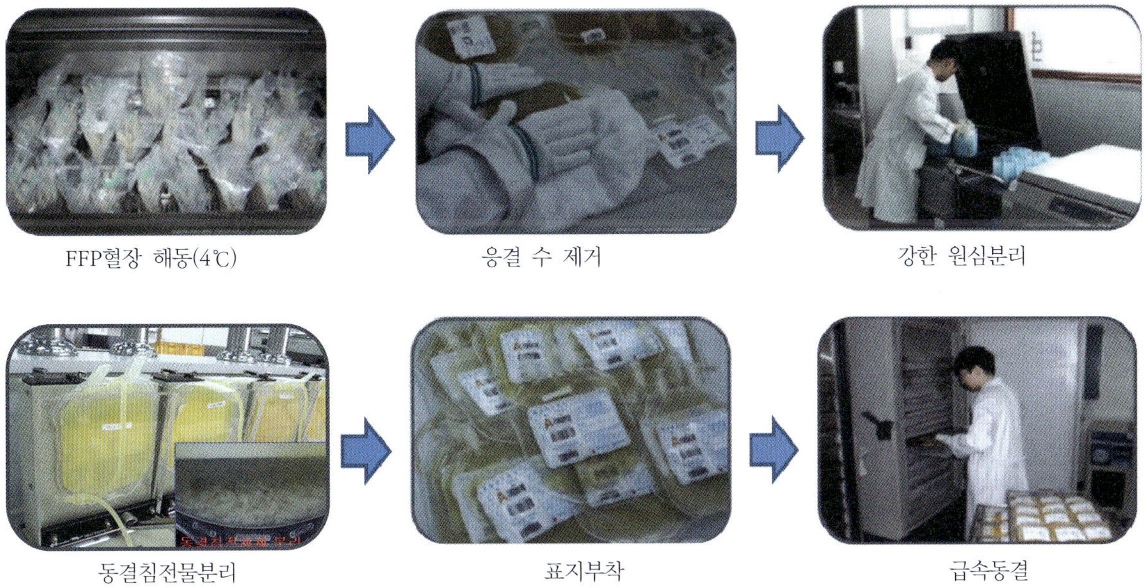

그림 8-17 동결침전제제

③ 제조방법

신선동결혈장에서 동결침전제제를 제조하는 과정에서 부산물로 남은 혈장을 동결시킨 혈장으로 -18℃ 이하에서 급속동결시켜 보관한다.

④ 보존 및 유효기간

제조 후 -18℃ 이하에 보존하고, 채혈 후 1년간 유효하며 해동 후 3시간 이내 사용, 1~6℃ 보관 시에는 24시간 이내에 사용하여야 한다.

6) 성분채혈제제

(1) 백혈구여과제거 성분채혈혈소판(〈Leukocyte-reduced〉 Apheresis platelets: A-PLT)

① 정의

성분채혈기로 한명의 헌혈자에서 채혈한 혈소판성분제제

② 특성

제조 후 검사한 제제들의 75% 이상에서 3.0×10^{11}개 이상의 혈소판이 포함될 수 있는 성분채혈 방법을 갖추어야 한다.

③ 제조방법

자동 성분채혈기를 이용하여 헌혈자에서 직접 혈소판 성분을 250 mL 정도로 채혈한다.

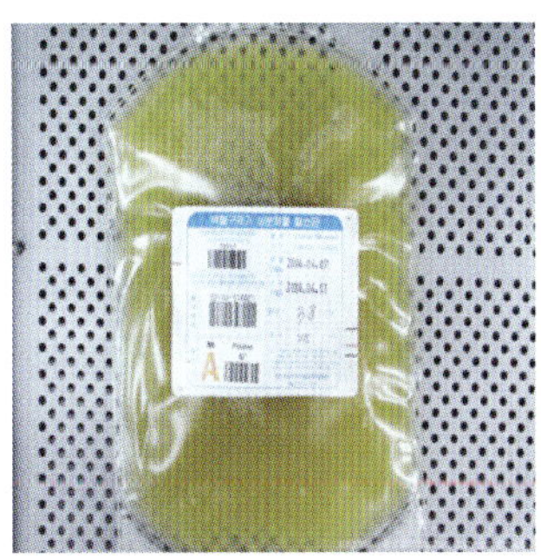

그림 8-18 성분채혈혈소판제제

백혈구여과제거 성분채혈혈소판은 헌혈자로부터 성분

채혈 키트를 이용하여 백혈구를 여과 제거한 성분채혈혈소판제제로 95%에서 백혈구 수를 5×10^6개 미만으로 감소시킬 수 있는 방법을 사용해야 한다. 단. 한단위의 채혈 량은 200~250mL로 한다.

④ 보존 및 유효기간

20~24℃에 교반하면서 채혈 후 120시간까지 유효

(2) 성분채혈백혈구(Apheresis granulocyte: GRA)

① 정의

성분채혈기로 한명의 헌혈자에서 채혈한 성분채혈 백혈구이다

② 특성

헌혈자로부터 백혈구성분채혈 키트를 이용하여 백혈구를 취한다. 백혈구 수혈은 효과가 아직도 확실치 않다. 여러 가지 제한점 때문에 통상 시행치 않으며, 채혈 전날 백혈구생산자극인자 G-CSF를 투여하고 1회에 5×10^{10} 이상의 많은 수의 백혈구채혈이 가능하다. 수혈 전 방사선 조사를 고려해야 한다.

③ 보존 및 유효기간

20~24℃에 보존, 채혈 후 24시간까지 유효

(3) 성분채혈적혈구(Apheresis red blood cells: A-RBC)

① 정의

성분채혈기로 한명의 헌혈자에서 채혈한 두 단위 적혈구성분제제

② 보관방법

저장온도는 1~6℃ 냉장보관이며 유효기간은 채혈일로부터 35일이다.

(4) 성분채혈 혈소판·백혈구(Apheresis platelets/granulocytes: PLT/G)

① 정의

성분채혈기로 한명의 헌혈자에서 채혈한 성분채혈 혈소판·백혈구이다.

② 특성

헌혈자로부터 혈소판, 백혈구성분채혈키트를 이용하여 혈소판과 백혈구를 취한다.

③ 보존 및 유효기간

20~24℃에 보존, 채혈 후 24시간까지 유효

(5) 성분채혈 혈소판. 혈장(Apheresis platelets/plasma : A-PLT/P)

① 정의

성분채혈기로 한명의 헌혈자에서 채혈한 혈소판과 분획제제용 혈장을 취한다.

② 보존 및 유효기간

혈소판은 250ml 정도 채혈 20~24℃에 교반하면서 채혈 후 120시간까지 유효, 혈장은 300mL 정도 채혈 -18℃이하에서 채혈 후1년까지 유효함.

(6) 성분채혈혈장(Apheresis plasma: PL-A)

① 정의

성분채혈기로 헌혈자에서 혈장성분 채혈키트를 이용하여 혈장분획제제의 원료로 사용할 목적으로 500 mL 이하로 채혈한다.

② 보존 및 유효기간

- 18℃ 이하에 보존, 채혈 후 1년까지 유효

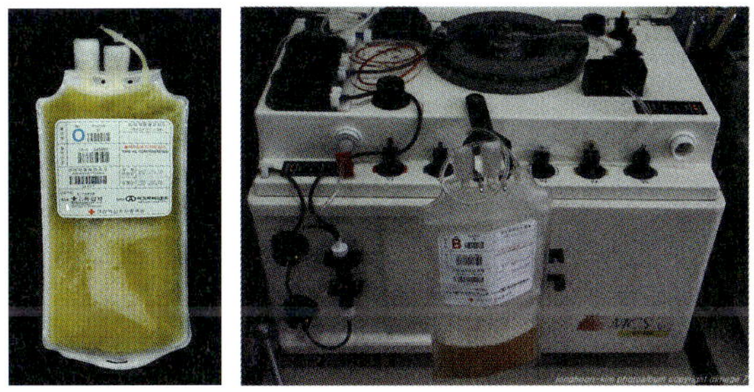

그림 8-19 성분채혈혈장제제

표 8-5 혈액성분제제의 보존기준(제12조 관련)

제제 종류	보존온도	보존기간	비고
1. 전혈	1~6℃	CPD 보존액 : 채혈 후 21일 CPDA-1 보존액 : 채혈 후 35일 ADD/M(SAG/M) 보존액 : 채혈 후 35일	
2. 농축적혈구	1~6℃	전혈과 동일	
3. 신선동결혈장	-18℃이하	채혈 후 1년, 해동후 1~6℃에 24시간	온탕융해 후 3시간 이내사용
4. 농축혈소판	20~24℃	제조 후 120시간	보관시 교반 필요
5. 백혈구제거적혈구	1~6℃	제조 후 24시간 폐쇄형은 전혈과 동일	
6. 백혈구여과제거적혈구	1~6℃	폐쇄형여과는 전혈과 동일, 개방형여과는 제조 후 24시간	
7. 세척적혈구	1~6℃	제조 후 24시간	채혈 후 10일 이내 제조
8. 동결해동적혈구	-65℃ 이하 동결, 해동 후 1~6℃	제조 후 10년, 개방형은 세척 후 24시간, 폐쇄형은 세척 후 10일	
9. 농축백혈구	20~24℃	제조 후 24시간	
10. 혈소판풍부혈장	20~24℃	제조 후 120시간	보관 시 교반 필요
11. 백혈구여과제거혈소판	20~24℃	폐쇄용 여과는 농축혈소판과 동일 개방형 여과는 제조 후 24시간	보관 시 교반 필요
12. 세척혈소판	20~24℃	제조 후 4시간	IgA 결핍환자
13. 신선액상혈장	1~6℃	제조 후 12시간	
14. 동결혈장	-18℃ 이하	채혈 후 1년	온탕 융해 후 3시간 이내 사용
15. 동결침전제제	-18℃ 이하	채혈 후 1년 해동 후 실온에서 6시간	해동 후 1시간 이내 사용
16. 동결침전물제거혈장	-18℃ 이하	채혈 후 1년	1~6℃인 경우 제조 후 24시간
17. 성분채혈적혈구	1~6℃	채혈 후 35일	혈액첨가제 사용 시
18. 성분채혈백혈구	20~24℃	채혈 후 24시간	
19. 성분채혈혈소판백혈구	20~24℃	채혈 후 24시간	보관 시 교반 필요

표 8-5 혈액성분제제의 보존기준(제12조 관련) (계속)

제제 종류	보존온도	보존기간	비고
20. 성분채혈혈소판	20~24℃	제조 후 120시간	보관 시 교반 필요
21. 백혈구여과제거 성분채혈혈소판	20~24℃	제조 후 120시간	보관 시 교반 필요
22. 성분채혈혈장	-18℃ 이하	채혈 후 1년	
23. 다종백혈구여과제거 성분채혈혈소판	20~24℃	제조 후 120시간	보관 시 교반 필요
24. 다종성분채혈혈장	-18℃ 이하	채혈 후 1년	
25. 방사선조사 농축적혈구	1~6℃	방사선조사(照射) 후 28일. 다만, 방사선조사 대상이 되는 농축적혈구의 남은 보존기간이 더 짧은 경우에는 그 보존기간을 말한다.	
26. 방사선조사 백혈구여과제거적혈구	1~6℃	방사선조사 후 28일. 다만, 방사선조사 대상이 되는 백혈구여과제거적혈구의 남은 보존기간이 더 짧은 경우에는 그 보존기간을 말한다.	
27. 방사선조사 세척적혈구	1~6℃	방사선조사 대상 세척적혈구의 남은 보존기간	
28. 방사선조사 농축혈소판	20~24℃	방사선조사 대상 농축혈소판의 남은 보존기간	보관 시 교반 필요
29. 방사선조사 백혈구여과제거성분채혈혈소판	20~24℃	방사선조사 대상 백혈구여과제거성분채혈혈소판의 남은 보존기간	보관 시 교반 필요
30. 방사선조사 다종백혈구여과제거성분채혈혈소판	20~24℃	방사선조사 대상 백혈구여과제거성분채혈혈소판의 남은 보존기간	보관 시 교반 필요
31. 방사선조사 세척혈소판	20~24℃	방사선조사 대상 세척혈소판의 남은 보존기간	

비고: 성분채혈혈장 등을 혈장분획제제의 원료로 사용하기 위하여 보관하는 경우 그 보존기준은 식품의약품안전청장이 따로 고시하는 바에 따른다.

4. 동결 및 해동적혈구 제조

글리세린의 해동 및 글리세린제거 적혈구에 대한 임상응용에는 동결적혈구로부터 글리세린을 제거하는 기술이 중요하다. 글리세린은 적혈구 세포막을 자유스럽게 투과할 수 있으나 물이 더 빨리 통과하기 때문에 수혈에 앞서 글리세린을 제거하지 않으면 용혈이 된다.

고농도 및 저농도 글리세린법의 기계조작법은 제조회사의 지시에 따라야 한다.

여기에서는 적혈구의 동결과정과 해동과정을 소개하려고 한다.

1) 동결 과정

전혈이나 적혈구 농축액으로 채혈 후 10일 이내의 것이 이용된다. 글리세린 첨가 전에 가능한 한 많은 혈장을 분리하여 제거해야 한다.

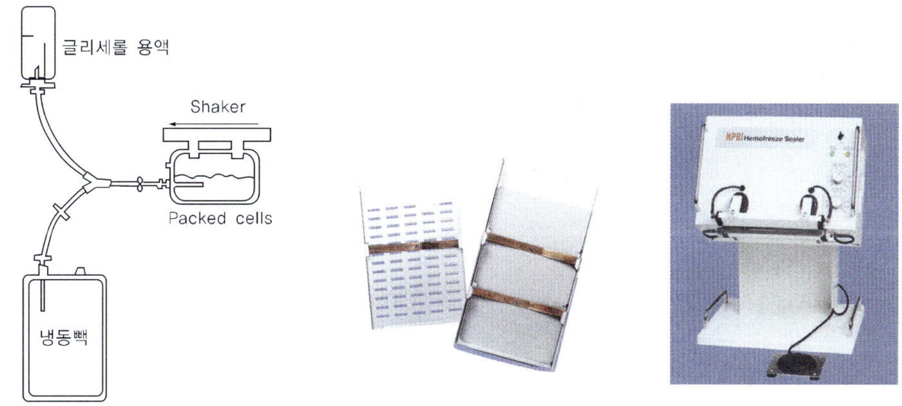

그림 8-20 글리세롤 첨가과정(좌) 냉동백 저장 Aluminum canister(중) 장기저장용 Hemofreeze bag 열봉합기(우)

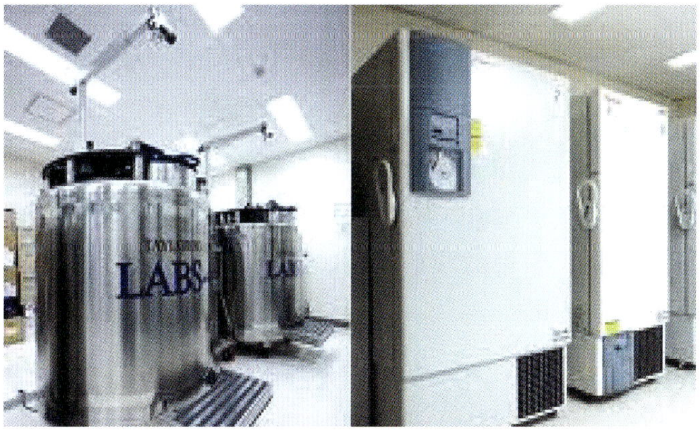

그림 8-21 혈구, 제대혈구, 골수를 −196℃에서 급냉동시키는 Hemofreeze(좌), −80℃에서 냉동보존고(우)

(1) 글리세린 첨가과정(glycerolizing)과 냉동저장(freezing and storage)

① 고농도글리세린법(high concentration glycerol method)

6.2M 글리세린(약 57%액)이 사용되며 혈구와 혼합되면 최종 글리세린 농도는 약 40%가 된다.

Glycerol액 처방
- 6.2 M glycerol
- 0.14 M sodium lactate
- 5 mM sodium phosphate
- 멸균 후 pH 6.8

a. 제 1단계 첨가 : 250 mL 적혈구에 글리세롤액을 35mL/1분 속도로 100 mL의 글리세롤액을 연속적으로 흘러서 들어가게 하는데 shaker가 흔들어주면서 혼합을 계속시킨다.

b. 제 2단계 첨가 : Shaker를 멈춘 후 5분간 평형이 유지되도록 기다린 후 글리세롤 300 mL를 첨가한다. 그 다음 냉동백의 클립을 열어서 글리세롤을 첨가한 적혈구가 흘러들어가게 한다.

표 8-6 동결적혈구의 두 기본 방법의 비교표

비교항목	high glycerol	low glycerol
글리세롤 농도(W/V)	40%	14%
냉동온도	-80℃	-196℃
냉동속도	slow	rapid
냉동속도조절	not controlled	controlled
냉동형태	mechanical	liquid N2
저장온도	-65℃ 이하	-120℃ 이하
저장용기형	polyvinyl chloride, polyolefin	polyolefin
수송	dry ice	liquid N_2
탈글리세롤량	2.2~4.6 L	0.9~2.5 L
탈글리세롤 특수장비	yes	no
탈글리세롤 시간(1pint)	20~40분	30분

Transfer tube에 들어있는 글리세린 첨가혈구를 군데군데 밀봉하여 교차반응용으로 알루미늄 저장용기의 분실에 넣어둔다.

냉동백을 그림 8-21(중)의 금속 저장용기에 넣어서 -80℃ 이하의 저온냉동기에 넣어 자연히 냉동되게 한다.

- 적혈구량이 적으면 상대적으로 글리세롤액을 적게 넣는다.

② 저농도 글리세린법(low concentration glycerol method)

저농도 글리세린법의 글리세롤 첨가는 35% 용액을 사용하고 최종 글리세린 농도는 14%가 되도록 한 단계로 첨가시키면 된다.

글리세린액의 사용량은 Hct 90%가 되는 적혈구 침층량과 동량을 넣어 혼합하는 것이 중요하고 그 다음 냉동백에 넣는다.

- 글리세롤과 적혈구의 혼합이 잘 안되면 해동 후 용혈의 증가 원인이 된다.

저농도 글리세린법의 적혈구는 -196℃의 액체 질소용기 내에서 3분간 넣어 빨리 동결시키고 다음 -150℃의 액체질소(LN2) 증기에 저장한다.

(2) 저장기간

적혈구의 냉동저장은 -65℃ 이하에서 10년간 유효하다(AABB지침 참조).

2) 해동(thawing) 과정

냉동기에서 꺼낸 동결적혈구는 알루미늄 용기에 들어 있는 채로 37℃ 항온수조에 직접 담구는데 해동되는 시간은 약 10분 걸린다.

(1) 글리세린 제거과정

세정과정 : 37℃ waterbath에서 해동시킨 적혈구 농축부유액을 12% NaCl액 150 mL를 넣고 희석시킨다.

이 적혈구부유액을 cell washer에서 4,400 rpm으로 회전하는 원심세정 bowl에서 매분 100 mL 속도로 3분간 pumping하여 평형을 유지시키고 1.6% NaCl액을 bowl에 매분 100 mL의 속도로 pumping 해 보낸다.

이때 적혈구는 원심력에 의해 bowl 안에 모이게 되며 과량의 상층은 waste bag으로 모아진다.

모든 적혈구가 bowl에 들어가면 1.6% NaCl액을 계속 흐르게 pump하여 연속적으로 글리세린액을 씻어 없앤다.

2L의 1.6% NaCl액을 사용한 후 계속해서 0.2% 포도당이 첨가된 0.9% saline액 1 L로 세정한다.

이 세정과정이 끝날 때 적혈구는 saline glucose액에 들어있던 처음 양에 따라 hematocrit치가 35~55% 정도로 부유하게 된다. 이 적혈구부유액은 cell washer의 bowl에서 disposable plastic washing set의 일부인 600 mL의 plastic transfer bag에 siphonet을 이용하여 옮겨진다. Transfer bag의 tubing을 군데군데 밀봉시켰다가 교차시험용 sample로 이용한다.

AABB의 동결해동적혈구의 제조시 안전성에 대한 평가기준은 적혈구회수율이 동결전 적혈구의 80%를 넘어야 하고 해동혈액의 상층액에서의 삼투압은 500 mOsm/L 이하, 모의수혈 시 3% 이내의 용혈을 유지해야 한다고 한다.

① 저농도 글리세롤법에서의 제거법

적혈구로부터 제거해야 할 글리세린량은 고농도법에 비해 적다. 따라서 탈글리세린 조작이 일반적으로 빠르고 세정액도 적게 든다. 탈글리세린 조작은 흔히 냉장원심기로 반복 세정하거나 연속 유동세정이니 빈자동 빈복 세정장치를 이용하되 3회의 세정과정 중 1회만 실시하면 된다.

- 해동 후 탈글리세린 과정에 사용하는 기계들은 Elutramatic, Haemonetic model 17, IBM model 2991 등이 있는데 이것들은 반자동, 연속유동 또는 반복원심세정(batch washing)의 원리를 이용하고 있다.

(2) 수송가능성

① 고농도 글리세린액을 사용한 동결적혈구

-80℃에 냉동저장한 적혈구는 -80~-60℃까지의 온도변동으로 시험관 내에서의 회수율이나 수혈 24시간 후 생존율에는 영향이 없다. 그래서 dry ice로 채운 box에 넣어 수송할 수 있다.

② 저농도 글리세린액을 사용한 동결적혈구

낮은 온도를 유지하기 위해 액체질소가 들어 있는 특수용기에 넣어 수송해야 하는 불편이 있는 것이 단점이다.

저농도 글리세린법의 이용은 간단하고 탈글리세린 과정에서 특수한 장비가 필요 없는 대신 액체질소에 저장해야 되므로 매우 많은 경비가 소요되고 저장과 수송용기가 복잡하며 고가인 점이 불편하다.

(3) 정도관리

원심분리기, 냉동기, 냉장고, 항온수조 등 동결적혈구 저장과정에 사용되는 모든 기계와 비품은 정도관리를 계속적으로 하여야 한다.

냉동기는 자동온도 기록과 경보장치가 부착되어 있어야 하며 지속적인 온도관리를 해야 한다.

해동글리세린 제거적혈구는 다음 항목들에 대한 부분 및 전반적인 검사확인을 하는 정도관리가 요망된다.

① 적혈구의 회수율(%)

② 글리세린 제거적혈구의 hematocrit치

③ 상층의 유리혈색소 측정

④ 탈글리세린 적혈구부유액에 대한 무균시험

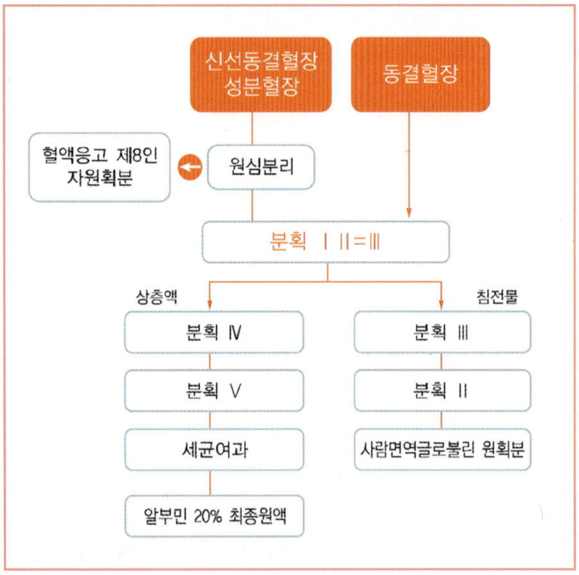

그림 8-22 혈장분획제제공정도

5. 혈장분획제제

혈장분획제제는 물리, 화학적인 조작을 거쳐서 만들어지는 것이며 다수의 공혈자 혈액으로부터 얻은 혈장을 pool하여 대량 생산방식으로 제조되는 것이다. 대표적인 방법으로는 Cohn의 에타놀 분획법이 있으며 이 방법은 대량의 혈장을 수집하여 −5℃ 정도의 저온에서 액의 pH, 수소이온 농도, 에탄올 농도를 적절히 변동시켜서 농축제Ⅷ인자, albumin, γ-globulin, 항혈우병 글로불린(AHG concen-trated), 파이브리노겐(fibrino-gen) 등 30여 종의 단백질을 단계적으로 분리해내는 방법이다. 우리나라에서는 대한적십자사 혈장분획센터와 (주)녹십자, (주)SK케미칼에서 생산 시판되고 있다.

6. 부적격 혈액의 관리 및 처리

1) 일반 원칙

혈액원은 혈액의 적정재고를 유지하는 업무절차와 혈액관리법 제 8조 2항과 4항 및 동법 시행규칙 제6조, 제10조 및 제11조에 의하여 부적격 혈액의 선별 및 처리를 위한 업무절차를 갖추어야 한다.

(1) 부적격 혈액의 정의

혈액관리법 2조에 의한 별표 1의 부적격 혈액의 범위 및 부적격 혈액의 적격여부 판정기준은 다음과 같다.

(2) 부적격 혈액의 처리

혈액원은 검사결과 부적격 혈액을 발견하는 때에는 보건복지부령이 정하는 바에 따라 이를 폐기처분하고 그 결과를 보건복지부장관에게 보고하여야 한다. 단 부적격 혈액을 폐기처분하지 아니할 수 있는 경우는 다음과 같다.

① 예방접종약의 원료로 사용되는 경우
② 의학연구 또는 의약품 개발에 사용되는 경우
③ 혈액제제의 품질관리를 위한 시험에 사용되는 경우 다만, 부적격 혈액을 예방접종약의 원료로 사용하는 등 대통령령이 정하는 경우에는 그러하지 아니한다. 폐기 처분시는 관리 책임자(전문의 또는 혈액원장)의 확인 서명이 있어야 한다. 폐기 혈액에 대해서는 처리업자의 인수인계서를 확인 보관하여야 한다.

[별표 1] 〈개정 2018.11.19〉

부적격 혈액의 범위 및 혈액·혈액제제의 적격여부 판정기준 (제2조 관련)

1. 채혈과정에서 응고 또는 오염된 혈액 및 혈액제제
2. 다음의 혈액선별검사에서 부적격기준에 해당되는 혈액 및 혈액제제

검사항목 및 검사방법		부적격기준
비(B)형간염검사	HBsAg 검사	양성
	HBV 핵산증폭검사	양성
씨(C)형간염검사	Anti-HCV 검사	양성
	HCV 핵산증폭검사	양성
후천성면역결핍증검사	Anti-HIV 검사	양성
	HIV 핵산증폭검사	양성
인체 티(T)림프영양성 바이러스 검사 (혈장 성분은 제외한다)	Anti-HTLV-I/II	양성
매독검사		양성
엘이엘티검사(수혈용 혈액만 해당한다)		101 IU/L 이상
※ HBsAg, Anti-HCV, Anti-HIV, Anti-HTLV-I/II 검사방법은 효소면역측정법(EIA) 또는 이와 동등 이상의 감도를 가진 시험방법에 의하여야 함.		

비고 : 위 검사항목 외에 국민보건을 위하여 긴급하게 필요하다고 판단되는 혈액검사의 부적격 기준은 보건복지부장관이 별도로 정한다.

3. 제7조에 따른 채혈금지대상자 기준 중 감염병 요인, 약물 요인 및 선별검사결과 부적격 요인에 해당하는 자로부터 채혈된 혈액 및 혈액제제
4. 심한 혼탁을 보이거나 변색 또는 용혈된 혈액 및 혈액제제
5. 혈액용기의 밀봉 또는 표지가 파손된 혈액 및 혈액제제
6. 제12조제2호 가목에 따른 보존기간이 경과한 혈액 및 혈액제제
7. 그 밖에 안전성 등의 이유로 부적격 요인에 해당한다고 보건복지부장관이 정하는 혈액 및 혈액제제

(3) 부적격 혈액의 폐기전 처리

혈액원 및 혈액은행에서 부적격 혈액을 발견한 때에는 폐기처분 전까지 다음 방법에 의하여 처리한다.

① 부적격 혈액이 발견된 즉시 식별이 용이하도록 혈액용기의 겉면에 그 사실 및 사유를 기재할 것

② 부적격 혈액은 적격혈액과 분리하여 잠금장치가 설치된 별도의 격리공간에 보관할 것

(4) 부적격 혈액의 폐기 처분

혈액원은 부적격 혈액을 [폐기물관리법 시행규칙]제 8조의 규정을 준용하여 폐기처분하고, 7일 이내 대한적십자총재에게 통보, 매번 기말 기준으로 부적격 혈액처리현황[별지4호서식]을 작성하여 다음달 10일까지 보건복지부장관에게 제출한다.

표 8-7 부적격 혈액처리현황[별지4호서식]

부적격 혈액처리현황							
제출기관	명칭						
	소재지						
	전화번호/팩스번호						
부적격 혈액처리기간		년 월 일 ~ 년 월 일					

	전혈	농축 적혈구	신선 동결혈장	농축 혈소판	…	…	계
응고, 오염							
혈액선별검사결과 이상							
혼탁, 변색, 용혈							
채혈금지대상자 채혈							
혈액용기의 밀봉 또는 표지 파손							
보존기간 경과							
기타(사유기재)							
계							

부적격 혈액 처리현황

	전혈	농축 적혈구	신선 동결혈장	농축 혈소판	…	…	계
폐기							
예방접종약 및 진단시약 원료							
의학연구 또는 의약품 개발							
품질관리시험							
계							

「혈액관리법」 제8조 제2항 및 동법 시행규칙 제11조제2항에 따라 부적격 혈액 처리현황을 위와 같이 제출합니다.

년 월 일

제출기관장 (인)

보건복지부장관 귀하

7. 혈액의 운송

1) 일반원칙

혈액원은 혈액제제를 운송 및 보존하는 과정에서 파손 또는 변질을 예방할 수 있는 업무절차와 시설을 갖추어야 한다.

(1) 혈액제제는 적절한 온도에서 운송되고 보존되어야 한다.

(2) 혈액제제의 운송 및 보존에 대한 사항을 업무수행 매뉴얼에 규정해야 한다.

2) 운송

(1) 혈액운송의 원칙

① 혈액제제를 운송하기 전에 혈액제제의 이상 유무를 확인해야 하며, 이상이 발견될 경우는 운송할 수 없다.

② 혈액제제는 운송거리 및 시간을 고려하여 혈액관리법 시행규칙 제12조 제2호 가목의 규정에 의한 보존온도를 유지할 수 있는 적절한 용기에 넣어 운송, 공급하여야 하며, 혈액 운반상자의 내부 온도를 정기적으로 점검하는 체계가 있어야 한다.

③ 혈액원이 혈액제제를 공급한 때에는 혈액제제 운송 및 수령확인서를 2부 작성하여 1부는 3년간 보관하고 1부는 혈액제제를 수령한 자에게 내주며, 혈액제제를 수령한자는 해당 확인서를 3년간 보관하여야 한다.

주) 혈액원은 혈액공급상황을 공급일로부터 7일 이내 대한적십자총재에게 통보해야 함.

(2) 혈액제제별 운송

① 운송시의 혈액제제별 적정 보존온도는 다음과 같다.

② 운송과정에서 혈소판제제의 교반 중단은 24시간 이내이어야 한다.

표 8-8 혈액제제별 운송 시 온도

수송온도	혈액제제
1 ~ 6℃	전혈, 농축적혈구, 백혈구제거적혈구, 백혈구여과제거적혈구, 세척적혈구, 동결해동적혈구, 신선액상혈장, 성분채혈적혈구
20 ~ 24℃	농축혈소판, 백혈구여과제거혈소판, 성분채혈혈소판, 백혈구제거성분채혈혈소판, 혈소판풍부혈장, 세척혈소판, 농축백혈구, 성분채혈백혈구, 성분채혈혈소판백혈구
동결상태유지	신선동결혈장, 동결혈장, 동결침전제제, 동결침전물제거혈장, 성분채혈혈장

참조 : 채혈 후 혈액의 성분제조하기까지 관리법

① 전혈채혈 : 1~ 10℃(단, 혈소판제조용의 경우 20~24℃) 사이에서 관리

② 혈소판성분채혈 : 20~24℃ 사이에서 관리

③ 혈장성분채혈 : 6℃ 이하(가급적 빨리 냉동)에서 관리할 것

Chapter 9

수혈부작용 (Adverse effects of blood transfusion)

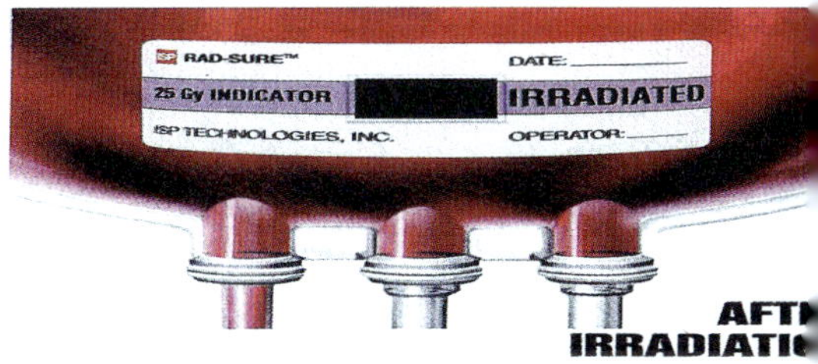

1. 수혈부작용
   1) 수혈부작용 발생률
   2) 수혈 오류 분석과 대책
2. 용혈성 수혈반응
   1) 생체 내에서 혈관 내·외 면역용혈의 병대생리
   2) 혈관 내 용혈반응의 검사소견
   3) 급성 용혈 수혈반응
   4) 지연성 용혈 수혈반응
3. 비용혈성 수혈반응
   1) 급성 비용혈 수혈반응
   2) 지연성 비용혈 수혈반응
4. 수혈 전파성 감염
   1) 간염 바이러스
   2) 후천성 면역결핍증 바이러스
   3) HTLV
   4) 거대세포 바이러스
   5) 기타 바이러스
   6) 말라리아
   7) 세균
   8) 변형크로이펠츠야곱병
5. 수혈부작용에 따른 검사실의 대응
   1) 검사실 조사 순서
   2) 검사결과의 기록
6. 태아 신생아 용혈 질환
   1) 발생원인
   2) Rh인자와 태아직아구증
   3) 신생아용혈 질환에서의 Rh_0(D)검사
   4) Rh_0GAM 주사에 의한 면역방지
7. 특정 수혈부작용
   1) 특정수혈부작용의 정의
   2) 특정수혈부작용의 신고
   3) 조사 및 결과보고
8. 수혈자 역추적 조사
   1) 일반원칙
   2) 조사 및 결과보고

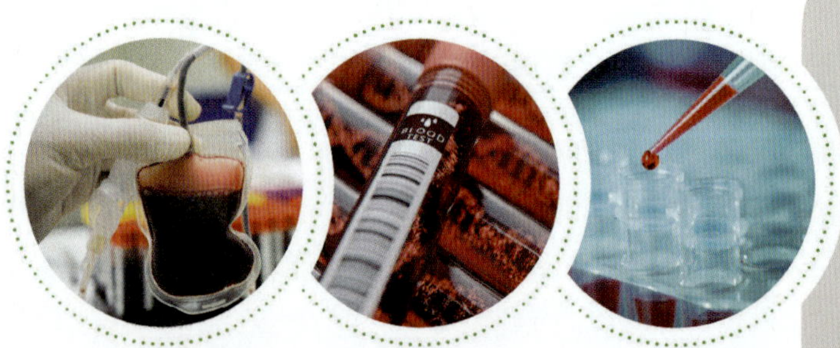

학습 목표

01. 급성 용혈 수혈반응에 대하여 기술한다.
02. 지연성 용혈 수혈반응에 대하여 기술한다.
03. 급성 비 용혈 수혈반응에 대하여 기술한다.
04. 지연성 비 용혈 수혈반응에 대하여 기술한다.
05. 이식편 대 숙주반응에 대하여 기술한다.
06. 수혈전파성 감염에 대하여 기술한다.
07. 수혈부작용 시 검사실 대응에 대하여 기술한다.
08. 신생아 용혈질환에 대하여 기술한다.
09. 특정 수혈부작용에 대하여 기술한다.

Chapter

9

실 / 전 / 수 / 혈 / 검 / 사 / 학

수혈부작용(Adverse effects of blood transfusion)

1. 수혈부작용

수혈부작용이란 전혈 및 각종 혈액성분 제제를 수혈하는 중에 일어나거나 또는 수혈 후에 환자에게 일어나는 부작용을 뜻한다.

면역학적으로 안전한 수혈을 위해 적혈구시약을 사용하여 비예기항체의 검출과 교차시험 및 각종 시약, 사용기기들에 대한 철저한 정도관리가 선행되어야 하며 혈액은행 근무 병리사들에 대한 연속 교육프로그램이 꾸준히 진행되어야 한다.

각종 검사에 대한 표준화된 방법의 검사 술식이 SOP(standard operating procedures)에 file화 되어져 있어야 하며 또한 수혈부작용 발생 시의 보고와 검사 protocol까지도 준비되어 있어야 된다.

수혈부작용의 예방을 위해서는 사무적인 착오가 많음을 감안하여 의사, 간호사, 병리사 간의 협조체제가 필요하며, 한국혈액안전감시체계에 따라서

수혈관련 오류는 ① 입고 오류 ② 처방관련 오류 ③ 채혈관련 오류 ④ 수혈 자 검사관련 오류 ⑤ 혈액은행 업무오류 ⑥ 출고오류로 분류하고, 수혈관련 증상으로 급성용혈수혈반응 외 각종 수혈 반응으로 분류하고 있다.

1) 수혈부작용 발생률

여러 수혈부작용 type의 발생률은 환자의 증상과 vital sign에 따라서 가능성 있는 수혈부작용의 형태가 구분되어 있다.

미국국립보건원(National Institutes of Health, NIH)에서 면역성 수혈부작용(immune transfusion reaction)의 발생률에 대한 consensus conference에서 밝힌 것은 다음과 같다.

표 9-1 수혈부작용의 상대적 발생비교

부작용의 종류	흔히 발생	가끔 발생	드물게 발생
발열반응	○		
알러지 반응	○		
동종면역	○		
순환계 과잉부담현상		○	
지연성 수혈반응		○	
응고인자와 혈소판의 희석과 결핍증		○	
급성 용혈 수혈반응			○
폐부종			○
아나필락시스반응			○
세균오염			○
수혈 후 자반증			○
이식편대숙주병(GVHD)			○

1 unit의 수혈로서 발생되는 율은 발열성 비용혈 수혈반응(febrile non hemolytic transfusion reaction)이 1~2%, allergy성 반응이 1~2%, 급성 용혈수혈반응(acute hemolytic transfusion reaction, AHTR)과 지연성 용혈수혈반응(delayed hemolytic transfusion reaction, DHTR)이 6,000 : 1, 즉시 사망한 경우가 100,000 : 1이였다.

외부 적혈구항원에 노출되어 생기는 동종면역성감작(alloimmunization sensitization)의 위험률은 Rho(D) 항원을 제외하고 1.0~1.6%로 나타났다.

Rho(D) 항원에 대한 면역은 0.1mL보다 적은 혈액량으로도 형성될 수 있다. 그리고 아나필락시스 반응(anaphylaxis reaction)은 급성 면역반응이고 일반 건강인 중 700 : 1 비율로 IgA 결핍환자가 있어, 비교적 큰 위험군임에도 불구하고 20,000회의 수혈 중 1의 비율로 매우 낮은 빈도의 발생을 보이고 있다.

2) 수혈 오류 분석과 대책

1976년~1982년 사이에 FDA에 보고된 수혈 관련 오류로 사망한 355건에 대하여 분석한 결과 수혈사고를 일으킬 수 있는 착오를 범하는 곳은 수혈검사실, 간호분야, 마취분야, 임상의사로 분류되어졌고 수혈검사실 오류를 나타내는 주요 원인 4가지는 ① 부적절한 검체 문제 ② 부적절한 환자 성명 기입문제 ③ 항체동정 오류 문제 ④ 교차시험 술식 오류 문제들로서 사무적인 착오(clerical error)가 많았고 기술적인 착오(technical error)도 다소 포함되어 있었다.

FDA가 1994년에 집계한 30예의 수혈에 의한 사망 예 중에서 8예가 ABO 부적합 수혈에 의한 것이었다. 검사용 혈액검체의 라벨이 잘못 쓰여졌고, 수혈을 받은 환자가 동명이인의 경우가 있었는가 하면 교차시험용 검체가 다른 것으로 바뀌어 부적합 수혈을 한 예도 있었다.

그래서 혈액은행용 검체 라벨은 다른 것과 달리 구별을 쉽게 하기 위해 색깔을 넣도록 하고 있고 검체 채취 전에 미리 환자이름 등을 라벨에 쓰지 못하게 하고 있다. 환자가 누워있는 bed에서 재차 확인하도록 요구하고 있다.

어려운 점이 많겠지만 수혈착오 방지지침(부록 참조)을 병원 실정에 맞게 잘 활용하도록 권하고 싶다.

2. 용혈성 수혈반응(hemolytic transfusion reaction, HTR)

수혈부작용에는 용혈 수혈반응과 비용혈 수혈반응으로 대별하고 있다. 용혈성 수혈반응은 수혈부작용 중에서 가장 중요한 부작용이다. 여러 가지 원인에 의해 발생되지만 최고로 중요한 부작용은 면역학적인 기전(mechanism)에 의한 용혈(hemolysis)이다. 생체 내에서의 용혈은 혈관 내 용혈(intravascular hemolysis)과 혈관외 용혈(extravascular hemolysis)이 있다. 또한 용혈성 반응의 발생 시기에 의하여 급성(acute)과 지연성(delayed)으로 분류하고 있다.

1) 생체 내에서 혈관 내·외 면역용혈의 병태생리(pathophysiology of intra and extravascular immune hemolysis in vivo)

면역항체 및 부적합수혈 등의 원인으로 생체 내 적혈구가 파괴되어 용혈됨으로서 혈관 내 용혈이 시작되면 Hb이 유리되어 혈장 내로 유입되고 유리 Hb는 신속히 haptoglobin과 결합되어 Hb-haptoglobin complex를 형성하여 순환되며 이는 간에서 제거되어진다. 그러나 haptoglobin 양이 제한되어 있어서 결합능력이 초과되면 유리 Hb의 결합부위가 부족하여 haptoglobin의 혈중농도가 저하되어 zero에 가깝게 된다. 잔유 유리 Hb는 신장(kidney)에 의해 배설됨으로 혈색소뇨(hemoglobinuria)가 출현한다. 또한 3가의 methemoglobin으로 산화된 초과분은 globin과 hematin 성분 내에 섞이게 된다. Hb에서 유리되어진 heme은 albumin과 결합해서 methemalbumin을 형성하여 증가되어진다. 또한 hemopexin과 결합하여 hematin-hemopexin complex를 형성하므로 낮은 치를 보이며 간에 의해 제거된다. 제거안 된 복합체(complex)는 순환(circulation)하게 된다.

한편 혈관 외 용혈은 적혈구가 노화되었거나 병태가 있을 때 정상적으로 이루어지는 용혈로서 비장, 간, 골수의 망상 내피세포계(reticuloendothelial cell system)에 의해 탐식되어진다. 면역항체라 할지라도 보체를 활성화시키지 않던가, 또는 매우 늦게 활성화되는 보체라면 혈관 외 용혈 부작용의 경로를 밟게 되며 부작용의 정도가 심하지 않으며, 대부분의 용혈성 부작용은 여기에 속하게 된다. 대부분의 IgG 항체가 피복된 적혈구는 혈관 외에서 파괴 작용이 일어나며 비장(spleen)의 RES에서 탐식되어지며 보체가 피복된 혈구는 이와 유사한 파괴작용을 보이지만 주로 간에서 흡수 처리된다.

표 9-3에서도 예시를 해놓았지만 anti-Kidd, anti-MSs, anti-Duffy, anti-Rh 계통의 항체들은 혈관 외 용혈을 일으키는 항체이며, anti-A, anti-B, anti-I, anti-Le^a, anti-H, anti-Jk^a와 같은 종류의 항체는 즉시 보체를 활성화하여 혈관 내 용혈을 보이게 된다. 이때에는 용혈성 부작용의 경, 중은 수혈의 양 및 관련 항체의 종류에 달려있지만 대단히 심하게 진행될 수 있으며 환자의 생명이 위험할 수도 있게 된다.

표 9-2 부적합 수혈에 의한 용혈기전과 증상발현 시간

혈액형	용혈기전	보체관여	Ig class	증상발현시간	위험성
ABO	혈관 내(intravascular)	○	IgM	직후~15분	◎
Rh	혈관 외(extravascular)	×	IgG	수 시간~수 일	○

(Mollison, Stroup & Treacy)

2) 혈관 내 용혈반응의 검사소견

정상적인 혈장의 Hb치는 〈 5 mg/dL이지만 용혈의 지표가 되는 Hb치는 20 mg/dL 이상으로서 육안적으로 용혈 유무를 구별할 수 있는 혈장 Hb치는 25 mg/dL 이상이며 이때의 색조는 pinkish를 나타내기 시작하고 100 mg/dL 정도이면 혈장의 색조는 확실한 적색이 된다. Haptoglobin의 정상치가 100~230 mg/dL인데, 50 mg/dL 이하로 낮은 치를 보이는 것은 용혈이 있음을 나타내는 것으로 늦게는 30시간까지도 낮은 치를 나타낸다. 혈색소뇨는 1~2시간 이내에 출현하게 되며 심한 용혈이 발생된 후에 나타나는 것으로 이때쯤이면 unconjugated bilirubin이 상승하다가 용혈이 중지되면 차차 감소되기 시

표 9-3 용혈성 수혈반응과 관계되는 항체

혈액형	항 체	
	혈관 내 용혈(intravascular hemolysis)	혈관 외 용혈(extravascular hemolysis)
ABO	A, A_1, B, AB	
RH	C*, c*, E*, e*	D, C, c, E, e
H	H	
I	I, i	
Lewis	Le^{a**}	
MNSs		M, S, s
Kidd	JK^{a**}	JK^a, JK^b
Duffy		Fy^a, Fy^b
Diego		Di^a, Di^b
기타		Jr^a, Ge, Gy^a

Remark : * 드물게 발생
** 일부에서 보임

표 9-4 면역항체 종류에 따른 용혈기전 분류와 검사소견

항체의 종류	용혈기전분류	검사소견	임상증상
IgM antibodies	Primarily intravascular hemolysis (activation of complement)	Plasma Hgb ↑ Haptoglobin ↓ Hemopexin ↓ Methemalbumin ↑ Hemoglobinuria +	Chill, fever Hemoglobinuria* Oliguria Anuria
IgG antibodies	Primarily extravascular hemolysis (phagocytosis)	DAT+ Bilirubin ↑ (Liver function ↓) Hematocrit ↓	Jaundice
C3a C5a	Hemodynamic alternation	Histamine Serotonin Kinins	Flushing Pain Shock Hypotension*
Platelets Hageman factor	Disseminated intravascular coagulation(DIC)	Coagulation factors ↓	Bleeding*

* 표: 마취 상태에서 보이는 증상

작하여 24시간 이내에 정상치로 돌아오게 된다. 늦게는 6시간 내지 12시간 지나야 상승되는 경우도 있다. 유리 Hb치가 135 mg/dL 이상이 되면 haptoglobin 결합능이 초과된 후 plasma albumin이 결합하여 methemalbumin이 형성되어 적갈색의 혈장을 보여주는 것은 강력한 용혈을 나타내는 것으로서 수 시간이 지난 후부터 나타나기 시작하나 1~2일 후에 나타날 수도 있으며 늦게 나타나는 경우는 전에 hemoglobinemia가 있었던 지표가 된다.

3) 급성 용혈 수혈반응(acute hemolysis transfusion reaction, AHTR)

(1) 정의

수혈 직후 또는 수혈 중이나 수혈 후 24시간 이내에 즉각 용혈 반응을 보이는 부작용으로 ABO 혈액형의 오판 및 주 교차시험의 오판, 아형(subgroup)의 부적합 등의 결과로서 환자혈청 중의 항체에 의하여 공혈자 혈구가 파괴되어 생체 내에서 항원항체 반응이 생기는 것이 대부분이다. 즉 혈관 내 용혈의 기전(mechanism)의 경로를 밟게 되는 부작용이다. 부교차시험의 부적합이 원인이 되는 용혈부작용은 실제로 공혈자 혈액 중의 제한된 항체량이 환자혈장에 의해 재빨리 희석되므로 상당히 경하게 된다. 예를들어 O형을 이형 환자에게 수혈하면 부작용이 생길수도 있는데 혈장 중의 동종응집소의 역가가 문제가 되므로 packed cell을 수혈하면 혈관 외 용혈방지에 도움이 된다. 만약 마취 상태 하에서 수혈사고가 발생되었을 때엔 대부분의 임상증상들이 잘 나타나지 않고 다만 용혈이 시작되어 shock에 빠지고 수술 부위에서 과다한 출혈이 나타나고 혈뇨를 동반하게 된다.

(2) 원인

급성 용혈 수혈반응의 원인으로는 ① 환자 및 공혈자의 ABO 혈액형 오판 ② 불완전한 교차방법을 사용하여 수혈혈액이 적합하다고 판정했을 경우, ③ 응급수혈검사에서 항체검출을 하지 않았을 경우, ④ 고역가의 O형 혈액의 수혈 등이다.

(3) 임상소견

이부작용은 심한 ABO 부적합수혈과 같은 이형수혈에서는 ① 쇽기(shock phase) ② 쇽 후기(post phase) ③ 핍뇨기(oliguric phase) ④ 이뇨기로 경과한다.

① 쇽기(shock phase)

이 시기는 수혈량에 차이가 있으나 50 mL의 수혈로도 쇽에 빠져 사망한 예가 있다.

불안, 초조, 안면홍조, 두통, 흉통, 요통(lumbago), 혈관통에 이어 발열, 혈압강하 때로는 출혈성 경향이 있고 마취 하에서는 혈압 상하나 모세관성 출혈 경향이 있다.

혈색소뇨는 대부분 용혈성 부작용에서 볼 수 있다.

② 쇽 후기(post phase)

쇽기에서 회복되는 시기이며 처음엔 혈색소뇨가 오고 이어 황달과 bilirubin치가 높게 나오고 적혈구 파괴에 의해 빈혈이 있게 된다.

③ 핍 뇨기(oliguric phase)

결뇨나 무뇨증(anuria)을 보이는 시기이며 며칠 동안 증상 없이 지내다가 요독증 증상 및 potassium 혈 증 및 폐수종이 있고 잘 치료하지 못하면 사망할 수 있다.

이 시기를 잘 넘기면 이어 이뇨기로 들어간다.

④ 이뇨기

회복기이며 부작용 발생 8~12일 후에 오는 것이 보통이다. 많은 양의 배뇨상태에 빠질 수 있고 많은 양의 potassium 배출로 저 potassium 혈증이 일어나며 이 시기만 잘 넘기면 생명을 구할 수 있다.

(4) 검사

① hemoglobinuria 및 hematuria 유무검사

② 공혈혈액과 환자혈액의 ABO형 검사, Rh0(D) 검사, 비예기항체검사, 교차시험 및 쿰스검사

③ 소변검사(알부민 및 요침사)

④ Bilirubin 검사(혈청과 요)

⑤ Methemoglobin 검사(부적합 수혈일 때 증가한다)

이상과 같은 검사를 신속히 실시하여 이형 혈액수혈이나 기타의 부적합 수혈을 감별한다.

(5) 치료 및 예방

용혈부작용의 의심이 있으면 즉시 수혈을 중지하고 0.9% saline을 IV를 통해 주입하면서 환자가 수혈 받던 혈액은 냉장고에 넣고 검사를 의뢰하는 동시에 환자를 위한 처치의 중요한 목표는 혈압과 신기능의 유지를 위해 적절한 소변량을 유지하게 해야 한다.

① 수혈에 앞서 혈액백의 표지에 적혀 있는 기록과 환자 chart와 대조한다.

② 수혈 시작 후 30분 간은 서서히 수혈하며 세밀히 관찰한다.

③ 혈액은행 근무 병리사는 수혈처방전과 수혈대장에 기재된 모든 내용을 면밀히 검토하고 검사 후 불출할 때 또 다시 표지기록을 확인하고 서명을 받은 후 혈액을 불출한다. On line system 활용 병원에서는 computer crossmatch의 활용도 바람직스럽다.

환자와 공혈자의 혈액형과 비예기항체를 최근 결과와 비교해 봄으로서 즉시 원심법 교차시험 수준의 안정성을 기대할 수가 있다.

4) 지연성 용혈 수혈반응(delayed hemolysis transfusion reaction, DHTR)

이 수혈부작용은 혈관 외 용혈의 기전을 밟기 때문에 IHTR보다 임상증상은 경한(mild)편이다. 용혈이 모르는 사이 진행되는 특성은 수혈 전 주의 깊은 검사에도 불구하고 환자혈청 속에 항체 검출역치(antibody detection threshold)에 못 미치는 저 역가 항체가 있어서 늦게 올 수도 있다. 대량 수혈경력이 있는 환자이거나 임신 등에 의해 면역항체를 가지고 있을 경우 대응항원을 가진 적혈구의 수혈에 의해 회상면역반응(anamnestic immune response)이 발생되어 수일 후 항체역가가 상승할 수도 있다.

수혈 후 24시간에서 28일 후까지도 발생되는 경우도 있으며 대부분 Rh계, Kidd계, Duffy계 등 비예기항체들이고, 단일항체이거나 복수항체들에 의해서도 나타난다. 임상증상은 별로 없으나 열이 있을 경우가 있고 72시간 후에 Hct치의 저하가 있는 빈혈, 일시적 고 빌리루빈혈증(indirect)과 일시적으로 DAT(+)을 보인다. 심하면 혈색소뇨증, 핍뇨(oliguria), 신장부전(renal failure)이 나타날 수도 있다.

표 9-5 지연성 용혈 수혈반응(DHTR)일 때의 검사결과해석

① 수혈 후 직접 쿰스검사 양성(수혈 전 DAT결과 음성)
② 수혈 후 간접 빌리루빈치의 상승
③ 수혈 후 Hb치의 감소(2 g/dL 또는 그 이상)
④ 혈색소뇨증 또는 철 침착뇨증(hemosiderinuria)
⑤ 수혈 후 항체검사 양성이 3~5일 또는 그 이후까지도 나타남(수혈 전 항체는 음성)

3. 비용혈성 수혈반응(non-hemolytic transfusion reaction, NHTR)

1) 급성 비용혈 수혈반응(acute non-hemolytic transfusion reaction, ANHTR)

(1) 발열성 비용혈 수혈반응(febrile non-hemolytic transfusion reaction, FNHTR)

① 정의

발열성 비용혈 수혈반응은 발열반응이 주 특징으로 나타나는 부작용으로서 수혈의 1% 정도에서(국내 수혈 부작용의 약 60% 차지) 흔하게 발생되어진다. 알러지 반응과 더불어 수혈부작용의 90% 이상이 이 부작용이라고 봐도 과언이 아니다. AABB technical manual에서 내린 발열반응의 정의는 수혈과 관련하여 체온이 1℃ 이상 상승하면 발열부작용으로 본다. 수혈 중이나 4시간 이내에 나타나며 보통 15~20분 이내가 대부분이며 2~4시간 후에는 평상체온으로 돌아간다.

② 원인

NHTR의 원인은 환자혈청 중의 항 백혈구항체가 첫째 원인이고 혈소판 항체(platelet antibody) 그리고 혈장단백(plasma protein) 등에 기인한다.

백혈구항체는 과립구, 림프구, 단구에 나타나는 대응항원과 직접 반응하게 된다. 91% 이상이 과립구, 항원과 반응하고 있다.

다산부, 다량수혈환자, 조직이식 환자에서 생기는 동종면역은 백혈구 항체 형성의 자극제가 된다.

발열반응의 기전은 완전히 밝혀졌는데 발열부작용은 환자의 macrophage와 단구로부터 pyrogen interleukin-I(IL-I)의 생산과 방출을 하는 C5a를 생산하여 보체계통의 활성화를 한다는 것이다. 수혈된 백혈구로부터 pyrogen 방출 발열과 다른 임상증상을 발현시키게 된다.

③ 임상증상

대부분은 열이 있고 오한(chills)은 없거나 미약하다. 대부분의 증상은 미약하게 진행되고 저혈압은 매우 드물다.

때로는 심한 경우가 있는데 저혈압, 청색증(cyanosis), 빈맥(tachycardia), 빈호흡(tacuypnea), 호흡곤란(dyspnea), 기침 및 백혈구 감소증으로의 이행(transient leukopenia)일 때도 있다.

과거의 수혈력과 장기이식, 임신력과 약물치료의 파악은 정확한 진단을 위해 중요하고 과거에 발열부작용이 있었던 환자에게는 백혈구제거 혈액을 수혈하도록 해야 될 것이다.

④ 예방과 치료

백혈구 제거 혈액성분을 사용하여 예방한다. Leukocyte filter를 사용하면 99.9%까지 백혈구를 감소시킬 수 있다. 백혈구 항체가 있는 환자에게는 세척적혈구, 자가수혈을 하게 되면 부작용을 방지할 수가 있다.

(2) 알레르기 반응(allergic reaction)

수혈부작용 중 두 번째로 흔하게(국내 수혈 부작용의 약 26% 차지) 보고되어지고 있다.

① 원인

확실한 원인은 아직도 명확히 밝혀지지 않았지만 다음 두 가지 설이 있다.

a. 공혈자 혈액에 함유되어 있는 성분, 특히 혈장단백성분에 대한 과민반응이다. 이들 반응은 IgE 항체가 맥관 활성물질인 histamine을 방출하는 비만세포(mast cell)와 호염기구(basophil)가 반응하게 되어 생기게 된다.

b. 공혈자 혈장 속에 allergen으로 작용하는 물질이 있을 때이다. 예를 든다면 환자 혈장에 있는 IgE 또는 IgG 또는 reagin(양쪽 Ig 모두)과 반응하는 이종단백(allergen)이 있을 때이다.

② 증상

주 증상은 홍반(redness), 소양감, 담마진으로 증상이 미약하고 생명에는 위험이 없다. 열(fever)은 날 수도 있고 나지 않을 수도 있다. 드물게는 심하게 올 수도 있는데 이럴 때에는 기도부종(laryngeal edema), 기관지천식(bronchial asthma) 맥관 신경증성 부종(angioneurotic edema) 외 증상이 나타날 수가 있다.

③ 치료

a. 수혈의 속도를 줄이고 항 histamin제를 근육주사한다.

b. 심하면 수혈을 중지하고 0.9% saline을 IV한다.

c. plasma를 제거한 성분 수혈을 사용한다.

④ 예방

a. 혈액 내에 식품에서 오는 allergen이 적게 함유되도록 헌혈자로 하여금 식후 2시간 이후에 헌혈하도록 유도한다.

b. 수혈하기 15~20분 전에 환자에게 anti-histamin제를 투여한다.

(3) 수혈관련 급성 폐손상(Transfusion related acute lung injury: TRALI)

① 원인

확실한 원인은 분명하지 않으나, 백혈구 항체와 관련하여 폐의 미세혈관을 막음으로써 나타나며 수혈부작용으로 흔하지는 않다.

② 임상증상

TRALI은 수혈중이나 수혈 후 6시간 이내 발생, 저산소증, 급성폐부종에 의한 호흡곤란(dyspnea), 발열, 폐부종(pulmonary edema)이 나타난다. 급성이며 5~10% 정도로 치명률이 높다.

③ 치료 및 예방

TRALI 염려 수혈자에 백혈구제거 혈액성분제제나, 항-HLA 음성혈장 수혈이 필요하다. 특히 FFP 수혈에서 위험성이 높다.

90% 이상에서 여성 헌혈자 혈장수혈에서 발생한 것으로 (1회 출산 여성에서 11%, 2회 이상 출산여성 20% 정도 항-HLA 검출) TRALI 예방을 위해 임신 역이 있는 여성 헌혈자의 경우 혈소판성분채혈을 하지 않도록 하며, 우리나라에서도 2009년부터 여성헌혈자의 FFP는 수혈용으로 사용하지 않는다.

(4) 아나필락시스 반응(anaphylaxis reaction)

① 원인

IgA가 결핍된 (약 0.1% 정도) 환자 중 임신 및 수혈에 의해 감작이 되어 anti-IgA항체가 생성된 환자는 IgA단백이 함유된 혈장산물의 주입 시 anaphylaxis 반응이 나타난다. 이는 주로 백인에서 나타나며, 동양인에서는 haptoglobin이나 C_4 저하에서 나타날 수 있다.이 반응은 수혈 중이나 수혈 후 4시간 이내 빠르게 급성 과민증반응(immediate hypersensitivity)으로 나타난다.

② 증상

피부충혈(flushing), 복부통증, 담 마진, 설사, 호흡곤란, 오한, 열, 저혈압, 심하면 shock이 나타나고 사망할 수도 있다. 또한 혈장성분을 10 mL 정도 주입 시에도 생길 수가 있다. Anaphylactic 반응을 예견할 수 있는 검사는 없으며 이 부작용이 의심스러울 때면 환자혈청으로 IgA 정량검사를 통하여 IgA치를 확인해봐야 한다.

③ 치료 및 예방

a. 수혈을 중지하고 0.9% saline을 IV을 통해 준다.

④ 수혈혈액의 신댁

수혈 전 혈액성분으로부터 모든 혈장을 제거하던가 또는 IgA가 결핍되어 있는 공혈자의 혈액 성분으로 수혈하면 된다. AABB에서는 냉동적혈구, 자가수혈 세척적혈구 등을 권장하고 있다.

(5) 세균오염 수혈부작용(bacterial contamination reaction)

혈액성분의 세균오염 빈도는 드물지만 이 부작용은 빠르게 진행되어 환자가 수혈 중 또는 30분 이내에 사망하게 된다.

병원균은 냉장고 온도에서는 잘 증식되지 않지만 pseudomonas, yersinia enterocolitica, E. coli균은 4~6℃ 저온에서도 가일층 증식하는 포냉균(psychrophilic bacteria)들이어서 혈액 저장온도에서 citrate를 carbon source로 이용하면서 증식하게 된다. 이들 포냉균이 성장하면 내독소(endotoxin)를 생산하기 때문에 세균성 내독소증도 생긴다. 특히 실온 보관 제제인 혈소판 농축액의 세균오염 때문에 수혈 후 30분~수시간 만에 사망하는 수가 있다.

① 원인

a. 채혈 시 공혈자 피부 내에서 균의 침입, b. 채혈침의 오염, c. 저장기간 시의 오염

② 세균 오염된 혈액의 육안적 관찰

혈장과 혈구 층의 경계면 색깔의 관찰을 철저히 해야 한다.

적자색의 혈구 색조나 갈색~흑갈색의 혈장 색깔 또는 용혈, 혼탁, 작은 섬유 괴(fibrin clot)가 보이면 사용을 보류하고 오염여부를 검사한다.

③ 임상증상

증상은 다음 중 하나 이상으로 a. 체온이 39℃ 초과하거나 수혈 전보다 2℃ 이상 증가 b. 맥박 수 분당 120회 초과 시 또는 수혈 전보다 분당 40회 이상 증가 c. 수축기혈압이 수혈전보다 30 mmHg 이상 감소하거나 상승 d. 심한 오한, 오심, 구토, 호흡곤란, 요통 등이 수혈도중 혹은 수혈 후 90분 이내에 나타나게 된다.

④ 검사

a. 환자 혈액과 수혈하는 혈액 성분을 배양하고 전혈이나 혈장으로 도말표본을 만들어 methanol로 고정한 후 gram 염색이나 methylene blue로 단 염색(simple stain)하여 경검한다.

b. 전혈 염색표본 100회 시야에서 E. coli균이 하나 정도 보이는 것이 혈액 매 mL당 24×10^4의 균수를 말해주고 쉽게 찾을 수 있으면 24×10^5의 균수가 있다고 본다.

c. 도말검사에서 균이 보이고 증상이 의심이 가면 수혈하던 혈액성분은 냉장고에 보관하여 증거보존을 할 필요가 있다. 실온에 두면 공기침입으로 들어간 균이 증식되어 세균오염의 진부를 알 수 없게 된다.

d. 대장균(E. coli)은 실온의 전혈 속에서 20분에 배로 증식하고 6시간에 2억 배, 12시간 후에 640억 배로 증식한다.

⑤ 예방

a. 엄격한 무균조작으로 채혈한 전혈도 피부에서의 세균침입으로 1~2%에서 오염될 수 있다. 철저한 피부소독을 해야 한다(iodine액 → 70% alcohol).

b. 엄격한 냉장저장, 수혈 직전 혈액외관확인, 정해진 시간내 수혈 완료.

c. 장시간 전혈의 실온방치를 하지 말아야 된다(출고후 혈액제제는 30분 이내에 수혈 시작).

(6) 수혈 관련 순환량 과다(transfusion associated circulatory overload, TACO)

대부분의 성인에 있어서는 400 mL 전혈 1 unit를 급속하게 수혈하더라도 큰 영향이 없으나 만성질환을 앓고 있는 사람이나 노인 또는 심근(myocardia)이 약화된 환자에 있어서는 폐부종(pulmonary edema) 또는 순환장애로써 사망하게 될 수도 있다.

따라서 이러한 환자의 경우는 장시간에 걸쳐서 수혈 하던가 또는 적혈구 농축액만을 수혈함으로서 심장의 팽창을 방지할 수가 있다.

① 증상

수혈 후 6시간 이내 순환혈액량이 급히 증가되면 급성 호흡곤란, 두통, 발열, 오한 등이 나타나고 급성심부전을 일으킨다.

② 치료

사지에 tourniquet를 메어 순환혈액량을 일시적으로 줄여주고 교대로 풀어준다. 이러한 방법을 성인에서 사용할 때 1 mL의 순환혈액량을 줄일 수 있다.

(7) 대량수혈의 부작용(massive transfusion)

대량수혈이란 24시간 이내에 환자가 가지고 있는 전체 혈액량이 수혈된 혈액으로 대체되거나 더 초과되는 경우를 말하며 유아(infant)에서는 1/2 unit 이상, 성인에서는 8~10 unit 이상을 24시간 내에 수혈받았을 때를 말한다.

대량수혈이 환자에게 미치는 영향은 저장혈액의 생화학적 특성과 기능적 특성에 의한 것이다.

① 저장혈액은 혈소판이 빨리 파괴된다.

② 저장혈액은 혈액 응고인자 중 제 Ⅴ인자, 제 Ⅷ인자가 결핍되어진다.

③ 혈색소의 산소포화곡선이 이동되어 산소가 조직 내로 쉽게 운반되지 않는다.

저장혈액을 대량 수혈하면 위에서와 같은 특성 때문에 심한 혈소판 감소와 혈액 응고인자의 감소를 가져와 출혈성 경향을 나타나게 된다.

(8) Citrate 중독

① 원인

소아, 노인 또는 간질환을 가지고 있는 환자에서 빠른 속도로 수혈할 때 일어난다. 성분헌혈을 채혈할 때도 일어날 수 있다. 많은 양의 citrate는 간질환을 악화시키고 calcium 대사의 장애를 일으킨다.

CPDA-I액이 대량 주입되면 심근 유해 작용, 출혈시간 연장, 응고시간 연장, 호흡곤란이 오고 심하면 경련(tetany)이 온다.

혈중 Citrate+이온과 Ca이 결합 → calcium citrate complex에 의하여 혈중 calcium 농도가 저하되기 때문이다.

Citrate 중독 가능성은 간 기능 저하시나 대량의 혈액성분을 급속히 수혈할 때가 문제이다.

② 예방

Citrate 중독현상을 없게 하기 위해서는 calcium gluconate의 일정량을 정맥 내로 주사한다.

(9) 공기전색(air embolism)

① 원인

혈관 내로 공기가 유입됨으로서 발생되어지는 부작용이다. 플라스틱 백을 채혈 용기로 사용한 후로는 드물게 발생되지만 간혹 수술실이나 응급실에서 가압수혈(transfusion under pressure)을 할 때 가압된 공기가 부주의로 환자 혈관 내로 들어가면서 생길 수도 있다.

② 증상

공기전색은 10~41 mL의 공기가 정맥혈관 내로 유입되더라도 생길 수 있고 갑작스런 호흡곤란과 청색 증(cyanosis)으로 사망할 수가 있다.

③ 응급처치

머리를 낮추고 하지를 높이며 우측 체부를 위로 하여 옆으로 눕게 하는 것이 들어간 공기가 뇌 및 기타 중요 장기에 가는 것을 막는데 좋다. 예방은 플라스틱 백 속의 혈액이 소량 남아있을 때 교환한다.

2) 지연성 비용혈 수혈반응(delayed non hemolysis transfusion reaction, DNHTR)

(1) 수혈 후 자반증(post transfusion purpura, PTP)

① 원인과 증상

전혈 또는 혈소판 농축액(PC) 수혈 후 5~12일경 피부에 자반(purpra)이 생기고 혈소판 수가 감소되는 경우가 있는데 이러한 증상을 수혈 후 자반증이라고 한다.

심하면 혈뇨를 동반하기도 하며 HPA-la 음성환자에 anti-HPA-la가 나타난 후 혈소판을 수혈 시 파괴되어 혈소판 수가 1,000~10,000 mm^3 정도로 혈소판 감소증(thrombocytopenia)을 보이는 경우가 있다.

임신 경력이 많은 사람에서 많이 나타나지만 대부분 부적합 혈소판 항체에 대한 동종항체의 반응으로 생기게 되며 혈청에서 혈소판 항체가 검출된다.

② 병태생리

환자 혈청에서 가장 흔히 동정되어지는 혈소판 항체 특이성은 anti-HPA 항체이고 이외에 관련 있는 항체 특이성은 HLA-A2와 lymphocyto toxic antibody이다. 약 2%의 사람들이 HPA 혈소판 특이항원 음성으로 나타난다. 혈소판 동종항체는 혈소판 표면에 부착되어 liver, spleen의 RES에 의해 혈관 외 파괴를 한다. 환자 자신의 혈소판과도 반응하여 파괴 혈소판 감소증이 된다.

③ 치료

혈소판 수혈은 PTP 치료기간에는 가능한 한 피하는 것이 좋다. PTP를 방지하는 좋은 방법이 없으므로 수혈 전 과거에 모든 혈액성분 수혈에 대해 어떤 부작용이 없었나를 알아보는 것이 바람직스럽다.

(2) 철 과잉(iron overload) 또는 철분 침착증(hemosiderosis)

① 원인

주로 장기간에 걸쳐서 많은 양의 수혈(적혈구 수혈)을 받음으로서 철분이 각종 장기에 침착되어 발생되는 철분과잉 부작용은 생체 내의 장기에 대량의 철분이 침착되어 철분 침착증(hemosiderosis)이 된다. 백혈병, 재생 불량성 빈혈인 경우 장기간에 걸쳐 많은 양의 수혈을 해야 하므로 주의가 필요하다.

② 증상

축척된 철분은 심장(heart), 간(liver), 췌장(pancreas), 내분비선(endocrine glands)의 기능에 영향을 주게 된다. 근육약화, 피곤감, 체중감소, 약간의 황달, 빈혈, 경증당뇨, 심근성 부정맥의 증상이 있다.

③ 검사

혈청 ferritin량을 측정하면 철분 저장량을 알 수가 있다. 혈청철 치가 높고 불포화철결합능(UIBC)의 감소, 골수의 iron stain 증가가 보인다. 조직 생검으로 iron stain하여 판단하기도 한다.

(3) 수혈 관련 이식편대 숙주병(transfusion associated graft versus host disease, TA-GVHD)

① 원인

수혈 관련 이식편대 숙주병은 1995년에 최초로 보고된 지연성 수혈 부작용으로서 직계가족(부모형제)의 지정헌혈을 받아 수혈한 후, 면역기능 저하증 환자 신생아 교환수혈 등에서 나타나는데 주목되고 있다.

최근 일본에서는 정상적인 면역기능을 가지고 있는 환자에게도 수혈 후 GVHD가 발생했다는 보고를 하고 있다.

정상적인 면역기능을 가지고 있는 환자에서 수혈 후 GVHD의 발생 위험성은 환자와 공혈자의 HLA 항원형이 좌우한다. 환자와 공혈자의 HLA 항원형이 전혀 다른 경우에는 발생되지 않으나 환자의 HLA haplotype 2종류(부, 모에서 각각 한 종류씩 유전 받는다) 중에서 어느 한 종류가 공혈자에서는 동형접합체(homozygote)일 때 공혈자의 T림프구가 환자 체내에서 활성화 하여 증식, 분화하여 host의 림프계를 포함한 조혈장기와 여러 장기를 공격하게 된다. 이것이 GVHD인 것이다.

예를 들자면 그림 9-1과 같이 수혈자가 A33, B44, DR 13/A2, B54, DR4이고 공혈자가 A33, B44, DR13/A33, B44, DR13인 경우에 환자 림프구는 공혈자의 HLA 항원을 이물(foreign)로 인식하지 못해 거부반응을 하지 않으며, 공혈자 림프구는 환자의 장기에서 생착한 후 환자의 A2, B54, DR4 haplotype을 이물로 인식하여 환자의 림프구와 전신의 장기조직을 공격하여 GVHD가 발생된다.

부모형제의 혈연관계에 있는 공혈자는 HLA haplotype을 공유할 가능성이 높으므로 헌혈을 받아 지정수혈을 하게 될 때 위험성이 높으므로 헌혈혈액을 감마선조사 처리를 하여 T 림프구의 DNA를 파괴하여 그 기능을 없어지게 한 후 수혈해야만 안전하다.

② 임상증상

대부분의 TA-GVHD의 임상증상은 수혈 후 2일~6주 사이에 나타난다.

골수억제에 의한 범혈구감소증(pancytopenia), 고열, 간 효소의 증가, 설사, 전신적인 피부홍피증(erythroderma), 피부발진, 감염증 등이 나타난다. 수혈에 의한 GVHD의 사망률은 90~100%가 된다.

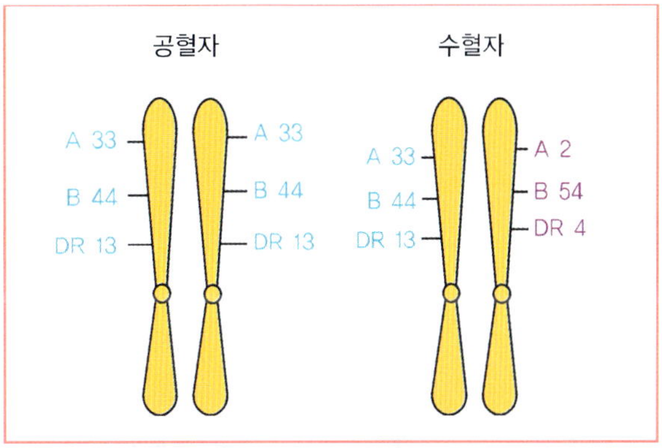

그림 9-1 수혈에 의한 이식편대 숙주병(TA-GVHD) 발생

GVHD의 조직학적 변화는 피부, 간, 장, 골수 등에서 나타난다. 이 중에서 피부에 나타나는 조직학적 변화가 진단에 도움이 되고 골수형성부전, 적혈구 탐식을 보이는 조직구(histocyte) 침윤이 관찰된다.

③ 예방과 방사선 조시

면역기능저하증, 지정수혈(직계가족), 미숙아 또는 신생아의 교환수혈, 면역억제제 사용 골수이식자, 신선혈액을 수혈 받는 심장수술 환자 등의 수혈용 혈액은 방사선조사(irradiation)를 한 후 수혈하는 방법이 가장 안전한 방법이다.

방사선조사는 적혈구, 혈소판, 과립구이 기능에는 영향을 주지 않으며 오로지 림프구의 DNA만 파괴하여 기능을 없애주므로 TA-GVHD의 예방에 가장 좋은 예방법이며, 그동안은 방사능위험물질세슘-137의 세심한 주의가 필요한 가운데 최근에는 혈액 X-ray 조사기가 출시되고 있다.

④ 채혈기간과 방사선조사

신선혈액은 림프구의 면역응답능력, 분열능력이 높으므로 TA-GVHD의 리스크가 높다. 채혈 후 3일 이내의 혈액을 수혈 받을 때에는 방사선조사가 반드시 필요하며 채혈 후 13일간 보존하였던 혈액을 수혈 받은 환자에서도 GVHD의 발생 보고가 있는 것으로 채혈 후 2주까지는 혈액을 방사선 조사해야 될 것으로 판단된다.

4. 수혈전파성 감염(transfusion-transmitted infections, TTI)

수혈에 의해 감염될 수 있는 것들 중 표 7-8에서 보는 바와 같이 바이러스 감염으로는 HBV, HCV, CMV, HTLV-I, epstain-barr virus, parvo virus, HIV-1/2 등과 기생충류로는 말라리아(Malaria) 등이 있고 그리고 매독의 감염이 있을 수가 있다.

이들 중 우리나라에서 시행되고 이는 헌혈혈액에 대한 의무검사 종목은 HBV, HCV, HIV, 매독, HTLV, 말라리아 검사가 있다.

1) 간염 바이러스(Hepatitis Virus)

간염은 A형, B형, C형, D형, E형 바이러스 및 약물, 세균, 알코올 등에 의하여 일어날 수 있다.

(1) A형간염 바이러스(Hepatitis A Virus, HAV)

주로 경구적으로 전파되며, 수혈 후 감염률은 매우 낮지만 헌혈자가 헌혈 시 A형간염의 잠복기 때 헌혈하면 감염될 수도 있다. HAV는 직경 27 nm RNA virus이며 picornavirus에 속한다. 전염성간염(infection hepatitis) 또는 A형간염의 원인이 되는 virus이다.

A형간염은 주로 10세 이하의 소아에서 발생되어지고 있고 어린이는 이때쯤 거의 100%에 가까운 HAV(IgG) 항체를 가지고 있다.

HAV에 관한 면역혈청학적 검사는 최근 감염지표인 anti-HAV IgM을 검사하거나 과거 감염력을 나타내는 지표인 anti-HAV IgG을 검사하여 증명하는 것이다.

(2) B형간염 바이러스(Hepatitis B Virus, HBV)

1970년 Dane 등이 전자현미경으로 구조를 밝혀내고 뒤이어 항원성이 완전히 밝혀지므로서 B형간염 표면항원(HBsAg)으로 명명이 정립되었다. HBV는 Hepadavirus계에 속하며 DNA virus이다. B형간염은 수혈 후 감염 중 가장 흔하고 심각한 문제를 초래할 수 있다. 또한 소량의 혈액으로도 감염이 되므로 특히 주의를 요한다. 가장 먼저 시작된 바이러스 검사로서 B형간염 검사는 1973년 10월부터 전기 영동법으로 HBsAg검사를 실시하였고 1981년 3월부터는 RPHA(역 수동혈구응집반응)법으로 1990년 7월부터는 EIA(효소면역 측정법)로 다시 2009년부터는 화학발광법으로 전환 실시하고 있으나 2012년 7월부터 HBV DNA검사가 추가되고 있다.

(3) C형간염 바이러스(Hepatitis C Virus, HCV)

전에는 수혈 후 간염의 원인 virus를 발견하지 못하여 비-A, 비-B 간염(Non-A, Non-B, hepatitis(NANB))으로 불리워지던 C형 virus의 유전자 구조는 1989년 Choo 등에 의해 밝혀진 것으로 유전자길이가 약 9.4 Kb 정도이고, 약 3000개의 아미노산으로 구성된 single strand RNA virus로서 flavi virus에 속한다.

C형간염은 비교적 긴 잠복기를 가지며 수혈 후 B형간염보다 감염률은 낮지만 만성화(chronic)되거나 간경변증(liver cirrhosis)으로 진행될 가능성은 B형간염보다 매우 높다. 우리나라에서는 1991년 5월부터는 모든 헌혈자를 대상으로 anti-HCV검사를 효소면역측정법으로 시행해오다가 2005년 2월부터 HCV RNA검사를 추가하고 있다.

(4) D형간염 바이러스(Hepatitis D virus, HDV)

HDV는 HBV의 보조기능(helper function)에 의해서만 증식할 수 있는 불완전 virus로서 HBV와 항상 공존하고 있다. 수혈에 의하여 전파되지만 HBV감염에서 해소되면 HDV 감염도 또한 없어지게 된다. B형 간염보다 중증을 보이는 경우가 많으므로 HBV보균자는 HDV를 경계해야 될 것이다. HDV genome은 HBV의 존재 하에서만 복제가 가능한 불완전 virus이며 약 1,689염기로 이루어진 single strand RNA virus이다. 헌혈자의 B형간염 바이러스 검사를 함으로서 D형간염의 수혈 전파를 방지할 수 있으므로 헌혈혈액에서 D형간염 검사는 않는다.

(5) E형간염 바이러스(Hepatitis E virus, HEV)

직경 27~32 nm 크기의 non-enveloped single strand RNA virus로서 calicivirus에 속한다. 감염경로는 A형과 마찬가지로 경구감염(oral infection)으로 전파되며 마시는 물이나 음식물, 분변을 통한 경구감염으로 우기에 대규모 집단 유행으로 발생한다. 그러나 최근 일본, 유럽 등에서 수혈로 E형 간염이 보고되면서 일부 선진국에서 헌혈자 검사로 시행하며, ALT가 높은 수치에서 E형간염 양성률이 높은 보고예가 있다.

2) 후천성면역결핍증 바이러스(AIDS)(Human Immunodeficiency Virus, HIV)

1981년 프랑스 파스퇴르연구소의 Dr. Luc Montagnier 교수와 미국 NIH Dr. Robert Gallo에 의해 후천성면역결핍증(acquired immunodeficiency syndrome, AIDS) virus로 입증되었다. 거의 동시에 발표가 되어진 이 virus는 1986년 WHO의 권고에 의해 HIV로 명명이 통일되었다.

HIV는 retrovirus에 속하고 지질막(lipid membrane), 구조단백(structural protein)과 돌출된 당단백(glycoprotein)으로 구성되어 있고 외피(envelope)가 있는 100 nm 정도의 구형(sphere)이다.

핵(core) 내부에는 역전사효소(reverse transcriptase)와 RNA게놈(genome)이 있다.

게놈(genome)은 pol, gag, env의 세 중요 구조 성분으로 구성되어 있고 여러 단백들을 생산하는 유전자들이다.

HIV-1과 HIV-2와 같은 HIV의 type에 따라서 core단백과 외피(envelope)가 다르기 때문에 숙주에서의 임상적 및 혈청학적 반응에 차이가 있다

HIV는 양성혈액을 수혈 받은 경우 수혈자의 감염률은 90% 정도로 매우 높다. 또한 잠복기가 길어 수혈 후 바로 HIV 감염여부를 확인하는데 어려움이 있다. 우리나라에서는 1987년 7월부터 모든 헌혈자를 대상으로 anti-HIV검사를 효소면역측정법으로 시행해오다가 2005년 2월부터 HIV RNA검사를 추가하고 있다.

3) HTLV(Human T-cell leukemia virus)

1980년 Poiesz 등이 사람 T세포 림프종 환자에서 처음 분리 보고한 신종 바이러스로 retrovirus과의 RNA virus로서 human retrovirus는 HIV-1/2와 HTLV-1/2가 있으며, 사람에게 감염을 일으키는 HTLV는 감염된 사람 대부분이 아무런 질병이 발생되지 않는 무증상 감염자로서 정상적인 혈액학적 소견을 보이나 약 5%에서 몇 십 년 후(잠복기 약 40년) 성인T세포백혈병이나 척수병증과 같은 질환이 발생될 수 있는 것으로 알려지고 있다.

HTLV-1의 유행지역은 일본 서남부지역이 높고 카리브해연안과 아프리카 일부지역도 유행지역으로 알려지고 있으며, 우리나라에서도 최근 헌혈자 35만 여건에서 시범검사결과 0.0009%의 확인검사 양성율을 보였다.(적십자 회보 2009년 4월 참조)

HTLV-2의 경우는 미국에서 양성자 70% 정도가 HTLV-2로 알려지고 있다.

HTLV의 감염경로는 대부분의 바이러스와 같이 성 접촉이나 수혈에 의하여 감염될 수 있으나, 혈장분획제제에서는 감염 사례 보고가 없으며, 혈액제제의 보관기간이 길어질수록 혈액제제를 통한 HTLV감염 가능성은 낮아지는 것으로 이는 생존력이 있는 T-세포가 필요하기 때문인 것으로 알려지고 있다.

선별검사 방법은 PA법과 EIA법이 있으며 확인검사는 Western blot법과 PCR법이 있으며 대한적십자에서도 국가혈액관리위원회의 결정에 따라 2009년 4월 15일부터 모든 헌혈자를(의료기관 헌혈자 포함) 대상으로 anti-HTLV-1/2선별검사를 시행하기로 결정하여 대한적십자사 검사센터에서는 검사자동화시스템인 Prism장비를 이용하여 EIA법에서 진보된 면역 형광법으로 선별검사를 시행함으로서 수혈용 혈액의 안전성이 한 단계 향상될 것으로 기대한다.

4) 거대세포 바이러스(Cytomegalovirus; CMV)

헤르페스 바이러스(herpes virus)에 속하며 백혈구 안에 잠복되어 있을 수 있다. 면역결핍 환자가 CMV 양성 혈액으로 수혈받을 경우 발열, 간염, 폐렴, 비정형 림프구증, 뇌수막염, 위장관염 등 치명적인 결과를 초래할 수 있다. 태아, 미숙아, 골수, 신장, 심장이식 환자 등에서 감염률이 높다. CMV 예방을 위해 잔여 백혈구 수를 5×10^6개 이하가 되도록 하며 백혈구제거용 filter를 사용하여 백혈구를 제거한 혈액제제로 수혈하도록 하거나, 최소 48시간 이상 혈액을 냉장고에 저장함으로서 감소시킬 수가 있다.

5) 기타 바이러스

(1) West Nile Virus(WNV)

WNV는 single-stranded RNA virus로 flavivirus에 속하며, 1937년 우간다의 West Nile지역에서 처음으로 분리 명명되었으며, 모기나 다른 절지동물에 의해 전파된다.

미국의 경우 수혈에 의한 감염의 보고예가 있어 NAT검사법으로 검사를 시행하며(미국FDA 2005,6) WNV진단 또는 증상 발현일로부터 120일간 헌혈을 배제하며 그 후 NAT음성이면 헌혈이 가능하다.

6) 말라리아(Malaria infections)

말라리아는 적혈구 내에서 생존하면서 기생하는(원충이 냉장온도에서 최소한 1주간 생존가능) 기생충(parasites)으로 적혈구가 함유된 혈액제제 등을 통해 감염될 수 있다. 말라리아 원충(plasmodium)의 종류로는 *P. malaria, P. vivax, P. ovale, P. falciparum*이 있는데 *P. malaria, P. vivax*의 감염률이 높다.

예방대책

(1) 유행지역으로 여행하는 사람 등은 항 말라리아 약제를 복용하도록 하며, 복용 당일은 헌혈을 금한다.
(2) 말라리아는 저온에서 저장된 혈액에 1~2주 정도 생존한다는 보고도 있어 만약 말라리아 유행지역에서 채혈한 혈액이 있다면 헌혈 후 2주 정도가 경과한 후 수혈하도록 한다.

기타 수혈로 인한 기생충감염에는 바베시아증(Babesiosis), 샤가스병(Chagas' disease), 톡소플라즈마증(toxoplasmosis) 등이 있다.

7) 세균(Bacterial infections)

(1) 매독(Syphilis)

매독의 원인균인 *treponema pallidum*은 4~6℃의 냉장온도에서 72시간 이상 생존할 수 없으므로 실온에서 보관하는 혈액제제에 의한 감염의 위험성이 있으나 세계적으로 수혈감염 사례보고는 없다.

(2) 기타세균감염(Other bacterial infections)

기타 세균감염으로 브루셀라증, 라임병 등 보존 혈액에서 발견되는 세균들은 저온에서 잘 자라는 그람음성 간균들이며 이들을 예방하기 위해서는 헌혈 전에 정맥 천자 부위의 피부소독 등을 철저하게 해야 한다.

8) 변형크로이펠츠야곱병(Variant Creutzfeldt-Jakob Disease; vCJD)

프리온(Prion)질환으로 variant CJD는 소에서 발생되는 우해면상 뇌병증(bovine spongi-form encephalopathy; BSE), 일명 광우병에 걸린 소고기의 섭취로 감염을 예상하며 1987년 영국에서 처음 확인되었고, 이후 2005년 6월까지 156예의확진 또는 의심되는 vCJD가 영국에서 보고되었고, 프랑스에서도 12례, 이태리, 캐나다, 미국, 홍콩 등에서 9례(주로 영국 장기 거주자)가 보고되었다. 초기에는 사람에게 감염될 가능성이 없는 것으로 생각되었으나 최근에 수혈로 인한 vCJD로 의심되는 사례가 보고되면서 우리나라에서도 혈액관리법 시행규칙에 영국거주 1개월 이상과, 기타 유럽지역에 5년 이상 거주 또는 채류한 자는 헌혈 배제군으로 정하고 있다. 우리나라에서도 2011년 11월 외인성 CJD가 2예 보고되었다.

5. 수혈부작용에 따른 검사실의 대응

수혈 중 또는 후에도 어떠한 형태의 부작용에도 수혈검사실에 보고되어져야 되며 담당 병리사는 보고된 내용을 철저히 조사해야 한다. 수혈부작용이면 수혈을 중지하고 간호사는 수혈부작용 보고양식에 의거 기록을 해서 첫 urine sample과 clotted blood sample 및 EDTA blood sample을 채취하여 검사 의뢰하는 것이 원인파악에 중요하며, 수혈 후 및 수혈 전 환자 혈액 간에 제반검사가 이루어져야 된다. AABB에서는 수혈 전 검체를 최소 7일간 냉장고에 보관하도록 요구하는 것은 지연성 반응이 있을 때에 분석하도록 하기 위함이다.

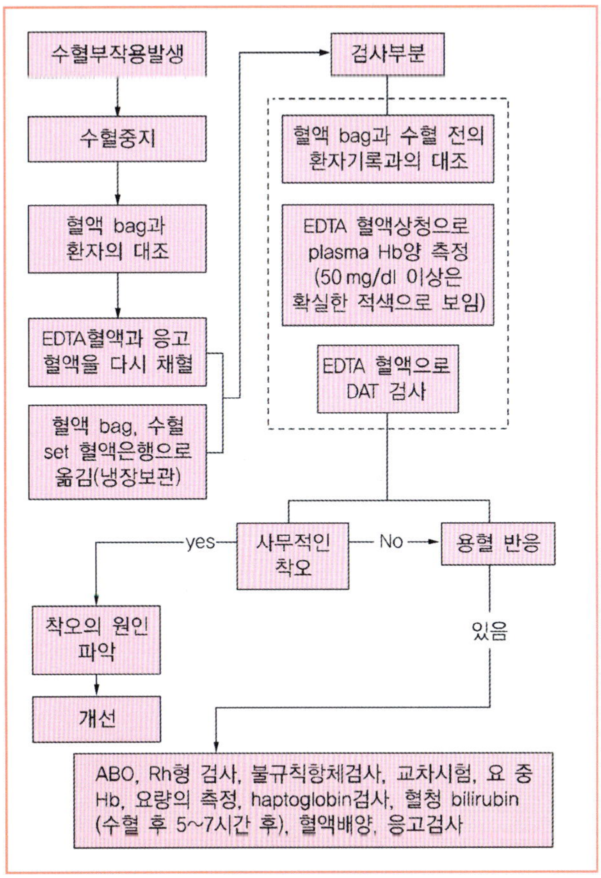

그림 9-2 수혈부작용 발생 때의 검사진행 protocol

1) 검사실 조사순서(laboratory investigation procedures)

(1) 사무적인 착오확인(clerical checks)

(혈액백의 표지 확인 및 전에 수혈한 기록과의 대조확인)

(2) 검체채취 및 확보

① 수혈 전 환자혈액(교차시험용 EDTA혈액 및 clotted blood) ; A

② 수혈 후 환자혈액(EDTA혈액 및 clotted blood) ; B

③ 플라스틱 백 속에 있는 수혈 중지한 혈액(공혈자 혈액) ; C

④ 수혈 후 채취뇨 ; D

(3) 검사단계

제 1단계	제 2단계	제 3단계
① 육안적 용혈유무 확인 (A, B, C)	① 주·부교차시험 재검 (A, B, C)	① 혈장 Hb검사 (B)
② ABO, Rh typing (A, B, C)	② 항체선별검사 (A, B)	② Haptoglobin검사 (B)
③ DAT (A, B)	③ 세균학적 검사 (B, C)	③ Methemalbumin (B)
④ 육안적 혈색소뇨 (D)		④ Bilirubin정량 (B)
⑤ 현미경적 cell clump 검사(B)		⑤ BUN, creatinine (B)
⑥ 요단백검사 (D)		⑥ DAT (C)
		⑦ 항체역가검사 (B) 수혈 4~5일: 저역가 수혈 6일 후: 고역가

2) 검사결과의 기록

표 9-6의 수혈부작용 검사기록표에 수혈 전 환자 및 수혈 후 혈액검체의 검사결과를 기록하여 원인 파악을 철저히 하고 치료에 도움이 되도록 수시로 주치의에게 통보하여야 한다.

표 9-6 수혈부작용 검사기록표

환자명					병동:				병실:				연령:				남·여		
chart No.	ABO						Rh Typing			Direct AHG	Antibody Screening								
	Cell typing				Reverse						SAI			ALB. 37			AHG		
	A	B	A_1	H	A	B	D	Du	대조		I	II		I	II		I	II	
수혈전 검체																			
수혈 후 검체																			
플라스틱 백 혈액																			
백혈구항체 :																			
혈소판항체 :																			

적합성 검사	Cross Matching					
검사방법 / 검체종류	SAI		ALB. 37℃		AHG	
	Major	Minor	Major	Minor	Major	Minor
수혈전 검체						
수혈 후 검체						
플라스딕 백 속에 있는 수혈중지한 혈액						

세균학적 검사			Gram Stain:			Culture:		
검사	부작용 발생전	부작용 발생후 즉시	5시간 후 결과	1일	2일	3일	4일	5일
Hematocrit								
Serum plasma Hb								
Bilirubin								
Serum haptoglobin								
Methemalbumin								
BUN								
Creatinine								
Hemoglobinuria								
RBC casts								
Bile								
Albumin								
Daily output volume								
SG								

6. 태아 신생아 용혈질환(hemolysis disease of the fetus and newborn, HDFN)

임산부, 태아 혈액형 부적합에 의한 신생아 용혈 질환은 임산부의 혈청 중에 태아적혈구항원과 특이적으로 반응하는 항체를 생산한다. 생산된 불규칙항체(IgG type)와 태반을 통과한 이 면역동종항체에 의해 신생아의 적혈구를 파괴시킴으로서 심한 빈혈과 황달이 생긴다. 임신 중 어떤 단계에서든지 발생될 수 있는데, 임신초기의 자연유산, 인공 임신 중절할 때에도 많이 발생되어진다.

주요 증상은 총빌리루빈치가 20 mg/dL 이상되는 과 빌리루빈혈증에서 저산소증, 심부전, 중추신경계 손상이 나타날 수 있다.

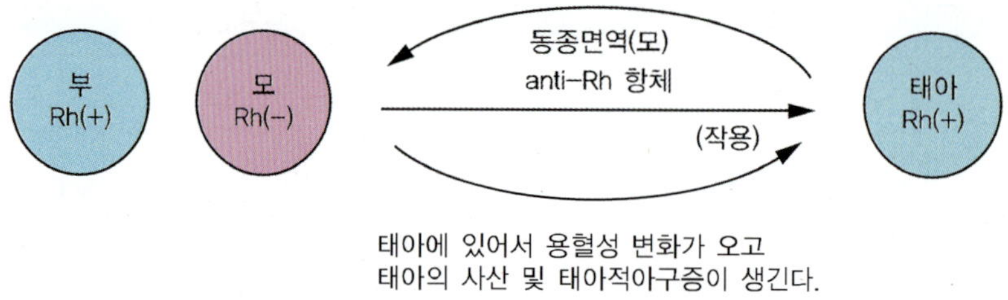

그림 9-3 모체와 태아 간의 Rh형의 부적합에 의한 Rh항체의 작용

1) 발생원인

(1) 모체와 태아 간에 ABO형이 부적합하여 발생되는 것으로 출산 후의 혈구형 검사에 의해 판명된다.

어머니가 O형이고 신생아의 혈액형이 A형 또는 B형일 때 어머니 혈청 속에 있는 anti-A,B 동종항체에 의해 신생아의 A항원 및 B항원과 반응하여 용혈 질환을 야기시킨다. ABO 부적합에 의한 신생아 용혈질환 발생률은 높으나, 경미하여 임상적인 문제를 일으키는 경우는 드물다.

(2) 임산부가 Rh(-), 태아는 Rh(+)일 때 Rh형의 부적합에 의해 생긴 anti-D에 의해 용혈질환인 태아적아구증이 발생된다. HDN에 관여하는 불규칙성항체는 Rh 혈액형 특이성의 것이 많고, 심한 증상을 보이는 경우가 많다.

(3) 수혈을 통해 다른 항원을 면역시켜 해당항체가 생산되었을 경우이다.

Anti-hr′(c)를 가지고 있는 임산부에서 출산 후 신생아 용혈질환을 일으킬 위험이 높으며 anti-.Fy^b와 anti-E(rh″)들은 비교적 흔한 항체들이나 태아적혈구의 항체에 대응하는 항원이 있어도 신생아 용혈질환을 일으키는 경우는 드물다.

요약을 하면 anti-Rh_0(D) 이외의 anti-E, -c, -K, -Duffy, -Kidd, -Diego 항체들과 그 외에 저 빈도 항체들에 의해서도 드물게는 신생아 용혈질환을 일으킬 수가 있다.

2) Rh 인자와 태아적아구증

Levine에 의하면 Rh(+) 태아의 혈액이 태반(placenta)을 경유하여 Rh(-)인 모체에 통함으로써 생기게 된 Rh 항체가 다시 태반을 거쳐 Rh(+)인 태아에 작용하여 그 태아의 조혈조직과 RES 조직 및 기타 조직을 파괴하여 태아적아구증을 일으킨다고 한다.

Rh(-)인 부인이 첫 임신에서 Rh(+) 아기를 분만할 때는 Rho(D) 면역글로불린인 Rh_0GAM을 72시간 이내에 주사하여 항체의 활성형성을 방지하여야 두 번째 아기를 이상 없이 분만할 수가 있다.

Rh(-)인 부인이 Rh(+) 혈액을 수혈받거나 혹은 Rh(-)인 부인이 Rh(+) 태아를 임신하게 되면 Rh(-)인자는 감작(sensitization)이 되는데 이 감작은 일생동안 유지하는 것이 보통이다.

Rh(+) 혈액을 수혈 받은 적이 있는 부인이 낳은 Rh(+)인 아기의 50%가 감작되어 있음이 밝혀졌다.

첫번 임신 중에는 감작이 쉽게 되지 않는 것 같은데 이는 감작이 될 때까지 1회 이상의 임신에 의하여 생기게 된다.

현재의 태아적아구증의 원인 중 90% 이상은 임산부와 태아 간의 Rh 인자의 부적합함에 기인하고 있다. 만일에 한 번의 Rh(+)혈액을 수혈하는 경우나 또한 임신 중이거나 임신을 할 예정인 여성을 제외하고는 이론적으로 중요하지는 않다. 그러나 수혈이 언제 어디서 필요할지 모르고 더구나 여자에 있어서는 어린애를 가질 시기이건 아니던 간에 수혈자의 Rh factor를 정확하게 검사하여 Rh 음성자에게는 Rh 음성 혈액만을 수혈해야 한다. 혈액은행 업무에선 특별히 Rh 음성자의 빈도가 낮은 우리나라 실정으로 볼 때 잘못 판단할 수 있으므로 정확한 검사를 해야 할 것이다.

3) 신생아 용혈질환에서의 Rh_0(D) 검사

직접 쿰스시험에서는 강하게 양성으로 나오는 혈구를 항-Rh_0(D) 혈청으로 검사해서 음성(negative)으로 결과가 나오는 경우는 신생아의 적혈구에 어머니의 항-Rh_0(D)가 강하게 피복되어서 음성으로 나오는 경우이다. 이때 식염수로 3회 세척한 후 2~5% 식염수부유액을 만들어 Anti-D(IgM)시약 또는 식염수 응집소함유 항혈청으로 검사하면 쉽게 해결할 수가 있다.

4) Rh_0GAM 주사에 의한 면역의 방지

(1) Rh_0GAM의 작용과 적용

Rh_0(D)의 사람 면역글로불린액으로써 냉 알코올 방법에 의해 사람 혈장에서 anti-Rh_0(D) 분획에 함유한 특이면역글로불린(IgG)의 멸균농축액이다.

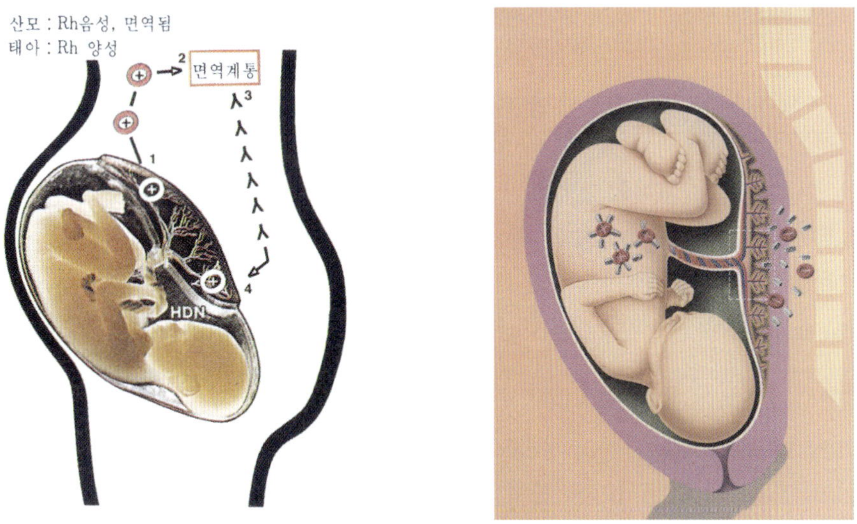

1. 태아적혈구는 출생 시 산모 순환혈액 속으로 들어간다.
2. 태아적혈구는 산모의 면역계통에 의해 인식되어진다.
3. 산모는 감작되어지고 항체를 산생한다.
4. anti-D는 태반을 통과하여 태아의 조혈조직을 파괴하여 신생아 용혈질환(HDN)을 일으킨다.

그림 9-4 신생아 용혈질환의 발생경로(Rh계)

표 9-7 Rh_0(D) 음성 임산부의 관리

임신시기	First trimester	Second trimester	Third trimester	분만(full term)
월수	2개월 3개월	4개월 5개월 6개월	7개월 8개월 9개월	10개월
주수	8주 12주	16주 20주 24주	28주 32주 36주	40주
Rh면역의 빈도 (항체상승)	8%		16%	76%
검사	• 초진 시 ABO 검사 Rh_0 음성 • 남편Rh_0 양성 항체 screen : 음성	유전적인 검사를 위한 양수배양 검사를 한 환자(양수천자 시 태반출혈에 의한 면역방지를 위해 Rh글로불린 300 ㎍ 투여)	• Antibody screen : Neg. • Rh antibody 정량검사실시(임산부) • 양수천자 환자는 28주에 Rh글로불린 재투여 - 항체가 유지	• 분만 시 산모 항체 screen : 음성, weak - D : 음성 • Fetal cell screen : 태반출혈의 유무판정 • cord blood검사 (신생아) { ABO 검사 Rh_0(D)양성 또는 Du형 직접 쿰스검사 : 음성 }
항체출현 시기	Anti - D의 출현 시기 : 일반적으로 태반출혈은 임신 중기나 후기, 특히 분만 시에 많다. 항원자극을 받아 anti - D가 임산부 혈청에 나타나는 시기는 임신후기나 분만 시가 많다. 3 trimester 이전에 anti - D가 출혈하는 경우는 드물지만 제일 빠른 anti - D의 출혈은 임신 22주라는 보고도 있다.			
면역 글로불린의 투여시기	Rh globulin의 투여 시기 : 항원자극으로 태반출혈이 생겨서 anti - D가 산생되는 경우는 임신 28주 이후가 대부분이다. 300 ㎍의 Rh globulin 투여는 12주 동안 임산부의 체내에 남아 있으므로 40주까지는 stable하므로 출산 시까지 protect가 가능하다. 또한 출산 후 baby가 Rh(+)이고 임산부 혈청에 anti - D 형성이 안 되어 있으면 72시간 이전에 Rh_0Gam을 주사한다.			

Rh_0GAM의 작용은 몸 안에서의 활성항체의 형성을 방지하며 주로 다음과 같은 사람에게 적용된다.

① Rh_0(D) 음성 여성이 Rh_0(D) 양성 태아를 임신하여 출산할 때.

② Rh_0 음성 환자가 검사 오판으로 Rh_0 양성혈액을 수혈받은 때.

③ 유산(miscarriage)이나 인공중절(abortion) 또는 자궁외임신(ectopic pregnancy)일 때.

(2) 만기 출산(full term delivery) 때의 Rh_0GAM 사용

① 산모는 Rh_0(D) 음성이어야 하고 weak $D(D^u)$검출을 위한 간접 쿰스검사에서도 음성이어야 한다.

② 산모는 Rh_0(D) 인자에 면역되어 있지 않아야 한다.

③ 갓난아기의 Rh형이 Rh_0 양성이거나 weak - $D(D^u)$ 양성이어야 한다.

임신 32주, 36주에 산모의 혈청을 분리하여 Rh항체 역가 검사를 실시해보면 태아가 Rh_0 양성인가를 확인할 수가 있게 된다.

아기가 태어나자마자 제대혈(cord blood)에서 혈액을 채취해서 검사하여 Rh_0(D) 음성이면 Rh_0 GAM이 필요가 없다.

④ 갓난아기의 혈구로 직접 쿰스시험을 하여 음성이어야 한다.

직접 쿰스검사에서 양성은 Rh_0(D) 항체보다도 다른 항체일 경우가 있는데 확실하다면 Rh_0GAM을 사용해도 좋으나 anti - Rh_0(D)의 피복에 의한 직접 쿰스시험 양성이라면 절대로 Rh_0GAM을 사용해서는 안 된다.

(3) 유산, 인공중절(낙태), 자궁외임신 때의 Rh_0GAM

남편이 $Rh_0(D)$음성일 경우를 제외하고는 태아(fetus)의 Rh형을 알 수가 없기 때문에 수술 후 72시간 이내에 Rh_0GAM주사를 맞아야 한다.

Rh 음성인 임산부는 사전에 남편의 정확한 혈액형을 알아야 될 것이다.

(4) Rh형의 부적합 수혈 때의 Rh_0GAM 사용

① 환자의 적혈구와 1 : 1000 희석된 Rh_0GAM과의 부 교차시험 부적합일 때는 Rh_0GAM주사를 하지 말아야 한다.

② 진정한 Rh(−)이면 부 교차시험을 실시하여

응집이 나타나는 양성이거나 또는 Rh typing을 다시 해보는 원인은 아래와 같다.

- 환자는 D^u양성이고 또한 Rh_0GAM 주사처치를 받을 수가 없는 사람이다.
- 많은 양의 태반출혈에 의해 $Rh_0(D)$ 양성 태아적혈구와 임산부의 Rh 음성혈구가 혼합되어 있을 때이다. 이때의 응집현상은 mixed field pattern을 보이므로 저배율 현미경검사 시 약한 반응(weakly positive)을 보임으로서 구별되며 이와 같은 것이 확실하다면 Rh_0GAM 처치대상이 될 것이다.

(5) Rh_0GAM의 용법(dosage)

한 병의 Rh_0GAM(300 μg/1 vial)은 Rh 양성 적혈구 15 mL까지 면역시킬 수 있다. 이 용량은 전혈이 아닌 농축적혈구를 기준으로 하고 있다. 소용량인 50 μg은 적혈구 2.5 mL(전혈 5 mL)을 중화할 수 있다.

이는 임신 12주 내의 유산, 자궁외 임신(태아의 혈액량이 약 2.5mL 정도) 등에 사용될 수 있다.

Rh_0GAM은 수혈된 Rh 양성 혈구의 수명을 짧게 한다. 그러나 임상증상은 일시적인 체온상승, 근육통, 비장비대증 보다 심하게 나타나지는 않는다. 부적합 수혈을 받은 사람의 직접쿰스시험은 Rh 양성혈구가 순환하는 동안은 양성으로 나타날 수 있다.

Rh_0 양성 혈구가 Rh_0 음성환자에게 수혈된 후 될 수 있으면 빨리 주는 것이 좋지만 48시간 이상 지난 후에 주었을 때도 성공한 예가 있다.

① 만기 출산 때의 용법

한 vial의 Rh_0GAM량으로도 충분히 $Rh_0(D)$ 항원에 대해 면역성을 나타낸다.

② 부적합 수혈 때의 용법

필요한 Rh_0GAM vial수를 계산하려면 수혈된 농축 적혈구의 양을 15로 나누어주면 필요한 vial수가 나온다.

예를 들어서 Rh(−)환자가 Rh(+) 농축적혈구를 75 mL정도 수혈 받고 있는 도중에 실수를 발견하고 수혈 중지시켰다. 이때의 계산은

75 mL ÷ 15 = 5 vial을 근육주사하면 되는 것이다.

7. 특정 수혈부작용

1) 특정수혈부작용의 정의

특정수혈부작용이란 수혈한 혈액제제로 인하여 발생한 부작용으로 혈액관리법 시행규칙 제3조의 규정에 따라 다음과 같이 정의된다.

(1) 사망

(2) 장애
(3) 입원치료를 요하는 부작용
(4) 바이러스 등에 의하여 감염되는 질병
(5) 의료기관의 장이 (1) 내지 (4)에 의한 부작용과 유사하다고 판단되는 부작용

2) 특정수혈부작용의 신고

의료기관의 장은 특정수혈부작용 발생사실을 확인한 날로부터 15일 이내에 특정수혈부작용 발생 신고서와 의무기록사본을 첨부하여 당해의료기관 소재지의 보건소장을 거쳐 특별시장·광역시장 또는 도지사에게 특정수혈부작용발생사실을 신고하여야 한다. 다만, 사망의 경우에는 지체 없이 신고하여야 한다.

3) 조사 및 결과보고

(1) 보건복지부장관이 특정수혈부작용의 발생선고를 받으면 혈액관리법 제10조제2항에 따라 그 발생원인의 파악 등을 위하여 실태조사를 실시하여야 한다.
이 경우 특정수혈부작용과 관련된 의료기관의 장과 혈액원등은 실태조사에 협조하여야 한다.
(2) 실태조사에는 혈액관리법 시행규칙 제13조제3항에 따라 다음의 내용이 포함되어야 한다.
① 수혈자의 인적사항, 수혈기록 및 의무기록 조사
② 헌혈자의 헌혈기록 및 과거 헌혈혈액 검사결과 조회
③ 수혈자 및 헌혈자의 특정수혈부작용 관련 진료내역 및 검사결과 확인
④ 헌혈혈액 보관검체 검사결과 확인
⑤ 헌혈자 헌혈혈액 검사결과 확인
(3) 국립장기조직혈액관리원(혈액안전감시과)에서는 특정수혈부작용 조사지침에 따라
① 수혈자에 대한 의무기록조사
② 헌혈자의 헌혈기록 및 과거 헌혈혈액검사결과 조회
③ 수혈자 및 헌혈자의 특정수혈부작용 관련 진료내역 및 검사결과 확인
④ 헌혈혈액 보관검체검사
⑤ 헌혈자에 대한 방문채혈검사의 순서로 조사를 진행한다.
(4) 조사결과는 수혈부작용소위원회 및 혈액관리위원회의에서 심의를 거쳐 판정되고 그 결과를 수혈자 및 신고 의료기관에 통보한다.

8. 수혈자 역추적 조사

1) 일반원칙

(1) 수혈자 역추적조사는 혈액매개감염병에 대한 혈액원 선별검사 양성자 또는 확진자로 확인된 사람의 과거헌혈혈액 수혈자를 조사하여, 수혈감염 발생 여부를 조기에 확인하고 신속히 조치하기 위하여 시행한다.
(2) 혈액매개감염병이란 후천성면역결핍증, C형간염, B형간염, 말라리아, 브루셀라증, 크로이츠펠트-야콥병&변종크로이츠펠트-야콥병, A형간염, 급성B형간염, 큐열웨스트나일열, 뎅기열, 매독 그 밖에 보건복지부장관이 정한 혈액매개감염병을 의미한다.
(3) 수혈자 역추적 조사의 조사대상은 혈액원 선별검사 양성자, 혈액매개감염병관리 시스템·건강보험

심사평가원의 혈액원 제공 정보 등을 통하여 확진자로 확인된 사람 중 과거헌혈기록 보유자이다.

2) 조사 및 결과보고

(1) 혈액원이 국립장기조직혈액관리원으로 선별검사 양성자의 과거헌혈기록 및 보관검체 검사결과를 보고
(2) 국립장기조직혈액관리원이 1단계 조사대상 혈액 수혈자의 인적사항을 파악
(3) 국립장기조직혈액관리원이 건강보험심사평가원에 사망한 수혈자의 검사 및 진료내역 조회 의뢰
(4) 생존이 확인된 수혈자의 경우, 거주 보건소 및 전문검사기관에서 수혈자 채혈조사실시
(5) 수혈에 의한 혈액매개감염병 감염이 의심되는 수혈자의 의무기록조사 실시
(6) 보건복지부 수혈부작용소위원회 및 혈액관리위원회에서 수혈감염 여부를 판정함(수혈감염, 수혈감염 추정, 수혈감염 아님으로 추정, 수혈감염 아님, 조사불능).

표 9-9 [붙임 3] 의무기록요약서

수혈자 정보	성별 : □ 남 / □ 여	연령 : 세	진단명 :
수혈당시 병력	※ 입원(내원)병원명, 입원일자, 입원(내원)시 진단, 입원(내원) 치료력 및 경과 등 기술		
수혈혈액 제제종류	□ 적혈구제제 □ 혈소판(○개별 ○혼합 단위) □ 성분채혈혈소판 □ 신선동결혈장 □ 동결침전제제 □ 기타		
혈액제제 입고시간 (입고 시 육안관찰시간)		상온보관시간	
수혈시작/ 종료일시		수혈 전 혈액백 육안관찰소견	
수혈전파감염 발생일시		수혈전파감염 발생시 혈액백 육안관찰소견	
검사소견	검사항목	수혈 전	증상 발생 시
	체온(℃)		
	혈압(mmHg)		
	호흡수(분당)		
	구역/구토(0/X)		
	오한(0/X)		
	쇼크(0/X)		
	흉부영상검사소견 / 중심정맥압(CVP)		
	항생제 사용여부		
기타			
현재상태 및 치료력	※ 수혈부작용 증상과 징후, 조치내용, 치료기간, 치료내용, 항생제 종류 등 기술		

작성일자 : . . .
의사면허번호 :
성 명 : (서명)

표 9-10 특정수혈부작용 발생 신고서 (별지 제 8호 서식)

[별지 제 8호 서식] 〈개정 2012.7.4〉
※ 칸 부족 또는 추가기재 필요 시 별지 사용 가능 (앞쪽)

특정수혈부작용 발생 신고서								
신고 의료기관	명칭							
	소재지							
	작성자 서명 및 소속							
	연락처	전화)		팩스)				
수혈자 정보	성명			혈액형(ABO/Rh)				
	주민등록번호			자택 전화번호				
				이동 전화번호				
	주소							
	내원당시 질환명			수혈의료기관명				
수혈전 검사결과 (ALT 값, 음성, 양성 또는 미실시 기재)	검사항목	ALT	HBsAg	anti-HBc	anti-HCV	HCV-RNA	anti-HIV	매독(VDRL)
	검사년월일							
	검사결과							
수혈 혈액제제 총 ( )개	혈액번호							
	혈액제제명							
	수혈년월일							
특정수혈 부작용	부작용명			진단일자				
	비고							
수혈부작용 진단검사결과 (항체, 항원 및 유전자 검사 등 해당 질환 진단 검사 실시항목)	검사항목	검사결과 (음성 또는 양성)		검사일자 (년월일)		진단(검사) 의료기관명		

「혈액관리법」 제 10조 제 1항 및 동법 시행규칙 제 13조 제 1항에 따라 위와 같이 특정수혈부작용 발생사실을 신고합니다.

년 월 일

신고의료기관장 ㊞

특별시장·광역시장·도지사 귀하

※ 첨부 서류: 수혈전 검사기록지사본, 특정수혈부작용 진단 검사기록지 사본, 치료력 의무기록 사본, 수혈 혈액번호의무기록 사본

Chapter 10

수혈 전 검사 (Pre-transfusion Testing)

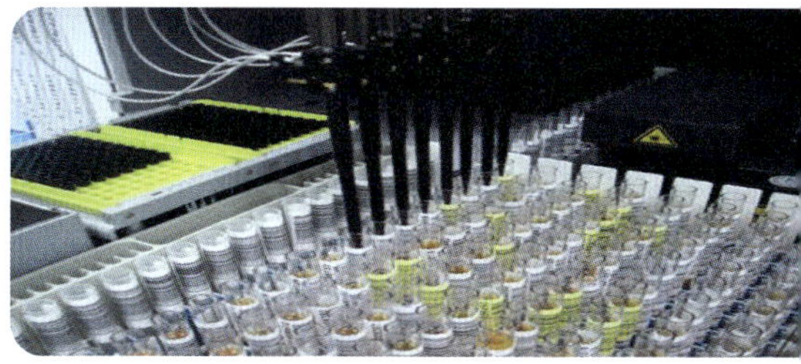

1. 검체 접수 및 확인
   1) 헌혈자 검체 접수 및 확인
   2) 수혈자 검체 접수 및 확인
2. 수혈전 기본검사
   1) ABO 및 Rh형 검사
   2) 비예기항체 선별 및 동정 검사
   3) 교차시험
3. 수혈 혈액의 인수·인계
   1) 수혈 혈액의 불출, 수령 및 이송
   2) 수혈 혈액의 인수
   3) 수혈용 혈액의 반납과 폐기
   4) 수혈용 혈액의 사용 지침
4. 교환수혈
   1) 교환수혈의 목적
   2) 교환수혈용 혈액제제의 선택
   3) 교환수혈을 위한 교차적합 검사
   4) 교환수혈의 적응증
5. 골수이식 환자의 수혈용 혈액제제의 선택
   1) 조혈모세포 이식
   2) 동종 이식
   3) 자가 이식
   4) 혈액형 부적합 이식
   5) 기타 불규칙 항체에 의한 부적합이식
6. HLA적합 혈소판제제의 선택
   1) 혈소판 제제의 선택
   2) 혈소판수혈불응증
7. 수혈의 기본 수칙 및 수혈전 확인사항
   1) 수혈시 기본수칙
   2) 수혈전 확인사항

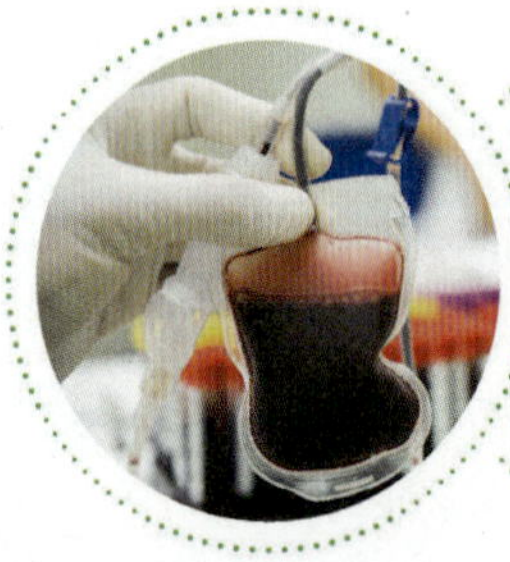

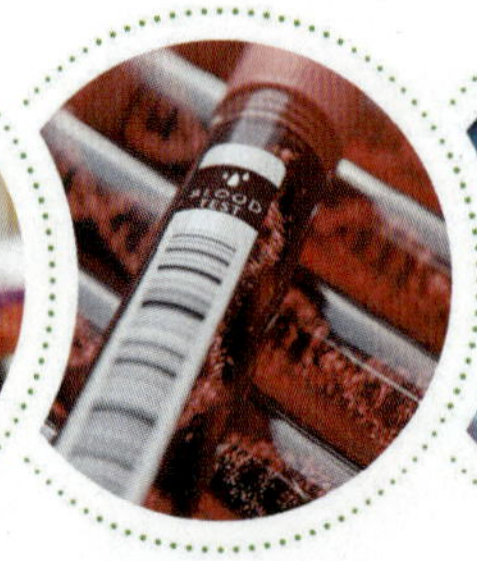

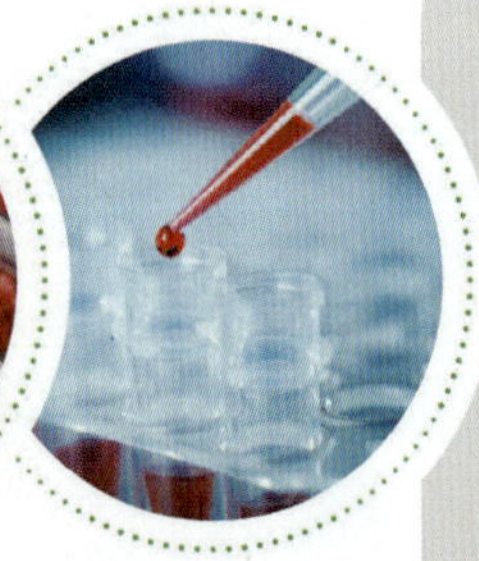

학습 목표

01. 수혈자 검체관리에 대하여 기술한다.
02. 수혈 전 기본 검사에 대하여 기술한다.
03. 수혈을 위한 ABO, Rh형 검사와 고려사항에 대하여 기술한다.
04. 수혈자의 비 예기항체선별 및 동정검사에 대하여 기술한다.
05. 교차시험 및 검체보존 등에 대하여 기술한다.
06. Type & Screen과 MSBOS, C/T ratio에 대하여 기술한다.
07. 신생아 교환수혈용 혈액 선택과 교차시험에 대하여 기술한다.
08. 골수이식 환자의 수혈기준에 대하여 기술한다.
09. 혈소판 수혈 불응증에 대하여 기술한다.
10. 수혈의 기본 수칙에 대하여 기술한다.

Chapter

10

실 / 전 / 수 / 혈 / 검 / 사 / 학

수혈 전 검사 (Pre-transfusion testing)

수혈 전 검사의 목적으로 건강한 공혈자의 혈액을 수혈이 필요한 환자에게 안전하게 수혈이 되도록 하여 수혈치료에 최대의 효과를 이루기 위함이다.

1. 검체 접수 및 확인

1) 헌혈자 검체 접수 및 확인

헌혈자 접수대장과 혈액검체의 적정성을 확인하고 용혈 및 양 부족 등 이상 검체는 재채취를 하여 검사의 신뢰를 갖추어야 한다. 헌혈혈액의 적격여부를 확인하기 위하여 종전의 검사결과도 조회하여야 한다.

고유 혈액번호와 동일한 번호가 검체 시험관 및 pilot samples에 붙어 있어야 한다.

2) 수혈자 검체 접수 및 확인

수혈적합 검사 및 혈액 수혈처방전(표 10-2)에 check한 검사의뢰항목과 검체가 함께 혈액은행에 접수되어야 한다. 주로 전산으로 처리하며, 환자의 인적사항과 병명 및 임상소견이 상세히 기록되어야 하며 혈액은행 담당자는 검체를 접수할 때에 전산상 과거 누적 자료를 조회 확인하고 서식대로 정확히 기입되었는가? 또는 검체가 의뢰서의 기재사항과 동일한지를 철저히 확인해야 한다.

표 10-1 수혈용 검체 시험관 라벨

수혈용 시험관	Unit No :		
	Name :	Age :	Sex :
	Ward :	Date :	
	채혈자 :		

(1) 환자에 수혈을 위한 혈액 검체의 채혈(수혈착오 방지 지침, 1996, 보건복지부 참조)

① 환자의 확인은 병상에 혈액형을 표지하거나 손목띠(wrist band)를 사용하는 등 각 의료기관별로 적절한 방법을 택한다.

② 수혈용 검체는 다른 검체와 구별될 수 있도록 특수라벨(바코드, 색깔 구분)을 부착한다.

2. 수혈 전 기본검사

수혈 받을 가능성이 있는 환자와 혈액제제에 대하여 ABO, RhD 혈액형검사를 실시하도록 하며, 수혈자의 비예기항체 선별검사를 시행하는 것이 강력히 권장된다.

적혈구 성분의 수혈 시 비예기항체 선별검사를 시행하지 않는 경우 항글로불린법을 포함한 주교차시험이 필수적이다.

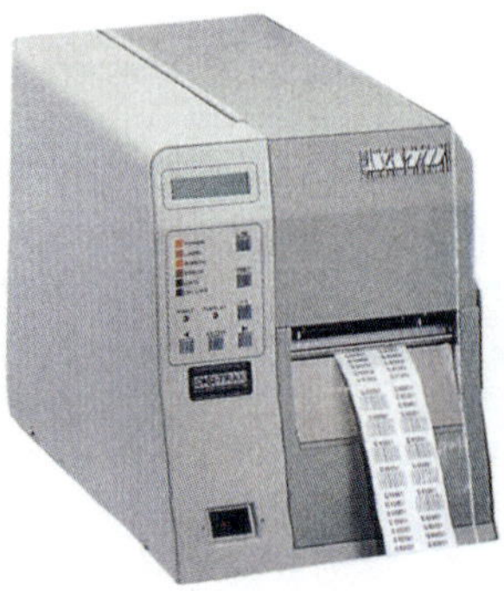

그림 10-1 자동 label print system기(혈액은행용, Digi TRAX Co. 제품)

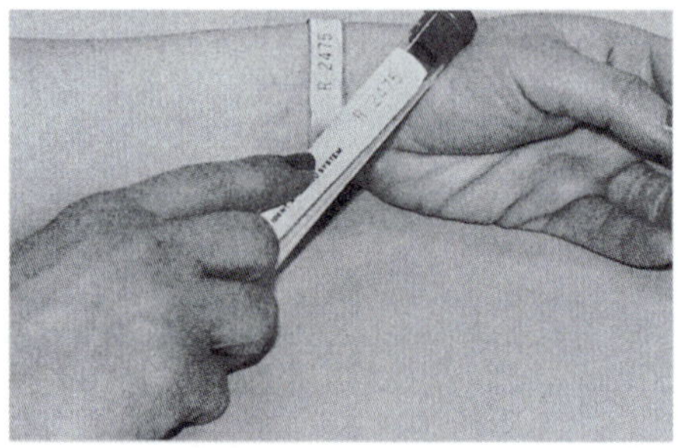

그림 10-2 손목띠(wristband)와 검체라벨 번호의 확인과정(검체채취 중 띠(band)를 손목에 찬다).

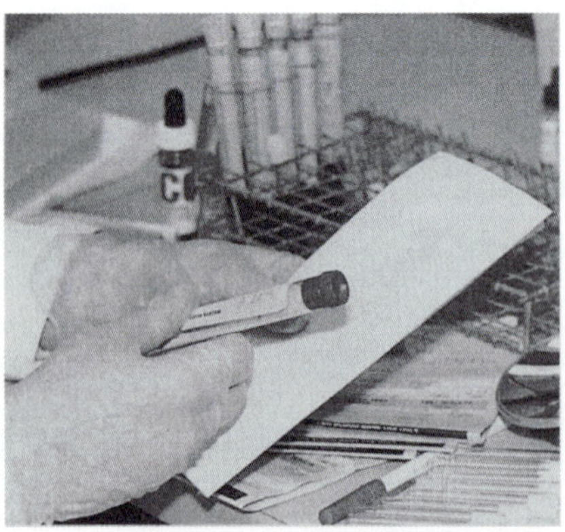

그림 10-3 수혈처방전과 혈액검체의 확인 과정

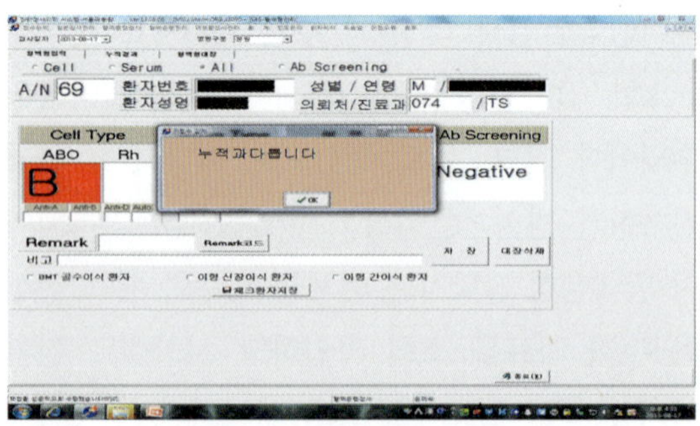

그림 10-4 전산 누적결과 채혈 오류 확인(결과 불일치 시 경고)

표 10-2 혈액은행검사 및 혈액수혈 처방전

<table>
<tr><td colspan="3">등록
번호

성명

주민 　　　　남·여
등록 　　　　세

과 　　　　병동 No.

명 　　　　병동 No.</td><td colspan="3">혈액은행 검사 및
혈액수혈 처방전
발행의사
발행일시 　19 . . . 　AM / PM
검체일시 　19 . . . 　AM / PM
Provisional diagnosis 　□첫 수 혈 □반복수혈 □경과관찰 □수 술 전 □수 술 후</td></tr>
<tr><td>코드</td><td>수혈 혈액항목</td><td>요구량(units)</td><td colspan="3" rowspan="2">채혈자 확인사항 : 수혈자 혈액채혈 시 자필로 기입한 등록번호, 성명, 성별, 체혈일, 병실, No.,가 본 의뢰자와 동일함을 확인함.
체혈자 ㉧
ABO 　RH

Blood No :</td></tr>
<tr><td></td><td>□Whole blood
□Fresh whole blood
□Packed RBC
□Washed RBC
□Fresh frozen plasma
□Frozen plasma
□Cryoprecipitate
□Leukocyte concentrate
□Platelet concentrate
□Leukocyte poor RBC
□Others</td><td></td></tr>
<tr><td colspan="3">혈액은행검사</td><td colspan="3">보고자 :
Cross matched by :</td></tr>
<tr><td>코드</td><td>검사항목</td><td>(결과)</td><td>코드</td><td>검사항목</td><td>(결과)</td></tr>
<tr><td></td><td>□ABO typing
□Rho(D) typing
□Antibody screening test
□Cross matching
□Direct Coombs test
□Indirect Coombs test
□D^u test
□ABO Subgrouping</td><td></td><td></td><td>□Isoagglutinin titer
□Cold agglutinin test
□Rh antibody titer
□Antibody identification test
□Rho Gam cross match
□Transfusion reaction study</td><td></td></tr>
<tr><td colspan="6">REMARKS
1. ※ Blood 채혈량 = serum양×3.5배
2. 수혈 및 교차시험기록대장과 같이 가지고 오실 것.</td></tr>
</table>

							검사료		수 납 인
환자 구분	일반	자보	근재	단체	산재	의보	조정액		
							수납액		

종합병원 ○○병원 혈액은행 　　(보고용)

1) ABO 및 Rh 혈액형 검사

(1) 수혈자 및 헌혈자의 ABO 및 Rh 혈액형 검사

① ABO혈액형 검사

ABO혈액형 검사는 anti-A 및 anti-B 시약을 이용한 혈구형과 A혈구 및 B혈구를 이용한 혈청형 검사를 동시에 실시하여 결정하며, 과거 결과도 조회하여 일치여부를 확인하여야 한다.

만약에 과거 결과와 조회에서 결과가 일치하지 않거나, ABO 불일치 현상이 발생하면 그 원인이 해결될 때까지는 혈액을 공급하여서는 안 된다.

② RhD 혈액형 검사

검체 혈구와 anti-D 시약을 반응시켜 판독하며, 여기서 음성이면 약-D형(weak-D) 검사를 실시해야 한다. 여기서 음성일 경우에만 Rho(D) 음성으로 판정해야 한다.

주) 약-D형(weak-D) 검사 양성일 경우

- 수혈자(환자)는 Rho(D) 음성으로 취급하고
- 공혈자는 Rho(D) 양성으로 취급한다.

ABO 및 Rh 혈액형 검사 시 이중 검사(수혈착오방지지침, 1996, 보건복지부)

2명의 서로 다른 검사자가 독자적인 환경에서 이중확인(double checking) 검사를 기본으로 해야 한다. 이때 혈청형 검사는 반드시 시험관법을 이용하여 검사한다.

이때 검사자 한 명은 혈구형 검사를 plate나 slide법으로, 혈청형 검사는 tube법으로 시행하고 다른 검사자는 혈구형과 혈청형 검사는 tube법으로 시행한다.

2) 비예기항체(unexpected antibody) 선별 및 동정 검사

(1) 비예기항체 screen검사

비예기항체 screen검사 목적은 anti-A 또는 anti-B와 같은 규칙항체(또는 예기항체) 이외의 적혈구 항체 즉 비예기항체(또는 불규칙항체)를 검출하기 위해서이다. 검사를 하기 전에는 혈청 내에 어떤 항체가 존재하는지 모르는 것으로 불규칙항체(irregular antibody) 또는 비예기항체(unexpected antibody)

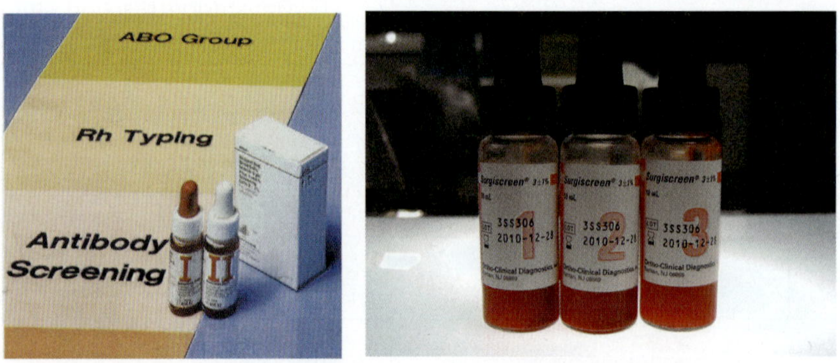

그림 10-5 비예기항체 screen검사용 혈구

표 10-3 비예기항체 screen검사용 항원구성표

			Rh-hr								KELL						DUFFY		KIDD		Sex Linked	LEWIS		MNS				P	LUTHERAN		Special Antigen Typing		Test Results
Cell#	Rh-hr	Donor Number	D	C	E	c	e	f*	Cw	V	K	k	Kpa	Kpb	Jsa†	Jsb	Fya	Fyb	Jka	Jkb	Xga	Lea	Leb	S	s	M	N	P1	Lua	Lub		Cell#	
1	R1wR1	303216	+	+	0	0	+	0	+	0	+	+	0	+	0	+	+	+	+	+	0	0	+	0	+	+	+	+	0	+		1	
2	R2R2	110557	+	0	+	+	0	0	0	0	0	+	0	+	0	+	0	+	0	+	0	0	+	+	+	+	+	0	+	+		2	
3	rr	117594	0	0	0	+	+	+	0	0	0	+	0	+	0	+	+	0	+	0	+	+	0	+	0	+	0	+s	0	+		3	
	Patient Cells																																

Shaded columns indicate those antigens which are destroyed or depressed by enzyme treatment.

Ortho-Clinical Diagnostics, Inc. a Johnson&Johnson company

Reagent Red Blood Cells Surgiscreen®

©OCD 1989 Raritan, NJ 08869

LOT NO. 3SS234

EXP. DATE 2010-07-13

Antigram® Antigen Profile

Jsb may have been determined using a single example of specific antibody

* f antigen status may have been determined presumptively based on Rh-hr phenotype.

† Indicates those antigens whose presence or absence

라고 부른다. 수혈이나 임신 등을 통하여 다른 항원에 노출되어 생기는 면역항체로서 비예기항체는 자신이 가지고 있지 않는 항원에 대한 항체가 생긴 것으로 자신에게는 문제가 되지 않지만, 대응하는 항원을 수혈받았을 때가 문제가 된다. 예를 들어서 어떤 환자가 비예기항체 anti-E가 있는 것을 검출치 못하고 E항원 양성혈액을 수혈하였다면 지연성 용혈반응(delayed hemolytic reaction)을 일으키게 된다.

따라서 응급수혈과 구하기 힘든 희귀혈액(rare blood)을 확보하는데 있어서 시간적 여유를 위하여 type & screen 법이 필요하게 된다. 수혈이 예상되는 환자를 대상으로 미리 ABO형 및 Rh형 검사와 비예기항체 검사를 해서, 수혈 전에 ABO 불일치(discrepancy), Rh형의 부적합, 비예기항체가 동정된다면 적십자혈액원에 적합한 혈액을 요구하여 필요한 양을 사전에 확보할 수가 있게 된다. 최근에는 다민족(국제 결혼)의 민족 간 고 빈도 항원에 따른 비예기항체발생시 적합혈액을 찾는데 어려움이 따를 수 있다.

참고 사항

항체 screen 검사 간격

수혈예정 환자는 72시간 전에 검사를 하는 것이 원칙이지만 계속적으로 수혈을 하고 있는 환자는 3~5일 / 1회 간격으로 실시하면 될 것이다.

이것은 지연성 수혈부작용을 방지하기 위해서인데 저역가의 항체를 가지고 있어서 검출되지 않은 환자는 수혈에 의해 회상반응(anamnestic reaction)이 일어나서 항체가가 상승하여 용혈 부작용을 일으킬 수도 있고 수혈에 의한 항원자극으로 새로 생성되는 항체가 있기 때문이다.

표 10-3을 살펴보면 IgM class의 불규칙 항체만이 빠른 수혈부작용을 나타내는 혈관 내 용혈을 일으키는 것만이 아니라 드물기는 하지만 IgG 항체들도 혈관 내 용혈을 일으키고 있는 것도 있음에 유의해야 한다. 그러기 때문에 철저한 수혈자의 비예기항체 screen 검사가 요구되고 있다.

① **비예기항체 screen검사 방법**

비예기항체의 검출감도는 환자혈청 중의 항체의 강도, 검출법, 적혈구 시약의 항원 상태에 따라 달라질 수가 있나. 표 10-4를 참소하여 예민도가 좋은 방법으로 조합하여 항체의 특성을 고려하여 검사해야 검출률을 높일 수가 있다. AABB standards에서는 임상적으로 중요한 항체를 검출하기 위해서는 37℃

표 10-4 불규칙항체 검출법과 특징

방 법	작 용		특 징
	감작	응집	
Saline법		○	• 식염수 내에서 직접 응집을 일으키는 IgM형 항체 검출(완전항체) • 저온반응성 항체(anti-I, -H, -Lewis, -N, $-P_1$, -M) • 보통은 실온에서 실시하지만 약한 반응을 보이는 경우는 4℃, 15~18℃ 냉식 panel 실시함 • anti-Tj^a, -P 항체는 37℃에서서는 용혈됨
Albumin법	○	○	• Albumin액은 식염수보다 ion 강도가 낮아서 감작에도 작용하며 식염수법보다 반응시간이 단축된다. • IgG 및 IgM 검출가능. IgG 검출감도가 낮다. • Albumin 분자에 의해 응집작용도 있고, albumin 분자의 중합체의 효과에 의해 종전보다 Rh 계통의 항체 검출력이 증가 • IAT법의 전단계법이라고 여김 고역가의 불규칙항체 검출가능
LISS법	○	○	• 감작시간이 현저하게 단축된다. • 보체결합성이 강한 Lewis, Duffy, Kidd식 혈액형 항체검출이 우수 • IgM 및 IgG 검출가능, IgG 검출감도가 낮다. 항글로불린법의 전단계 의미
Enzyme법 - Bromelin - Ficin - Papain	○	○	• Rh계통의 항체검출강도 양호, 특히 항체생산 초기에서 bromelin법이 검출우수(특히 anti-E) • anti-Lewis, $-P_1$, -Kidd 항체반응 증강됨(효소법 → 쿰스법 실시) • 효소에 의해 M, N, S, s, Fy^a, Fy^b, Xg^a 항원이 파괴됨. 이들 항체검출은 좋지 않다. • IgM 및 IgG를 감도좋게 검출가능
AHG법		○	• 임상적으로 의의있는 항체를 광범위하게 감도 좋게 검출한다. • 적혈구상의 항체, 보체를 항원, 항체반응으로 검출 최고의 특이성과 신뢰성이 있는 방법이다. • 쿰스 control 필요함 • IgG 및 보체(C3b, C3d)를 감도 좋게 검출가능

incubation과 AHG 단계까지의 검사를 요구하고 있다. Rh, Kidd, Lewis계 혈액형 항체들은 효소처리 혈구로 검사하면 반응이 증강된다. 그러나 MNSs, Duffy, Xg^a 혈액형 항원은 효소처리에 의해 파괴되어지므로 항체검출이 잘 안 된다.

② 비예기항체 screen검체 채취와 준비

보체는 일부 종류의 항체가 활성화 하는데 중요하다.

충분한 보체(complement)와 칼슘이온이 있는 신선한 혈청으로 검사를 해야 한다. 간접 쿰스시험을 하는데 혈장(plasma)을 사용한다면 보체 결합항체들은 칼슘이온을 이용하지 못하기 때문에 검출되지 않을 수가 있다. 세균 오염된 혈청은 결과에 영향을 미치고 가검 혈청은 2~8℃에 보관해서 48시간 이내 검사를 해야 된다. 채혈 후 48시간 동안이 가장 적절한 역가를 유지하고 있다.

검채 채취 후 정해놓은 시간 내에 검사를 할 수 없는 경우에는 혈청을 분리하여 -20~-80℃에 얼려 놓는다.

참조 : 비예기항체 screen검사 결과의 평가(evaluation of panel results)

어느 검사단계에서든지 용혈 또는 응집이 일어나면 양성결과이며 항체동정이 필요함을 가리키는 것이다. Screen과 자가대조(autocontrol) 결과의 평가는 단일 또는 복합항체의 추정과 항체동정을 위해 중요하다. 다른 항체 등에 의해 mask되어 항체특이성을 놓치지 않기 위해서나 또는 확실한 동정을 위해 논리적 단계적으로 접근하여야 한다.

- 결과의 해석
  ① 만약 음성(negative) 시험관에 쿰스 대조혈구(Coombs control cell)인 IgG감작혈구를 가해서 응집이 일어나지 않으면 검사를 다시 한다.
  ② 용혈이나 응집이 관찰되지 않은 음성시험관에 쿰스 대조혈구를 가해서 응집이 일어난다면 antigram에 표시된 항원에 대응하는 비예기항체가 없다고 판정한다.
- 자가대조(Autocontrol)가 양성인가 음성인가?
  ① Screen 양성, 자가대조 음성인 경우
  -동종항체(alloantibody)가 있음을 나타냄
  -자가항체(autoantibody)는 배제한다.
  ② Screen 양성, 자가대조 양성인 경우
  -자가항체 또는 약제에 의한 항체가 있다.
  -자가항체에 의해 alloantibody 반응상승
- 어느 검사단계에서 반응이 일어났는가?
  ① IgM class 항체; 실온, 저온, 식염수부유액에서 가장 잘 반응(IS phase)
  예) 실온에서의 반응항체는 Lewis, M, N, P_1, IH 등.
  ② IgG class 항체; 37℃, AHG phase에서 가장 잘 반응.
  예) Anti-Rh, -Kell, -Kidd, -Duffy, -Diego 등.
  그 외 Lewis, M 항체는 IgM 또는 IgG 항체일 수도 있고 양쪽 혼합형일 수도 있다.
- 단일 및 복수항체의 반응특징과 반응강도의 차이점은?
  ① 단일항체(single antibody): 동일 검사단계에서 동일한 강도로 반응 AHG phase에서 모두 2+의 양성이었다면 단일 IgG항체로 추정.
  ② 복수항체(multiple antibody): 여러 단계의 검사법으로 다양한 강도의 반응이 있을 때 또는 자가 대조가 양성일 때 의심.
- 용혈 또는 mf가 나타나는가?
  ① Anti-Le^a, -Le^b, -P, -PP_1PK(anti-TJ^a) 등의 항체들은 in vitro에서 용혈을 일으킨다.
  ② Anti-Sd^a, -Lutheran 항체들이 있을 때 mf가 일어날 수가 있다.
- 진성응집(truly agglutination) 또는 연전현상이 나타나는가?
  ① 비특이적 연전현상 ; 다발성 골수종 환자, 고분자물질 정맥주사(dextran) 검체인 경우 발생한다. 그러나 AHG phase 검사에서는 세척과정을 거치므로 영향 없다.
  ② 자가대조 필요 ; saline 1~3방울 첨가하면 연전현상이 해소
- 다른 항체의 공존가능성을 확인하였는가?
  ① 3단계 검사과정에서 반응 음성인 경우 항원구성표상의 항원 양성(+)을 소거시키는 데 항원 양성(+)이라도 동형접합혈구는 소거시키지만 이형접합혈구는 소거시키지 말아야 된다. 이것은 이형접합혈구와는 반응하지 않았지만 양적효과(dosage effect)를 나타내는 항체의 공존가능성을 확인하기 위해서이다.
  ② 다른 항체의 공존이 없는 것이 확인되면 항체의 특이성을 최종적으로 결론 내리게 된다.

표 10-5 Antibody screen cell에서 관찰된 반응 예와 해석

혈구 \ 단계	즉시원심(IS)	37℃	AHG(Poly)	해 석
screen cell Ⅰ screen cell Ⅱ 자가대조	0 0 0	0 0 0	0 2+ 0	1. IgG 항체 2. 단일항체(single alloantibody)
screen cell Ⅰ screen cell Ⅱ 자가대조	0 0 0	1+ 0 0	3+ 1+ 0	1. IgG 항체 2. 단일 또는 복합항체 3. dosage effect; (양적효과)
screen cell Ⅰ screen cell Ⅱ 자가대조	1+ 2+ 0	0 0 0	0 0 0	1. IgM 항체 2. 단일 또는 복합항체 3. dosage effect; (양적효과)
screen cell Ⅰ screen cell Ⅱ 자가대조	2+ 3+ 0	0 1+ 0	1+ 2+ 0	1. 복합항체(온난 및 한랭항체) 2. 보체 결합성 한랭항체(AHG단계에서 보체 결합) 3. dosage effect; (양적효과)
screen cell Ⅰ screen cell Ⅱ 자가대조	0 0 0	0 0 0	1+ 1+ 0	1. 단일온난항체(single warm antibody) 2. 고빈도항원에 대한 항체 3. IS단계에서 검출안되는 한랭항체의 보체결합성
screen cell Ⅰ screen cell Ⅱ 자가대조	0 0 0	0 0 0	3+ 3+ 3+	1. 온난자가항체 2. 수혈부작용 3. IgG 항체

③ 일반적 검사방법

검사방법은 실온과정(즉시 원심법)에서 37℃ 고단백법을 거쳐 간접 항글로불린검사법으로 주로 진행한다.

- 항원구성표의 우측란의 검사결과 기록란에는 반응온도, 매질종류, 반응의 강도를 기록하여 antigram 표와 비교하여 예상항체를 염두에 두고 항체동정 검사를 한다(표 10-3 참조).

(2) 비예기항체 동정검사(antibody identification test)

항체 screen 검사 양성이면 수혈을 위한 적합한 혈액을 선택하기 위해서 항체동정을 필수적으로 시행해야 되며 임신이나 수혈에 의해 항원을 자극하여 임상적으로 의의가 있는 항체를 형성할 수 있고 이러한 임상적으로 의의가 있는 항체를 가진 환자에게 수혈을 하기 위해선 항체와 대응하는 항원이 없는 혈액을 선택하여 수혈하여야만 된다.

항체동정(antibody identification)에 있어서는 환자정보로서 진단명, 수혈역, 임신역, 복용약물 등을 사전에 앎으로서 항체의 특이성을 결정하는데 결정적인 도움이 될 수가 있고 위에서와 같은 과거역이 없어도 anti-P_1 항체 등은 자연항체로서 나타날 수가 있다.

항체동정에서도 즉시 원심법, 고 단백법, 쿰스법을 연속적으로 시행하게 되며 경우에 따라서는 ficin 처리법과 같은 2단계 효소법을 추가하기도 한다. 또한 흡수기법(absorbed technique) 조작에 의한 흡수 혈청용출액으로 항체동정검사를 하여야 될 때도 있다.

요즈음에 항체선별과 동정에서도 새로운 기술에 의한 방법들이 개발되어 표준화된 방법으로 쉽게 해

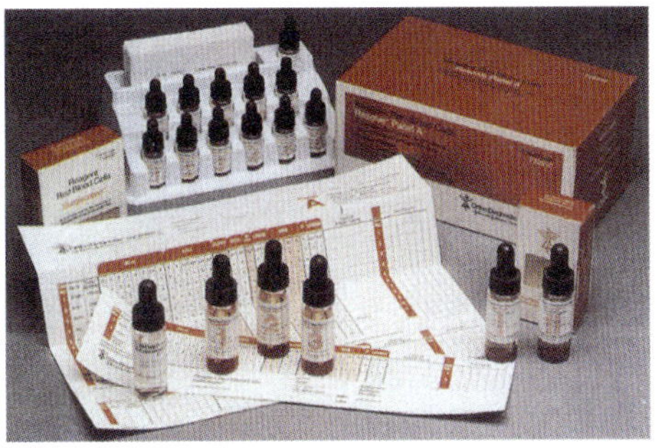

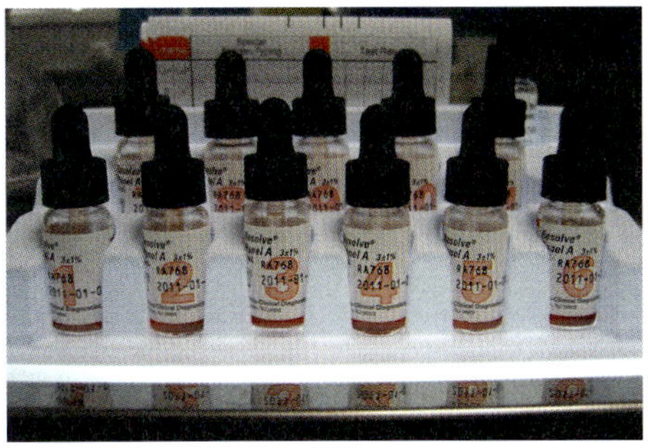

그림 10-6 항체선별 및 동정용 시약 (Ortho사 제품)

결하고 있다. 가격이 비싼 것이 흠이지만 초심자도 쉽게 할 수 있는 새 기법으로는 gel 및 beads를 이용한 column 응집법에 따른 자동화 검사들이 있다.

① 항체동정(antibody identification)검사법

Resolve panel A 적혈구시약은 두 가지 검사법이 이용되는데 첫째가 warm panel 방법이고 두 번째가 cold panel 방법이다.

임상적으로 가장 중요한 대부분의 비예기항체들은 일반적으로 warm panel에 의해 검출, 동정되어지므로 warm panel 방법을 주로 이용하여 검사한다.

Warm panel 검사방법은 실온과정(즉시 원심법)에서 37℃고 단백법을 거쳐 간접 항글로불린검사법으로 주로 진행한다.

- 1단계 즉시 원심법에서 검출이 잘되는 항체는 P_1, M, N, I, H, Le^a, Le^b이다.
- 2단계 37℃ 온도하의 고 단백법에서 검출이 잘되는 항체는 Rh 항체들과 Le^a, Le^b 항체들이다.
- 3단계 쿰스법에서 검출이 잘되는 항체는 Rh, Kell, Duffy Kidd, Ss, Diego 항체들이다.
- 3단계 검사인 쿰스검사에서 음성(negative)이면 쿰스 대조혈구(IgG 감작혈구)를 가해서 응집확인을 하는 것을 필수검사로 하고 있다.
- 표 10-6의 항원구성표의 우측 란의 검사결과 기록란에는 반응온도, 매질종류, 반응의 강도를 기록하여 antigram 표와 비교하여 항체를 동정한다.

참조 : 동정 panel 혈구의 반응결과를 바르게 해석하는 방법

① 환자의 정보(patient's information)

환자의 연령, 성별, 진단명, 수혈력, 임신경력, 투약 및 정맥주사제(dextran정맥주사, DAT 양성 원인 약제사용, 면역억제제 사용 등) 등을 알게 되면 항체동정에 큰 도움이 되며 on line화가 되어 있는 병원에서는 정보가 쉽게 검색되겠지만 그렇지 못한 곳은 수혈기록대장 및 수혈의뢰서에 기재가 되어야 한다. 특히 자가대조 양성, DAT 양성일 때는 원인파악이 중요하다.

참조 : 동정 panel 혈구의 반응결과를 바르게 해석하는 방법 (계속)

② 자가 대조의 관찰

자가대조는 음성대조(negative control)로 사용함으로써 미약한 응집반응일 경우 판단에 큰 도움이 된다. 양성인 경우는 직접 쿰스검사(DAT) 양성(+)이 의심스러우며 그 원인으로는 자가 항체의 결합, 부적합한 수혈, HDN(hemolytic disease of new born), 면역글로불린 제제 투여, 약물투여 등일 수가 있다.

DAT 양성의 원인으로 보고되고 있는 약재들은 cefotetan, ceftriaxone, piperacillin, penicillin G, erythromycin, insulin, quinine sulfate, streptomycin sulfate 등 많이 보고되고 있다.

자가 대조가 양성인 경우는 비특이한랭항체(non specific cold antibody)의 존재일 경우가 대부분으로 가장 흔한 한랭자가항체인 anti-I, anti-H, anti-HI들일 가능성이 높으나 이들 대부분은 37℃로 가온하면 응집이 풀어지는 것이 대부분으로 수혈과는 무관하다.

③ 용혈의 유무 관찰

보체결합성 항체가 있을 경우 용혈이 관찰될 수가 있는 anti-TJ[a] 항체와 효소처리에 의해 종종 용혈을 나타내는 것으로서 anti-Kidd, anti-Lewis 항체가 있다. 응집유무를 보기 전에 먼저 상층의 용혈 유무를 확인하는 습관을 가져야 한다.

④ 반응강도의 관찰

반응강도의 차이는 복수항체의 존재유무, 양적효과(dosage effect) 및 항원의 강약에 의한 차이 등을 반영하는 결과로 생각되고 있다. 응집 강도의 표시는 항체동정을 위한 정보로서 가치가 있고 항체특이성의 판단을 위해 필요하다.

판독이 지연되면 항체가 용출되어 위 음성 결과를 보일 수가 있다.

a. 복수항체(multiple antibody) : 환자 혈청 중의 항체는 단일항체가 주로 있으나 때에 따라서는 복수항체가 중복되어 존재하는 경우도 있다. 온도, 매질, 반응시간 등의 조건에 의한 응집 강도는 항체특이성을 결정하는데 결정적일 수가 있다.

b. 양적효과(dosage effect) : Rh계, Duffy계, Kidd계, MNS계 항원들에 대한 항체는 동형접합혈구에서는 나타나는 응집이 이형접합혈구에서는 나타나지 않는 경우가 있다. Fy^aFy^a와 같은 동형접합체(homozygous) 혈구에서는 반응이 강하게 일어나지만 Fy^aFy^b와 같은 이형접합체(heterozygous) 혈구에서는 항체가 있더라도 반응이 나타나지 않을 수 있다. 반응결과 음성인 경우 항원 구성표(antigram)상에서의 항원배열이 +인 경우 양적 효과를 보이는 항원 중에서 동형접합혈구는 지우지만(소거) 이형접합혈구는 소거하지 않는다. Mask되어 있을 수 있는 공존항체를 찾기 위해서이다.

c. 항원성의 강약 : 개인차에 의해 강, 약의 항원성을 가지고 있는 항원은 P, Bg가 있다. 또한 시간이 경과하면서 반응성이 저하되는 항원은 Lewis가 있다.

⑤ 반응 pattern의 관찰

특이성의 추정과 동정은 사용한 Panel 혈구의 항원 구성표(antigram)와 검사결과란에 기록한 온도, 매질, 반응태도와 응집강도 등을 조합하여 봄으로써 알 수가 있다.

단일항체의 경우에는 양성반응 pattern에 의해 항체의 특이성의 추정과 동정을 쉽게 할 수가 있다.

⑥ Panel 혈구의 조성

Panel 혈구의 조성은 기지의 항원혈구를 주의 깊게 조합함으로써 혈청학적으로 동일한 반응태도를 나타나게끔 조제하였지만 반응 pattern의 중복을 완전히 없게끔 하는 것은 불가능하므로 다른 항체의 공존 가능성을 확인하는 것이 필요하다.

표 10-6 Resolve panel A의 항원구성표(Ortho사 제품)

Ortho Clinical Diagnostics
a Johnson & Johnson company
1001 US Highway 202, Raritan, NJ 08869 USA

PATIENT NAME: ______
PATIENT ID: ______
DATE: ______ TECH: ______
CONCLUSION: ______

Lot No. RA768 Exp. Date 2011-01-04 (CCYY-MM-DD)

Panel A

Reagent Red Blood Cells
Resolve® Panel A
Antigram® Antigen Profile

635200325

			Rh-hr								KELL						DUFFY		KIDD		Sex Linked	LEWIS		MNS				P	LUTHERAN		Special Antigen Typing		Test Results
Cell#	Rh-hr	Donor Number	D	C	E	c	e	f*	Cw	V	K	k	Kpa	Kpb	Jsa†	Jsb†	Fya	Fyb	Jka	Jkb	Xga	Lea	Leb	S	s	M	N	P1	Lua	Lub		Cell#	
1	R1wR1	301725	+	+	0	0	+	0	+	0	0	+	0	+	0	+	+	+	0	+	+	0	+	+	+	+	+	0	0	+		1	
2	R1R1	302677	+	+	0	0	+	0	0	0	0	+	0	+	0	+	+	0	+	+	+	0	0	+	0	+	0	0	0	+		2	
3	R2R2	304370	+	0	+	+	0	0	0	0	0	+	0	+	0	+	0	0	0	+	+	0	0	+	+	0	+	+	0	+		3	
4	Ror	304799	+	0	0	+	+	+	0	0	0	+	0	+	0	+	0	0	+	+	+	0	0	0	+	0	+	+	0	+		4	
5	r'r	307979	0	+	0	+	+	+	0	0	0	+	0	+	+	+	0	0	+	0	+	0	+	0	+	+	+	+	0	+	@	5	
6	r"r	71266	0	0	+	+	+	+	0	0	0	+	0	+	0	+	+	+	+	+	+	0	+	+	+	+	+	+s	0	+	@	6	
7	rr	307510	0	0	0	+	+	+	0	0	+	+	0	+	0	+	0	+	+	0	+	+	0	+	+	+	0	+s	0	+	@	7	
8	rr	113470	0	0	0	+	+	+	0	0	0	+	0	+	0	+	+	0	+	+	+	+	0	+	0	+	+	+	0	+		8	
9	rr	108209	0	0	0	+	+	+	0	0	0	+	0	+	0	+	+	0	+	+	+	0	+	0	+	0	+	+	0	+		9	
10	rr	306864	0	0	0	+	+	+	0	0	0	+	0	+	0	+	+	+	0	+	+	0	0	0	+	+	+	+	0	+		10	
11	R1R1	104123	+	+	0	0	+	0	0	0	+	+	0	+	0	+	0	+	0	+	+	0	+	0	+	0	+	+	0	+		11	
	Patient Cells																																
Mode of Reactivity			37°C/Antiglobulin								Antiglobulin											Variable				Colc			Var.				

* f antigen status may have been determined presumptively based on Rh-hr phenotype.
† Indicates those antigens whose presence or absence may have been determined using a single example of a specific antibody.
Shaded columns indicate those antigens which are destroyed or depressed by enzyme treatment.

	Additional Cells		Rh-hr								KELL						DUFFY		KIDD		Sex Linked	LEWIS		MNS				P	LUTHERAN		Special Antigen Typing		Test Results
Cell#	Rh-hr	Donor Number	D	C	E	c	e	f*	Cw	V	K	k	Kpa	Kpb	Jsa†	Jsb†	Fya	Fyb	Jka	Jkb	Xga	Lea	Leb	S	s	M	N	P1	Lua	Lub		Cell#	

표 10-7 주요한 혈액형 항체의 반응도

혈액형 시스템	항체	최적 반응 온도(℃)	반응양식 식염수(RT)	반응양식 알부민(37℃)	반응양식 쿰스	반응양식 효소(37℃)	용혈성 수혈 부작용	신생아 용혈성 질환	한국인 적합혈(%)	비고
ABO	Anti-A	15~25	****	면역항체 검사시유용			있음	있음		면역항체인 경우
	Anti-B	15~25	****				있음	있음		면역항체인 경우
	Anti-A1	15~25	****				가능성 있음*			* A2형에 가끔, A2B형에 자주 보임
	Anti-H	5~25	****				가능성 있음*		0.01이하	* Bombay형인 경우
Rh	Anti-D	37	*	***	****	****	있음	있음	0.3	항체생성률이 높다 1회분만 5~6% 1회 수혈 50% 이상
	Anti-C	37	*	***	****	****	있음	있음	14	
	Anti-E	37	**	***	****	****	있음	있음	49	항체 검출률 비교적 높음
	Anti-c	37	*	***	****	****	있음	있음	40	항체 검출률 비교적 높음
	Anti-e	37	*	***	****	****	있음	있음	9	
	Anti-Rh17	37	**	***	****	****	있음	있음	0.01이하	-D-/-D-형 사람이 갖는 면역항체
Kell	Anti-K	37			****		있음	있음	99.5	한국인 극히 드뭄
	Anti-k	37			****		있음	있음	0.5	한국인 극히 드뭄
	Anti-Kp^a	37			****		있음	있음	0.01이하	
	Anti-Kp^b	37			****		다분히 있음		99이상	
	Anti-Ku	37			****		다분히 있음	있음	0.01이하	
Duffy	Anti-Fy^a	37			****		있음	있음	0.01	보체 결합성, dosage effect있음
	Anti-Fy^b	37			****	*	있음	있음	86	* 파파인, 휘신에서는 검출안됨
Kidd	Anti-Jk^a	37			****		있음	있음	33	보체결합성, dosage effect있음
	Anti-Jk^b	37			****		있음	있음	23	효소처리, 쿰스법으로 잘 검출
Xg	Anti-Xg^a	37			****				29	* 효소법 사용 못함 * 남 36%, 여 22%
Lewis	Anti-Le^a	5~20	****	***	****	***	가능성 있음*1		81 *2	* 1.면역항체의 경우 * 2. 비교적 적합한 것
	Anti-Le^b	5~20	****	*	***	*	드뭄*1		46 *2	* 1. 드물게 발생할 수도 있음 * 2. 비교적 적합한 것
MNSs	Anti-M	5~20	****	***	***		가능성 있음	가능성 있음	24	* 부작용발생시 심각한 경우가 있음 dosage effect있음
	Anti-N	5~20	****	*					26	dosage effect 있음
	Anti-S	15~37	***		****		있음		91	약간의 dosage effect
	Anti-s	37			****		있음		5	약간의 dosage effect
P	Anti-P1	5~20	****		*	*	드뭄		60	
	Anti-P	15~25	****	****	****	****	다분히 있음	가능성 있음	0.01이하	시험관내 용혈이 강함
	Anti-Tj^{a*}	15~25	****	****	****	****	있음	가능성 있음	0.01이하	시험관내 용혈이 강함(*anti-PP1Pk)
Lutheran	Anti-Lu^a	20~37	****		***				99.5	한국인에게 아주 드뭄
	Anti-Lu^b	20~37	*		****	**	가능성 있음		0.01이하	
Diego	Anti-Di^a	37			****		있음	있음	90	특히 몽골계 인종이 보유
	Anti-Di^b	37			****	*	있음	있음	0.2	
I	Anti-I:(auto)	5~20	****		*	*			0.01이하	
	Anti-I:(allo)	15~25	****	****	***	****	가능성 있음		0.01이하	
	Anti-i	5~20	****						99.9이상*	* 비교적 적합한 것
Jr	Anti-Jr^a	37			****		가능성 있음			보체결합성 있음
Bg	Anti-Bg^a	37			****					HLA-B7과 관련 있음

한랭반응 | 37℃ 반응

참조 : 항체 동정을 위한 고려사항

항체 동정을 위한 고려사항

① 항원에 대한 고려사항

a. 양적효과(dosage effect)를 나타내는 항원 ; Rh, MNSs, Duffy, Kidd

b. 효소 처리에 의해 항원의 파괴가 되어지는 것 ; MNS, Duffy, Xg^a

c. 보존에 의해 항원이 급속히 약화되어지는 것 ; P1, Bg^a

d. 개체차에 의해 항원성의 강약이 나타나는 것 ; P1, Bg^a

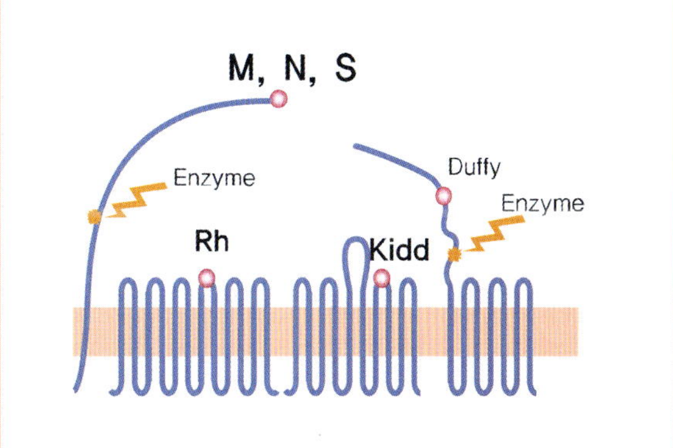

그림 10-7 효소처리에 의한 항원파괴

② 반응증강을 위한 기술

a. Incubation 시간의 연장(15분, 30분 → 60분)

b. 반응온도의 변화(실온 → 4℃, 18℃ cold panel)

c. 혈구 : 혈청 적정비

d. 효소처리법으로 증강 ; anti-Rh, anti-Kidd, anti-Lewis

e. 보체결합성 항체의 증강은 LISS법에서 anti-Kidd, anti-Lewis, anti-Duffy, -Jr 등 신선한 혈청 필요

③ 혈액형물질에 의한 중화시험

Lewis형 물질, P1형 물질

④ 흡수시험

자가 흡수 : 자가 항체(autoantibody)와 임상적으로 중요한 동종항체(alloantibody)의 공존이 고려되어지는 경우는 자가 혈구침층으로 흡수시킨 상층으로 동종항체의 특이성을 검사한다(한랭자가 흡수 ; anti-I 등).

3) 교차시험

적합성검사와 교차시험이 동의어로 사용되기도 하지만 교차시험은 단지 적합성검사의 한 부분으로서 보는 것이 옳은 것이다.

수혈 적합성검사

① 환자 및 공혈자 혈액의 ABO, Rh형 검사

② 환자 및 공혈자 혈액의 비예기항체 선별검사

③ 교차시험(cross matching)

교차시험을 실시하는 목적은 수혈 전에 수혈자와 공혈자의 ABO혈액형을 마지막으로 재확인하는 목적이 있고 또 하나는 항체선별검사(antibody screening test)에서 검출되지 않은 일부 비예기항체를 검출함으로서 임상적으로 의의가 있는 항체를 수혈 전에 검출하기 위함이다.

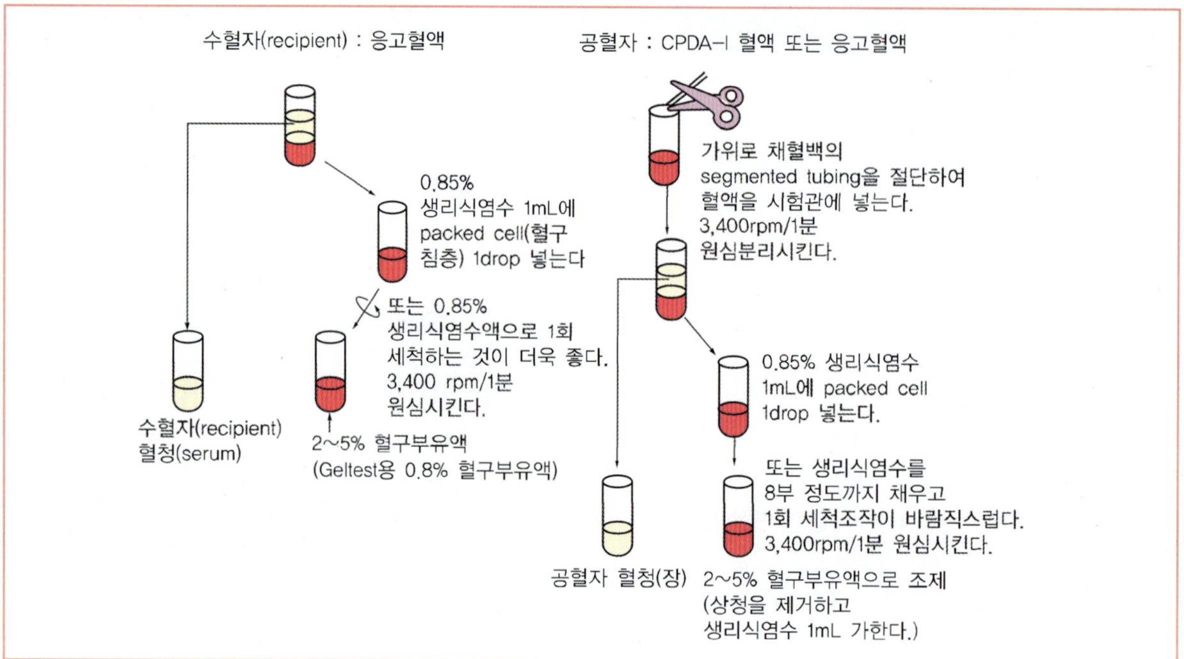

그림 10-8 수혈자 및 공혈자의 검체준비

적합성검사 ①과 ②항은 type & screen 검사로서 예정수술인 경우에 48시간 전에 검사를 마친 후 수혈이 필요하면 5분 이내에 완료할 수 있는 간단한 술식의 주 교차시험을 1단계 검사인 즉시 원심법만 실시한 후 수혈을 하는 방법을 많이 사용하고 있다.

그러나 ABO 부적합 또는 임상적으로 의의가 있는 항체가 존재하고 있는 경우의 교차시험은 AHG 검사단계까지 포함할 것을 FDA와 AABB에서는 요구하고 있다.

참고 사항

동형의 혈액이 없는 경우 수혈용 혈액의 선택

수혈자와 공혈자 간에 동형의 ABO형과 Rho(D)형을 선택하여 교차시험(cross matching)을 해야 한다. 그러나 환자에게 수혈할 적합한 혈액이 없고 위급상황으로 교차시험을 할 수 없는 긴급수혈이 요할시엔 O형의 RhoD음성 packed cell과 AB형의 혈장을 수혈할 수 있다.

(1) 검체의 준비

① 환자검체(patients samples)

환자 혈액의 채취는 용혈을 피해야 한다. 용혈이 됐다는 것은 항원항체 복합체에 의해 보체의 활성화에 의한 용혈인지 구별이 안 되기 때문에 검사에 사용할 수가 없다.

혈청 또는 혈장을 수혈 전 검사에 사용될 수 있으나 대부분의 혈액은행 담당자들은 작은 fibrin clot가 있을 수 있는 혈장이 진성 응집반응과의 구별에 문제가 있기 때문에 혈청 사용을 선호하고 있고 신선한 보체가 포함되어 있는 혈청을 검체로 사용하는 것이 보체 의존성 항체 검출률을 높일 수가 있다. 시험관의 라벨도 환자 침대 옆에서 채혈자에 의해 부착하도록 하고 있다.

혈액검체는 정맥주사용 set의 tubing line에서는 채취해서는 안 된다. 정맥주사 약물의 혼입은 혈청학적 결과에 혼돈을 주기 때문이다. 피치 못할 사정으로 인하여 IV line에서 혈액을 채취하려면 10분 정도 잠군 후에 10 mL 정도 채혈하여 버린 후 검체를 채취해야만 된다.

환자 검체는 채혈 후 48시간 이내에 검사를 하는 편이 좋다. 혈청분리는 혈액이 응고 후 가능한 빨리 적혈구에서 분리하고 즉시 검사가 되지 않을 때에는 검체는 1~6℃ 냉장고에 보관한다.

② 공혈자 검체(donor samples)

응고혈액 검체(clotted blood samples), 항응고제 함유 검체(anticoagulated samples) 양쪽 모두 사용이 된다. 적십자혈액원 또는 자체에서 헌혈 받은 채혈 bag에 저장된 혈액은 검체가 segmented tubing (pilot tubing)에 들어 있는 검체를 가위로 잘라서 사용한다.

고유 혈액번호와 동일한 번호가 pilot samples에 붙어 있어야 한다. Pilot tubing을 잘라서 시험관에 넣어 검사에 사용될 때에도 역시 동일 고유번호가 붙어 있어야 한다.

환자 검체와 헌혈혈액 검체를 적합성 검사에 사용한 후에도 최소 1주일 간은 냉장고 내에서 보관해 놓고, 있을지도 모를 지연성 용혈수혈반응(DHTR)의 원인조사에 사용하도록 해야 한다.

(2) 주 교차시험 및 부 교차시험

주 교차시험(major cross matching)과 부 교차시험(minor cross matching)을 동시에 시행하는 방법이 아직도 보편적으로 사용되고 있다. 시험관법에 의한 검사는 원심력을 이용하여 응집력을 증가시킴으로서 확실한 응집유무를 볼 수가 있다. 또한 원심 후 상층액에서 용혈(hemolysis) 유무를 먼저 확인하고 다음에 시험관을 살며시 손끝으로 놀리면서 재 부유시켜 응집(agglutination) 유무를 확인해야 하며 항체피복(antibody coating) 유무는 albumin법과 연결하여 AHG법까지 검사를 함으로서 알 수가 있다. 용혈과 응집, 항체피복이 있으면 교차시험 부적합이다. 주 교차시험은 수혈자(recipient) 혈청과 공혈자(donor)혈구를 넣어서 공혈자의 적혈구항원과 반응하는 수혈자 혈청 중에 있는 항체의 유무를 보는 검사이고, 부 교차시험은 공혈자 혈청과 수혈자 혈구를 넣어서 수혈자 적혈구 항원과 반응하는 공혈자 혈청중의 항체 유무를 검사하는 것으로 자가대조(수혈자 혈청 + 수혈자 혈구)도 함께 검사한다.

검사방법은 여러 가지 사용되어지고 있으며, 즉 ① 즉시원심법(식염수법), ② Albumin → AHG (IAT)법, ③ Bromelin → AHG법, ④ LISS → AHG법, ⑤ PEG → AHG법, ⑥ polybrene → AHG법, ⑦ Gel cross match법 등들이 있다. 검사목적은 환자에게 최대의 수혈효과를 줄 수 있는 공혈자의 혈액을 최종 선택하는 것이다. 그러기 때문에 저 빈도 항체까지도 검출할 수 있는 예민도가 있고 간단하게 검사할 수 있는 방법이어야 한다.

이들 방법 중 의료기관에서 주로 많이 사용하는 3가지 방법은

첫째, Type and Screen법을 했을 경우 → Immediate spin법으로 주 시험만으로 우선 혈액을 출고 후 항글로불린법까지 시행함

둘째, 실온식염수법 → 37℃알부민법 → 항글로불린법

셋째, 실온 LISS법 → 37℃ LISS법 → 항글로불린법

위와 같은 단계를 거치는 이유는 반응 양상에 따라 비예기항체의 특이성을 관찰할 수 있기 때문이다.

표 10-8 적합성검사 순서의 흐름도

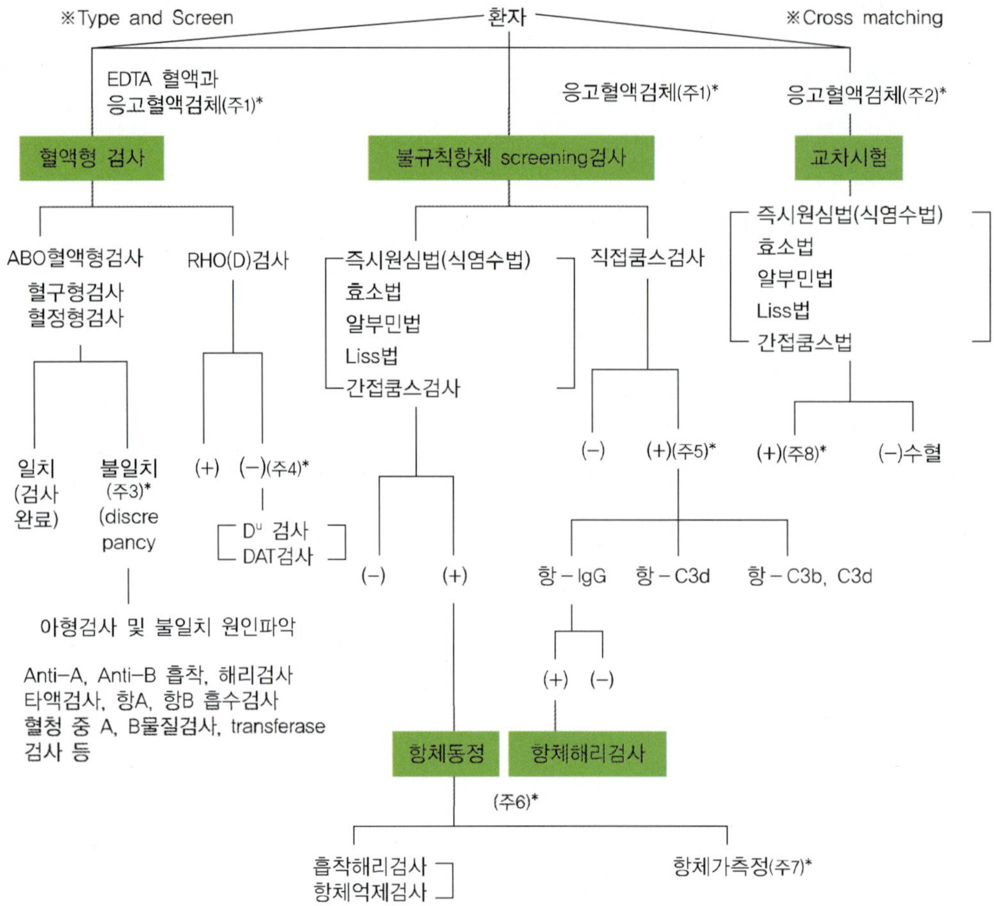

*표 10-8의 주의 번호

해설

(주 1): Type과 screen검사를 먼저 실시하는 것이 가장 이상적이다. 채혈 후 48시간 이내의 응고혈액으로서 용혈이 없는 것이어야 한다. 보통은 EDTA혈액으로 Type을 검사하지만 응고혈액검체로 검사를 해도 된다. 그러나 이 검체로는 Cross matching은 하지 않는다. 혈액형 검사의 결과는 이중확인(duplication test) 절차를 거치는 것이 추천된다.

(주 2): (주 1)의 결과를 본 후 다시 채혈한 응고혈액검체로 실시한다(라벨색을 다르게 한다. 재확인 목적).

(주 3): 불일치인 경우는 subgrouping, 항A, 항B 흡착해리검사, 혈청중의 A, B형 물질의 검사, 타액 중의 형물질 검사 등 필요한 검사를 하여 불일치의 원인을 정확히 파악해야 한다(제11장 2의 검사법 참조).

(주 4): weak-D(Du) 검사를 한다. 신생아의 경우는 DAT검사를 해본 후 양성이면 세척 후 2~3% 부유액을 만들어 식염수 응집소 함유 항혈청 IgM Anti-D로 검사를 다시 해본다(제11장 weak D(Du) 검사법 참조).

(주 5): EDTA혈액검체로 monoclonal Coombs혈청 Anti-IgG, Anti-C3d, Anti-C3b, 항혈청으로 다시 검사한다. Anti-IgG에 양성을 보이면 항체해리시험을 한 후 그 용출액(elute)으로 항체동정검사를 실시한다.

(주 6): 항체 screening(+) 또는 해리액으로 검사한다. 혼합항체가 있으면 흡수, 해리시험, 항체억제시험 등을 실시한다.

(주 7): ABO 또는 Rh형 부적합 임신인 경우 항체가상승은 의의가 크므로 역가검사를 하게 된다.

(주 8): 항체 screening 검사(-), 교차적합검사(+)인 경우는 저빈도항원에 대한 항체의 존재를 생각해 볼 수 있다. 정밀재검사가 요망된다.

표 10-9 교차시험방법에 따른 반응시간 비교

방 법	매질(medium)	지적온도/반응시간	비 고
즉시원심법(IS)	0.9 saline	실온(RT)/즉시 원심 후 판독	T&S 검사
고단백법(albumin)	22% bovine albumin	37℃/15분~30분 →	항글로불린검사(AHG)
효소법(enzyme)	pH 7.3 0.1% ficin pH 5.5 bromelin	37℃/10분~15분 → 37℃/15분 →	〃
LISS법	LISS(저이온강도용액)	37℃/15분 →	〃
PEG법	20% polyethylene glycol	37℃/15분 →	〃
polybrene법	저이온매질액, 0.05% polybrene액	37℃/15분 →	〃

표 10-10 수혈자 상황별 검사방법의 비교 선택

	적 용	검사방법	검사소요 시간
교차시험	과거수혈력 없음 임신력 없음 면역학적 질환 없음	효소법	20분
	교차시험에서 더욱 세밀한 검사가 필요할 때 적용	Enzyme-AHG법 Albumin-AHG법 LISS-AHG법	30~40분 〃 〃
항체선별과 교차시험	항체검출 없음	즉시원심법 효소법	5분 20분
	항체검출 있음	항체동정검사 (최고로 예민한 방법) 대응항원이 없는 혈액선택 후 AHG 단계까지의 교차 시험한다.	60분 이상

표 10-11 교차시험의 결과판정과 해석

주교차시험	부교차시험	자가대조		결과판정	해 석 ※
		Bromelin법	Coombs법		
-	-	-	-	적합(compatible)	①
+	-	-	-	부적합(incompatible)	②
-	+	-	-	부적합(incompatible)	③
+	+	-	-	부적합(incompatible)	④
-	+	+	+	판정보류	⑤

표10-11의 판정결과의 해석

① 적합하므로 수혈해도 좋다.
② 부적합이므로 절대로 수혈할 수 없으며 원인 파악을 해야 한다.
원인 a. ABO부적합이 의심스럽다.b. 수혈자 혈청 중에 비예기항체가 있다던지 혹은 공혈자 혈구가 direct Coombs검사 양성인 경우이다.
③ 부득이 수혈을 해야 할 경우 1~2unit의 수혈을 하면서 환자상태 파악을 철저히 해야 한다.
원인 a. A, B, AB형 환자에게 O형을 수혈하기 위한 검사인가 확인한다.
b. 공혈자 혈청 중에 비예기항체가 있는 경우이다.
c. 수혈자에 polyagglutination이 있는 경우이다.
④ 부적합이므로 수혈을 하면 안된다. ABO 부적합이 강하게 의심된다. 확인검사를 실시한다.
⑤ 정밀검사가 필요하다. 환자 혈구에 대한 DAT검사 양성인지 검사를 해서 확인한다.

(3) 비예기항체 양성 시 적합 혈액의 선택

수혈자에서 비예기항체가 있어 교차시험 부적합을 보일시는 비예기항체에 대응하는 항원이 없는 공혈자 혈액을 대상으로 적합혈액을 항원 검사로서 찾아야 되고, 비예기항체가 동정이 되지 않을 시에는 공혈자 다수의 혈액과 교차시험을 해서 적합혈액을 찾아야 하는 어려움이 있다.

(4) 교차시험의 부적합 원인

① ABO형의 불일치(discrepancy)의 문제
ⓐ 아형(subgroup)이거나 그 혈청 속에 비예기항체가 (A_2형이나 A_2B형에 anti-A_1) 있을 경우
ⓑ 변이형(variant)일 때
ⓒ 이형수혈을 받은 적이 있거나 또는 태아-모체 간 출혈(fetal maternal hemorrhage) 등으로 적혈구가 한 가지 이상이 혼재되어 있을 경우
ⓓ 세균에 의해 혈액형 항원이 변성되었을 경우
ⓔ 면역결핍증과 같이 IgM 항체의 생산이 결핍되었을 경우
ⓕ 급성백혈병 또는 임신 등으로 A항원 또는 B항원이 약화되어졌을 경우에도 불일치의 원인이 될 수 있으므로 철저히 규명하여 교차시험을 해야 한다.
② 특이 또는 비 특이항체(specific or non-specific antibody) 문제
ⓐ 비 특이한 냉 항체(non-specific cold antibody)의 존재
ⓑ IgM 및 IgG계 비예기항체의 존재
ⓒ 기술상의 오차 등이 있다.

(5) 교차시험의 및 한계

① Rh형 오 판정 및 부적합은 검출할 수 없다.
② 백혈구, 혈소판, 혈장단백 등에 대한 항체는 검출할 수 없다.
③ 지연성 용혈성 수혈부작용을 모두 방지할 수는 없다.
④ 기타 혈액형 항원에 대한 면역은 예방할 수 없다.
⑤ 조작미숙 등의 부적합반응을 놓치는 경우는 발견할 수가 없다.

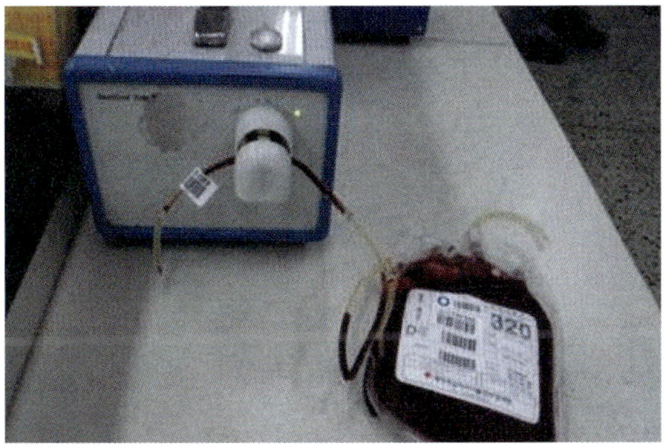

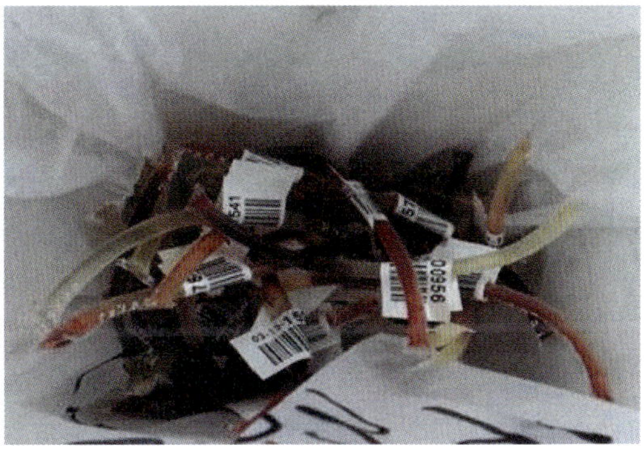

그림 10-9 수혈 혈액관 분절(segment) 보관

> **참고 사항**
>
> 교차적합 검사의 주의 사항
>
> ① 혈액형과 교차시험에 사용되는 검체는 동일해서는 안된다.
>
> ② 채혈 후 72시간 이내의 검체를 사용하고, 용혈된 검체는 부적당하다.
>
> ③ 수혈할 때마다 새롭게 채혈한 검체를 사용한다.

(6) 교차적합성 검체 보존 및 기록대장 관리

① 수혈받은 환자와 공혈자 혈액 검체는 적합성검사에 사용한 후 적어도 7일 동안 별도의 냉장고에 보관해 놓고 만약에 있을지도 모를 지연성 용혈성 수혈부작용(DHTR)의 원인조사에 사용하도록 해야 함으로 보관하기를 권장한다.

② 제제명, 제조번호, 혈액수혈환자 성명 및 그 주소가 확인될 수 있는 관리대장(전산기록 가능)을 작성하고 10년 이상 보관한다. 단, 납입전표, 반품전표, 환자의 사용전표(전산기록 가능)는 5년 이상 보관한다.

3. 수혈 혈액의 인수·인계

1) 수혈 혈액의 불출, 수령 및 이송

(1) 수혈 혈액의 불출 및 수령 시에는 수혈될 혈액과 환자의 인적사항이 동일함을 반드시 확인하고 장부에 기입 후 불출한다.

(2) 수혈 혈액은 수령 후 지체 없이 병동으로 이송되어야 한다.

2) 수혈 혈액의 인수

의사 또는 간호사는 병동으로 이송된 혈액과 환자의 인적사항 및 혈액형 등이 동일한지를 확인한 후 수혈 혈액을 인수하여야 한다.

혈액을 인계한 자와 인수자는 수혈기록지에 반드시 서명하여야 한다.

3) 수혈용 혈액의 반납과 폐기

(1) 혈액은행으로부터 출고된 혈액은 규정에 어긋난 (10℃ 이상 올라갔던 혈액) 경우 반납을 받지 않는다.

(2) 혈액은행으로부터 출고된 혈액은 모두 출고한 당일에 사용하는 것을 원칙으로 한다.

(3) 수술실에서 일시적으로 혈액을 보관할 때는 혈액전용냉장고에 보관하여야 한다.

(4) 출고 후 미 사용혈액은 반드시 혈액은행에 반납한다.

(5) 반납된 전혈 또는 적혈구제제의 보관온도가 1~10℃로 유지되었음이 증명되거나 혹은 혈액은행에서 출고 후 30분이 경과되지 않으면 재출고할 수 있다.

(6) 폐기할 혈액은 장부에 기록하고 폐기혈액으로 처리한다.

표 10-12 교차시험의 결과판정과 해석

검사 결과	원 인	문제 해결 방안
주교차시험 : 양성(+) 자가대조 : 음성(-) 항체 screen : 음성(-)	• 환자 또는 공혈자의 ABO형의 부정확 • 환자 혈청에 ABO 불규칙항체의 존재 • 환자 혈청에 저역가의 alloantibody의 존재 • 공혈자혈액이 DAT 양성일 수도 있다.	• ABO형 재검 후 검체의 혈액형 동정 • 환자 검체의 아형검사. 환자의 수혈력, 장기이식 여부 확인 • 환자 혈청으로 비예기항체 동정과 대응항원 음성혈액으로 재교차시험 실시 • 공혈자 혈액의 DAT검사실시. 양성이면 사용치 않는다.
주교차시험 : 양성(+) 자가대조 : 음성(-) 항체 screen : 양성(+)	• 환자 혈청 중 alloantibody가 공혈자 혈구상의 항원 및 선별혈구 O형 항원과의 반응	• 환자 혈청으로 항체동정과 대응 항원 음성혈액과 재교차시험 실시 • 항체특이도 동정이 불가능하면 reference laboratory에 의뢰
주교차시험 : 양성(+) 자가대조 : 양성(+) 항체 screen : 양성(+)	• 환자 혈청에 자가항체 및 alloantibody 양쪽이 있는 경우이다. • 다음과 같은 원인으로 환자혈청의 비정상일 때 1) A/G ratio의 역전 2) 혈장확장제 정맥주사(plasma expander) 예, dextran	• 자가항체를 제거하기 위해 환자 혈청으로 자가흡착법시행(최근 수혈력이 없다면 자가흡착혈청으로 항체동정 및 교차시험 재검) 1) 연전현상이 보이면 saline replacement 술식 실시 2) 새 검체 채취 3) 새 식염수액, 새 시약, 깨끗한 시험관을 사용하여 재검한다.

표 10-13 혈액 출고대장

일자	저장혈액			수 혈 자					불출인 서명	수령인 서명	비고
	혈액 종류	혈액 번호	혈액형 ABO, RH형	환자명	성별/나이	혈액형 ABO, RH형	병실 No. chart No.	수혈량 units			

4) 수혈용 혈액의 사용 지침

헌혈혈액 자원의 제한성과 혈액요구의 증가로 인해서 혈액의 유효이용에 관심을 가지게 되었다.

수술할 때 사용될 혈액의 양을 경험적 및 습관적으로 추정해서 혈액은행에 요청한다면 실제적으로 필요한 혈액의 양과 요청하는 양 사이에는 많은 차이가 생기게 되고 교차시험 후 사용치 않으므로 시약비용의 증가, 인력낭비는 물론이고 혈액의 반납 또는 폐기까지도 발생될 수 있다.

교차시험이 시행되는 혈액의 양은 실제 필요한 혈액의 양과 가급적 접근되는 것이 바람직스럽다.

수술 시에 있어서 최대 수술혈액준비량(maximum surgical blood order schedule, MSBOS)과 ABO와 RhD혈액형 및 비예기항체 선별검사(Type & Screen; T&S)을 적극적으로 이용함으로서 수혈요법의 적정화에 대한 지침서가 활용되고 있다.

표 10-14의 수술시 MSBOS의 Guidline은 AABB technical manual에서 전제한 것이다. T&S는 통상 0.5단위 이하의 혈액 사용이 예상되는 수술의 경우 환자의 ABO 및 Rh typing과 비예기항체 선별만 72시간 전에 해놓고 crossmatching을 해놓지 않는 제도이다. 만일 응급상황이 생기는 경우에는 immediate spin법만으로 10분 이내 혈액 출고가 가능하다. 이 제도는 검사비용은 물론 혈액을 좀 더 효과적으로 사용할 수 있나.

수술 중 꼭 사용해야 할 혈액양만을 신청하는 MSBOS 지침서와 같이 활용된다면 수혈 혈액의 유효이용도가 적정선을 유지할 것으로 생각된다. 교차시험을 실시한 혈액의 양과 수혈한 혈액의 양의 비(ratio)가 C/T ratio이다.

Cross matching양과 transfusion양이 같으면 그 비(ratio)는 1이나. 값이 커질수록 미리 많은 양의 혈액을 요청하였다는 것을 뜻한다. 교차시험(C)/수혈한 혈액(T)의 비(ratio)는 미국의 Johns Hopkins 대학병원에서는 2.5을 넘지 않도록 역치(threshold level)를 정하고 있었다. 우리나라에서는 각 의료기관의 실정에 맞게 설정하되 최대 2를 넘지 않도록 하며, 최근 조사결과 대학병원 대상으로 1.76으로 보고된 바 있다. T&S와 MSBOS의 활용도를 증가시킨다면 C/T ratio가 이보다 훨씬 낮게 나타나게 될 것이다.

Oberman, H. A(1982)에 의하면 T&S검사에서 비예기항체 음성인 혈액을 교차시험 후 수혈을 하더라도 0.01%의 용혈성 부작용이 생겼다고 보고하고 있다. 수혈부작용의 원인이 되는 항체는 대부분이 비예기항체들로서 이들이 면역초기에서 산생되는 저역가의 항체들도 검출할 수 있는 예민도가 높은 검사법의 선택이 무엇보다도 중요하다.

그리고 항체 screen 음성을 비예기항체 음성이라고 단정하지 않아야 되는 것은 panel cell에 저 빈도 항원(low incidence antigen)이 포함되어 있지 않을 뿐 아니라 항체검출역치(antibody threshold level) 이하의 저역가의 항체는 반응하지 않는 것도 있기 때문에 지연성 용혈성 수혈부작용(DHTR)을 완벽하게는 방지할 수는 없으나 교차시험을 실시하여 부작용 발생이 최소화가 되게끔 하는데 의의를 두고 있다고 하겠다.

표 10-14 수술시 최대 수술 혈액 준비량(MSBOS)의 Guideline

수 술 명	혈액신청량(units)
1. General Surgery	
Gastrectomy(위 절제술)	2
Splenectomy(비장 절제술)	2
Colon Resection(대장 절제술)	2
Pancreatectomy(췌장 절제술)	4
Thyroidectomy(갑상선 절제술)	T & S
Mastectomy(유방 절제술)	T & S
Cholecystectomy(당낭 절제술)	T & S
Exploratory Laparotomy(시험적 개복술)	4
Kidney Transplantation(신장 이식술)	2
Hepatectomy(간 절제술)	6
Esophageal Resection(식도 절제술)	2
Mile's operation(직장암 절제술)	2
Whipple's operation(췌장암 절제술)	4
2. Neuro surgery	
Laminectomy(척추 절제술)	T & S
Aneurysm Resection(동맥류 절제술)	6
Craniotomy(개두술)	4
Pneumonectomy(폐 절제술)	T & S
Lobectomy(폐엽 절제술)	2
Spinal Fusion(척수 융합)	6
3. Urology	
Nephrectomy(신 절제술)	T & S
Prostatectomy(전립선 절제술)	2
4. Otolaryngology	
Mastoodectomy(유양돌기 절제술)	2
Maxillectomy(삼악 절제술)	2
Larymgectomy(후두 절제술)	2
5. Gynecology	
Colpectomy(질 절제술)	T & S
Hysterectomy(자궁 절제술)	T & S
Radical(근치)	2
6. Cardiology	
Atrial Septal defect(심방중격 결손 복원술)	4
Ventricular Septal defect(심신중격 결손 복원술)	4
Open heart surgery(개심술)	6

* T&S = Type and screen
* From AABB Technical Manual, ed 10. Arlington, VA, 1990.

4. 교환수혈

1) 교환수혈의 목적

신생아 용혈질환(hemolytic disease of the newborn: HDN)과 과빌리루빈혈증(hyperbilirubinemia)을 치료하기 위하여 시행한다.

2) 교환수혈용 혈액제제의 선택

교환수혈용 혈액은 5일 이내의 신선한 혈액을 선택한다. CMV 음성 및 이식편대 숙주병(graft versus host disease, GVHD)의 예방을 위해 방사선 조사(gamma ray irradiation)된 혈액을 24시간 이내 사용한다.

(1) ABO식 부적합인 경우

산모와 신생아 간에 ABO 형이 서로 다를 때에는 저 역가(lower titer) O형은 항상 적합한 혈액이고 합성혈액으로 O형 packed cell과 AB형 신선동결혈장(FFP)을 무균연결장치(SCD)를 사용하여 제조한다.

(2) Rh형이 부적합인 경우(anti-D에 의한 경우)

산모의 혈청 속에 존재하는 anti-D 면역항체에 의해 신생아 용혈질환(HDN)을 일으킨 Rho(D)양성 신생아의 교환수혈용 ABO형은 신생아와 동형이거나 산모혈청에 있는 항체와 반응하지 않는 Rho(D)음성 혈액을 선택하여야 한다.

(3) 기타 혈액형의 부적합인 경우

산모혈청에 있는 항체와 반응하지 않는 혈액을 선택한다. 단, 산모가 고빈도항원에 대한 항체를 가져 적합혈액을 찾기 힘들때는 산모의 혈액을 세척하여 사용할 수도 있다.

표 10-15 교환수혈용 혈액의 선택 (원인 및 Rh형별 구분)

원 인	어머니		신생아		교환혈액
	ABO형	Rh형	ABO형	Rh형	
신생아 ABO 용혈질환	O	+	A, B, AB	+	저역가 O형 Rh(+)
	O	+	A, B, AB	-	저역가 O형 Rh(-)
	O	-	A, B, AB	-	저역가 O형 Rh(-)
	O	-	A, B, AB	+	저역가 O형 Rh(-)
신생아 Rh0(D) 용혈질환	O	-	O	+	O형 Rh(-)
	A 또는 AB	-	A	+	A형 Rh(-)
	B 또는 AB	-	B	+	B형 Rh(-)
	AB	-	AB	+	AB형 Rh(-)
	O	-	A,B,AB	+	저역가 O형 Rh(-)
	A	-	AB	+	A형 Rh(-)
	B	-	AB	+	B형 Rh(-)
	A	-	B	+	저역가 O형 Rh(-)
	B	-	A	+	저역가 O형 Rh(-)
	A	-	O	+	O형 Rh(-)
	B	-	O	+	O형 Rh(-)

(4) 준비해야 할 혈액 총량

신생아의 혈액량은 85 mL/kg이므로 준비해야 할 혈액량은 신생아 혈액량의 2배, 즉 170 mL/kg이다. 신생아의 체중을 3 kg이라고 하면 혈액량은 85 mL×3=250 mL이 된다. 이 혈액량의 2배, 즉 500 mL의 혈액을 수혈하면 신생아 혈액의 약 86%가 대체되게 되는 것이다.

2) 교환수혈을 위한 교차적합 검사

적합한 공혈자 혈액이 정해졌으면 신생아 교환수혈을 위한 교차적합시험은 산모의 혈청과 헌혈자의 혈액을 사용하여 검사한다. 만약 산모의 혈액이 없다면 신생아의 혈구를 용출하여 교차시험을 시행한다. 산모의 혈청에 신생아 용혈질환의 원인이 된 비예기항체가 존재한다면 대응하는 항원이 없는 혈액을 선택해야 한다.

(1) 검체준비

신생아용혈성 질환으로 인해 교환수혈을 하는 경우는 산모의 혈액과 신생아의 혈액 모두 필요하다.

산모 : plain tube 5 mL

아기 : microplain tube : 2 mL, EDTA tube : 2 mL

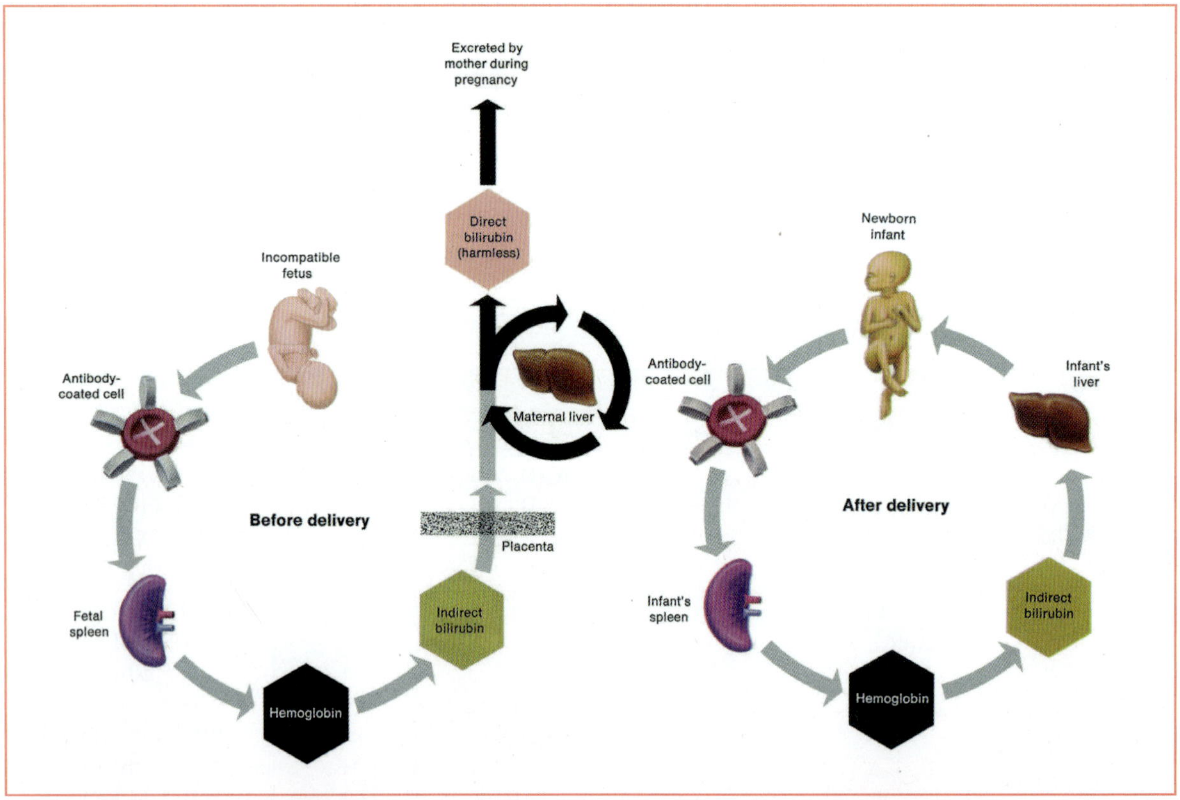

그림 10-10 출생전(좌), 후(우) 빌리루빈 대사

(2) 신생아 용혈검사

- 산모혈액 검사 : ABO & Rh(D) 혈액형 검사(weak D 검사 포함)
  간접 항글로불린 검사(IAT), IAT양성인 경우, 항체동정 검사
- 아이혈액 검사 : ABO & Rh(D) 혈액형 검사(weak D 검사 포함)
  직접 항글로불린 검사(DAT), DAT양성인 경우
  적혈구로부터 용출(elution) 검사, 용출액으로 항체동정
- 제대혈 hemoglobin검사 ; 정상이 14~18 gm/dL이나 10.5 gm/dL 이하가 되면 교환수혈을 고려해야 된다.

표 10-16 신생아용혈질환의 검사

산모 혈액검사	신생아 혈액검사
ABO & Rh_0(D) 혈액형검사 Rh_0(D): (−) → Weak D test IAT (if) IAT(+) → Ab screening test	ABO & Rh_0(D) 혈액형검사 Rh_0(D): (−) → Weak D test DAT (if) DAT(+) → RBC elution test 및 용출액으로 항체 동정

(3) 교차적합시험(Crossmatching)

첫 번째 교환수혈을 위한 교차시험

mother's serum(산모의 혈청)+donor's cell(헌혈자의 혈구)

☞ 항글로불린 검사법까지 시행한다.

두 번째 교환수혈을 위한 교차시험

baby's serum(아이의 혈청)+donor's cell(헌혈자의 혈구)

4) 교환수혈의 적응증

환자의 적혈구와 혈장을 적합한 적혈구 및 혈장으로 교환시켜 비포함빌리루빈(unconjugated bilirubin)을 낮추고 비결합항체의 농도를 낮추어 과빌리루빈혈증(hyperbilirubinemia)을 예방하기 위함이다.

(1) ABO 및 Rh, 기타 항체에 의한 신생아 용혈질환
(2) 과빌리루빈혈증(hyperbilirubinemia)
(3) 호흡곤란증후군(respiratory disease syndrome)
(4) 신생아패혈증(neonatal sepsis)
(5) 파종성혈관내응고증(disseminated intravascular coagulation)

5. 골수이식 환자의 수혈용 혈액제제의 선택

1) 조혈모세포 이식

조혈모세포는 골수 뿐만 아니라 말초혈액, 제대혈액에도 존재하며 말초혈액 조혈모세포는 채취 시 성분채혈장치를 이용하기 때문에, 전신마취로 인한 위험성이 없고, 이식 후에도 혈액학적인 회복이 빠르다는 장점을 가지고 있는 반면, 상대적으로 만성 GVHD의 빈도가 높다, 제대혈액은 채취 시 donor(모친, 신생아)의 위험이 없고, 환자의 HLA와 완전한 적합이 될 필요가 없다는 장점이 있지만 채혈량이 한정적이라 이식의 대상이 소아에 한정되는 경향이 있다는 것과 이식 후 혈액학적 회복이 늦은 단점이 있다.

조혈모세포의 제공자로서는 타인과 자신으로 나뉘며, 각각 동종이식, 자가이식이라고 한다. 동종이식은 제공자에 따라 혈연자와 비혈연자로 분류된다. 동종혈연자 중 제공자가 형제자매인 경우 HLA가 유전학적으로도 일치하지만 GVHD가 발병하는 경우도 있다. 동종이식에도 제공자가 비혈연자인 경우에는 조혈모세포은행을 통해 제공되어진 조혈모세포는 HLA의 표현형은 일치하지만, 유전학적으로는 일치하지 않는다. 따라서 비혈연 간 이식은 GVHD의 발병빈도, 중증도가 모두 높고, 결과적인 생존율은 낮다.

자가이식의 경우 본인의 세포를 이식하기 때문에 생착 부전이 없으며, 면역억제 요법이 불필요하고, GVHD도 발병하지 않지만 재발률은 높다.

2) 동종 이식

적응질환으로는 재생 불량성 빈혈, 백혈병 등의 난치성 혈액질환이 중심이 되며, 종래의 치료법으로는 장기적인 생존을 기대할 수 없어, 이식으로 치유를 기대할 수 있는 질환에 적용된다. 환자 쪽의 조건으로는 HLA적합 donor가 존재하며, 심장, 간, 신장 등에서의 중증의 장기장애와 치료 곤란한 감염증을 갖고 있지 않는 것이 필수 조건으로 되어 있다. 또한 환자의 HLA와 적합하는 것이 필수조건이다.

3) 자가 이식

HLA적합 donor가 발견되지 않았을 경우에 해당된다. 다만 자가이식에서는 본인의 조혈모세포를 이용하기 때문에, 조혈기능 저하를 나타내는 재생 불량성 빈혈, 면역부전증 등의 비종양성 질환은 적용되지 않으며, 정상 조혈모세포가 잔존하는 종양질환이 적용된다.

자가이식에서는 환자의 모세포가 정상적인 기능을 갖고 있는 것이 가장 우선 조건이며 골수에 종양세포가 혼입되지 않았어야 하며, 원 질환 이외의 간, 심장, 신장 등에서의 중증의 장기 장애가 없어야 한다는 것도 중요한 조건이다.

4) 혈액형 부적합 이식

이식할 때, 환자와 donor 간에 ABO혈액형이 다른 경우 ABO혈액형 부적합 이식이라고 한다. 이는 이식의 적용 대상이 가능하며, GVHD의 빈도 등 이식 성적에 악영향을 미치지는 않지만 실제로 이식시 수혈상의 특수한 주의 등이 필요하게 된다.

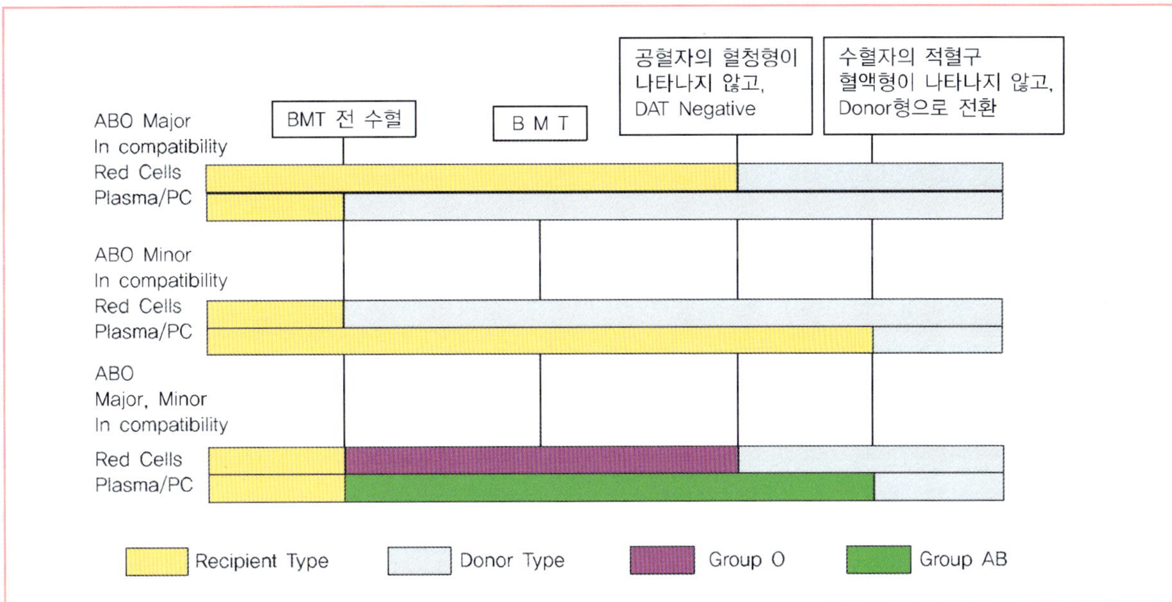

그림 10-11 혈액형 부적합 골수이식 전·후 수혈기준

(1) 이식전 혈액형검사

이식전 환자, donor의 혈액형에 대하여 ABO, Rh뿐 아니라, 그 밖의 혈액형도 함께 실시하여야 하며, 혈액형의 차이가 생착, 키메라의 마커로서 유용한 경우가 있다. 또한 혈액형 부적합 시에는 지연항체에 대하여 IgG, IgM 모두의 항체가를 검사하여 둔다.

(2) ABO혈액형 부적합

부적합의 종류로 ① 환자 혈장 중에 제공자 혈액형에 대한 항체가 존재하는 주 부적합, ② 제공자 혈장 중에 환자 혈액형에 대한 항체가 존재하는 부 부적합, ③ 환자 혈장 중에 제공자 혈액형에 대한 항체가 존재하고, 제공자 혈장 중에 환자 혈액형에 대한 항체가 존재하는 주/부 부적합의 3종류가 있다.

(3) 혈액형 부적합 이식 후의 수혈

적혈구제제를 수혈할 때에는 원칙적으로 이식 후 초기에는 환자형의 제제를, donor형의 적혈구 출현 이후는 donor형의 제제를 선택한다. 또한 혈소판 수혈은 환자혈의 제제를 사용한다. 혈소판 수혈 최종일은 이식 후 약 25일이며, donor형 적혈구의 출현은 거의 없다면, 환자형 제제를 사용하는 경우에 문제가 되지 않는다. 혈액형 부적합시의 혈액제제의 선택에 대하여, AABB에서 추천되는 기준을 아래 그림에서 확인하면 된다.

5) 기타 불규칙 항체에 의한 부적합 이식

환자가 불규칙항체 양성에서 donor가 해당 항원 양성이면 주시험부적합, donor가 항체 양성으로 환자가 해당항원 양성이면 부시험 부적합에 해당한다. 특히 불규칙 항체가 온난항체이며, 수혈부작용을 일으킬 가능성이 있는 경우에는 ABO혈액형 부적합에 준한 처리를 필요로 한다. 또한 환자가 $Rh_0(D)$음성인 경우

Rh_0(D)음성의 제공자를 우선 선택하지만, 이를 발견할 수 없는 경우에는 부득이하게 Rh_0(D)양성자를 택한다. 다만 환자가 항-Rh_0(D)항체 양성 시에는 적혈구가 많은 경우는 Haptoglobin을 투여하여 둔다.

6. HLA적합 혈소판제제의 선택

1) 혈소판제제의 선택

혈소판 수혈은 원칙적으로 ABO, Rh 혈액형에 대하여는 환자와 동형 제제를 선택한다. 수유아에 대한 경우 조혈모세포이식 증례에서 CMV항체 음성의 경우에는 최대한 CMV 항체 음성제제를 사용하며, 혈소판 항체 양성의 경우에는 항체의 종류에 따라 HLA, HPA적합 또는 혈소판 교차시험 음성제제를 사용한다. 만약 혈액형 적합자를 볼 수 없는 경우에는 HLA, HPA의 적합성을 우선으로 한다.

(1) 혈소판 수혈에서 ABO혈액형과 교차 시험

ABO혈액형에 대하여는 원칙적으로 환자와 동형제제를 원칙으로 사용한다. 최근의 제제는 적혈구를 거의 포함하지 않아, 교차적합시험을 생략해도 좋다. 또한 HLA적합 혈소판 등을 얻기가 곤란한 경우에는 부득이 하게 형부적합 제제를 투여할 수밖에 없다. 다만, 제제 중의 항A, 항B 응집소가가 높은 경우에는 수혈 후 주의깊은 관찰을 필요로 한다. 반대로 환자의 항A, 항B 응집소가가 높은 경우에는 혈소판 수혈이 무효화되는 경우도 많기 때문에 유의 한다.

(2) 백혈구 필터 사용

혈액질환 등에 의해 여러 번, 그리고 장기간에 걸쳐 혈소판 수혈이 필요하다고 예상되는 경우에는 HLA 항체의 생성과 비용혈성의 수혈부작용을 예방하기 위해, 백혈구제거 필터를 사용하는 것이 바람직하다. 이들 환자에게는 혈소판 뿐 아니라 적혈구제제에 대해서도 백혈구 필터를 사용하는 것이 필요하다.

(3) 방사선 조사

치명적인 수혈 후 GVHD의 발병을 예방하기 위해 혈소판 수혈시 원칙적으로 방사선조사(25~50Gy)를 행한다. 특히 혈소판 제제는 유효기간이 채혈 후 120시간 이내에 수혈되기 때문에 림프구의 활성도가 높기에 방사선조사가 필수적이다. 만일 방사선조사가 불가능할 경우 차선책으로 백혈구제거 필터를 사용한다.

(4) 적합혈소판 선택을 위한 교차시험

환자 혈청과 수혈 혈소판(공혈자 림프구) 사이의 교차시험이다.

교차시험이 음성임에도 혈소판이 불응인 경우에는 교차시험의 감도 이하의 감작상태가 원인일 수 있어 검사의 감도를 높이므로 항체를 검측할 수 있다. 주로 HLA항체 검출을 위한 LCT법보다 AHG-LCT법이 감도가 높고 환자 혈청에서 γ-globulin 분획을 농축하여 사용한 개량 AHG-LCT법이나 MAILA (monoclonal antibody-specific immobilization of lymphocyte antigen)법 고감도 EIA법을 사용할 수 있다.

혈소판 항체는 혼합수동응집법(MPHA법)으로 U형 microplate 바닥에 기지의 혈소판 항원(HPA)을 고착시킨 시약에 환자혈청 반응 후 항사람 IgG가 표지된 양의 적혈구를 첨가하여 판정한다. 항체가 있으면 양의 혈구가 U plate에 양성반응을 보이고 음성이면 혈구가 중심부에 모인다.

검사시간이 많이 걸리며, 양성일 시 적합 혈액 선정을 위한 별도의 조치가 필요하다.

2) 혈소판수혈불응증

혈소판 수혈을 행하여도 혈소판 수가 상승하지 않는 병태를 혈소판수혈불응증(PTR)이라고 한다. 실제로 수혈 1시간 이내의 교정 혈소판 수 증가(Corrected Count Increment; CCI)가 7,500/μL 이하인 경우, 또는 혈소판 회수율이 20% 이하로 2회 이상 지속되는 경우로 정의된다. 혈소판수혈불응증의 원인으로는 면역학적인 원인과 발열이나 비종 등의 비면역학적 기전에 의한 2가지로 분류하며 비면역학적 기전에 의한 것이 80% 정도로 나타난다.

참고 사항

$$CCI(\mu L) = \frac{\text{수혈 후 혈소판 수}/\mu L - \text{수혈 전 혈소판 수}/\mu L}{\text{수혈된 혈소판 수}(10^{11})} \times \text{체표면적}(m^2)$$

측정치가 7,500/μL 이하일 경우 혈소판수혈불응증으로 본다(혈소판 수혈 후 10~60분 이내에 평가).

예, 환자 체표면적; 약 1.5 m²

수혈전 혈소판 수; 2,000/μL

수혈후 혈소판 수; 29,000/μL 일 경우

$$CCI(/\mu L) = \frac{29{,}000-2{,}000}{4.5} \times 1.5 = 9{,}000/\mu L$$

◉ 결과, 수혈 후 혈소판 증가 있음.

(1) 면역학적 기전에 의한 경우

면역학적 기전에 의한 것 중 항-HLA에 의한 경우가 80~90%, 항-HPA에 의한 경우가 10~20% 정도이며, 양자가 공존하는 경우도 있다. 혈소판수혈불응증의 상태에서 비면역학적 기전의 가능성이 부정되는 경우는 항혈소판 항체의 가능성을 의심하여, 환자의 혈청 중에 항혈소판 항체를 검색함과 동시에, 혈소판 수혈을 예정하고, 수혈 후 1시간 후와 20시간 후의 혈소판 수치를 측정하여, CCI를 계산한다. 항혈소판 항체 양성의 경우는 HLA, HPA 적합제제 내지는 교차 반응 음성제제를 환자에게 주어야 하며, 항체 생성예방에는 혈소판 제제 뿐 아니라, 적혈구 제제를 수혈할 때에도 백혈구제거 필터를 사용하거나 방사선조사 혈액을 사용한다.

(2) 비면역학적 기전에 의한 경우

비면역학적 기전의 인자로 비교적 빈도가 높은 것에는 발열, 감염증, 패혈증, DIC, 비종대, 출혈, 면역복합체 등을 들 수 있다. 이외에 골수이식, 약제(암포테라신B, 반코마이신 등) 등에 의한 보고도 나타나 있다. 어떠한 경우에는 혈소판 수혈부작용을 개선시키기 위해서는 원인인자의 제거가 필수적이다.

(3) HLA적합 혈소판제제의 선택

HLA적합 혈소판제제는 면역학적 기전에 의한 혈소판 수혈 불응증에 적용하며, 높은 적합등급의 헌혈자 확보를 위하여 ABO혈액형을 우선하여 HLA-A, B allele의 4개의 항원 일치여부와 교차반응 군으로 분류한다.

HLA특이성은 WHO HLA명명기준의 HLA serological 특이성을 기준으로 환자와 헌혈자의 HLA일치 정도에 따라 가장 좋은 것은 grade A, B1U, B2U의 등급과 HLA교차반응에 해당하는 B1X, B2UX 등의 등급으로 이루어지며, 등급이 좋을수록 수혈 효과가 좋다(표 10-17).

표 10-17 HLA적합 혈소판제제의 적합등급

적합 등급	기술 표현	수혈자 A1, 3;B8,27 일시 헌혈자 표현형 예
A	4-antigen match	A1, 3; B8, 27
B1U	1 antigen unknown or blank	A1, -; B8, 27
B1X	1 cross-reactive group	A1, 3; B8, 7
B2UX	1 antigen blank and 1 cross-reactive	A1, -; B8, 7
C	1 mismatched antigen present	A1, 3; B8, 35
D	2 or more mismatched antigens present	A1, 32; B8, 35
R	Random	A2, 28; B7, 35

참조: Technical manul AABB ed: 14th, 2014.

최근 적십자혈액원에서는 HLA적합혈소판제제 공급을 위하여 의료기관이 환자의 HLA혈청학적 특이성에 대한 정보를 제공하여야 가능하며, 원활한 공급을 위하여 B2X등급까지 출고하고 있으며, HLA적합 혈소판은 GVHD를 일으킬 수 있음으로 반드시 방사선 조사가 필요하다.

7. 수혈의 기본 수칙 및 수혈전 확인사항

환자의 담당의사와 간호사는 수혈 후 수분 이내에 수혈부작용이 발생할 수 있음을 명심하고 수혈이 시작된 후 환자의 세밀한 관찰이 필요하다(부록 수혈가이드라인 참조).

1) 수혈시 기본수칙

(1) 적혈구 수혈은 18~20 gauge 주사침이 부착되어 있고 혈액응괴(clot)를 걸러낼 수 있는 filter가 달린 수혈 set을 사용한다. 농축적혈구 수혈시 필터는 2~4단위마다 교체, 6시간까지만 사용한다.

(2) 혈소판 수혈은 21 gauge 주사침이 부착되어 있고 혈액응괴(clot) 등을 걸러낼 수 있는 filter가 달린 수혈 set을 사용한다.

(3) 소아는 23 gauge를 이용할 수 있다.

(4) 수혈 전 혈액을 가온하는 경우는 37℃가 유지되는 온열기(blood warmer)를 이용하도록 한다.

(5) 적혈구 수혈은 1단위당 4시간 이내에 농축혈소판은 1단위당 수혈시작 후 30분 이내 마치도록 한다(실온에 장시간 방치 시 세균증식의 위험성이 있다).

(6) 생리식염수 이외의 약제 등은 혈액성분제제와 혼합하여 수혈할 수 없다(생리식염수만 가능).

참조 : 혈액의 가온(혈액온열기 사용)

① 성인에게 시간당 50 mL / kg 이상의 수혈을 하는 경우
② 소아에게 시간당 15 mL / kg 이상의 수혈을 하는 경우
③ 교환수혈
④ 한랭응집소를 가진 환자에게 수혈할 경우
⑤ 중심정맥도관을 통하여 빠르게 수혈하는 경우
혈액온도는 42℃를 넘지 않도록 하고, 한 단위 혈액을 4시간 이내에 수혈을 마치도록 함.

2) 수혈 전 확인사항

(1) 수혈을 실시하기 전 혈액의 양, 색깔, 탁도, 혈액백 파손여부 등의 혈액제제의 외관확인.

(2) 수혈용 혈액에 수혈세트를 연결할 때 일회에 한 환자의 혈액에 대해 준비한다.

(3) 환자 곁에서 교차적합시험 결과 및 적합성 표지가 붙은 혈액제제를 환자의 성명, 등록번호, ABO 및 RhD 혈액형과 비교하여 두 명이 의료인이 소리 내어 비교하며 재확인.

(4) 수혈 전 환자의 체온, 혈압, 맥박 등을 측정한 후 수혈을 시작한다.

참조 : 저장 혈액(1~6℃)의 성분 변화

① ATP의 감소로 적혈구 생존율 저하
② 2.3DPG의 감소로 조직 내로의 산소해리(산소공급)가 저하
③ pH저하 되어 혈액의 산성화로 2.3DPG의 생성이 억제
④ 적혈구 칼륨 감소와 혈장 내 Na^+ 감소
⑤ 혈장 Hb, 혈장 칼륨, 혈장 암모니아는 증가됨

참조 : ABO혈액형 불일치 수혈사고의 예방을 위하여

2-2-2 안전수혈이란? (2015년 대한수혈학회지 참조)
① ABO형 검사용 검체와 교차시험용 검체를 분리 2번 채혈한다.
② ABO형 검사를 2명의 검사자가 독립적으로 검사 및 확인한다.
③ 수혈 시 2명의 의료인이 확인 후 수혈을 시행한다.

Chapter 11

수혈 검사 실제

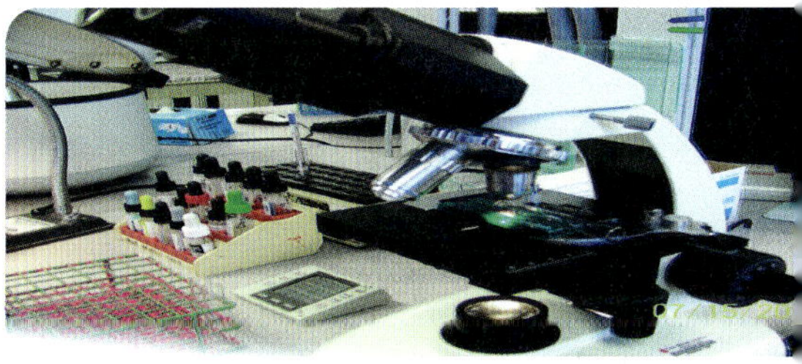

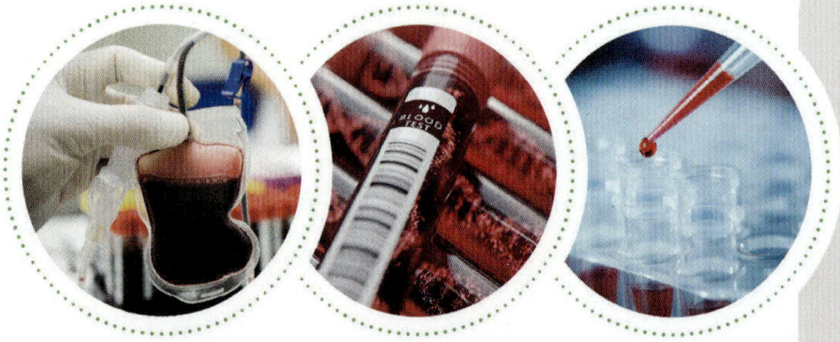

학습 목표

01. 수혈검사용 혈구시약의 종류와 제조에 대하여 기술한다.
02. 항혈청시약의 종류와 최저응집소가에 대하여 기술한다.
03. 렉틴의 종류와 활용법에 대하여 기술한다.
04. ABO형 검사와 ABO형 불일치 해결방안에 대하여 기술한다.
05. Rh형 및 약-D형 검사, 기타D변이형검사에 대하여 기술한다.
06. 기타 혈액형의 검사와 특성에 대하여 기술한다.
07. 혈액형 및 항체검사에 효소법의 특성을 기술한다.
08. 비 예기항체 검사관련 양적효과에 대하여 기술한다.
09. 비예기항체선별 및 동정검사와 특이사항에 대하여 기술한다.
10. 교차시험과 혈액제제별 교차시험에 대하여 기술한다.
11. DAT 및 IAT검사에 대하여 기술한다.
12. 항체의 흡착, 용출, 타액검사 등에 대하여 기술한다.
13. Rh항체 및 동종응집소역가 검사에 대하여 기술한다.
14. 임산부 분만 전. 후 검사에 대하여 기술한다.
15. Donath Landsteiner검사에 대하여 기술한다.
16. HLA검사의 기본에 대하여 기술한다.
17. Column을 이용한 각종 검사에 대하여 기술한다.

Chapter

11

실 / 전 / 수 / 혈 / 검 / 사 / 학

수혈 검사 실제

1. 수혈검사관련 기본 시약

1) 혈구시약

(1) ABO혈청형 검사용 A_1, B cells 및 O cells

기지의 A형 B형 혈액을 각각 여러 개 모은 pooled blood로 2~5% A_1혈구 및 B혈구 부유액을 시약으로 검체 혈청(혈장) 내의 규칙항체인 항-A 및 항-B의 유무를 확인하는 혈청형검사에 사용하며, 2~5% O혈구는 혈청형검사에서 검체 혈청(혈장) 내 규칙항체를 제외한 불규칙항체의 유무를 확인하기 위하여 사용한다 (부록 1-8 참조).

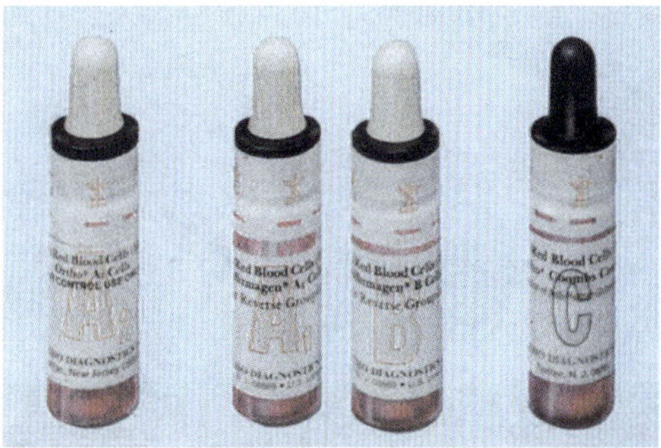

그림 11-1 3% 시약적혈구(reagent red blood cells)

주 의

① A_1 및 B cells은 IgM계의 비예기항체에 의한 위양성 반응을 방지하기 위하여 A형 및 B형 혈구 중에서 Le^a, P_1, M항원 음성혈액을 선택하여 혈구시약을 제조하는 것이 좋다.

② O cell은 불규칙항체, 그리고 A_2 cell과 함께 O형 혈구는 항-A와 항-B 이외의 불규칙 항체, 예를 들어 A_1형과 A_1B형에 anti-H 불규칙항체가 있다든가 또는 parabombay형에서 항-H 또는 항-H1항체를 검출하기 위해 선택적으로 검사가 필요할 때가 있다.

③ Anti-A, anti-B, anti-A,B혈청의 반응성 검정에 사용된다.

④ Isohemolysin을 함유한 가검 혈청은 보체의 작용으로 용혈을 일으킬 수 있어 주의, 가끔 불활성화 시키지 않은 O형 혈청에서 용혈을 일으킨다.

참고 사항

2% 적혈구부유액 조제법(preparation of 2% red blood cell suspension)

① 15 mL 용량의 눈금 있는 원심분리관 또는 10×75 mm 시험관에 약 0.6 mL의 EDTA혈액을 넣는다.

② 최소 10 mL 정도의 0.85% 생리식염수를 채우고 (원심분리관 사용시) 수회 완전 혼합하여 혈구를 부유시킨다.

③ 3,000 rpm / 3분간 원심 분리하고 상층액을 suction을 이용하여 제거한 후 다시 식염수를 첨가하고 혼합한다.

④ 위와 같은 조작 방법으로 3회 세척한 뒤, 상층액을 제거하기 전에 농축혈구의 양을 기록한 뒤 조심스럽게 상층액을 제거한다(이때 상층액이 투명하지 않으면 혈구를 사용치 않는다).

∴ Total volume−Packed cell volume = 혈구량에 가해줘야 할 0.85% 생리식염수의 양 10−0.2=9.8 mL의 생리식염수를 가해줘서 혈구를 부유시키면 2% 혈구부유액이 된다.

주의) 2%, 5%, 10% 혈구부유액을 실제로 조제하여 본 후 농도를 육안적으로 비색하여 감별할 수 있을 정도가 되어야 한다.

(2) 비예기항체 screening용 O cells

가급적 많은 혈액형 항원이 포함된 O형 적혈구를 이용하며, 이유는 O형 적혈구에는 A항원과 B항원이 없어서 환자나 공혈자의 혈청 내에 공존하는 규칙항체 항-A와 항-B와 결합하지 않아 규칙항체의 간섭 없이 불규칙항체를 검사할 수 있다.

수혈자의 비예기항체는 약한 반응성도 중요하여 감도가 좋아야 하기 때문에 개별혈구로 사용하여야 한다. 혼합혈구시약은 공혈자 비예기항체를 선별하는 데는 사용할 수 있다.

상품화된 제품에는 2종 혹은 3종으로 구성된 항체선별 혈구가 항원 종류의 프로필(antigram)과 함께 있으며, 주로 서양에서 수입된 혈구시약은 유효기간에 임박하여 가격에 비하여 효율이 적고 동양인 특유 항원인 Di^a 항원이 없어 별도로 Di^a 혈구를 추가로 제조하여 함께 사용하는 것을 권한다(표 11-1~3 참조).

자가 제조를 할 경우 가급적 많은 항원이 포함되고, 양적효과 관련 항원은 동형접합으로 구성하며, 서로 다른 두 공혈자로부터 채혈하여 조합시킨 두 종류 혈구조합법과 세 사람의 공혈자로부터 준비한 세 종

표 11-1 두 종류 혈구조합 항원 구성표

Cell No	Donor Numer	Geno type	D	C	E	c	e	f	C^w	K	k	Fy^a	Fy^b	Jk^a	Jk^b	Xg^a	Le^a	Le^b	S	s	M	N	P_1	Lu^a
1	31584	R_1r	+	+	0	+	+	+	0	+	+	0	+	+	+	+	0	+	+	0	+	0	+	0
2	51597	R_2r	+	0	+	+	+	+	0	0	+	+	0	0	+	+	+	0	+	+	+	+	+	0
	Patient cell																							
			Rh-hr							KELL		DUFFY		KIDD		X Linked	LEWIS		MNS				P	Luth

Special Antigen Type	cell No.	RT	37℃	AHG	CC	
	1					
	2					
		Test Results				

표 11-2 세 종류 혈구조합 항원 구성표

Cell No	Donor Numer	Geno type	D	C	E	c	e	f	C^w	K	k	Fy^a	Fy^b	Jk^a	Jk^b	Xg^a	Le^a	Le^b	S	s	M	N	P_1	Lu^a
1	21218	R_1R_1	+	+	0	0	+	0	0	0	+	+	0	+	0	0	+	0	+	+	+	+	0	0
2	41292	R_2R_2	+	0	+	+	0	0	0	+	+	0	+	0	+	+	0	+	0	+	+	0	+	0
3	81255	rr	0	0	0	+	+	+	0	0	+	+	+	0	+	0	0	+	+	0	+	0	+	0
	Patient cell																							
			Rh-hr							KELL		DUFFY		KIDD		X Linked	LEWIS		MNS				P	Luth

Special Antigen Type	cell No.	RT	37℃	AHG	CC	
	1					
	2					
	3					
		Test Results				

표 11-3 Di^a 항원을 가진 단일 혈구조합 구성표

Donor Numer	Geno type	D	C	E	c	e	f	C^w	K	k	Fy^a	Fy^b	Jk^a	Jk^b	Xg^a	Le^a	Le^b	S	s	M	N	P_1	Lu^a
D02	R_1R_2	+	+	+	+	+	0	0	0	+	0	+	+	0	+	0	+	0	+	+	0	+	0
Patient cell																							
		Rh-hr							KELL		DUFFY		KIDD		X Linked	LEWIS		MNS				P	Luth

Special Antigen Type	RT	37℃	AHG	CC	
Di(a+b+)					
	Test Results				

류 혈구조합법 및 하나의 특별 항원을 지닌 단일 혈구를 사용하기도 하며, 유효기간 동안 용혈을 피하고 항원력을 유지하며, 세균오염을 방지하기 위해 chloramphenicol(1 : 3,000) 등을 첨가한 인산완충 희석액이나 alsever액으로 3~5% 혈구부유액이 되게끔 조제하여 60여 일간 사용할 수 있다(부록 1-8 참조).

(3) 비예기항체 동정(identification)용 panel cells

임상적으로 중요한 항원을 가지고 있는 O형 공혈자혈구를 10~11예 정도 조합 배열한 3% 혈구부유액이며 인산 구연산 완충액(phosphate-citrate buffer)에는 용혈을 피하고 항원력을 유지하며, 세균오염을 방지하기 위해 chloramphenicol(1 : 3,000) 등을 첨가하며 alsever액으로 부유혈구를 조제하여 60여 일간 사용할 수 있다. 동정용 혈구는 주로 2~3개사 정도 제품을 사용한다면 임상에서 발생하기 쉬운 여러 가지 항체의 검출에 유용할 것이다. A사 제품의 경우 resolve panel A가(표 10-16 참조) 일반적으로 많이 사용되고 있고, 동정이 힘든 아주 드문 항체이거나 복합항체가 있을 때 해결할 수 있는 시약과 ficin 처리한 cell과 미처리한 cell의 2set으로 구성되어 있는 동정용 panel이 있다. 항체 특이성에 따라서 선택해서 사용함으로서 항체동정을 확실하게 하기 위한 것들이다.

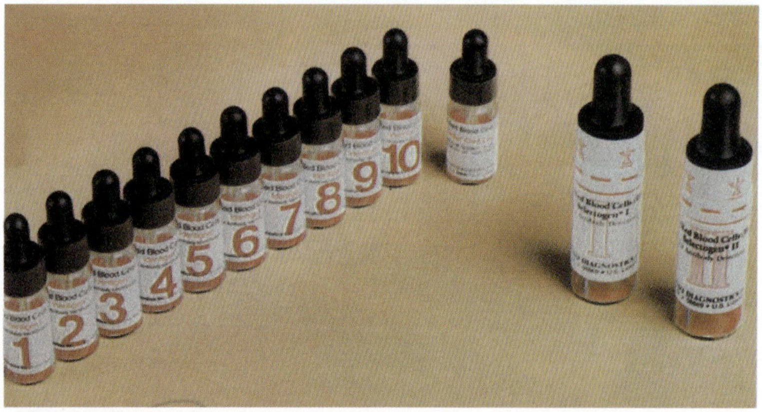

그림 11-2 오른쪽(I, II): 항체 screening용 시약적혈구, 왼쪽: 항체동정용 panel cell(Identigen)

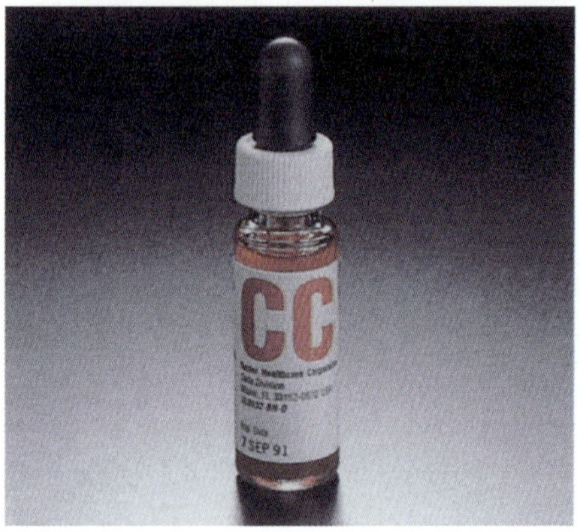

그림 11-3 Coombs control cell(시판 품)

(4) IgG감작혈구(Coombs Positive Control cells)

항 글로불린검사 결과 음성일 경우 진 음성을 확인하기 위하여 IgG 감작적혈구를 1방울 넣어 응집을 보이면 결과가 진 음성임을 증명하는데 사용된다.

2) 항 혈청시약

(1) ABO혈액형 검사용 항-A, 항-B,

① 다 클론항혈청(polyclonal anti-sera)

혈액형 판정용 혈청(polyclonal 항혈청)시약은 전통적으로 고역가의 항체를 가지고 있는 사람으로부터 채혈하여 분리한 혈청이거나, 또는 동물을 면역시켜 얻은 혈청으로부터 조제한 것들이다. 현재 많이 사용하고 있는 mouse 유래의 monoclonal 항혈청 사용이 주가 되고 있는 실정이다. Anti-A 판정용 혈청은 청(trypan blue)색소를 넣어 청색으로 착색시켰으며 A응집원을 가진 A형(A_1, A_2), AB형 (A_1B, A_2B)의 사람 적혈구를 응집시켜야 하고 anti-B 혈청은 황(acriflavine)색소를 넣어 황색으로 착색되어 구별을 할 수 있게끔 세계 공통으로 사용하며 B응집원을 가진 B형 AB형(A_1B, A_2B)의 사람 적혈구를 응집시키고 표 11-4의 최저 응집소 가를 지니고 있어야 한다.

Polyclonal 항혈청의 유효기간은 4~6℃의 냉장고에 보관하여 생산일로부터 1년간으로 정해져 있다.

② 단 클론항혈청(monoclonal anti-sera)

1975년 영국의 Köhler Milstein의 실험에 의해 양(sheep) 적혈구로 면역된 mouse의 비장세포에서 항양혈구응집소를 생산, 분비 및 증식을 계속하는 것을 발견한 이후 1980년에는 Voak, Sacks, Lennox 등에 의해 세포 융합법을 이용한 조직배양으로 양질의 monoclonal 항체가 대량으로 생산되어지게 되었다.

1985년에는 FDA의 승인을 얻어 미국에서 판매가 시작된 후 현재 우리나라에서도 거의 다 이 murine monoclonal blend 시약으로 대치되어 사용되고 있다. 이 monoclonal 항혈청의 특징으로는

참조

IgG 감작적혈구(Coombs positive control)제조방법

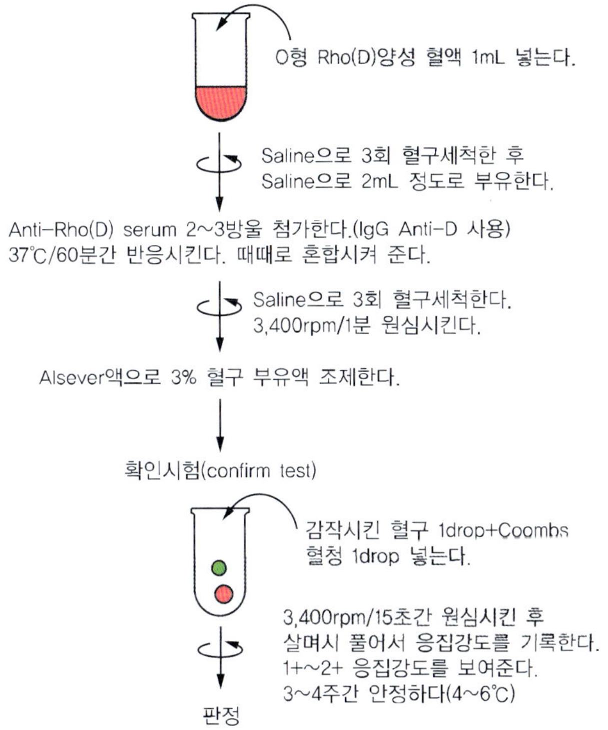

* 정도관리

① 2% 혈구부유액 1방울에 식염수 1방울을 가하여 원심하여 응집이 없어야 한다.

② 2% 혈구부유액 1방울에 AHG시약 2방울을 넣어 원심 1~2+응집을 보여야 한다.

③ alserver용액에 혈구를 부유시키면 냉장온도에서 4주간 사용 가능하다.

☞ alserver용액 제조법

sodium citrate 8.0 g + citric acid 0.55 g + NaCl 4.2 g + dextrose 20.5 g을 혼합한 후 D.W(증류수)로 1 L가 되게 채워 만든다.

표 11-4 항혈청의 최저 응집소가와 반응속도

항체종류	적혈구종류	최소시험건수	역 가	반응기준
Anti-A	A_1	3예	≥256x	≥ 2+
	A_2	1예	≥128x	
	A_2B	1예	≥128x	
Anti-B	B	3예	≥256x	≥ 2+
	A_1B	3예	≥128x	
Anti-D	D양성	4예	≥ 64x	≥ 2+

* (식품의약품 안전평가원 가이드라인 2015년 5월)

생산 lot가 달라도 항체의 성상에 변화가 없는 품질의 균일성과 특이성이 높으며 FDA의 기준에 합치하는 역가와 반응속도(avidity)를 가지고 있어서 항원성이 약한 아형 및 약 아형의 검출은 물론이고 T와 Tn의 활성화에 기인한 응집현상 및 후천성 B혈구와의 응집과 같은 범응집 반응현상이 없다는 것이다.

그리고 사람 유래의 항혈청의 사용에 의한 virus 감염공포가 없어진다는 특성을 가지고 있다고 하겠다. 또한 제조회사에 따라서는 Epstein barr virus(EBV) 형질전환법을 사용하여 몇 종류의 적혈구 항원에 대한 monoclonal항체 시약이 생산되기도 한다.

Monoclonal 항혈청시약의 단점으로는 단일항원 결정기(single epitope)에만 특이성이 있는 과도한 특이성(over specificity) 때문에 검출 예민도가 문제가 될 수 있어서 타사의 생산제품과 비교 사용을 해 본다던가 또는 사람 유래의 polyclonal 항혈청시약과 병행해서 사용해야 하는 때도 있을 수가 있다는 것이다.

(2) Anti-A,B 혈청

Murine monoclonal blend anti-A,B serum은 IMMUCOR사, BCA사와 GAMUA사는 BIRMAI, ES4, ES14 IgM 항체를 blend하였고 ORTHO사는 MHO_4, 3D3, NB 1.19, NB 10.5A5와 같은 4종류의 clone (cell line) 항체를 혼합시켜 응집력을 증강시킨 monocional 판정용 혈청제품이 시판되어 사용되고 있다. 제조회사에 따라서 blend된 항체의 종류가 다르다. 또한 종전에 사용하던 사람 유래의 polyclonal anti-A,B serum은 고 역가를 지닌 O형 사람 혈청으로 조제한 것이였다.

Anti-A,B 혈청은 A 또는 B항원을 가지고 있는 적혈구를 응집시키며 O형 적혈구를 제외한 타형의 적혈구를 응집시키므로 anti-A, anti-B 판정용 혈청으로 검사하는 ABO형 판정의 확인 기능과 O형 공혈자의 신속 선택용으로 사용된다. 또한 항원성이 약한 A 및 B항원들(subgroup)과도 규칙적인 강한 반응을 나타낼 뿐 아니라 A_3, Ax B_3, Bx 아형과도 약한 응집 반응을 일으킨다. 그러나 Am형, Ael, Bm 아형을 응집시키지 못하지만 AB형 아형, cisAB형들과는 규칙적으로 강한 응집반응을 보인다.

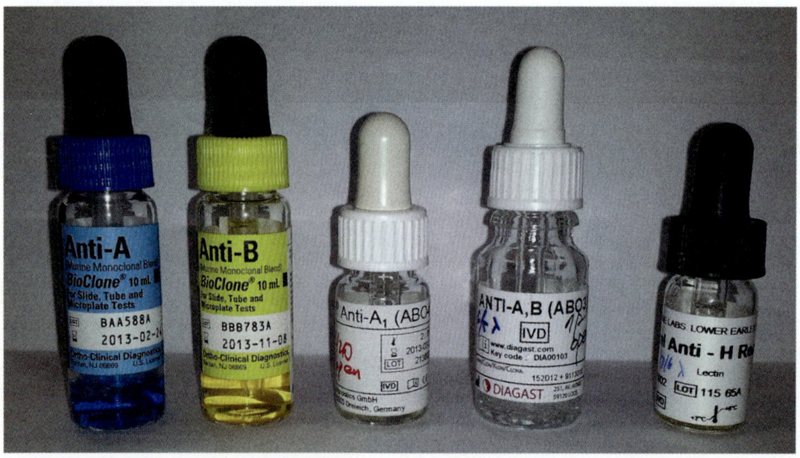

그림 11-4 시판되는 항혈청

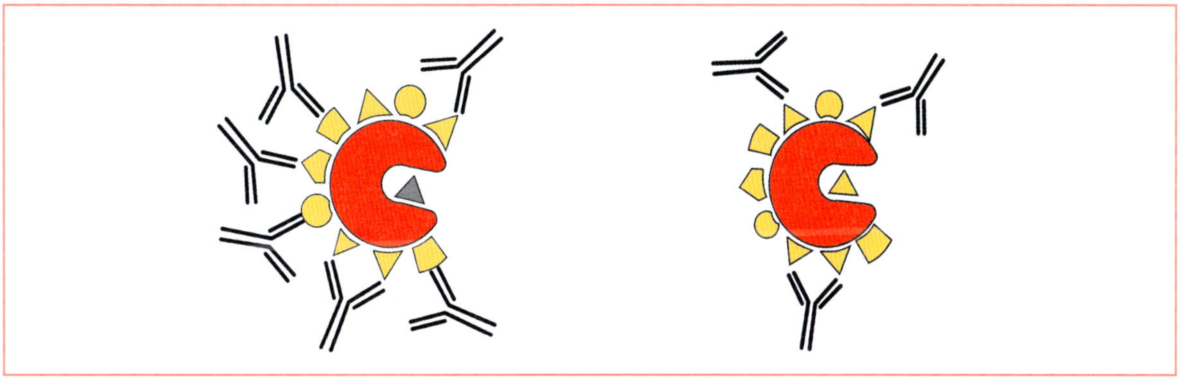

그림 11-5 항원의 여러 epitope들과 결합한 polyclonal 항체(좌), 항원의 특이 epitope와 반응한 monoclonal항체(우)

(3) 렉틴(lectin)

① Anti-A_1 lectin

아형 A_1과 A_2형을 구별하기 위해서 사용하는 시약이다. anti-A_1 lectin은 Dolichos biflorus라는 식물의 씨앗에서 추출하여 만든 추출액으로 항체는 아니지만 일종의 식물 혈응집소(hemagglutinin)이며 역가가 대단히 강하며 상품화 되어있는 것을 구입하여 사용하고 있다(부록 1-7 참조).

역가면에서는 anti-A_1 lectin 보다는 다소 약한 점이 있으나 이론적으로 만들어도 사용할 수가 있는데 B형 혈청을 A_2혈구와 혼합하여 빙치하면 anti-A는 흡수되고 B형 혈청에 있는 anti-A_1만 남게 된다. 이렇게 조제된 혈청을 absorbed B serum이라고 한다.

Anti-A_1 lectin이나 absorbed B serum으로 검사하여 응집반응을 일으키는 혈액이 A_1형이나 A_1B형이고, A_2형 또는 A_2B형은 응집을 일으키지 않는다.

② Anti-H lectin

Ulex europeus라는 식물의 씨앗에서 축출한 렉틴으로써 A 및 B항원의 수가 감소되는 아형일수록 더욱 강한 응집을 보이는 특징이 있다. A_2형, A_3형, Ax, Am, Ael 및 B형 아형들과도 강하고도 규칙적인 반응을 보이며, 적혈구와의 반응강도는 O형 〉A_3형 〉A_2형 〉B형〉A_2B형 〉A_1형〉A_1B형 순으로 보고되고 있다(AABB 참조).

표 11-5 식물에서 추출한 응집소

plant	agglutinin present
Dolichos biflorus	anti-A_1
Ulex europeus	anti-H
Iberis amara	anti-M
Vicia graminea	anti-N
Bandeiraea simplicifolia	anti-B
Arachis hypogaea(peanut)	anti-T

표 11-6 Monoclonal anti-D와 polyclonal 고단백 anti-D의 특징비교

구분 \ 종류	Monoclonal anti-D	Polyclonal 고단백 Albumin anti-D
Avidity(친화력 검사)	응집 개시 시간(avidity) : 평균 15초	응집 개시 시간(avidity) : 평균 39초
매질	6~8% 단백농도(저단백농도)	20~25% 단백농도(고단백농도)
Rh-hr control	불필요함	Control이 필요함
검체혈구농도	Slide method : 40~50% Tube method : 2~5%	Slide method : 40~50% Tube method : 2~5%
항체	혼합형 : IgM monoclonal 항체 IgG polyclonal 항체(human)	IgG polyclonal 항체(human)
재현성	Lot 간의 차이가 없고 균일한 품질 (minimum lot to lot variation)	Lot 간에 차이가 있어 검정 필요
D^u test	D^u 항원 검출가능	D^u 항원 검출가능

(4) Rh혈액형 검사용 항혈청

① anti-D항혈청(monoclonal anti-serum)

상품화된 항혈청은 ortho, Dade, BCA, gamma, immucor, Bioscot 등의 회사에서 제조한 것들이 있으며 FDA 승인을 받은 monoclonal 항혈청이다. clone 항체를 EB virus형질 전환법 또는 세포융합법 기술에 의해 생산된 제품을 구입하여 조제한 것들로서 IgM monoclonal 항체와 IgG polyclonal 항체를 혼합한 것임을 알 수 있다. IgM 항체의 분자는 5량체로서 크기 때문에 6~8% 단백농도에 부유시킨 항혈청으로 대응항원이 있을 경우 충분히 빠르게 응집시키게 된다. 하나의 epiotope에만 특이적으로 반응하는 monoclonal 항체이므로 IgG의 polyclonal항체와 혼합하면 D항원의 여러 epitope와 반응하게 된다. IgM과 IgG혼합형 anti-D는 종래의 사람 유래의 polyclonal anti-D와 비교해보면 고단백에서 응집되어지는 비특이반응이 없을 뿐 아니라 slide법에서 더욱 응집반응이 강하게 나타난다.

참고 사항

〈Monoclonal anti-D(IgM) 시약의 특징〉

a. 6% Bovine albumin액을 대조시험관(control)으로 사용하여 양성으로 나왔을 경우에 확실한 판단을 위해 사용되는 시약이다. 또는 연전 현상을 방지한다.
b. IgG 항체가 혈구에 피복되어 직접쿰스검사 양성이면 실제로 $Rh_0(D)$ 음성이라도 $Rh_0(D)$ 검사에서 위양성반응이 일어날 수가 있다. 그러나 DAT 양성 검체를 위양성 반응 없이 $Rh_0(D)$ 음성으로 정확하게 판정해줄 수 있는 시약이다.
c. IgM항체이므로 생리식염수 부유액에서 강한 응집반응을 보인다.
d. 저 농도 단백을 함유하고 있으므로 범응집반응이 생기지 않는다.
e. IgM항체이므로 weak-D검사를 위한 indirect Coombs test에는 사용할 수 없다.

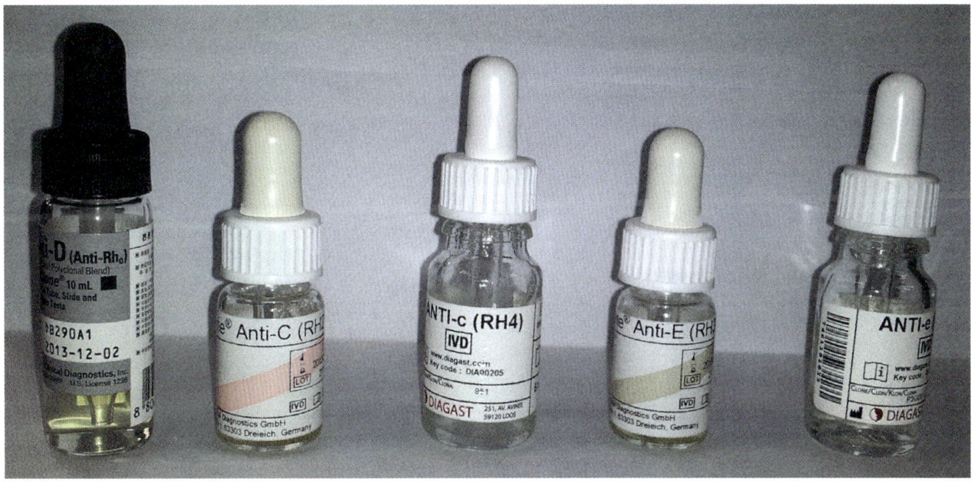

그림 11-6 anti-D, anti-C, -c, -E, -e혈청(monoclonal)

(5) Rh-Hr 및 기타 혈액형 판정용 시약

anti-C(anti-rh′), anti-E(anti-rh″), anti-c(anti-hr′), anti-e(anti-hr″), monoclonal항혈청으로 tube법이나 microplate법으로 Rh_0(D)검사와 동일하게 하면 된다.

이 시약들은 사람 유래의 IgM항체를 분비하는 human/mouse heterohybridoma cell line으로 준비된 저단백용액의 항혈청이며, 시약제조회사의 검사지침서대로 검사를 해야 한다(monoclonal 항혈청의 검사방법은 종전의 polyclonal 항혈청 검사방법과 상당부분 다르다).

기타 혈액형 검사용 항혈청시약은 비교적 고가로 일상적으로는 활용되지 않으며, 적합혈액을 찾을 때나 panel 혈구를 제조 시 항원 검사용으로 사용한다.

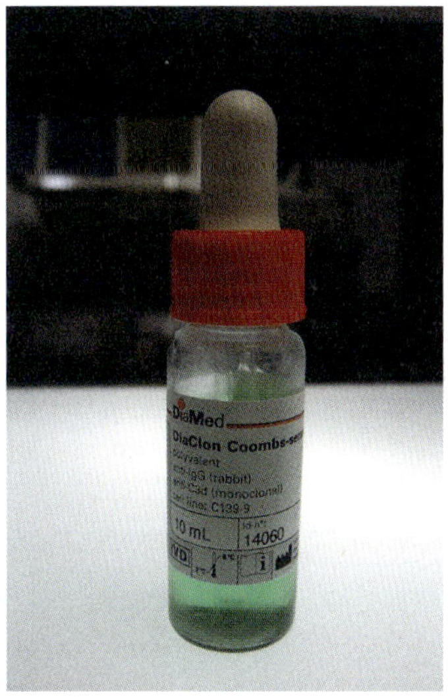

그림 11-7 항인글로불린 시약

실온에서 반응을 잘하는 IgM계열의 항-Lewis, 항-P_1, 항-M, 항-N,혈청과 37℃에서 잘 반응을 하는 IgG 계열의 항-Kell, 항-Dufy, 항-Kidd, 항-Diego, 항-S, 항-s 등의 시약들이 주로 monoclonal 항혈청으로 시판되고 있다.

(6) 항인글로불린 시약(Anti-human globulin reagent)

시판되고 있는 시약은 광범위 항인글로불린 시약(broad spectrum AHG reagent)으로 polyspecific anti-IgG, C3d가 있고 monoclonal 항혈청으로는 anti-IgG, anti-IgA, anti-IgM, anti-C3, anti-C3d, anti-C4가 있다. 이들 중 anti-IgG와 anti-C3d 항혈청을 제일 많이 사용하고 있다.

① 다 특이성 항-인 글로불린 혈청(polyspecific anti -human-globulin serum)

다 특이성 항 글로불린 혈청은 항-IgG와 항-보체 성분을 포함한 시약으로 불완전 항체와 보체성분을 검출하기 위한 항 글로불린 시험에 사용된다.

② 단 특이성 항-인 글로불린 혈청(monospecific anti-human-globulin serum)

a. 항-인 IgG혈청: IgG글로불린의 heavy chain(H쇄)의 단일 특이성을 갖춘 혈청으로 IgA, IgM 및 보체 성분과는 반응치 않는다.

b. 항-인 C3d혈청 및 항-인 C4d혈청 : 항-인C3d혈청 및 항-인C4d혈청의 단일 특이성을 갖춘 혈청으로 적혈구에 결합된 보체 성분과 반응을 한다. C3분자나 C4분자는 면역반응에 의하여 분할되어 최종 적혈구 막에 부착되는 것은 C3d와 C4d만 남게 되어 주로 사용한다.

3) 항원·항체 반응의 증강제

Albumin, polyethylene glycol(PEG), polybrene, polyvinyl pyrrolidone(PVP), protamine과 같은 여러 교질희석액(colloidal diluents)들은 IgG 항체가 피복된 적혈구의 응집을 증강시키는 증강제로서 사용이 된다. 이들 물질들은 유전상수(dielectric constant, 전기적 점도도의 측정)의 증가와 동시에 적혈구의 zeta potential 감소에 의해 응집이 증강되어진다.

PEG와 polybrene은 거대분자 첨가제로서 저이온농도액(LISS) 이내의 농도로 사용되어진다. 이들 두 물질들은 약한 항체(weak antibody)를 검출하는 데에는 LISS 또는 bovine albumin을 사용하는 것보다 더 효과적이라고 생각된다.

PEG는 매우 특이한 반응을 나타내고 또한 polybrene 시약은 ABO incompatibility 검사를 할 수 있으므로 두 시약 모두 자동화 및 수기법에서도 사용이 되고 있다.

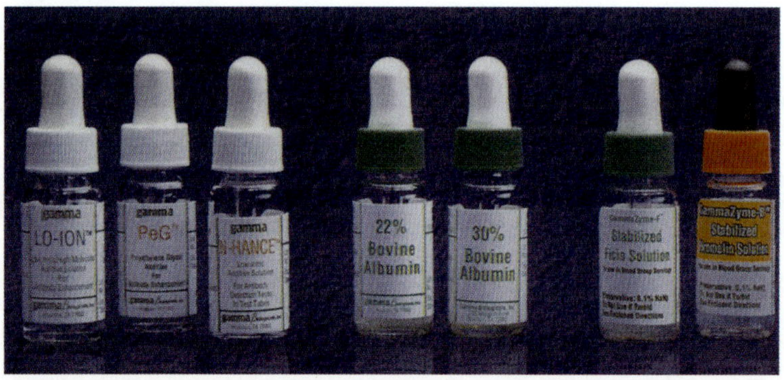

그림 11-8 항체증강 시약 종류들

2. ABO혈액형 검사

1) ABO혈구형 및 혈청형 검사

(1) 혈구형 검사(cell typing, front typing, forward grouping)

① 원리

Anti-A, Anti-B항 혈청을 사용하여 혈구표면의 항원의 유·무를 확인함으로서 혈액형을 판정하는 검사이다.

② 사용기구 및 시약

a. Slide glass(25×75) 또는 Tile(acryl)판

b. Test tube(10×75 mm 또는 12×75 mm)

c. Serological pipette 1 mL, 5 mL, 10 mL

d. Rack

e. Wax pencil

f. Serologic centrifuge, Automatic cell washing system

g. Applicator stick

h. Isotonic saline

i. Monoclonal anti-A, anti-B, anti-A,B 또는 polyclonal anti-A, anti-B, anti-A,B

③ 검사방법

a. slide법

i. slide glass에 wax pencil로 15mm의 원을 두 개 그려 넣고 좌측에 anti-A 우측에 anti-B항혈청 1drop씩(약 50μL 용량) 적하한다.

ii. 전혈 1drop씩(식염수 35~40% 혈구부유액 약 50μL 용량) 판정용 항혈청 위에 적하하고 면봉끝 부분으로 둥근 원이 되게끔 혼합한다.

iii. slide glass를 전·후, 좌·우로 기우려서 반응을 촉진시켜 응집유무를 육안 관찰하여 결과를 판독한다(응집반응은 수 초 이내에 일어나기 시작하여 완전 응집이 되기까지의 시간은 2분까지이다).

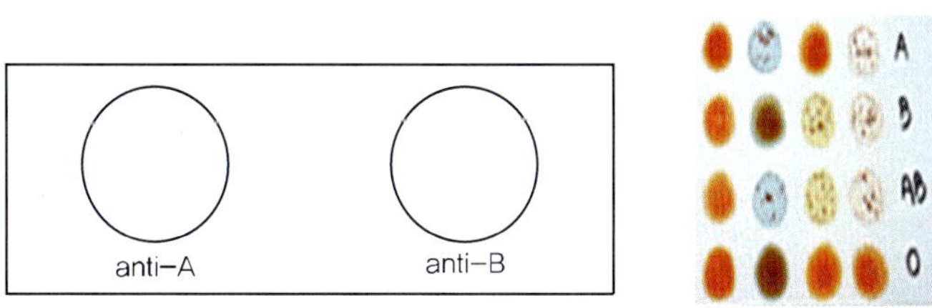

그림 11-9 wax pencil로 15mm 원을 marking한 slide glass 및 Tile을 이용한 검사 예

iv. 결과 판정

혈액형 \ 항혈청	Anti-A	Anti-B	Anti-A,B
A	+	0	+
B	0	+	+
O	0	0	0
AB	+	+	+

b. Tube법

i. 10×75 mm(또는 12×75 mm) 시험관 두 개에 A 또는 B로 표시하고 anti-A, anti-B 한 방울씩 (약 50μL 용량) 적하한다.

ii. 2~5% 가검 혈구부유액을 A와 B시험관에 각각 한 방울씩(약 50μL 용량) 적하한다.

iii. 잘 혼합하고 시험관을 전용 원심기에 넣고 3,400 rpm 15초 또는 1,000 rpm 1분간 원심시킨다.

iv. 시험관을 밝은 조명 하에서 용혈 및 응집유무를 관찰하고 판정법에 준해서 혈액형을 판정한다. smooth하게 풀어지는 것을 음성(-), 육안적으로 식별되는 응집 괴가 있는 것은 양성(+)으로 응집강도를 기록한다.

혈구형 검사 술식

검체 및 시약 \ 시험관	A	B
Anti-A Anti-B 3% 검체혈구부유액	1 drop - 1 drop	- 1 drop 1 drop

3,400 rpm(900~1,000 RCF) 15초 원심 후 판정

혈구형 검사의 판정

혈액형	Anti-A	Anti-B
A	+	0
B	0	+
O	0	0
AB	+	+

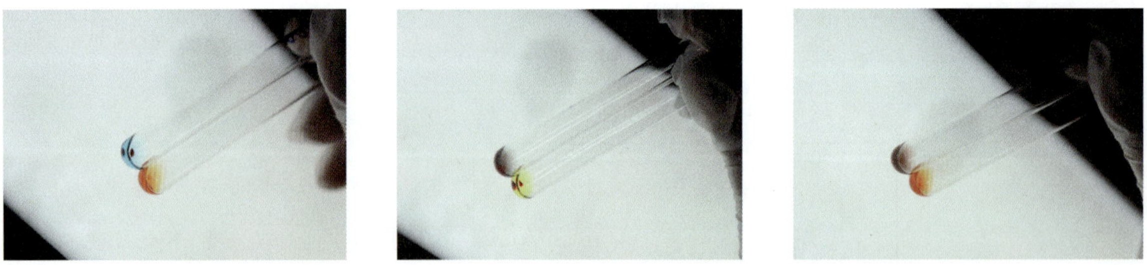

A형 B형 O형

그림 11-10 혈구형 검사의 판정

참고 사항

① 응집강도 표시법

혈액은행검사에서의 항원, 항체 반응결과는 검사 후 바로 blood bank worksheet(표 3-7)에 표준화된 응집강도를 기록하는 것이 중요한데 그 이유로는 검사자들의 판정에 있어서 개인차를 해소시킬 수가 있고 항원성이 약한 아형, 변이형의 판정에 도움이 되고 항혈청의 정도관리로도 활용할 수가 있기 때문이다. 또한 항체 screening 및 동정(identification) 시에도 응집강도의 기록이 필수적이다.

(2) 혈청형 검사(back typing, reverse typing, serum typing)

① 원리

2~5% A형, B형 혈구부유액을 사용해서 가검 혈청 중에 있는 동종항체의 종류를 결정함으로서 혈액형을 판별할 수 있는 방법이다.

② 사용기구 및 시약

a. Test tube(10×75 mm 또는 12×75 mm)

b. Serological pipette 1 mL, 5 mL, 10 mL

c. Rack

d. Serologic centrifuge, Automatic cell washing system

e. Isotonic saline

f. 2~5% A형, B형 혈구부유액

③ 혈청형 검사법(Tube법)

a. 10×75mm(또는 12×75mm) 시험관 두 개에 A 또는 B로 표시하고, 미리 준비해 놓은 가검 혈장 두 방울씩 A, B에 각각 적하한다.

b. 2~5% A형, B형 혈구부유액을 A와, B 시험관에 각각 한 방울씩(약 50μL 용량) 적하한다.

c. 잘 혼합하고 시험관을 3,400 rpm 15초 또는 1,000 rpm 1분간 원심시킨다.

d. 시험관을 밝은 조명 하에서 용혈 및 응집유무를 관찰하고 판정법에 준해서 혈액형을 판정한다. smooth하게 풀어지는 것을 음성(0), 육안적으로 식별되는 응집괴가 있는 것은 양성(+)으로 응집강도를 기록한다.

혈청형 검사 순서

시험관 / 검체 및 시약	A	B
가검혈청	2 drops	2 drops
3% A cells	1 drop	-
3% B cells	-	1 drop

3,400 rpm에 15초 원심 후 판정

혈청형 검사의 판정

혈액형	3% A형 cells	3% B형 cells
A	0	+
B	+	0
O	+	+
AB	0	0

참고 사항

ABO혈청형 검사 주의 사항

① 혈청형검사는 절대로 37℃에 가온시키면 안 된다.

② slide glass를 사용하지 않는다. 시험관법으로 검사해야 된다.

③ 유효기간이 지났거나 용혈된 혈구시약은 사용치 말아야 된다.

④ 반응 양성 및 음성 control로서 시약 적혈구를 가끔 점검한다.

⑤ 시판하는 A형, B형 3% 혈구부유액에는 가검 혈청에 용혈이 일어나는 것을 방지하기 위해 EDTA가 첨가되어 있으므로 가검 혈청을 불활성화시킬 필요가 없다. 자가조제 혈구에 EDTA를 첨가시켜 사용해도 된다.

참조

ABO형 혈구형, 혈청형 검사 술식도

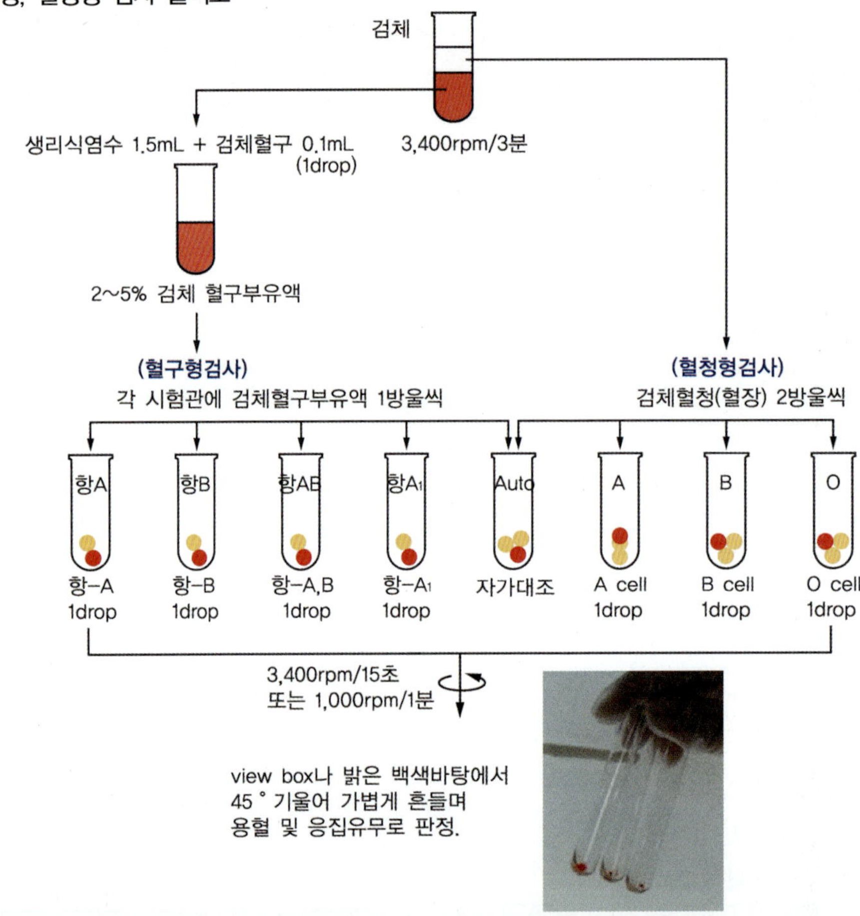

혈구형검사				자가대조	혈청형검사			판정
항-A	항-B	항-A,B	항-A_1		A cell	B cell	O cell	
+	0	+	+	0	0	+	0	A형
0	+	+	0	0	+	0	0	B형
0	0	0	0	0	+	+	0	O형
+	+	+	+	0	0	0	0	AB형

주의 ① 검체 혈구는 1회 정도 세척 2~5% 식염수부유액으로 한다.

② 검체 혈청은 혈구시약을 용혈하는 경우가 있어, 혈청을 희석하든지 56℃ 10분 정도 불활화하여 사용한다. 단, 비예기항체나 교차시험 시는 불활화해서는 안된다.

2) ABO불일치 및 아형을 위한 확인 검사

(1) 혈구 측 검사

① Lot가 서로 다른 항혈청 시약으로 혈구형 검사를 확인

Monoclonal anti-A, anti-B, anti-A,B 또는 polyclonal anti-A, anti-B, anti-A,B 시약과 Lot가 서로 다른 항혈청 시약으로 검체혈구를 생리식염수로 1~2회 세척하여 혈구형 검사를 재확인한다.

② Anti-A_1 lectin(dolichos biflorus) 및 Anti-H lectin검사법

a. 시험관법

ⅰ. 10×75 mm 시험관 두 개에 A_1 및 H로 표시하고, 각 시험관에 anti-A_1 및 anti-H렉틴액 한 방울씩을 넣는다.

ⅱ. 피검자의 2~5% 식염수 혈구부유액을 한 방울씩 가한다.

ⅲ. 혼합한 후 3,400 rpm/15초 원심시킨다.

ⅳ. 즉시 침전된 혈구를 살며시 풀어 보면서 육안 판독한다.

▶≫판정 : 응집 유무를 확인

참고 사항

anti-A_1 에서 A_1이나 A_1B형은 강한 응집을 보이나, A_2형이나 A_2B형 등 아형에서는 응집이 없다. anti-H에서는 위와는 반대로 정상 혈액형에서는 응집이 거의 없고, 아형일수록 강한 응집을 보인다.

③ 흡착, 해리법에 의한 약 A 및 B 아형의 동정

(confirmation of weak A and B subgroup by adsorption and elution method)

a. 원리(principle)

A 또는 B 항원을 약하게 가진 적혈구는 각각 anti-A와 anti-B혈청에 의해 응집되지는 못하지만 특이항체(specific antibody)와 흡착을 시켜서, 다시 이것을 해리(elute)시켜 해당 항원과 해리된 항체는 반응하게 되므로 약한 항원을 증명하는 예민한 방법인 것이다.

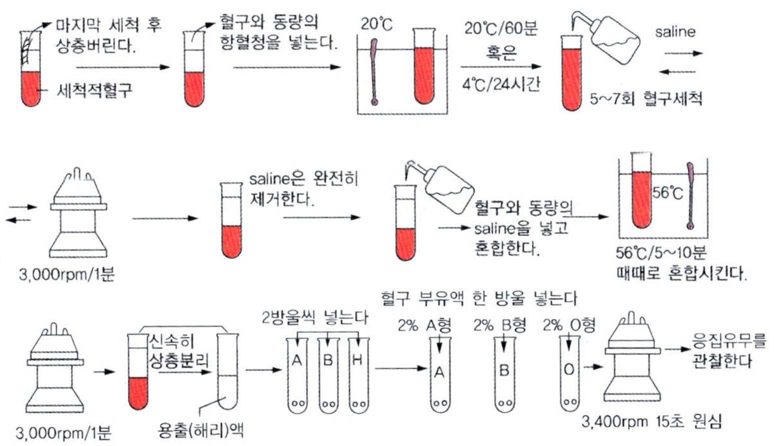

그림 11-11 항체흡착해리시험(열해리법) 순서 도해

b. 시약(Reagent)

i . 사람 유래의 polyclonal anti-A 또는 anti-B 시약이 더 좋다.

※일부 monoclonal anti-A, anti-B시약은 삼투압과 pH의 변화에 예민하게 반응하므로 흡착, 해리 시험에는 적합치가 않다.

ii . 유기용매(organic solvent) 용출법을 사용해도 된다.

c. 술식(procedure)

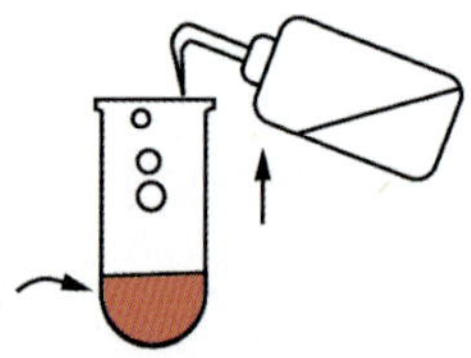

생리식염수로 3~4회 세척한다(주 1)

검사해야할 적혈구 1mL

검사목적에 따라서 항-A, 항-B, 항-H 중 어느것이든 선택하여 세척한 혈구(0.5mL 이상)에 동량 가해준다(주 2).

(A형 변이형이 의심스러우면 anti-A혈청, B형 변이형이 의심스러우면 anti-B혈청을 세척한 혈구와 동량 가해준다.)

↓

20℃/60분 혹은 4℃/24시간 때때로 혼합하여 충분히 흡착시킨다(주 3).

↓ 생리식염수액으로 감작혈구를 5~7회 충분히 세척한다(주 4). 2,500rpm~3,000rpm/3~4분 원심분리한다.

혈구와 동량의 생리식염수를 넣고 잘 혼합

(혈구 침사의 $\frac{1}{2}$ 량의 saline 또는 고역가의 해리액일 경우 saline의 양을 $\frac{1}{3}$ ~ $\frac{1}{4}$ 로 가감해서 넣어도 된다).

↓

열해리(heat elution) 조작을 실시한다(56℃/5~10분), 때때로 mix해준다.

(Landsteiner와 Miller법에 의한 열해리 조작법 참조)

↓ 3,000rpm/1분 원심분리시킨다.

상층 해리액(elute)을 채취하여 신속히 다른 tube에 옮긴다.

	A	B	H
상층 해리액	2 drops	2 drops	2 drops
2% A형 혈구부유액	1 drop		
2% B형 혈구부유액		1 drop	
2% O형 혈구부유액			1 drop

↓ 3,400rpm/15초 또는 1,000rpm/1분 원심분리 시킨다.

판정(육안으로 응집을 관찰)

술식 주

(주 1) 냉장고에 보존된 검체, 또는 고역가의 한랭응집소가 있는 검체는 한랭자가항체가 흡착되어 있을 가능성이 있기 때문에 37℃로 검체를 가온하고 37℃에 가온된 생리식염수액으로 3회 이상 세척해야 된다.
(주 2) 아형에 의해서도 항체의 감작이 생긴다(예, A형 아형이라면 항-A혈청에 의해 감작된다).
(주 3) Ax, Bx, Ael, Bel 등의 아형은 다시 4℃에서 하룻밤 감작시켜도 좋다.
(주 4) 마지막 상층의 세척액에 감작된 항체가 남지 않았는지 확인한다. 즉 마지막 세척액을 두 방울씩 세 시험관에 넣고 각각 2% A cell, B cell, O cell과 반응시켜 항체가 없음을 확인해야 한다.

판정 :
- 해리액 중에 감작된 항체가 증명되어지면 혈구에 항원이 존재하고 있는 것이다. 자세히 설명하자면 항 A흡착·해리 시험으로 A tube에 응집이 있고 B, O tube에 음성이면 anti-A항체가 해리되어 해당 항원과 반응한 것이므로 가검 적혈구에 A항원이 있음이 확인된 것이다. 또한 B항원의 증명도 마찬가지이다. anti-H(ulex lectin) 흡착을 위해서는 실온에서 60분간 흡착시켜야 한다. 해리액 중의 항-H는 2% O형 혈구부유액에는 강하게, A 또는 B 혈구부유액에는 약하게 반응한다.
- 감작시킨 이외의 항체가 증명된다면 본 시험은 폐기해야 한다. 예를 들어 보면 항-A, 항-B를 감작시켰는데도 불구하고 O형 혈구부유액에서 응집반응을 나타내는 경우이다.
- 타액(saliva)에 의한 응집억제 검사를 실시하여 형물질 존재유무를 확인한다.

④ 항-A, 항-B 혈청의 흡수시험(absorption test for anti-A and anti-B)

a. 검체 준비

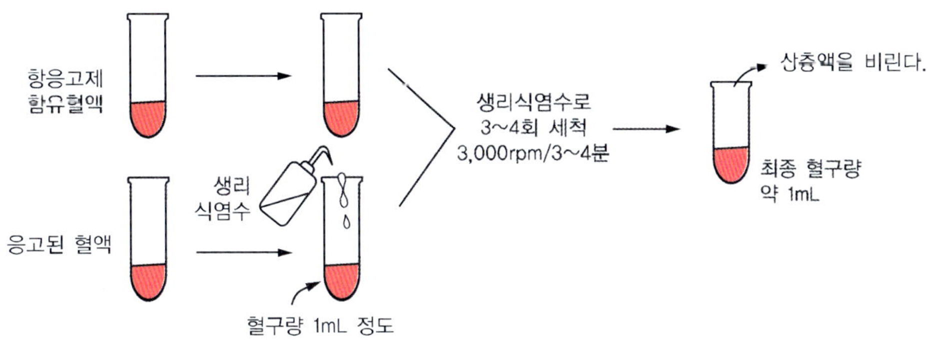

b. 검사방법

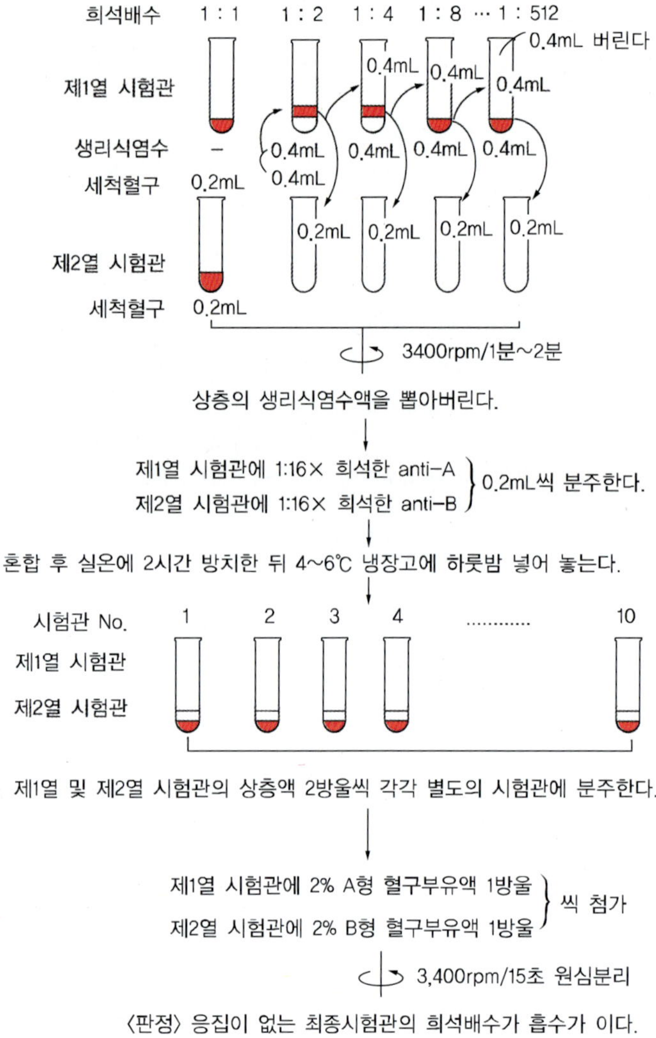

(2) 혈청 측 검사

① 혈청 중 anti-A, anti-B 항체 확인

정상항체의 존재유무확인을 위하여 새로운 A 및 B혈구 시약으로 혈청형검사를 해보며, 혈청 중 anti-A, anti-B 항체의 응집 소가를 측정해 본다.

추가 검사로 실온 반응성 불규칙항체 여부를 확인하기 위하여 O혈구 시약 및 불규칙 anti-A_1 anti-H 항체에 의한 불일치 여부를 확인하기 위하여 A_2혈구 시약과의 반응성과 자가 대조로 검체혈구와 검체 혈장으로 반응성을 각각 확인해 본다.

② 혈청 중의 A, B 형물질의 검사(Test for A, B substance in serum)

불규칙항체를 가지고 있는 가검 혈청으로는 검사할 수가 없다. Am, Bm 등은 혈청 중의 A, B 형물질(substance)의 검사로 충분히 증명할 수가 있고 타액과 달리 혈청 중의 형물질은 적게 가지고 있으면 감도가 좋은 방법을 선택해야 된다. 난소 낭종, 위암환자 췌장암 등에서 형물질이 이상하게 증가되는 경우가 있다. 타액과 거의 같은 방법을 사용해도 되지만 보통은 다음의 응집억제검사를 하게 된다.

a. 시약

ⅰ. 항혈청 : 증명하려고 하는 혈액형의 항혈청 8×희석액을 사용한다. 예를 들어 Am을 증명하려고 한다면 anti-A혈청을, Bm을 증명하려고 한다면 anti-B혈청을 사용한다.

ⅱ. 사용하는 항혈청에 대응하는 혈구 2% 혈구부유액을 준비한다.
예) anti-A혈청을 사용했다면 2% A형 혈구부유액을 사용한다.
anti-B 혈청을 사용했다면 2% B형 혈구부유액을 사용한다.

b. 검사방법(procedure)

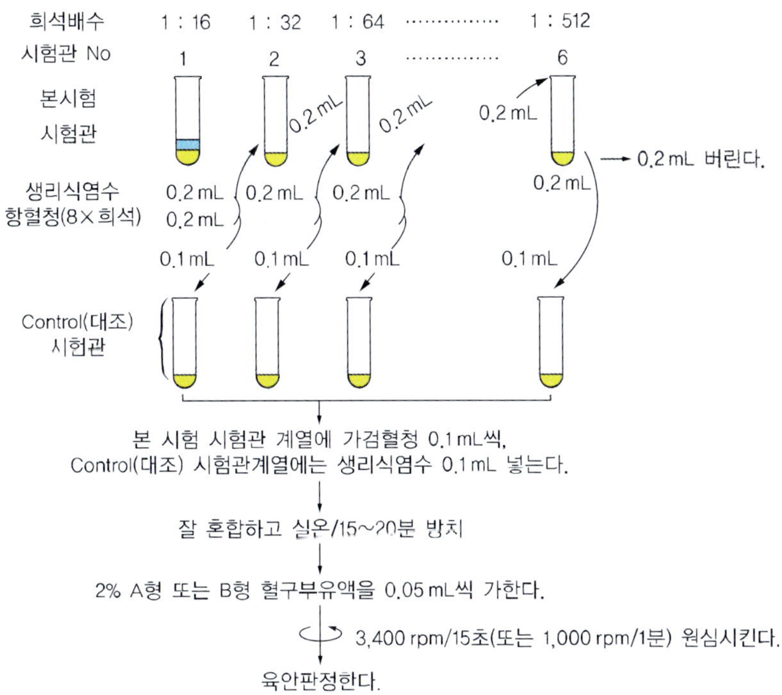

▶▶판정 : Control(대조)의 응집 가와 비교하여 시험관 2개 이상 차이로 응집이 억제되었다면 형물질이 증명되었다고 해석한다(예, control 1 : 512×, 본시험 1 : 64×라고 한다면 형물질이 증명된 것이다).

③ 혈청 중의 A, B transferase검사(Test for A, B transferase in serum)

혈청, 타액, 요 등에 들어 있는 당 전이효소(glycosyltransferase)를 검사함으로써 본래의 혈액형을 아는 것이 가능해졌다.

효소검사이므로 검체의 취급에 특별히 주의가 필요하고 혈청검체는 신선한 것이어야 하고 동결 보존해야 한다. 검사용 kit를 구입하여 사용하면 비교적 간단히 검사할 수가 있다.

a. 검사원리

A 효소완충액(pH 6.5) + UDP-GalNAc + 가검혈청 → A전환혈구

전환된 A혈구 + anti-A serum → 응집판정(혈청 중에 A형 당 전이효소 증명)

B 효소완충액(pH 7.2) + UDP-Gal → B전환혈구

전환된 B혈구 + anti-B serum → 응집(혈청 중에 B 당 전이 효소 증명)

b. 시약

a) A형 기질액

UDP - N - acetyl galactosamine(UDP - GalNAc)

A효소용 완충액(pH 6.5) { 0.1 mol/l, cacodyl }

b) B형 기질액

UDP - galactose(UDP - Gal)

B효소용 완충액(pH 7.2) { 0.1 Mol/l Tris - HCl, $MnCl_2$ }

c. A형 전이효소 측정법

a) A효소용 완충액 0.2 mL와 A형 기질액 0.1 mL를 시험관에 넣고 가검혈청(또는 혈장) 0.5 mL를 가해서 잘 혼합한다.
b) 37℃/5~10분간 가온시킨다.
c) 50% O형 혈구 식염수 부유액을 조제하여 0.05 mL를 넣는다(O형 혈구는 anti - H lectin에 잘 반응하는 혈구).
d) 37℃/2시간 동안 진탕하면서(shaker water bath 사용) incubation 한다.
e) 0.9% saline으로 2회 세척 후 saline 1 mL를 넣어 혈구부유액을 만든다.
f) 위에서 만든 혈구부유액 1drop에 anti - A serum 1drop을 가해서 실온 또는 냉장고에서 10~15분 방치한 후 3,400 rpm/15초 또는 1,000 rpm/1분 원심시킨 후 응집 유무를 판정한다.

▶판정 ; 응집을 보이면 A형 전환이 된 것이므로 혈청 중에 A형 당전이 효소를 증명하는 것이다.

- 응집강도에 따라서 혈청 중 A전이효소의 존재유무 표현은 positive, weakly positive로 보고된다. 또는 A로 표시하면 된다.

d. B형 전이효소 측정법

a) B효소용 완충액 0.2mL, B형 기질액 0.1mL에 가검혈청 0.5mL를 넣어 잘 혼합한다.
b) 37℃/5~10분간 가온시킨다.
c) 50% O형 혈구 식염수 부유액을 조제하여 0.05mL를 넣는다(O형 혈구는 anti - H lectin에 잘 반응하는 혈구).
d) 37℃/2시간 동안 진탕하면서(shaker water bath 사용) incubation 한다.
e) 0.9% saline으로 2회 세척 후 saline 1mL를 넣어 혈구부유액을 만든다.
f) 위에서 만든 혈구부유액 1 drop에 anti - B serum 1drop을 가해서 실온 또는 냉장고에서 10~15분 방치한 후 3,400 rpm/15초 또는 1,000 rpm/1분 원심시킨 후 응집 유무를 판정한다.

▶판정 ; 응집을 보이면 B형 전환이 된 것이므로 B형 당전이효소를 증명하는 것이다.

- A 및 B형의 변이형 모두가 혈청 중에 A형 및 B형 당전이 효소가 증명되는 것만은 아니다(표 3 - 11 참조).

(3) 타액 중의 A, B, H형 물질검사(test for A, B, H substance in saliva)

타액 중의 ABH 형물질의 검사는 응집억제반응(agglutination inhibition reaction)으로 행하여지며 혈청 중의 형물질검사와 동일한 방법으로도 좋으나 타액 중의 형물질은 분비형일 때 혈청 중에서보다 다량으로 함유하고 있으므로 소량의 타액으로도 가능한 방법에 대해서 알아보기로 하겠다.

① 시약의 준비

a. anti-A, anti-B항혈청은 1 : 16× 희석한 것을 각각 약 1.5 mL 준비한다.

b. anti-H lectin은 1 : 4× 희석시키고 약 1.5 mL 준비한다.

c. 2% A형, B형, O형 혈구부유액을 준비한다.

② 타액의 전 처치

타액채취는 구경이 넓은 곳에 채취하고 세균, 효소에 의한 형물질의 분해를 방지하기 위해서 타액을 비동화 시키기 위해 끓인 후 식혀서 사용한다. 즉시로 검사를 하지 못할 경우는 1 mL씩 분주하여 -20℃ 이하에서 동결 보존한다.

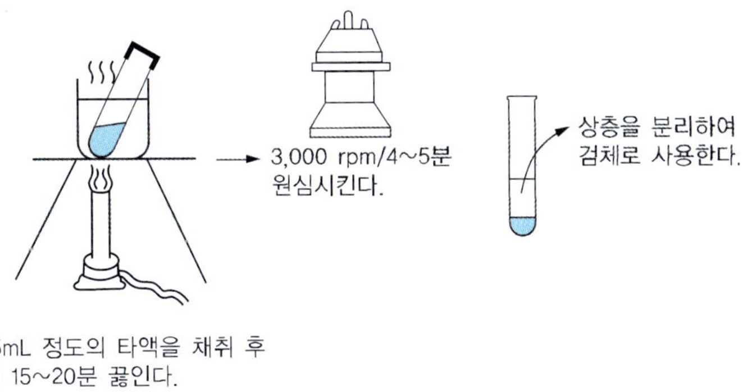

그림 11-12 타액의 전 처치 모습

※ Lewis식 혈액형 검사를 하여 분비형(secretor)의 타액을 받는다.
분비형 ; Le(a-b+)와 대부분의 Le(a-b-)형
비분비형 ; Le(a+b-)와 일부의 Le(a-b-)형

③ 검사

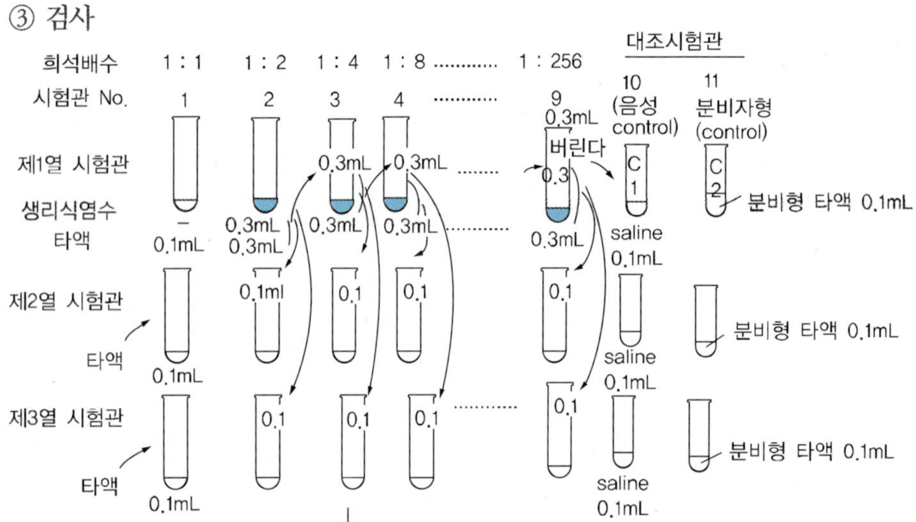

제1열 시험관에는 16×희석한 항-A 혈청
제2열 시험관에는 16×희석한 항-B 혈청 } 0.1mL씩 넣는다.
제3열 시험관에는 4×희석한 항-H Lectin

↓

혼합 후 실온에서 15분~30분 방치한다.

↓

제1열 시험관에 2% A형 혈구부유액
제2열 시험관에 2% B형 혈구부유액 } 0.2mL씩 넣는다.
제3열 시험관에 2% O형 혈구부유액

↓

잘 혼합한 후 3,400rpm/15초(또는 1,000rpm/1분) 원심시킨다.

↓

육안판정한다. 응집음성의 계열은 형물질에 의한 응집저지(억제)가 있는 것으로서 형물질의 존재를 나타내는 것이다.

참고 사항

① 분비형이면 반응이 억제된다.
② A형의 억제가 약할 때에는 A_1혈구를 사용한다.
③ Lewis식 혈액형 검사도 실시한다.
④ 대조시험(control)에 분비형(AB형)을 같이 실시한다. 응집억제가 될 것이다.
⑤ 비분비형이라도 2~4× 응집억제를 보이는 경우도 있다.

표 11-7 분비자 타액에서의 ABH형 물질(SeSe 또는 Sese)

혈액형	타액에서의 형물질		
	A	B	H
A	↑↑	없음	↑
B	없음	↑↑	↑
O	없음	없음	↑↑
AB	↑↑	↑↑	↑

참조 : ① 동형접합체 sese 사람은 타액에서 ABH형 물질이 없다.
② ↑와 ↑↑표시는 타액에서 ABH형 물질의 농도 표시임(↑↑강한 농도로 존재)

표 11-8 타액 중 ABH형 물질검사 판정 예

희석배수 \ 시험관 No \ 희석한 항혈청	1:1	1:2	1:4	1:8	1:16	1:32	1:64	1:128	1:256	1:512	대조시험관	
	1	2	3	4	5	6	7	8	9	10	1 (음성)	2 (분비형타액)
제 1열 시험관 (항-A)	0	0	0	0	0	0	0	0	0	2+	4+	0
제 2열 시험관 (항-B)	4+	4+	4+	4+	4+	4+	4+	4+	4+	4+	4+	0
제 3열 시험관 (항-H)	0	0	0	1+	2+	3+	3+	4+	4+	4+	4+	0

• 억제가 A물질 1:512
H물질 1:8

표 11-9 비분비형과 분비형의 예

	Non-secretor				Secretor of A and H		
	Tube	A	B	H	A	B	H
Test	1	4+	4+	4+	0	4+	0
음성대조	2	4+	4+	4+	4+	4+	4+
양성대조	3	0	0	0	0	0	0

억제(inhibition)는 응집 결여를 표시하는 것이므로 검사 결과 해석에 있어서 음성 control은 응집을 보이고 양성 inhibition control은 응집을 보이지 않는다면 정확한 결과를 나타낸 것이다.

표 11-8 타액 중 ABH 형물질검사 판정 예는 앞에서 기술한 검사술식에 의해 진행한 예로서 먼저 음성대조 시험관(I)은 모두 응집을 보였고 AB형 분비자의 타액을 넣은 양성대조 시험관(2)에는 제 1열 시험관(anti-A 혈청)에서 응집 억제를 보여주고 있다.

또한 anti-A 항혈청을 넣은 제 1열 시험관의 억제가 1 : 512× 이상으로 A형 물질이 존재하는 분비형의 예이다.

대조시험으로는 기지의 ABH 분비형의 타액으로 동시에 검사해 보는 것이 정도관리상 중요하다.

표 11-9의 예를 한 번 더 살펴보기로 하자. 좌측편의 비분비형(non-sectetor)은 음성, 양성대조가 확인되었고 A, B, H 시험관에 4+의 응집이 관찰됨으로써 알 수가 있고 우측의 test결과는 B시험관에 4+의 응집, A와 H 시험관에 응집이 없으므로 항원감량법 원리에 의해 판단하면 A, H 항원 분비형(secretor)으로 해석되어진다.

(4) 가계조사

일부의 아형검사의 확정 판정을 위해서는 가계조사를 하여 유전적 요인을 보고 혈액형을 확정 판정할 수 있다.

아형을 유전학적으로 증명할 수 있는 방법으로 가능한 한 발단자의 부모, 자녀, 형제 등 직계가족의 혈액형을 검사하여 가계도 기재 방식으로 표현하면 유전형의 패턴을 증명하고, 육안적으로도 쉽게 볼 수 있다.

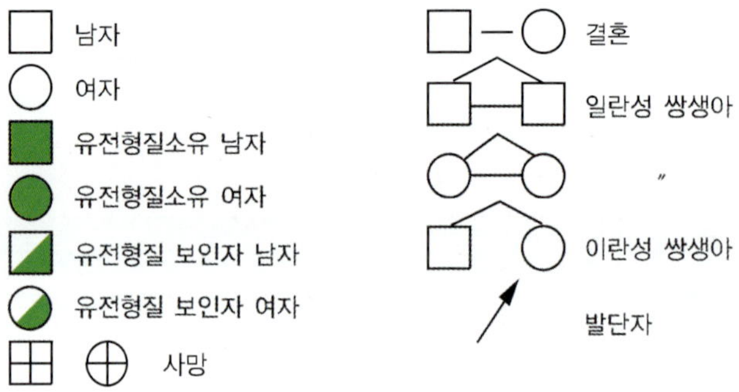

그림 11-13 가계도 기재방식

참고 사항

열성(recessive) ⇒ 양친에 의해 유전될 때만 발현되는 유전과 생성물
우성(dominance) ⇒ 다른 하나의 유전자를 억제시키고 발현되는 유전자 생성물
무형유전자(amorphs) ⇒ 생성물을 발현하지 못하는 유전자

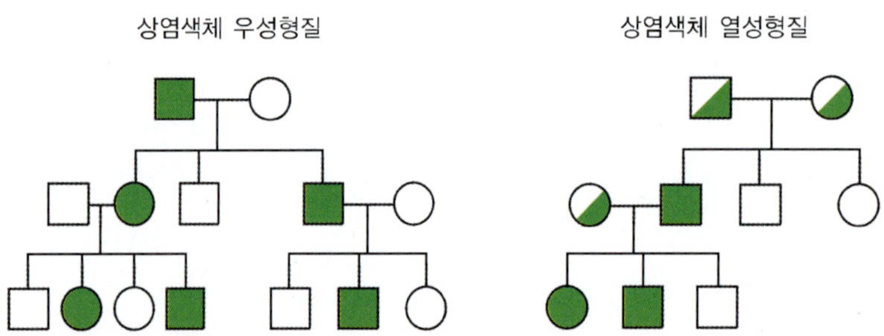

그림 11-14 상염색체 우성형질 및 열성형질의 유전양상

3) 모발을 이용한 혈액형 검사

(1) 원리

모발 중에 있는 혈액형물질과 혈액형 검사용 항혈청을 반응시키고(흡착), 열해리법으로 항체를 해리시켜 기지의 혈구와 해리액을 반응시켜서 형물질을 증명하는 방법이다.

(2) 시약

항-A, 항-B혈청, 항-H lectin

A_1혈구, B혈구, O혈구, 생리식염수

에타놀, 디에틸에텔용액(1 : 1), 중성세제

(3) 검체

검체모발 및 대조모발 40~60 mm

(4) 검사방법

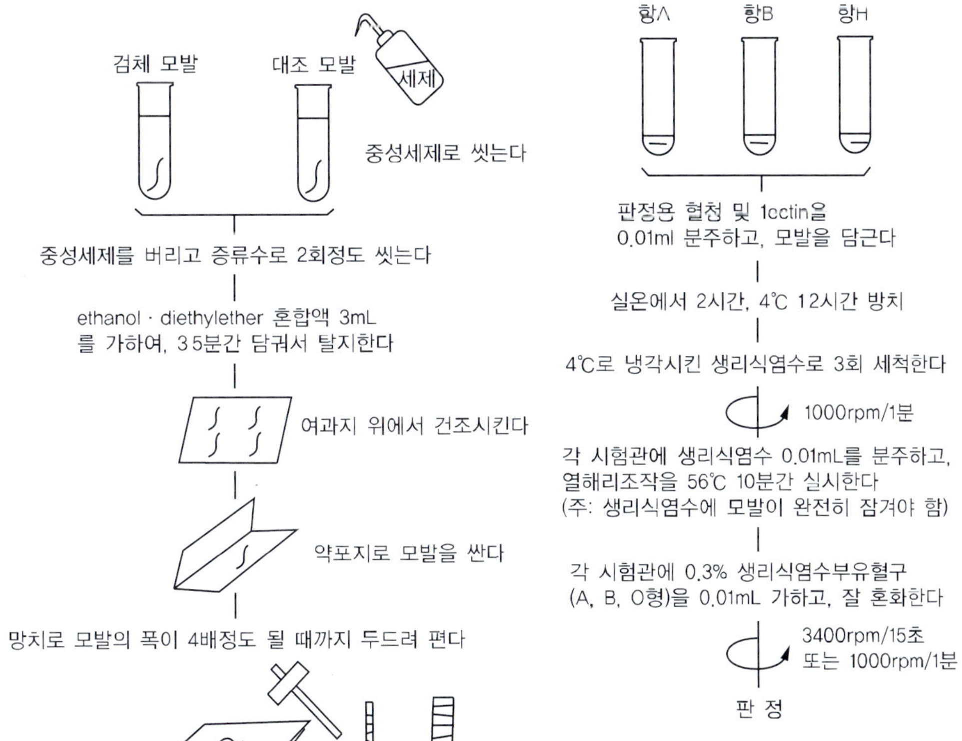

형	항A	항B	항H
A	(+)	(−)	(+)
B	(−)	(+)	(+)
O	(−)	(−)	(+)
AB	(+)	(+)	(+)

4) ABO불일치의 증례

증례 1 : 약한 항원 및 항원결여의 예

(1) 1차 검사 결과

Cell Typing			판정	Serum Typing			판정	Autocontrol
Anti-A	Anti-B	Anti-AB		A_1 cell	B cell	O cell		
mf	0	1+	?	0	3+	0	A	0

(2) 환자 예상 정보

① A 또는 B형의 아형

② 백혈병, Hodgkin's disease

③ 형특이성 물질의 과량 존재(위암, 췌장암, 난소난종)

(3) 추가검사

① Adsorption, elution test(A항원 증명)

② Saliva test: A, H substance분비

③ anti-A_1 lectin: (O), anti-H lectin검사: (3+)

▶≫판정 ; subgroup A_3

증례 2 : 비예기항원 반응의 예

(1) 1차 검사 결과

Cell Typing			판정	Serum Typing			판정	Autocontrol
Anti-A	Anti-B	Anti-AB		A_1 cell	B cell	O cell		
4+	2+	4+	AB	0	4+	0	A	0

(2) 환자 예상 정보

① 환자병력조사(패혈증, 위장관하부장애): 심한 장폐쇄증 환자

② 변형된 항원(T활성, Tn활성, Cad활성)

③ 적혈구에 항체의 피복

④ acriflavin과 같은 항혈청 첨가물의 요인?

⑤ 최근 수혈한 환자의 혈구형의 혼재

⑥ 저빈도 항원, 항체반응

(3) 추가검사

① Sallvia test: B substance (+)

② pH 6.0 조정 human anti-B혈청으로 재검사: (O)

③ 검체 혈청내 강한 항-B 있으나 자기혈구와 반응 없음

▶≫판정 ; A형(acquired B antigen)

증례 3 : 한랭 자가항체 반응의 예

(1) 1차 검사 결과

Cell Typing			판정	Serum Typing			판정	Autocontrol
Anti-A	Anti-B	Anti-AB		A_1 cell	B cell	O cell		
0	4+	4+	B	4+	1+	1+	AB	1+

(2) 환자 예상 정보

① 연전현상 의심

② 한랭자가항체 의심

③ 환자 병력조사

(3) 추가검사

① 혈청형검사의 생리식염수로 희석 반응력을 확인.

② 1차 선택 ; 37℃ / 15~30분: B cells, O cells, 자가대조에서 모두 반응없음.

③ 한랭 자가응집소 흡착에 의한 재검사

▶결론 : 한랭자가 항체에 의한 반응

▶판정 : B형

증례 4 : 비예기항체 반응의 예

(1) 1차 검사 결과

Cell Typing			판정	Serum Typing			판정	Autocontrol
Anti-A	Anti-B	Anti-AB		A_1 cell	B cell	O cell		
4+	0	4+	A	1+	4+	0	0	0

(2) 환자 예상 정보

① 연전현상 없음.

② 한랭자가항체 없음.

③ 비예기 ABH 동종응집소 의심.

④ 비예기항체(기타 혈액형 계통) 없음.

(3) 추가검사

① anti-A_1 lectin: (O), anti-H lectin: (+)

② A_1cell, A_2cell과 환자 혈청을 다시 반응시킨다.[A_1cell: (+), A_2cell: (O)]

▶결론 : A_2 group with irregular anti-A_1

증례 5 : 특이 비예기항체의 예

(1) 1차 검사 결과

Cell Typing			판정	Serum Typing			판정	Autocontrol
Anti-A	Anti-B	Anti-AB		A_1 cell	B cell	O cell		
4+	0	4+	A	1+	4+	1+	0	0

(2) 환자 예상 정보

① 특이사항 없음

(3) 추가검사

① DAT(direct antiglobulin test) : 음성

② IAT(indirect antiglobulin test) 및 불규칙항체 검사 : 양성
O cells과 실온단계에서 1+ 응집보임 → 항체동정 검사 시행

③ 항체동정 검사 결과 : anti-M 동정

▶▶결론 ; 위와 같은 ABO불일치는 혈청형 검사의 문제로 비예기항체 anti-M에 의해 A_1 혈구와도 반응한 경우이다. 비예기항체 anti-M에 의한 ABO 불일치

▶▶판정 ; A

증례 6 : 연전현상(rouleaux formation)

(1) 1차 검사 결과

Cell Typing			판정	Serum Typing			판정	Autocontrol
Anti-A	Anti-B	Anti-AB		A_1 cell	B cell	O cell		
4+	4+	4+	AB	2+	2+	2+	?	2+

(2) 환자 예상 정보

① 혈청단백의 이상 농도 의심

② Multiple myeloma에서 높은 globulin량

③ Plasma expander주사 : dextran. PVP(polyvinyl pyrrolidone)

④ Hodgkin's lymphoma

⑤ Whaiton's jelly(신생아의 cord blood sample)

(3) 추가검사

① 응집현상을 현미경으로 관찰

② 환자의 혈청을 생리식염수로 희석 재검 → 혈청형검사: AB형 판정

▶▶판정 ; AB

증례 7 : 비 특이 비예기항체의 예

(1) 1차 검사 결과

Cell Typing			판정	Serum Typing			판정	Autocontrol
Anti-A	Anti-B	Anti-AB		A_1 cell	B cell	O cell		
4+	0	4+	A	0	4+	2+	?	0

(2) 환자 예상 정보

① 특이사항 없음

(3) 추가검사

① anti-A_1 lectin: (4+), anti-H lectin: (0)

② A_1 cell에서 0, A_2 cell에서 1+, O cells에서는 강한 2+

▶≫판정 : A_1 group with anti-H

증례 8 : 연전현상(rouleaux formation)

(1) 1차 검사 결과

Cell Typing			판정	Serum Typing			판정	Autocontrol
Anti-A	Anti-B	Anti-AB		A_1 cell	B cell	O cell		
4+	+	4+	AB	1+	3+	1+	0	1+

(2) 환자 예상 정보

① 혈청단백의 이상 농도 의심

② Multiple myeloma

③ Plasma expander주사 : dextran. PVP(polyvinyl pyrrolidone)

④ Hodgkin's lymphoma

(3) 추가검사 ;

① 응집현상을 현미경으로 관찰 rouleaux formation(연전현상)발견

② 환자의 혈구 3회 세척 후 재검 → 혈구형 검사 : A형 판정

③ 환자의 혈청을 생리식염수로 희석하여 재검 → 혈청형 검사 : A형 판정

▶≫결론 ; rouleaux formation에 의한 연전현상의 ABO 불일치

▶≫판정 ; A형

증례 9 : ABO불일치 현상의 환자 수혈 예

(1) 1차 검사 결과

① ABO 불일치로 ABO형이 미확정시 수혈용혈액을 정할 수 없다.

(2) 응급수혈 요청 시

- 적혈구제제는 O형 적혈구 제제를 선택한다.
- 혈소판 및 FFP는 AB형으로 선택한다.

증례 10 : 유전적인 요인인 ABO불일치 예

(1) 1차 검사 결과

Cell Typing			판정	Serum Typing			판정	Autocontrol
Anti-A	Anti-B	Anti-AB		A_1 cell	B cell	O cell		
4+	+	4+	AB	0	+	0	A	0

(2) 환자 예상 정보
① 수혈력 없음
② 특이사항 없음

(3) 추가검사
① anti-A_1 lectin과 anti-H Lectin으로 아형관련 검사 시험
② anti-A_1 Lectin 반응 검사: 음성
anti-H Lectin 반응 검사: 2+(cisA_2B_3로 추정)
③ 환자의 가계조사 시행
환자의 엄마와 이모에서 동일한 반응결과를 보임
④ cisAB형과 관련해 유전된 혈액형 확인

▶≫결론 ; cisA_2B_3형에 의한 ABO 불일치
▶≫판정 ; cisA_2B_3형

증례 11 : 유전적 요인인 ABO불일치 예

(1) 1차 검사 결과

Cell Typing			판정	Serum Typing			판정	Autocontrol
Anti-A	Anti-B	Anti-AB		A_1 cell	B cell	O cell		
0	0	0	0	4+	0	0	B	0

(2) 환자 예상 정보
① 수혈력 없음

(3) 추가검사 ; Bm 및 Bx을 의심
① anti-A_1 lectin과 anti-H Lectin으로 아형관련 검사 시험
anti-A_1 Lectin 반응 검사: 0
anti-H Lectin 반응 검사: 2+
② anti-B혈청으로 흡착, 해리시험
해리액으로 B혈구와 2+
③ 타액중 B형물질 증명
anti-A, anti-B, anti-H중 anti-A에서만 1+ 응집을 보임
④ 가계조사에서 부모 및 형제에서 유전인자 확인

▶≫판정 ; Bm형

3. Rh혈액형 검사

상품화된 Rh형 판정을 위한 항혈청은 anti-Rh_0(D), anti-rh′(C), anti-rh″(E), anti-hr′(c), anti-hr″(e)의 5종 이외에도 기타 변종에 사용되는 항혈청이 있으나 환자와 공혈자에 대한 일반적인 검사에는 Rh_0(D) 항원의 존재 유무를 봄으로서 Rh의 양성, 음성을 구별하는 anti-Rh_0(D)가 사용되고 있다.

검체는 항응고제에 채혈한 혈액, 응고시킨 혈액, capillary에 채취한 혈액이 모두 검사에 이용된다.

1) Rh(D)형 검사

(1) 슬라이드법(slide method)

① 40~50℃의 표면온도가 유지되는 view box 위에 slide glass를 올려놓고 온도를 유지(37℃)한 뒤 anti-D항혈청 한 방울을 놓는다.

② Pasteur 피펫을 사용해서 전혈 1방울(혈장 또는 혈청 40~50% 자가혈구부유액)을 떨어뜨린다(면봉으로 찍어 넣어도 된다).

③ 면봉으로 잘 혼합하고 slide를 앞뒤로 기울이면서 2분 이내 응집유무를 판독한다.

• 만약 응집이 없으면 weak-D검사를 시행한다.

참고 사항

Rh형의 검사는 45~50℃의 view box가 필요하며, 이는 slide glass를 view box 위에 올려놨을 때 37℃까지 온도가 상승해야 했으나, 최근에는 시약의 향상으로(IgG+IgM anti-D) 실온에서도 반응이 잘 된다.
하지만 anti-D항체는 IgG항체로 37℃의 온도에서 가장 신속하고 완전하게 응집하게 된다.

(2) 시험관법(tube method)

① anti-Rh(D) 혈청 한 방울을 10×75 mm 시험관에 넣는다.

② 2~5% 식염수 검체혈구부유액을 한 방울 넣는다.

③ 잘 혼합 후 3,400 rpm/15초 또는 1,000 rpm/1분간 원심분리한다.

④ 시험관을 살며시 tapping시켜 육안으로 응집유무를 판독한다.

판독 ; 응집 ; Rh(D) 양성

비응집 ; weak-D형검사(간접 항글로불린법) 후 판정

주의 ; 음성control을 세워서 한다. 22% bovine albumin을 3×희석해서 사용하거나 검체의 혈청을 사용하면 된다. 만약 control에 양성이면 anti-D(IgM)시약으로 다시 검사하여 판정을 한다.

Rh(D)형 검사 술식

술 식 \ 시험관 (10×75mm)	T	C
Anti-Rh(D)	1방울	-
6% bovine albumin	-	1방울
2~5% cell suspension	1방울	1방울

잘 혼합한 후 3,400 rpm/15초
원심시킨 후 응집 유무를 육안적으로 판정한다.

Rh(D)형 결과 판정

Test	Control	결과판정
+	0	$Rh_0(D)$ 양성
0	0	Weak-D형 검사 후 판정
+	+	판정보류(자가항체의심)

2) 약-D형(weak-D) 검사 ; 간접 쿰스검사(indirect Coombs test for weak D type)

Weak-D(D^u)형 혈구에는 D항원을 약하게 가지고 있으나 anti-Rh(D)혈청에 의해 응집되지가 않는다. D항원이 존재하지 않으면 Rh 음성이고 이렇게 약하게 가지고 있으면 weak-D(D^u)형이므로 D항원의 존재유무를 확인하기 위한 검사가 필요하다.

(1) anti-Rh(D) 혈청 한 방울을 test시험관에, 22% bovine albumin을 test시험관과 control시험관에 1~2 방울을 넣는다.
(2) 2~5% 식염수 검체혈구부유액을 각각 한 방울씩 넣는다.
(3) 잘 혼합 후 37℃/15~30분 감작시킨다(test에 22% bovine albumin을 넣지 않으면 30분 이상 60분 정도 감작시킨다).
(4) 생리식염수로 3~4회 충분히 세척하고 혈구층(cell button)만 남긴다.
(5) 쿰스 혈청 1방울씩 넣는다.
(6) 3,400 rpm/15초 또는 1,000 rpm/1분간 원심분리 후 육안으로 응집유무를 판독한다.

참조

Weak-D음성자의 D변이형 추적검사

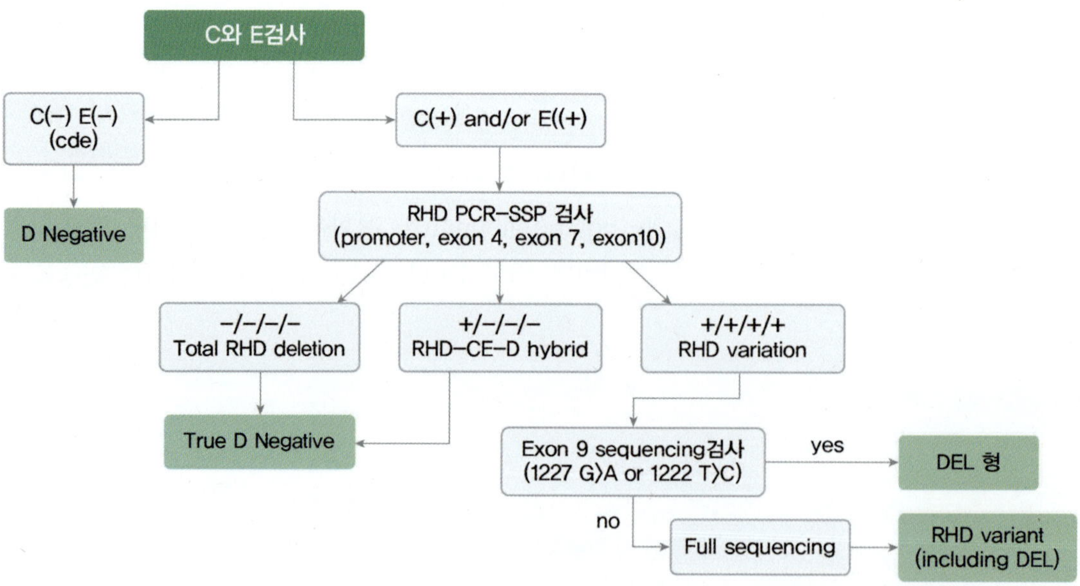

약-D형(Weak-D)검사 순서 도해

술식 \ 시험관	Test	Control
가검 3% 혈구부유액	T 1 drop	C 1 drop
Anti-Rh0(D)	1 drop	
22% bovine albumin	2 drops	1 drop
잘 혼합 후 37℃/15~30분 ※ 최소 15분~최대 60분 생리식염수로 3회 세척하고 혈구층(cell button)만 남긴다.		
Coombs 혈청	1 drop	1 drop
3,400 rpm/15초간 원심 후 판정		

결과가 음성이면 IgG 감작혈구 1 drop 넣고 원심하여 응집유무 확인함

약-D(Weak-D)형 검사 결과 판정

Test	Control	결과판정
0	0	Rh_0(D) 음성
+	0	Weak-D형
+	+	판정보류(자가항체의심)

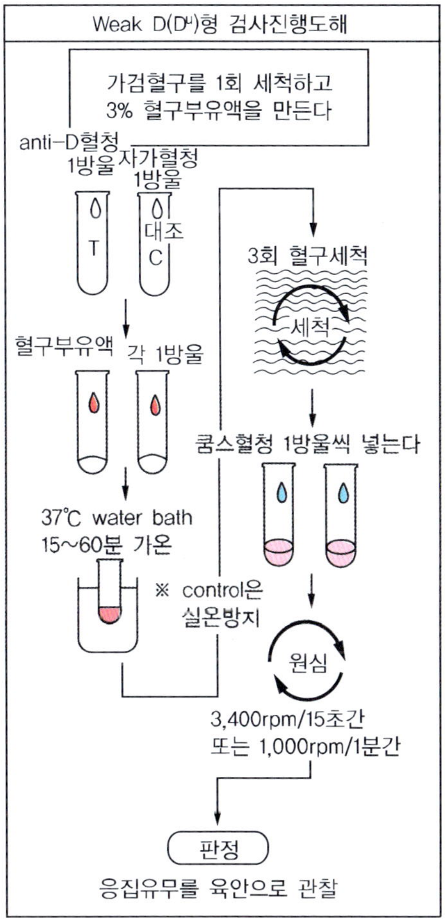

그림 11-15 Weak-D(D^u)형 검사 순서 도해

판독방법: 시험관을 살며시 비비는 듯 돌려서 확인한 결과 응집이 일어났으면 weak-D(D^u)양성이다. 응집이 생기지 않고 smooth하게 풀어지면 진정한 Rh 음성이다.

판독결과: 응집 ; weak-D형

비응집 ; Rh(D) 음성

주의: 시험관법으로 Rh_0(D)검사를 하였다면 그대로 약-D형 검사를 진행한다.

(7) Test tube 및 control tube에 음성을 보이면, 진 음성을 확인하기 위하여 coombs control (IgG감작 O형 혈구)를 음성 tube에 가해서 응집을 보이면 음성으로 판정한다.

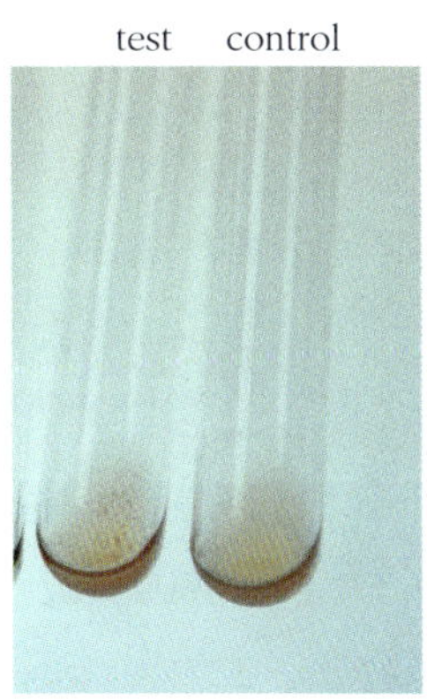

그림 11-16 Weak-D(Du)형의 판정

결과해석 : ① Control은 음성, 피검시험관이 양성이라면 그 혈구는 weak - D(D^u)형
② Control은 음성, 피검시험관이 또한 음성이라면 그 혈구는 Rh(D)음성이다.

3) Del형 검사(absorption-elution test)

Weak D형 검사(간접항글로불린법)에서 음성을 보이는 경우 RhD진음성을 확인하기 위한 검사이다.

(1) 새로운 검체 적혈구 0.5mL을 생리식염수로 충분히 세척한다.

(2) 세척된 적혈구(약 0.5mL)에 동량의 IgG anti-D 시약을 넣고 22% bovine albumim을 동량 가함.

(3) 37℃ water bath에서 30분 이상(absorption)

(4) 생리식염수로 5~7회 충분히 세척(상층액에서 IAT검사 음성 확인)

(5) 항체 elution은 ether법이나 glycine-HCl/EDTA법으로 시행한다.

(6) 즉시 원심하여 용출액을 별도의 시험관에 옮긴다.

(7) 용출액을 검체 혈청으로 O형 D양성혈구와 항글로불린법으로 판정

- 양성(응집)이면 Del형
- 음성(비응집)이면 D음성

4) -D-형 검사

항-D혈청을 일반적인 D양성혈액에서는 음성이 나올 수 있을 정도로 생리식염수로 100× 혹은 200× 정도 희석하여 일상 D형 검사의 음성 대조로 검사하는 가운데 응집을 보일 경우 -D-형을 의심하여 확인 검사로 CcEe항원검사를 하여 모두 음성으로 나오면 가계조사를 하여 확인하는 방법을 추가하며, -D-형으로 판정하게 된다.

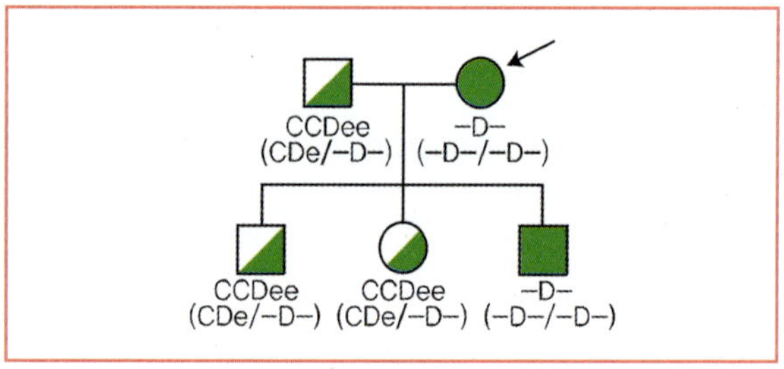

그림 11-17 -D-형의 가계도 예

5) Rh-Hr 표현형 검사

anti-D, anti-C, anti-E, anti-c, anti-e항혈청을 이용한 검사법

(1) Tube법으로 Rh(D)검사와 동일하며, 시험관을 C, c, D, E, e, Alb 순으로 준비

(2) 2~3% 검체 혈구를 각 한 방울씩 넣고

(3) 각각의 시험관에 각각의 항혈청을 한방울씩 넣고

(4) 37℃에서 10~15분간 방치했다가

(5) 잘 혼합한 후 3,400 rpm/15초 원심하여 가볍게 시험관을 흔들어 판정해본다.

결과 판정 ; 응집을 보이는 것을 해당항원 양성으로 한다.

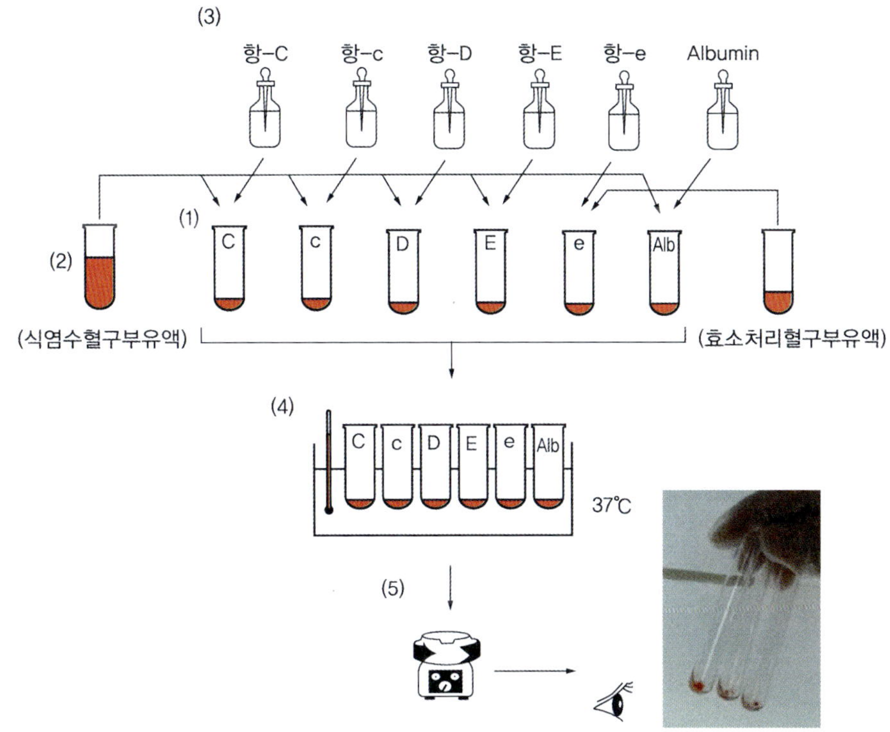

주의 ; ① 시약제조회사의 검사지침서대로 검사를 해야 한다.
② 효소법(효소처리혈구나 각 시험관에 효소를 첨가)으로 하면 반응 증가됨.

그림 11-18 Rh-Hr 표현형 검사 순서 도해

4. 기타 혈액형 검사

기타 혈액형 검사용 항혈청시약은 비교적 고가로 일상적으로는 활용되지 않으며, 항체동정검사에서 동정된 항체에 대응하는 항원이 없는 혈액을 선택하기 위해서나, panel혈구를 제조 시 항원 검사용으로 사용한다.

실온에서 반응을 잘하는 IgM계열의 항-Lewis, 항-P_1, 항-M, 항-N 혈청과 관련한 혈액형 그룹들은 실온 식염수법으로 검사하여 응집유무로 판정한다.

예 1) Lewis식 혈액형 검사

Lewis식 혈액형 검사는 항-Le^a와 항-Le^b 판정용 혈청은 생리식염수에서 반응을 잘하는 항체로 saline tube법을 이용하여야 하며 murine 유래의 monoclonal 항-Le^a 및 항-Le^b 항혈청을 사용한다.

37℃에서 반응을 잘하는 IgG 계열의 항-Kell, 항-Duffy, 항-Kidd, 항-Diego, 항-S, 항-s 등의 혈액형그룹들은 간접 항글로불린법으로 검사하며 혈액형에 따라서 반응이 약하여 오판을 할 우려도 있어 판정에 주의를 하여야 한다.

Lewis식 혈액형 검사 방법

술식 \ 시험관(10×75mm)	Le^a	Le^b
① Anti - Le^a	1방울	-
Anti - Le^b	-	1방울
② 2~5% cell suspension	1방울	1방울
③ 잘 혼합한 후 실온(15~30)에서 5~10분 방치한 후 3,400 rpm/15초		
④ 원심시킨 후 응집 유무를 육안적으로 판정한다.		

주의 사항

* Le^a 및 Le^b 양성혈구를 사용하여 시약 control로써 병행해서 검사해야 한다.
* 생리식염수로 1회 세척하여 2~5% 혈구부유액을 만들어 사용해야 한다.
* Anti - Le^{b}를 사용한 검사에서 관찰되는 약한 응집반응은 A_1형 Le$^{(b+)}$, A_1B형 Le$^{(b+)}$형의 혈액에 대해 생길 수 있다.
* 신생아의 혈구는 Lewis 항원의 수용체가 충분치 않기 때문에 위음성 반응이 생길 수도 있다.

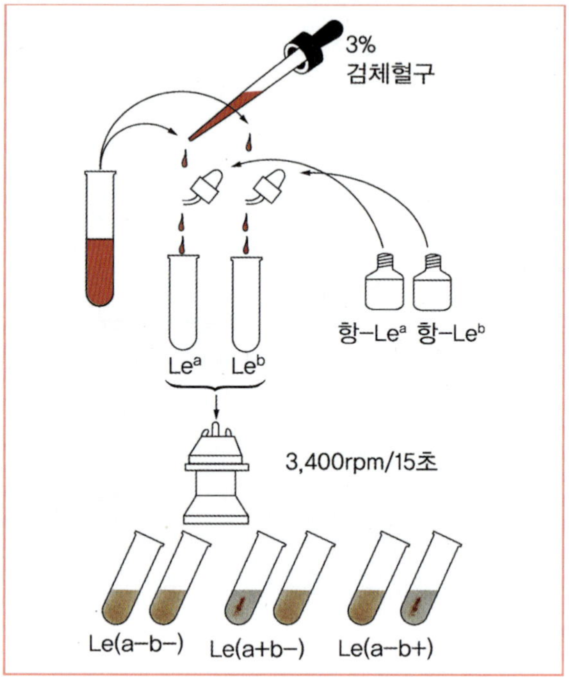

그림 11-19 Lewis식 혈액형 검사 순서

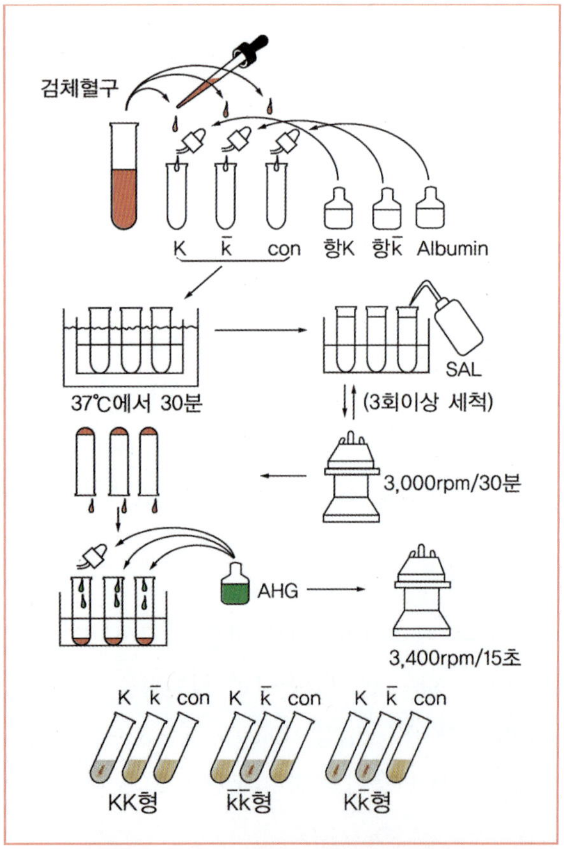

그림 11-20 Kell식 혈액형 검사 순서

주) k̄: 소문자를 뜻함

예 2) Kell식 혈액형 검사

항 - K 및 항 - k̄혈청으로 간접 쿰스검사 술식에 따라 진행되어진다.

<검사방법>

① 생리식염수로 가검 혈액을 2~5% 혈구부유액으로 만든다.

② 10×75 mm 시험관에 항 - K 및 항 - k̄ 혈청 한 방울씩을 각각 넣는다.

③ 가검 혈액을 2~5% 혈구 한 방울씩을 test 및 control시험관에 가하고, 각 시험관에 22% bovine albumin 2drops씩을 넣고

④ 잘 혼합한 뒤 37℃/30분간 반응시킨 후 생리식염수로 3회 혈구를 세척한 후 마지막에는 혈구만 남기고 상층액을 모두 버린다.

⑤ AHG(항 - IgG 혈청) 두 방울씩을 가한다.

⑥ 잘 혼합한 후 3,400 rpm/15초간 원심시킨 후 살며시 tapping시켜 육안으로 응집유무를 판별한다.

• 피검 tube 및 control tube에 음성을 보이면, 진 음성을 확인하기 위하여 Coombs control(상

품화된 것)을 사용하던지 또는 IgG감작시킨 O형 혈구를 음성 tube에 가해서 응집을 보이면 진 음성으로 판정한다.

결과해석 :

항-K	항-$\bar{k}$	Control	결과(표현형)
+	0	0	K형
+	+	0	K$\bar{k}$형
0	+	0	$\bar{k}$형

• IgG 계열의 항-Duffy, 항-Kidd, 항-Diego, 항-S, 항-s 검사술식도 위의 방법과 동일하다.

5. 항체 선별 및 동정검사

1) 비예기항체 선별검사

(1) 일반적 검사 방법

실온, 식염수법·albumin·AHG법(2 혈구조합법 ; two cell procedure ; search-cyte)

〈실온, 식염수법〉

① 10×75(또는 12×75 mm) 시험관 세 개를 사용해서 I, II, C를 표시하고 각각 피검혈청 두 방울씩을 넣는다.

② 시험관 I에는 screen cells I 한 방울을, 시험관 II에는 screen cells II 한 방울을, C에는 3% 자가 혈구 한 방울씩 가하고 혼합한다.

③ 즉시 3,400 rpm/15초 원심하여 용혈 및 응집유무를 관찰한다(실온, 식염수법).

• 판독 후 양성인 경우 immediate spin(IS)의 응집강도를 1+~4+까지 기록한다.

• 완전용혈(CH) 및 부분용혈(pH)이 생겼으면 양성이므로 약어로 기록해 놓고 다음 단계로 진행한다.

• 양성 및 음성을 불문하고 계속해서 다음 단계로 넘어간다.

〈37℃, 고단백법〉

④ 세개의 시험관에 22% bovine albumin 2 drops씩을 넣고 37℃ water bath에서 15분간 방치한다. 만약 필요하다면 60분까지도 연장할 수 있다.

⑤ 3,400 rpm/15초 원심시킨 후 육안적으로 용혈이나 응집을 관찰한다.

• 결과는 37℃ albumin으로 표시하고 위에서와 같은 식으로 적는다.

• 반응증강제 bovine albumin을 넣지 않고 37℃/60분간 방치해도 된다. 반응하는 항체가 있다면 강도가 다르므로 유념해야 한다.

〈간접 항글로불린법〉

⑥ 생리식염수로 3회 이상 모든 시험관의 혈구를 세척해내고 남아 있는 혈구에다 항글로불린 혈청 2 drops씩을 넣는다.

⑦ 잘 혼합하고 3,400 rpm/15초 원심시킨다.

⑧ 육안적으로 용혈 및 응집유무를 관찰한다.

결과의 기록은 AHG(anti-human globulin test)로 표시한 후 반응결과를 적는다.

표 11-10 Search-cyte항원구성표(Antigram)

vial No.	Rh Pheno-type	Special Typings	Rh					MNS				P	Lewis		Lutheran		Kell		Duffy		Kidd		sex Linked	Test Results			
			D	C	E	c	e	M	N	S	s	P_1	Le^a	Le^b	Lu^a	Lu^b	K	k	Fy^a	Fy^b	Jk^a	Jk^b	Xg^a	Sal	37℃ Alb	AHG	CC
CEL-1	rr	Co(b+)	0	0	0	+	+	+	+	+	+	+	+	0	0	+	0	+	+	+	0	+	+	0	0	0	+
CEL-2	R1R2		+	+	+	+	+	+	+	+	+	+	0	+	0	+	+	+	0	+	+	+	+	0	0	+	
																							Auto	0	0	0	+

주) 항체 screening 반응결과에 대한 가능성 있는 항체 특이성을 보면 AHG에서 cell-2에서만 응집을 보여 D C E Le^b K JK^a의 가능성을 보여 주지만, IgG계 항체로 Le^b는 제외, Rh항체는 37℃ Alb도 반응을 보이는 점을 고려하면 K와 JK^a로 압축된다.

일반적 검사(실온, 식염수법·Albumin·AHG법)술식

<table>
<tr><th>구 분 / 시험관 (10×75mm)</th><th>I</th><th>II</th><th>C</th></tr>
<tr><td>환자혈청</td><td>2 drops</td><td>2 drops</td><td>2 drops</td></tr>
<tr><td>Screen cell Ⅰ</td><td>1 drop</td><td>-</td><td>-</td></tr>
<tr><td>Screen cell Ⅱ</td><td>-</td><td>1 drop</td><td>-</td></tr>
<tr><td>3% 환자혈구</td><td>-</td><td>-</td><td>1 drop</td></tr>
<tr><td colspan="4">3,400 rpm/15 sec 원심(IS phase)
·용혈 및 용집 관찰
·결과기록(응집강도 표시)
⇩</td></tr>
<tr><td>22% bovine albumin</td><td>2 drops</td><td>2 drops</td><td>2 drops</td></tr>
<tr><td colspan="4">37℃/15~30분
·사용하는 증강제 시약제조자의 권장하는 반응 시간을 지킨다.
·반응시키는 동안 혈청 중의 항체는 시약적혈구 항원과 결합
·감작과정
⇩
3,400 rpm/15 sec 원심
·용혈 및 응집 관찰(응집강도 기록)</td></tr>
<tr><td>혈구세척과정</td><td colspan="3">Saline으로 3~4회 혈구 세척(충분한 세척이 필요함)</td></tr>
<tr><td colspan="4">·AHG 시약을 중성화 시킬 수 있는 unbound IgG의 완전제거 목적
⇩</td></tr>
<tr><td>AHG시약
(polyspecific 또는
anti-IgG)</td><td>2 drops</td><td>2 drops</td><td>2 drops</td></tr>
<tr><td colspan="4">3,400 rpm/15sec 원심
·용혈 및 응집 관찰(응집강도 기록)
⇩
·결과가 negative이면 Coombs control cell(check cell) 1 drop씩 넣어 원심시킨 후 응집을 확인한다.
·만약 응집이 없으면 재검사한다.</td></tr>
</table>

⑨ 음성 반응을 나타낸 Cell-1과 자가대조 시험관에는 Coombs control cell(IgG 감작혈구) 1drop을 넣고 원심시켜 응집이 되는지를 확인한다(표 11-10 참조).

(2) 3혈구조합법(three cell procedure); Surgiscreen 검사법

Surgiscreen 적혈구 시약 세 사람의 서로 다른 항원 구성을 가진 사람으로부터 만든 O형 3% 혈구부유액이다. 항원성이 강한 혈구를 항체 screening cell에 사용함으로서 약한 항체 또는 양적효과(dosage effect)를 나타내는 항체의 검출률이 높도록 제조되어 있는 것이 특징이다.

표 11-11 Surgiscreen 적혈구시약의 항원구성표(antigram)

		Rh-hr					KELL				DUFFY		KIDD		Sex Linked	LEWS		MNS				P LUTHERAN			Test Results			
Cell#	Rh-Hr	D	C	E	c	e	K	k	Kp^a	Kp^b	Fy^a	Fy^b	Jk^a	Jk^b	Xg^a	Le^a	Le^b	S	s	M	N	P_1	Lu^a	Lu^b	Sal	Alb	AHG	CC
1	R_1R_1	+	+	0	0	+	+	+	0	+	+	+	0	+	+	0	0	+	0	+	0	+W	0	+	0	0	0	2+
2	R_2R_2	+	0	+	+	0	0	+	0	+	+	0	+	+	+	0	+	0	0	0	+	+W	0	+	0	0	0	2+
3	rr	0	0	0	+	+	0	+	0	+	0	+	+	0	+	+	0	0	+	+	+	+	0	+	0	0	2+	
																								Auto	0	0	0	2+

〈실온, 식염수법〉

① 3개의 10×75 mm 시험관에 1, 2, 3으로 표시한다. 끝에 자가대조시험관을 둔다.

② 각 시험관에 두 방울씩의 피검 혈청을 넣는다.
잘 혼합되어진 스크린 1, 2, 3혈구를 각 시험관에 한 방울씩 넣는다.

③ 즉시 3,400 rpm/15초(또는 1,000 rpm/1분간) 원심하여 용혈 및 응집유무를 관찰한다.

- 판독 후 양성인 경우 immediate spin(IS)의 응집강도를 1+~4+까지 기록한다.
- 양성 및 음성을 불문하고 계속해서 다음 단계로 넘어간다.
- 완전용혈(CH) 및 부분용혈(pH)이 생겼으면 양성이므로 약어로 기록해 놓고 다음 단계로 진행한다.

〈37℃, 고단백법〉

④ 만약 필요하면 제조회사의 지시대로 필요한 양 만큼 항체 증강용액을 가한다.

⑤ 시험관을 37℃/15분간 반응시킨다. 필요하다면 60분까지도 연장할 수가 있다.

⑥ 3,400 rpm 15초, 혹은 1,000 rpm 1분간 원심한 후 상층액에서 용혈유무를 관찰한 후 시험관을 부드럽게 돌리면서 응집유무를 관찰한다.

- 결과는 37℃ albumin으로 표시하고 위에서와 같은 식으로 기록한다.

〈간접 항글로불린법〉

⑦ 생리식염수로 3번 이상 충분히 세척하고 마지막 세척 후에 완전히 식염수를 버린다.

⑧ 각 시험관의 침전된 혈구에 항인글로불린 혈청 두 방울씩을 넣고 잘 혼합하고 3,400 rpm/15초간 원심시킨다.

⑨ 육안적으로 용혈 및 응집유무를 관찰한다.
결과의 기록은 AHG(anti-human globulin test)로 표시한 후 반응결과를 기록한다(표 11-11

참조).

⑩ 모든 음성 시험관에 Coombs control cells 한 방울씩을 넣고, 원심하여 응집을 확인한다.

표 11-11의 스크린검사결과 추정 참고 사항

a. 반응 pattern의 고찰과 항체 추정

i. 검사결과(test results) 반응 음성인 cell No. 1과 2 및 자가 대조에 CC(Coombs control cells)을 넣고 원심한 결과 2+의 정상반응을 보였다.

ii. cell No. 3에서는 AHG 검사단계에서 2+의 반응이 일어났다.

iii. 이 반응 pattern은 antigram(표 11-11)상에서 O, O, +를 찾아보면 Le^a, s란과 반응이 일치하고 있으므로 환자 혈청 중에 있는 비예기항체는 이들 항원에 대응하는 항체가 있다고 추정한다.

b. 다른 항체의 공존가능성 확인

i. 검사결과가 반응 음성일 때 Antigram에 표기되어 있는 항원 양성(+)을 소거한다(항원 위에 사선(/)을 그어 소거한다).

ii. 항원양성이라도 이형 접합체 혈구는 소거할 수가 없다(이 혈구와는 반응하지 않았지만 양적효과를 나타내는 항체가 공존할 수 있기 때문이다).

iii. cell No. 1 혈구에서 소거되는 것 ; D, C, e, K k, Kp^b, Jk^b, Xg^a, S, M, P_1, Lu^b

iv. Cell No. 2 혈구에서 소거되는 것 ; E, c, Fy^a, Le^b, N,

v. 소거되어진 항원에 대한 항체가 존재할 가능성은 부정된다.

vi. cell No. 1 및 cell No. 2에서 소거되지 않고 남아 있는 것 ; Fy^b, Jk^a, s

∴ 이 두 항원에 대한 항체의 공존가능성도 배제할 수 없다.

c. 혈청학적 반응태도 고찰

s, Fy^b, Jk^a antibody는 37℃ AHG 단계에서 가장 잘 반응하는 항체이고 Le^a는 실온~37℃ 온도에서 반응하는 항체이다. 검사결과의 반응 특성으로 볼 때 IgG 항체, 단일 항체 또는 2종류 alloantibody가 추정되어진다.

(3) 0.1% Ficin 효소액을 사용한 항체검사법(2단법)

효소처리혈구의 사용

항체 screening, 항체동정검사 및 교차시험에 효소처리 혈구를 사용하는 방법(2단법)은 항체의 검출 감도를 상승시키는 방법의 하나로서 사용되어진다. 그러나 효소처리에 의해 파괴되는 혈액형 항원에 유의하여야 한다.

검사법

① 혈구시약, 자가 control 혈구, 공혈자 혈구 등을 3~5% 혈구부유액을 만들어 0.9 mL를 시험관에 넣는다.

② 생리식염수로 3회 혈구를 세척한다(3,400 rpm/1~2분)(혈구부유액에 들어있을지도 모를 효소활성을 저해할 수 있는 물질을 제거하기 위해서이다).

③ 혈구침사에 다시 0.9 mL의 saline을 넣어 재부유시킨다.

④ 0.1 mL의 0.1% ficin 효소용액을 넣어 혼합시킨다.

⑤ 37℃/10분간 항온수조에서 반응시킨다(정확한 시간이 중요하다).

⑥ 효소활성을 정지시키기 위해 saline을 채우고 3회 혈구를 세척한다(3,400 rpm/1~2분).

⑦ 세척 후 혈구침사에 saline을 0.9 mL 가해서 3~5% 혈구부유액을 만든다.

⑧ 위에서 만든 3% 혈구부유액 1 drop과 피검혈청 2 drops을 넣어 혼합한다.
⑨ 37℃/1시간 incubation(가끔 혼합해 준다)한 후 3,400 rpm/15초 원심하여 판정한다.
⑩ 계속해서 간접 항글로불린 과정을 시행하여 항체검출검사를 진행한다.

참고 사항

- Rh, Kidd, Lewis계 혈액형 항체들은 효소처리 혈구로 검사하여 반응이 증강된다.
- 그러나 MNSs, Duffy, Xg^a 혈액형 항원은 효소처리에 의해 파괴되어지므로 항체검출이 잘 안된다.

2) 비예기항체 동정검사(antibody identification)

Resolve panel A 적혈구시약은 두 가지 검사 방법이 이용되는데 첫째가 warm panel 방법이고 두 번째가 cold panel 방법이다.

임상적으로 가장 중요한 대부분의 비예기항체들은 일반적으로 warm panel에 의해 검출, 동정되어지므로 warm panel 술식을 주로 이용하여 검사한다.

스크린 검사에서 양성을 보인 유형에 따른 검사방법을 택하면 좋다.

(1) Warm panel 검사방법

〈실온과정(즉시 원심법)〉

① 10×75 mm시험관 12개(cell 숫자만큼)에 번호를 쓴 후 rack에 꽂는다.
② 각 시험관에 가검 혈청 2 drops씩을 넣는다.
③ 제 1번 시험관에는 잘 혼합된 resolve panel A No. 1 혈구 한 방울을, 제 2번 시험관에는 No. 2 혈구 한 방울, 이러한 순서로 11번 시험관까지 panel cell 번호와 시험관번호를 같이 맞추어 혈구 1 drop씩 넣는다.
④ 12번째 시험관은 자가 대조시험관이다. 3% 피검자 혈구 1 drop을 넣는다.
⑤ 잘 혼합하고 3,400 rpm/15초 즉시 원심시킨다.
⑥ 육안으로 상층 액의 용혈을 먼저 확인한 후 시험관 저를 가볍게 손끝으로 돌리면서 응집유무를 관찰한다.

- 완전용혈(CH)과 부분용혈(PH)이 관찰되면 약어로 기록하고,
  응집이 있을 때엔 강도를 1+~4+까지 기록하고, 다음 술식으로 진행한다.
- 1단계 즉시 원심법에서 검출이 잘 되는 항체는 P_1, M, N, I, H, Le^a, Le^b이다.

〈37℃, 고 단백법〉

⑦ 1번에서 12번까지의 각 시험관에 22% bovine albumin 두 방울씩을 넣는다(증강제 시약 제조자의 지시를 따른다).
⑧ 모든 시험관을 37℃ water bath에서 15분간 반응시킨다. 필요하면 60분까지 연장시킬 수가 있다.
⑨ 3,400 rpm/15초 원심시킨 뒤 용혈 및 응집유무를 확인하고 기록한다.

- 2단계 37℃ 온도 하의 고 단백법에서 검출이 될 수 있는 항체는 Rh 항체들과 Le^a, Le^b 항체들이다.

〈간접 항글로불린검사법〉

⑩ 모든 시험관을 생리식염수로 3회 이상 세척해내고 마지막 세척 후 상층식염수를 완전히 버리고 항글로불린혈청 2drops씩을 가한다.

⑪ 잘 혼합하고 3,400 rpm/15초 원심시켜 용혈 및 응집유무를 관찰한다.

결과의 기록은 AHG(anti - human globulin test)로 표시한 후 반응결과를 적는다.

음성 반응을 나타낸 시험관에는 Coombs control cell(IgG 감작혈구) 1 drop을 넣고 원심시켜 응집을 확인한다.

(2) 비예기항체 동정 판넬 결과 판독법

① 항체의 동정 검사 1예(표 11-12)

a. 반응 pattern의 관찰 : 단일 IgG 항체로 추정

ⅰ. 혈청반응 결과 cell No. 3, 8, 10이 AHG phase에서 3+의 균일한 응집을 보이므로 단일 IgG항체로 추정을 하였다.

ⅱ. 항원구성표(antigram)와 혈청반응 결과 3곳의 양성반응을 맞추어 보면 K란과 일치함을 보여주고 있다. 단일 항체일 경우는 비교적 match가 잘 맞는다. Anti - K 항체로 추정해 놓고 다음 단계로 넘어간다.

b. 다른 항체의 공존가능성 확인

ⅰ. 혈청반응 음성인 경우 antigram의 항원 양성 표기를 모두 소거한다.

ⅱ. 항원 양성(+)이라도 양적효과를 나타내는 C, E, c, e, M, N, S, s, Fy^a, Fy^b, Jk^a, Jk^b 항원에 대해서는 동형접합혈구는 소거하지만 이형접합혈구는 소거하지 않는다.

ⅲ. 타 항체의 공존이 없는 것이 확인되면 항체의 특이성을 최종적으로 결정한다.

ⅳ. 표 11 - 12의 혈청반응결과 음성(O)반응을 보인 제1, 2, 4, 5, 6, 7, 9번 cell panel에 존재하는 모든 항원양성(+)을 소거한다.

ⅴ. 아직 지워지지 않은 Lu^a, K, Kp^a, Js^a 항원들이 공존할 가능성이 있으므로 검토한다.

표 11-12 Panel cell antigram과 혈청반응 결과

Cell	Rh-hr								MNS				P	Lewis Lutheran				Kell						Duffy		Kidd		혈청반응결과		
No.	D	C	E	c	e	f	V	C^w	M	N	S	s	(P_1)	Le^a	Le^b	Lu^a	Lu^b	K	k	Kp^a	Kp^b	Js^a	Js^b	Fy^a	Fy^b	JK^a	JK^b	RT	Alb 37℃	AHG
1	0	+	0	+	+	+	0	0	+	+	0	+	0	0	+	0	+	0	+	0	+	0	+	+	0	+	0	0	0	0
2	+	+	0	0	+	0	0	+	+	+	0	+	+	0	0	0	+	0	+	0	+	0	+	+	0	+	+	0	0	0
3	+	+	0	0	+	0	0	0	+	+	+	+	0	0	+	+	+	+	+	0	+	0	+	0	+	0	+	0	0	+++
4	+	0	+	+	0	0	0	0	0	+	0	+	0	+	0	0	+	0	+	0	+	0	+	0	+	+	+	0	0	0
5	0	0	+	+	+	+	0	0	+	+	+	+	+	0	0	0	+	0	+	0	+	0	+	+	+	+	+	0	0	0
6	0	0	0	+	+	+	+	0	+	+	0	+	+	0	+	0	+	0	+	0	+	0	+	0	0	+	0	0	0	0
7	0	0	0	+	+	+	0	0	0	+	0	+	0	+	0	0	+	0	+	0	+	0	+	+	0	0	+	0	0	0
8	0	0	0	+	+	+	0	0	+	+	+	0	+	0	+	0	+	+	+	0	+	0	+	0	+	+	0	0	0	+++
9	+	+	+	0	+	0	0	0	+	0	0	+	0	0	+	0	+	0	+	0	+	0	+	+	0	+	0	0	0	0
10	0	0	0	+	+	+	0	0	+	0	+	0	+	+	0	0	+	+	+	0	+	0	+	0	+	+	+	0	0	+++
																											autocontrol	0	0	0

비고 : RT : Room temperature　AHG : Anti - human globulin
Alb : Albumin

vi. 환자 혈청 중에 소거된 antigen에 대한 antibody가 존재할 가능성은 부정된다.

vii. 혈청반응 결과에서 양성을 일으킨 panel은 No. 3, No. 8, No. 10이다. 검토원칙을 적용하여 보면 양성 반응이 나타난 3예의 panel cell에 공통으로 항원을 가지고 있는 것은 K항원이며 Lu^a 항원은 No. 3 panel cell에서만 존재함으로서 검토원칙에 어긋나므로 지우고 나머지 Kp^a, Js^a 항원은 panel cell에 항원이 없으므로 지워버리면 이 가검혈청에 있는 비예기항체는 K항원과 반응하였음을 알 수가 있다.

viii. 정리하여 보면 혈청과 반응을 일으킨 No. 3, No. 8, No. 10 panel cell은 K(kell) 양성이며 나머지 panel cell은 모두 K 음성이다. 그러므로 동정된 항체는 anti-K이다.

ix. 판정용 Anti-K혈청을 사용하여 검체혈구와 반응하여 K항원 음성임을 확인한다.

x. 환자의 혈청 속에 anti-K 항체가 있는 것으로 판명되었으므로 수혈을 위한 혈액의 선택은 K항원이 없는 혈액을 선택하여 교차시험 후 수혈해야만 된다.

xi. 만약 환자가 최근에 수혈받은 적이 있다면 수혈된 혈구에 항원을 함유하고 있기 때문에 이 결과는 믿을 수가 없게 된다. Panel cell 검사는 되도록이면 수혈 전 검체로 해야 한다. 그렇지 않으면 결과의 해석을 내리기가 매우 어렵게 된다.

② 항체의 동정 검사 2예(표 11-13)

a. 반응 pattern의 관찰

이 panel cell에 대한 혈청의 반응결과를 panel sheet에서 보면 AHG 단계에서 panel cell No. 8과 No. 10 두 곳에만 반응하지 않고 나머지 panel cell과는 가검혈청이 모두 균일하게 반응하는 경우이다. AHG 검사단계에서만 검출되는 IgG 항체로 추정하였다. 우선 antigram의 항원과 반응결과를 match해 보면 s란과 일치하고 있다.

b. 다른 항체의 공존가능성 확인

i. 혈청반응 검사결과 음성으로 나오는 제 8번 panel cell에 존재하는 모든 항원들을 지워버린다.

D C E ~~c~~ ~~e~~ ~~f~~ vs C^W M N ~~S~~ s ~~P~~ Le^a ~~Le^b~~ Lu^a ~~Lu^b~~ ~~K~~ ~~k~~ Kp^a ~~Kp^b~~ Js^a ~~Js^b~~ Fy^a ~~Fy^b~~ ~~Jk^a~~ Jk^b

표 11-13 Panel cell의 혈청반응결과

Cell	Rh-hr								MNS				P	Lewis Lutheran				Kell						Duffy		Kidd		혈청반응결과		
No.	D	C	E	c	e	f	V	C^W	M	N	S	s	(P$_1$)	Le^a	Le^b	Lu^a	Lu^b	K	k	Kp^a	Kp^b	Js^a	Js^b	Fy^a	Fy^b	JK^a	JK^b	RT	Alb 37℃	AHG
1	0	+	0	+	+	+	0	0	+	+	0	+	0	0	+	0	+	0	+	0	+	0	+	+	0	+	0	0	0	++
2	+	+	0	0	+	0	0	+	+	+	0	+	+	0	0	0	+	0	+	0	+	0	+	+	0	+	+	0	0	++
3	+	+	0	0	+	0	0	0	+	+	+	+	0	0	+	+	+	+	+	0	+	0	+	0	+	0	+	0	0	++
4	+	0	+	+	0	0	0	0	0	+	0	+	0	+	0	0	+	0	+	0	+	0	+	0	+	+	+	0	0	++
5	0	0	+	+	+	+	0	0	+	+	+	+	+	0	0	0	+	0	+	0	+	0	+	+	+	+	+	0	0	++
6	0	0	0	+	+	+	+	0	+	+	0	+	+	0	+	0	+	0	+	0	+	0	+	0	0	+	0	0	0	++
7	0	0	0	+	+	+	0	0	0	+	0	+	0	+	0	0	+	0	+	0	+	0	+	+	0	0	+	0	0	++
8	0	0	0	+	+	+	0	0	+	+	+	0	+	0	+	0	+	+	+	0	+	0	+	0	+	+	0	0	0	0
9	+	+	+	0	+	0	0	0	+	0	0	+	0	0	+	0	+	0	+	0	+	0	+	+	0	+	0	0	0	++
10	0	0	0	+	+	+	0	0	+	0	+	0	+	+	0	0	+	+	+	0	+	0	+	0	+	+	+	0	0	0
																										autocontrol		0	0	0

비고 : RT : Room temperature AHG : Anti-human globulin
Alb : Albumin

• 이형접합혈구인 M N은 양적효과 확인을 위해 소거하지 않는다.

ii. 이 과정을 제10번 panel cell에 대하여 반복한다.

D C E V C^w N s ~~Le^a~~ Lu^a Kp^a Js^a Fy^a ~~Jk^b~~

iii. 소거되지 않은 항원들에 대하여 검토한다.

iv. s항원이 panel cell No. 8과 No. 10에 없으므로 혈청반응 결과 음성이고 항원을 가지고 있는 나머지 panel에는 모두 양성이어서 antigram과 일치하므로 가검혈청에 anti-s가 존재하고 있음을 알 수 있다.

v. anti-D-C-E 항체는 37℃albumin 단계에서 반응을 해야 하는데 없으므로 제외할 수가 있다. 남아있는 s, Fy^a 두 항원의 존재유무를 알기 위해 항혈청으로 Typing 결과 s만 음성이어서 anti-s항체가 존재하는 것으로 결론을 내렸다.

참고 사항

일반적인 Panel 검사결과 해석

a. 일부 혈구 양성, 일부 혈구 음성 자가대조 음성인 경우

i. 한 가지나 또 그 이상의 특이항체가 존재한다고 볼 수 있다.

ii. 둘 이상의 항체가 같이 존재할 때는 반응온도, 반응의 강도, 완전 및 부분용혈 표시가 특이성을 결정하는데 결정적인 역할을 한다.

iii. 실온 18℃, 4℃에서의 반응항체: Lewis, I, M, N, P_1.

iv. 37℃에서의 반응항체 ; Rh, Kell, S 등

v. 항글로불린검사에서의 반응항체

대부분의 warm antibody 검출가능: anti-kell, -Duffy, -kidd, -s 등.

vi. 용혈을 일으키는 항체

식염수 매질에서 적혈구를 빈번하게 용혈시키는 항체: Le^a, kidd.

vii. 효소법에서 검출되는 항체; 효소법은 Rh항체가 제일 예민하게 반응하고 효소법을 항글로불린법까지 지속시키면 약한 Kidd 항체를 동정하는데 도움이 된다.

Anti-p도 효소법으로 검사하면 용혈이 생긴다.

b. 모든 panel 혈구가 양성, 자가대조 음성일 때

i. 고빈도 항원들 중에서 한 가지의 항원 또는 두 가지 이상의 항체가 존재할 때이며 이를 동정하기 위해서는 특별 panel 혈구로 검사해야 할 경우가 많다.

ii. 실온, 18℃, 4℃에서 반응항체 ; anti-Sd^a, I 음성인에서 anti-I, A_1형, A_1B형, 드물게는 B형 사람에서 anti-H 또는 anti-HI.

iii. 37℃에서의 반응 ; 고빈도 항원에 대한 반응항체: anti-Lu^b, anti-Vel.

iv. 항글로불린검사에서의 반응항체; 고빈도 항원에 대한 항체는 거의 모두가 항글로불린검사에서 양성으로 반응한다. Anti-K,-Kp^b,-U.-Yt^a,-Vel,-Js^b항체들이 양성반응을 한다.

c. 실온에서 자가대조 양성, 4℃에서는 더 강하게 반응, 37℃에서는 약하게 반응하고 항글로불린 반응은 대체로 약한 양성일 때 ; 한랭항체 anti-I가 존재할 때이다.

d. Panel 혈구들이 음성반응을 하든지 또는 어느 정도의 양성반응을 나타내고 항글로불린 반응에서 자가대조가 양성일 때 ; 피검혈청 중에 alloantibody가 있고 동시에 피검혈구는 직접 항글로불린검사가 양성일 때이다.

e. 모든 panel 혈구와 자가대조 양성 직접 항글로불린검사가 양성일 때 ; 피검혈청 중에 온난자가항체(warm autoantibody)가 있을 때이다.

f. 모든 panel 혈구가 음성, 자가대조도 음성이면서 많은 예의 교차반응이 부적합할 때, 이 현상은 panel 검사를 하기 전의 ABO 혈액형 검사가 정확하게 동정되지 않았을 때 일어난다. A_2나 A_2B형을 가진 일부 사람들에게서 발견되는 anti-A_1 항체는 A형이나 AB형 혈액과 교차시험 시 99% 이상에서 부적합하게 나타나고 있고 panel O형 혈구와는 전혀 반응하지 않는다.

3) 비예기항체 screen 및 동정 증례

(1) Case 1.

① 환자의 history

24세의 여자 환자, AB형 Rh(-), 첫 아기 출산 때 D^u형 2units 수혈됨.

1년 후 동 병원에서 Rh(+)혈액 2units 수혈됨, OBGY prenatal screen 의뢰

② Two Cell Reagent Erythrocytes Screening Set.

Cell	Rh-hr					kell		Duffy		Kidd		Lewis		MNS				P	Patient Results			
No.	D	C	E	c	e	K	k	Fy^a	Fy^b	Jk^a	Jk^b	Le^a	Le^b	S	s	M	N	P_1	RT	37℃	AHG	CC
I	+	+	+	+	+	0	+	0	+	+	+	+	0	+	+	+	0	+	0	1+	3+	
II	+	0	0	+	0	+	+	+	+	+	0	0	+	0	+	+	0	+	0	1+	3+	
																		Auto	0	0	0	2+

③ Panel of Reagent Erythrocyte Cells

Cell No.	Antigens Present																		Patient Results			
	Rh-hr					Kell		Duffy		Kidd		Lewis		P	MNS							
	C	D	E	c	e	K	k	Fy^a	Fy^b	Jk^a	Jk^b	Le^a	Le^b	P_1	M	N	S	s	RT	37℃	AHG	CC
1	+	+	+	0	+	+	+	0	+	0	+	0	+	+	0	+	+	+	0	1+	3+	
2	+	+	0	0	+	0	+	+	+	+	+	+	0	+	+	+	0	+	0	1+	3+	
3	0	+	+	+	0	0	+	+	+	+	+	0	+	+	0	+	0	+	0	1+	3+	
4	+	0	0	+	+	0	+	0	+	+	0	0	+	+	+	0	+	0	0	0	0	2+
5	0	0	+	+	+	0	+	+	+	+	0	0	+	0	+	+	+	+	0	0	0	2+
6	0	0	0	+	+	0	+	0	+	0	0	0	+	0	+	+	0	+	0	0	0	2+
7	0	0	0	+	+	0	+	+	0	0	0	0	+	+	+	0	+	+	0	0	0	2+
8	0	+	0	+	+	0	+	+	+	+	0	+	0	+	+	+	+	0	0	1+	3+	
9	0	0	0	+	+	0	+	0	0	+	0	0	0	+	+	+	+	0	0	0	0	2+
10	0	0	0	+	+	0	+	+	+	0	0	0	+	0	0	0	0	+	0	0	0	2+
																		Auto	0	0	0	2+

④ 고찰

a. 반응 pattern : IgG 항체, Rh 항체의 정상적인 특성

b. Screen 검사 결과 추정항체 : D, c, k, JK^a, s, M, P_1 중 37℃에도 반응을 보여 D, c로 추정

c. Enzyme법에서 반응강도 증가됨.

⑤ Conclusion ; Anit-D

(2) Case 2.

① 환자의 history

20세의 여자 환자, 임신 8주, 수혈력 없음.

1회의 임신력 있음, A형 Rh(+).

② Reagent Red Blood Cell

Cell	Rh-hr					kell		Duffy		Kidd		Lewis		MNS				P	Test Results			
No.	D	C	E	c	e	K	k	Fy^a	Fy^b	Jk^a	Jk^b	Le^a	Le^b	S	s	M	N	P_1	RT	37℃	AHG	CC
I	+	0	+	+	+	0	+	+	0	+	+	0	+	+	+	+	0	+	2+	1+	1+	
II	0	+	0	+	0	+	0	0	+	+	0	0	+	0	+	+	+	+	±	0	±	
																		Auto	0	0	0	2+

③ Reagent Red Blood Cell Panel Antigen Profile

Cell	Rh-hr					Kell		Duffy		Kidd		Lewis		MNS				P	Test Results			
No.	D	C	E	c	e	K	k	Fy^a	Fy^b	Jk^a	Jk^b	Le^a	Le^b	S	s	M	N	P_1	RT	37℃	AHG	CC
1	0	0	0	+	+	0	+	+	+	+	0	0	0	+	0	+	+	+	±	0	±	
2	0	+	0	+	+	0	+	0	+	+	+	0	+	+	+	+	+	0	±	0	±	
3	0	+	0	+	+	0	+	+	+	+	+	0	+	+	+	0	+	+	0	0	0	2+
4	+	+	+	+	0	0	+	+	0	+	0	0	+	0	+	+	+	+	±	0	±	
5	+	0	+	+	0	0	+	+	+	0	+	0	+	0	+	+	0	+	2+	1+	1+	
6	+	+	0	0	+	+	+	+	+	+	0	0	+	+	+	+	0	+	2+	1+	1+	
7	0	+	0	0	+	0	+	0	+	+	+	0	+	0	+	+	0	+	2+	1+	1+	
8	0	0	+	+	+	0	+	+	0	0	+	+	0	0	+	+	0	0	2+	1+	1+	
9	0	0	0	+	+	0	+	0	+	+	+	+	0	+	0	+	0	+	2+	1+	1+	
10	0	+	0	0	+	+	0	+	+	+	+	0	+	0	+	0	+	+	0	0	0	2+
																		Auto	0	0	0	2+

④ 고찰

a. 반응 pattern: 지적온도 4~20℃ 추정항체(Le^b, M, P_1)

b. 추정항체에 대한 응집강도의 분류 고찰을 하면 IgM 항체이면서 때로는 IgG 항체이고 저온에서 친화력이 있는 항체 Lewis 및 M 항체

c. 양적효과(dosage effect) 고찰: 5~9번 동형접합체 MM 혈구가 1, 2, 4번 이형접합체 MN 혈구보다 강한 응집반응을 보임.

d. pH 의존성 항체로 pH 6.5 이하에서 반응 더 강함.

⑤ Conclusion; Anti-M

(3) Case 3.

① 환자의 history

43세의 담낭절제술 예정 환자, B형 Rh(+)

자녀 4명, 수혈력 없음.

② Reagent Red Blood Cell Screenig Cells

Cell	Rh-hr					kell		Duffy		Kidd		Lewis		MNS				P	Test Results		
No.	D	C	E	c	e	K	k	Fy^a	Fy^b	Jk^a	Jk^b	Le^a	Le^b	S	s	M	N	P_1	RT	37℃	AHG
I	+	0	+	+	+	0	+	+	0	+	+	0	+	+	+	+	0	+	±	±	±
II	0	+	0	+	0	+	0	0	+	+	0	0	+	0	+	+	0	+	±	±	±
																		Auto	±	±	±

③ Reagent Red Blood Cell Panel Antigen Profile

Cell	Rh-hr					Kell		Duffy		Kidd		Lewis		MNS				P	Test results		
No.	D	C	E	c	e	K	k	Fy^a	Fy^b	Jk^a	Jk^b	Le^a	Le^b	S	s	M	N	P_1	RT	37℃	AHG
1	0	0	0	+	+	0	+	+	+	+	0	0	0	+	0	+	+	+	±	±	±
2	0	+	0	+	+	0	+	0	+	+	+	0	+	+	+	+	0	0	±	±	±
3	0	+	0	+	+	0	+	0	+	+	+	0	+	+	+	+	0	+	±	±	±
4	+	+	+	+	0	0	+	+	0	+	0	0	+	0	+	+	0	+	±	±	±
5	+	0	+	+	0	0	+	+	+	0	+	0	+	0	+	+	+	+	±	±	±
6	+	+	0	0	+	+	+	+	+	+	0	0	+	+	+	+	+	+	±	±	±
7	+	+	0	0	+	0	+	0	+	+	+	0	+	0	+	+	+	+	±	±	±
8	+	0	+	+	+	0	+	+	0	0	+	+	0	0	+	+	0	0	±	±	±
9	+	0	0	+	+	0	+	+	+	+	+	+	0	+	0	0	+	+	±	±	±
10	+	+	0	0	+	+	0	0	+	+	+	0	+	0	+	+	+	+	±	±	±
11	+	0	0	+	+	0	+	0	+	+	+	+	0	0	0	0	+	+	±	±	±
																		Auto	±	±	±

④ 고찰

a. 반응 Pattern : Screen, panel, autocontrol이 모두 +/- 반응

b. 한랭자가항체 흡수조작 후 재검

⑤ Conclusion: Nonspecific cold agglutinin

(4) Case 4.

① 환자의 history

70세, B형 Rh(+)

7개월 전 수술시 RBC 3 units 수혈.

Mild anemia 때문에 1주 전 RBC 2 units 수혈.

1주일 전 screen 검사(-)

재입원하여 T&S 양성, DAT 양성(anti-IgG 1+, anti-C3d(-)

② Reagent Red Blood Cell Screening Cells(using an eluate from the patient's red cells)

Cell	Rh-hr					kell		Duffy		Kidd		Lewis		MNS				P	Test Results			
No.	D	C	E	c	e	K	k	Fy^a	Fy^b	Jk^a	Jk^b	Le^a	Le^b	S	s	M	N	P_1	RT	37℃	AHG	CC
I	+	0	+	+	+	0	+	+	0	+	+	0	+	+	+	+	0	+	0	0	2+	
II	0	+	0	+	0	0	+	0	+	+	0	0	+	0	+	+	0	+	0	0	0	2+
																		Auto	0	0	0	2+

③ Reagent Red Blood Cell Panel Antigen Profile

Cell No.	Rh-hr					Kell		Duffy		Kidd		Lewis		MNS				P	Test Results			
	D	C	E	c	e	K	k	Fy^a	Fy^b	Jk^a	Jk^b	Le^a	Le^b	S	s	M	N	P_1	RT	37℃	AHG	CC
1	0	0	0	+	+	0	+	+	+	+	0	0	0	+	0	+	+	+	0	0	1+	
2	0	0	0	+	+	0	+	0	+	+	+	0	+	+	+	+	0	0	0	0	0	2+
3	0	+	0	+	+	0	+	0	+	+	+	0	+	+	+	+	0	+	0	0	0	2+
4	+	0	+	+	0	0	+	+	0	+	0	0	+	0	+	+	0	+	0	0	2+	
5	+	0	+	+	0	0	+	+	+	0	+	0	+	0	+	+	+	+	0	0	1+	
6	+	+	0	0	+	+	+	+	+	+	0	0	+	+	+	+	+	+	0	0	1+	
7	+	+	0	0	+	0	+	0	+	+	+	0	+	0	+	+	+	+	0	0	0	2+
8	+	+	+	0	+	0	+	+	0	0	+	+	0	0	+	+	0	0	0	0	2+	
9	+	+	0	+	+	0	+	+	+	+	+	+	0	+	0	0	+	+	0	0	1+	
10	+	+	0	0	+	+	0	0	+	+	+	0	+	0	+	+	+	+	0	0	0	2+
11	+	0	0	+	+	0	+	0	+	+	+	+	0	0	0	0	+	+	0	0	0	2+
																		Auto	0	0	0	2+

④ 고찰

a. 반응 pattern : AHG 반응항체, 스크린 결과 추정항체 : D, E, e, Fy^a, Jk^b, S

b. 균일한 반응이 아니며, 양적효과 관련 항체로 추정

c. DAT 양성, 용출액으로 검사 anti-Fy^a 동정

⑤ Conclusion : Anti-Fy^a

(5) Case 5. 단일항체와 복합항체의 동정 예

① Anti-C 항체의 예(단일항체): 균일한 반응

Cell	Rh-hr								MNS				Lutheran		P	Lewis		Kell		Duffy		Kidd		Liss		Check cells
	D	C	E	c	e	f	V	C^w	M	N	S	s	Lu^a	Lu^b	P_1	Le^a	Le^b	K	k	Fy^a	Fy^b	Jk^a	Jk^b	37℃	AHG	
1. r'r-2	0	+	0	+	+	+	0	0	+	+	0	+	0	+	0	0	+	0	+	+	0	+	+	0	2+	
2. $R1^WR1$-1	+	+	0	0	+	0	0	+	+	+	+	0	+	+	+	0	+	0	+	0	+	+	0	0	2+	
3. R1R1-6	+	+	0	0	+	0	0	0	0	+	0	+	0	+	+	+	0	+	+	0	+	+	0	0	2+	
4. R2RW-8	+	0	+	+	0	0	0	0	+	+	+	+	0	+	+	0	+	+	0	0	+	0	+	0	0	✔
5. r^Wr-3	0	0	+	+	+	+	0	0	+	+	+	0	0	+	+	+	0	0	+	0	+	0	+	0	0	✔
6. rr-32	0	0	0	+	+	+	+	0	+	0	+	0	0	+	+	0	0	0	+	+	+	+	0	0	0	✔
7. rr-10	0	0	0	+	+	+	0	0	+	+	+	+	0	+	0	0	+	+	+	0	+	+	+	0	0	✔
8. rr-12	0	0	0	+	+	+	0	0	+	+	0	+	0	+	+	0	+	0	+	+	0	0	+	0	0	✔
9. Ro-4	+	0	0	+	+	+	0	0	+	0	0	+	0	+	0	+	0	0	+	0	0	0	+	0	0	✔
Auto control																								0	0	✔

② Multiple Ab(Anti-D, Anti-C, Anti-Fy^a) 공존의 예

Cell	Rh-hr								MNS				Lutheran		P	Lewis		Kell		Duffy		Kidd		Liss		Ficin	
	D	C	E	c	e	f	V	C^w	M	N	S	s	Lu^a	Lu^b	P_1	Le^a	Le^b	K	k	Fy^a	Fy^b	Jk^a	Jk^b	37℃	AHG	37℃	AHG
1. r'r-2	0	+	0	+	+	+	0	0	+	+	0	+	0	+	0	0	+	0	+	+	0	+	+	0	2+	2+	3+
2. $R1^WR1$-1	+	+	0	0	+	0	0	+	+	+	+	0	+	+	+	0	+	0	+	0	+	+	0	1+	2+	3+	4+
3. R1R1-6	+	+	0	0	+	0	0	0	0	+	0	+	0	+	+	+	0	+	+	0	+	+	0	1+	2+	3+	4+
4. R2RW-8	+	0	+	+	0	0	0	0	+	+	+	+	0	+	+	0	+	+	0	0	+	0	+	1+	3+	3+	4+
5. r^Wr-3	0	0	+	+	+	+	0	0	+	+	+	0	0	+	+	+	0	0	+	0	+	0	+	0	0	0	0
6. rr-32	0	0	0	+	+	+	+	0	+	0	+	0	0	+	+	0	0	0	+	+	+	+	0	0	1+	0	0
7. rr-10	0	0	0	+	+	+	0	0	+	+	+	+	0	+	0	0	+	+	+	0	+	+	+	0	0	0	0
8. rr-12	0	0	0	+	+	+	0	0	+	+	0	+	0	+	+	0	+	0	+	+	0	0	+	0	2+	0	0
9. Ro-4	+	0	0	+	+	+	0	0	+	0	0	+	0	+	0	+	0	0	+	0	0	0	+	1+	2+	3+	4+
Auto control																								0	0	0	0

③ Multiple Ab 공존의 예 고찰

a. 음성결과를 나타낸 5번, 7번 혈구의 양성항원(+)을 소거한다.
 이형접합혈구는 소거하지 않는다.
 c, e, f, S, Lu^b, P_1, Le^a, Le^b, k, Fy^a, JK^b를 소거

b. No. 1, 6, 8 cell은 LISS - AHG 단계에서는 각 1+, 2+ 반응, 효소처리혈구에서는 반응이 없다. 항원이 파괴되는 것은 Fy^a이다. D+ 혈구로 혈청내 D항체 흡수 후 검사 C항체 증명.

c. LISS법과 ficin 처리법의 반응결과를 비교해 보면 효소에 의해 반응이 증강되어져 있다(Anti - C).

d. 항혈청으로 환자적혈구 항원검사결과 D - , C - , $Fy^{(a-)}$였다.

④ Conclusion ; Anti - D+C+Fy^a

(6) Case 6.

① Reagent Red Blood Cell Screening Cells

Cell	Rh-hr					kell		Duffy		Kidd		Lewis		MNS				P	Patient Results					
No.	D	C	E	c	e	K	k	Fy^a	Fy^b	Jk^a	Jk^b	Le^a	Le^b	S	s	M	N	P_1	4℃	15℃	RT	37℃	AHG	CC
Ⅰ	+	+	0	+	+	+	0	0	+	+	+	0	+	+	+	+	+	+	3+	3+	±	0	±	2+
Ⅱ	+	0	+	+	0	0	+	+	0	+	0	0	+	0	+	+	0	+	3+	3+	±	0	±	2+
																		Auto	0	0	0	0	0	2+

② Reagent Red Blood Cell Panel Antigen Profile

Cell	Rh-hr					Kell		Duffy		Kidd		Lewis		MNS				P	Test Results		
No.	D	C	E	c	e	K	k	Fy^a	Fy^b	Jk^a	Jk^b	Le^a	Le^b	S	s	M	N	P_1	4℃	15℃	RT
1	+	0	0	+	+	+	0	+	+	+	0	0	0	+	0	+	+	+	3+	2+	±
2	+	0	0	+	+	0	+	0	+	+	+	0	+	+	+	+	0	0	0	0	0
3	+	+	+	+	+	0	+	0	+	+	+	0	+	+	+	+	0	+	3+	2+	±
4	0	0	0	+	0	0	+	+	+	+	0	0	+	0	+	+	0	+	3+	2+	±
5	0	0	+	+	0	+	+	+	+	0	+	0	+	0	+	+	+	+	3+	2+	±
6	0	+	0	0	+	+	+	+	+	+	0	0	+	+	+	+	+	+	3+	2+	±
7	0	+	+	0	+	0	+	0	+	+	+	0	+	0	+	+	+	+	3+	2+	±
8	0	+	0	0	+	0	+	+	+	0	+	+	0	0	+	+	0	0	0	0	0
9	0	+	+	+	+	0	+	+	+	+	+	+	0	+	0	0	+	+	3+	2+	±
10	0	+	0	0	+	0	+	0	+	+	+	0	+	0	+	+	+	+	3+	2+	±
11	0	0	0	+	+	+	+	0	+	+	+	+	0	0	0	0	+	+	3+	2+	±
																		Auto	0	0	0

③ 고찰

a. 반응 pattern 고찰 : 자가대조(-), AHG phase의 약반응 관계 고찰 : RT 보체결합

b. 추정항체 : 저온에서 반응증강 항체 Anti - M, - P_1, - Le^b 등을 의심.

c. 저온 또는 RT에서 보체결합이 일어나면 정상적으로 RT에서 약 반응이 일어난다.

d. Panel cell의 반응성상 : Anti - M, - Le^b 항체는 배제됨.

④ Conclusion ; Anti - P_1

(7) Case 7. Warm autoimmune hemolytic anemia 환자

① 환자 검체 혈구 ; DAT : 4+, Autocontrol : 4+ AHG phase

Cell	Rh-hr								MNS				Lutheran		P	Lewis		Kell		Duffy		Kidd		Liss		Ficin	
	D	C	E	c	e	f	V	C^w	M	N	S	s	Lu^a	Lu^b	P_1	Le^a	Le^b	K	k	Fy^a	Fy^b	Jk^a	Jk^b	37℃	AHG	37℃	AHG
1. r'r-2	0	+	0	+	+	+	0	0	+	+	0	+	0	+	0	0	+	0	+	+	0	+	+	0	3+	1+	
2. $R1^WR1$-1	+	+	0	0	+	0	0	+	+	+	+	0	+	+	+	0	+	0	+	0	+	+	0	0	3+	2+	
3. R1R1-6	+	+	0	0	+	0	0	0	0	+	0	+	0	+	+	+	0	+	+	0	+	+	0	0	3+	2+	
4. R2RW-8	+	0	+	+	0	0	0	0	+	+	+	+	0	+	+	0	+	+	0	0	+	0	+	0	3+	0	✔
5. r^Wr-3	0	0	+	+	+	+	0	0	+	+	+	0	0	+	+	+	0	0	+	0	+	0	+	0	3+	0	✔
6. rr-32	0	0	0	+	+	+	+	0	+	0	+	0	0	+	+	0	0	0	+	+	+	+	0	0	3+	2+	
7. rr-10	0	0	0	+	+	+	0	0	+	+	+	+	0	+	0	0	+	+	+	0	+	+	+	0	3+	1+	
8. rr-12	0	0	0	+	+	+	0	0	0	+	0	+	0	+	+	0	+	0	+	+	0	0	+	0	3+	0	✔
9. Ro-4	+	0	0	+	+	+	0	0	+	0	0	+	0	+	0	+	0	0	+	0	0	0	+	0	3+	0	✔
Auto control																								0	4+	0	✔

② 고찰

a. 결과기록란의 반응 pattern 고찰 : ① LISS-Coombs법에서의 반응

② Autoadsorbed serum에서의 반응

b. 흡착혈청반응: aloantibody 동정하여 Anti-JK^a

c. ZZAP 처리혈구로 Anti-JK^a typing : 음성, DAT도 음성

④ Conclusion ; Warm autoantibody & Anti-JK^a

(8) Case 8. Rh부적합 HDN

① 산모가 A형 D+, 비 예기항체 +, DAT(-)

② 신생아 A형 D+, DAT (+)

Rh-hr		Rh-hr						Kell							AHG	AHG
		D	C	E	c	e	C^w	K	k	Kp^a	Kp^b	Js^a	Js^b		산모	신생아
1	CCDee	+	+	0	0	+	0	+	+	0	+	nt	+		0	0
11	ccDEE	+	0	+	+	0	0	0	+	0	+	nt	+		3+	1+

Rh-hr		Rh-hr						Kell						Special Ag	AHG	AHG	AHG
		D	C	E	c	e	C^w	K	k	Kp^a	Kp^b	Js^a	Js^b		산모	신생아	신생아 etuate
1	C*CDee	+	+	0	0	+	+	0	+	0	+	nt	+		0	0	0
2	CCDee	+	+	0	0	+	0	+	+	0	+	nt	+		0	0	0
3	ccD.EE	+	0	+	+	0	0	0	+	0	+	nt	+		3+	1+	2+
4	Ccddee	0	+	0	+	+	0	0	+	0	+	nt	+		1+	0	1+
5	ccddEe	0	0	+	+	+	0	0	+	0	+	nt	+		3+	1+	2+
6	ccddee	0	0	0	+	+	0	+	+	0	+	nt	+		1+	0	1+
7	ccddee	0	0	0	+	+	0	0	+	0	+	nt	+		1+	0	1+
8	ccD.ee	+	0	0	+	+	0	0	+	0	+	0	+		1+	0	1+
9	ccddee	0	0	0	+	+	0	0	+	+	+	nt	+		1+	0	1+
10	ccddee	0	0	0	+	+	0	0	+	0	+	nt	+		1+	0	1+
11	ccddee	0	0	0	+	+	0	0	0	0	+	nt	+		1+	0	1+
														Auto	0	3+	

③ 고찰

a. 산모; 비 예기항체 동정 ; anti-E & anti-c, 항원검사 ;CCDee

b. 신생아 ; 비 예기항체 동정 ; anti-E , 항원검사 ;CcDEe

c. 신생아 혈구로 용출하여 항체 동정 ; anti-E & anti-c,

d. Conclusion ; Anti-E & anti-c에 의한 HDN

6. 교차시험

주 교차시험은 수혈자(recipient) 혈청과 공혈자(donor)혈구를 넣어서 공혈자의 적혈구항원과 반응하는 수혈자 혈청 중에 있는 항체의 유무를 보는 검사이고, 부 교차시험은 공혈자 혈청과 수혈자 혈구를 넣어서 수혈자 적혈구 항원과 반응하는 공혈자 혈청 중의 항체 유무를 검사하는 것이다.

검사방법은 여러 가지가 사용되어지고 있으며, 즉 ① 즉시원심법(식염수법) ② 37℃Albumin→AHG(IAT)법 ③ Bromelin→AHG법 ④ LISS→AHG법 ⑤ PEG→AHG법 ⑥ polybrene→AHG법 ⑦ Gel cross match법 등 들이 있다.

1) 단계별 교차시험

(1) 즉시원심법(식염수법)→Albumin→AHG(IAT)법

① 주시험, 부시험, 자가대조 시험관에 관련 검체를 넣고 즉시 원심법(식염수법) 관찰 후

② 각각의 시험관에 albumin액을 3방울 넣고 37℃ water bath에 15분간 반응시킨 후 3,400 rpm/15초 원심시킨다. 응집유무를 관찰한다.(37℃ albumin법)

③ 시험관을 생리식염수로 3회 이상 세척한 후 상층액을 조용히 버린다.

④ 남아 있는 혈구에다 항글로불린 혈청 2 drops씩을 가하여 혼합한 뒤 3,400 rpm/15초 원심시킨 후 용혈유무를 확인한 후 살며시 응집유무를 관찰하여 판독한다.

⑤ 음성이 나왔을 경우에는 진 음성을 확인하기 위하여 Coombs control 혈구를 1방울 넣고 원심하여 응집을 확인한다.

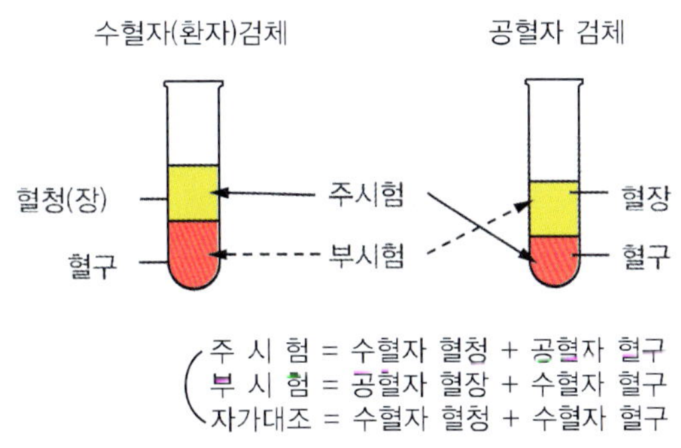

그림 11-21 교차시험 반응 모식도

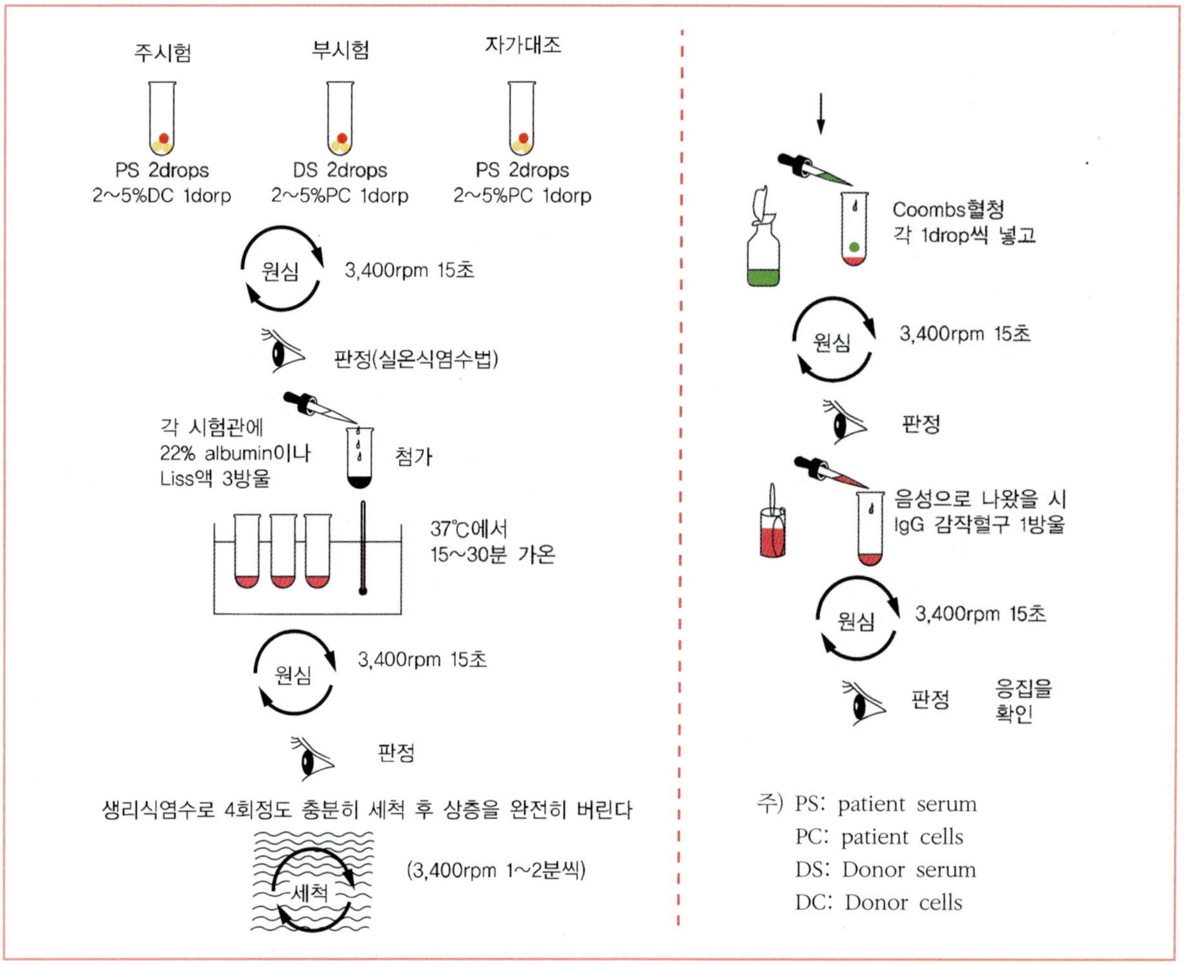

그림 11-22 교차시험 술식 도해

참고 사항

실온, 식염수법 단계에서 응집을 보인 것이 37℃로 가온하여 응집이 풀리면 한랭항체에 의한 응집이므로 수혈해도 괜찮고, 위 시험관에서 없었던 응집현상이 37℃ 온도유지로 나타나면 온난항체의 존재에 의해 나타나는 것이므로 수혈 부적합이다.

(2) LISS(albumin) → AHG(IAT)법과 즉시원심 → 효소법

주·부교차 시험(major & minor cross match)	주교차시험(major cross match)
Albumin법(또는 LISS첨가법) → AHG법	즉시 원심법 → Bromelin 효소법 (immediate spin)
Major Minor 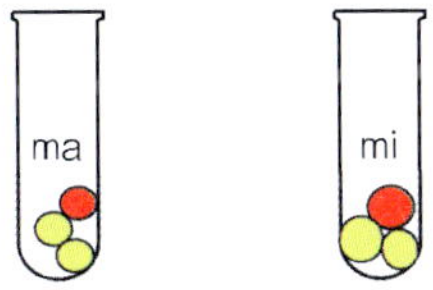 PS 2 drops DS 2 drops 2~5% DC 1 drop 2~5% PC 1 drop ↓ 22% Bovine albumin (또는 LISS액) 2 drops씩 넣는다 . | 37℃/15~30분 (3,400rpm/15초 (또는 1,000rpm/1분 원심) ↓ 판정(Albumin법) ↓ 0.85% salin으로 3회이상 혈구세척한다. (3,400rpm/1분) ↓ polyspecific AHG 시약 1~2 drops씩 넣는다 ↓ 3,400rpm/15초 (또는 1,000rpm/1분) 원심 ↓ 판정(간접항글로불린법) 음성인 경우 control cell (1 drop씩 넣어 3,400rpm/15초 원심후 응집반응을 확인한다.)	Major 자가대조 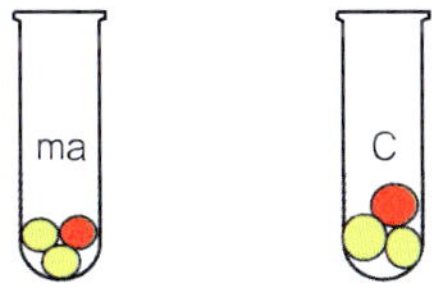 PS 2 drops PS 2 drops 2~5% DC 1 drop 2~5% PC 1 drop ↓ 혼합후 즉시원심 (3,400rpm/15초 원심) 용혈 · 응집유무 판정(주 1)* (응급상황 1) ↓ 0.5% Bromelin액 1~2 drops씩 첨가한다 ↓ 37℃/10~15분 (3,400rpm/15초 원심) ↓ 판정(Bromelin법)(주 2)* (응급상황 2)

(주 1): Type & screen 검사결과 음성인 경우 즉시 원심교차시험(immediate spin cross match)까지만 시행한 후에 혈액을 우선 불출한다, 응급상황 시(미국).

(주 2): 효소시약조제는 대부분 상품화되어 있는 액체효소 시약을 사용한다. 항체생산 초기의 저 역가 anti-E, 검출률이 탁월한 방법이다. 그러나 M, N, S, s Duffy 등의 항원이 파괴되므로 이들 항체검출에는 적합지 않다.

- 주·부 교차시험의 protocol에서 즉시원심교차시험(IS cross match)과 albumin법을 시행한다면 IS → albumin법이 된다. 또한 주교차시험법만의 protocol에서 IS → albumin법 술식의 활용도 많이 하고 있다.
- Bromelin법 → 항글로불린검사를 연결하면 bromelin → AHG법이다.

2) 교차시험의 부적합 원인 및 해결 증례

(1) 비 특이 한랭항체(non specific cold antibody)

	주 시험	자가 대조
실온·식염수법	2+	2+
37℃ albumin법	1+	1+
AHG법	음성	음성

주시험 및 자가대조시험 양성인 경우인데 실온방치 과정, 37℃가온과정, 항글로불린 단계를 거치면서 어느 단계에서 어느 정도의 응집강도가 나타났는가? 하는 것과 가장 흔한 자가한랭항체인 anti-I, anti-H, anti-IH일 경우가 많으며 이들 대부분은 37℃로 가온시키면 응집현상이 소실되어지며 이때는 수혈을 해도 무방하다. 그러나 때때로 37℃로 가온을 해도 반응이 감소만 되고 남아있는 경우도 있는데 이때는 보체성분이 한랭응집소에 의해 혈구에 고착되어졌기 때문이다. 비 특이 한랭응집소의 출현은 혈액은행 실무자에게 결과 판정하는데 많은 어려움을 겪게 하지만 환자에게 위험 부담률은 적다고 하겠다. 지속적인 한랭항체의 출현으로 교차시험이 어려울 때에는 환자 자신의 혈구로 혈청 속의 비 특이 한랭응집소를 흡수, 제거시킨 후에 검사재료로 사용한다면 쉽게 해결할 수가 있다.

(2) 비 특이 온난항체(non specific warm antibodies)

	주 시험	자가 대조
실온·식염수법	1+	1+
37℃ albumin법	2+	2+
AHG법	음성	음성

주시험 및 자가대조 시험관이 saline 법에서 1+의 응집을 보여주던가, 37℃의 가온과정에서 알부민을 가해주면 더욱 강한 응집강도(2+)를 나타내는 현상은 혈청단백의 비정상을 나타내는 것으로 다발성골수종(multiple myeloma)을 가진 환자에서 발견되는 경우로 현미경으로 확인하면 연전형성을 보여준다.

또한 연전형성은 dextran과 같은 혈장 확장제(plasma expander)를 정맥 주사한 환자에서 24~36시간 지속적으로 나타남으로서 구별하기 곤란한 경우도 있는데 응급실 담당의사와 간호사는 이러한 점에 유의하여 교차시험용 혈액의 채취는 혈장 확장제를 주입하기 전 채혈하여야 할 것이다. 연전현상은 항체에 의해 야기되는 응집반응이 아닌 거짓응집반응이다.

연전현상은 생리식염수를 몇 방울 가해주면 풀어지게 되는데 현미경으로 확인해야 될 것이고 이것이 원인이라면 안심하고 수혈할 수가 있다. 비 특이 온난항체는 직접 쿰스검사에서 음성을 나타낸다.

(3) 쿰스시험 반응 자가항체(Coombs reactive auto antibodies)

	주 시험	자가 대조
실온·식염수법	음성	음성
37℃ albumin법	2+	2+
AHG법	3+	3+

주시험과 자가대조 실온과정에서는 음성, 가온과정에서 및 항글로불린법에서 부적합을 나타내고 자가대조도 AHG단계에서 양성을 나타내면 자가온난 항체의 존재를 생각할 수 있고 자가면역질환(autoimmune disease)인 자가면역성 용혈성 빈혈환자에서 이와 같은 반응이 나타날 수 있다. 이때는 환자의 적혈구로 직접 쿰스검사를 하면 양성이므로 적혈구 용출액 및 혈청에서 panel cell을 이용하여 항체 동정을 실시하여 특이성(specificity)을 찾아내야 한다.

또한 암환자는 가끔 교차시험 AHG단계에서 약한 응집을 보이는 경우가 있으므로 주의해야 된다. 그러므로 환자정보를 아는 것이 중요하다.

자가 온난항체가 있을 경우에는 생체 내에서 용혈성 빈혈이 진행되고 있으므로 수혈에 각별한 주의가 필요하고 교차시험에 어려움을 겪게 될 수도 있다.

(4) 특이 한랭항체(specific cold antibody)

	주 시험	자가 대조
실온·식염수법	3+	음성
37℃ albumin법	1+	−/1+
AHG법	음성	음성

자가 대조 음성, 주 시험 실온과정에서 강한 양성을 보이면

첫째로 ABO형 부적합을 의심하며,

두 번째로 O 혈구로 비 예기항체스크린검사에 음성을 보이면서, 환자가 A_2형이나 A_2B형일 경우에는 anti-A_1에 의한 부적합을 의심하거나 albumin 첨가로 연전현상으로 자가대조응집 주의한다.

세 번째로 O 혈구로 비 예기항체스크린검사에 양성을 보이면, IgM계의 비 예기항체(주로 anti-M, $-P_1$, $-Le^a$ 등)에 의한 부적합을 예상할 수 있다.

anti-M은 양적 효과(dosage effect)의 특성을 보여주는데 M의 이형 접합체인 MN형인 공혈자는 교차시험에서 양적 효과로 인하여 동형접합체인 MM형보다 응집을 보이지 않거나 약한 응집반응을 보이므로 적합(compatible)하게 나타날 수가 있다.

(5) 특이 온난항체(specific warm antibody)

	주 시험	자가 대조
실온·식염수법	1+	음성
37℃ albumin법	2+	음성
AHG법	3+	음성

교차시험의 첫 단계(실온과정)에서 부적합이 관찰되고 다음 37℃ 가온단계부터 응집강도가 증가되는 현상은 온난항체임을 추측할 수도 있고 한국인에서 비교적 많은 Rh계로 보여진다.

이들 항체들은 실온보다도 37℃에서 반응을 더 잘하게 되고 특히 알부민에서의 반응은 Rh계통의 항체들이 예민하게 반응한다. 항체동정을 시행하여 항체특이성이 밝혀져야 적합한 혈액을 찾을 수가 있다.

(6) 특이 쿰스반응항체(specific Coombs reactive antibodies)

	주 시험	자가 대조
실온·식염수법	음성	음성
37℃ albumin법	음성	음성
AHG법	2+	음성

자가대조에 음성이고 교차시험 시 항글로불린 단계에서만 강한 응집을 보이는 부적합은 쿰스반응 특이항체의 존재를 뜻하며 panel 적혈구시약을 사용하여 항체동정을 시행하여 항체특이성을 밝혀져야 적합한 혈액을 찾을 수가 있다. 고역가의 항혈청을 동원하여 존재항체에 대응하는 항원이 없는 혈액을 찾아야 될 것이고 다른 공혈자 혈액과의 부적합이 계속되면 건강할 때 헌혈하여 자가수혈도 고려해야 될 것이다.

단, 현재는 이상 반응이 없으나 과거에 비 예기항체 양성의 이력이 있을 경우 기왕반응(anamnestic reaction)에 의한 지연성 용혈 부작용이 발생할 수 있으므로 교차시험 음성이라도 해당 항원 음성혈액으로 출고해야 한다.

(7) 부교차시험에 부적합인 경우

실제 임상에서는 적혈구제제 수혈시 주로 주교차 시험에만 의존하고 혈소판제제, 동결침전제제, FFP 수혈시는 부교차시험을 식염수법만으로 하고 있다.

① 공혈자의 혈청 속에 특이 또는 비특이 항체가 존재하여 환자의 혈구와 반응하는 경우로서 부교차시험에서 부적합의 원인이 되는 경우가 있다. 그러나 공혈자 혈장은 제한된 양만이 수혈되므로 크게 문제시 되는 것은 아니지만 감작을 주게 될 수도 있으므로 유의해야 된다. 다음으로 생각해 볼 수 있는 경우는

② 수혈자에 polyagglutination이 있을시

③ A, B, AB형 환자에 O형 적혈구 수혈시 및 ABO형 부적합시

④ 수혈자 혈구가 DAT 양성일시 등에 부교차시험이 양성을 보일 수 있다.

이상으로 부적합 시험의 원인 및 해결방법을 통하여 혈액은행 담당자는 교차시험의 중요성을 인식하고 기술적인 오차가 발생되지 않도록 숙달돼야 하며 표준검사방법을 선택하여 사용하는 것이 중요하다고 사료되어진다.

7. 직접 항글로불린검사(Direct Antiglobulin Test ; DAT)

생체 내에서 이미 불완전항체나 보체에 의해 적혈구가 감작되었나를 보는 검사이다(제2장 항글로불린 검사 참조).

1) DAT의 용도

(1) 신생아 용혈성 질환(Hemolytic disease of the newbone; HDN)의 진단

(2) 자가 면역성 용혈성 질환(Auto-immuno hemolytic disease; AIHD)의 진단

(3) 수혈부작용 유무의 검사

(4) 각종 약제에 의한 유해효과의 진단

(5) 혈액형 검사의 유효성 확인

2) DAT 방법(다 특이 항 글로불린 혈청의 사용: polyspecific antiglobulin serum)

(1) 시약 및 검체

① polyspecific Anti-IgG+C3d, monospecific anti-IgG, Anti-C3d

② 0.9% saline

③ Coombs control cells 또는 IgG 감작혈구

④ EDTA blood를 검체로 사용한다.

(2) 검사 방법

① 가검혈구를 0.9% 생리식염수로 세척하여 2~5% 혈구부유액을 만든다.

② 10×75 mm 시험관 1(test), 2(control)에 2~5% 혈구부유액 한 방울을 넣는다.

③ 1번에 쿰스혈청(Anti-IgG+C3b, polyspecific) 한 방울을 2번에는 식염수 두 방울을 각각 넣는다.

④ 3,400 rpm/15초 또는 1,000 rpm/1분간 원심시킨다.

⑤ 응집유무를 판정한다.

⑥ 음성일 경우 Coombs control cells(IgG 감작혈구) 한 방울을 넣어 원심시켜 위 음성이 없었는지 또는 과정상의 이상 유무를 확인한다.

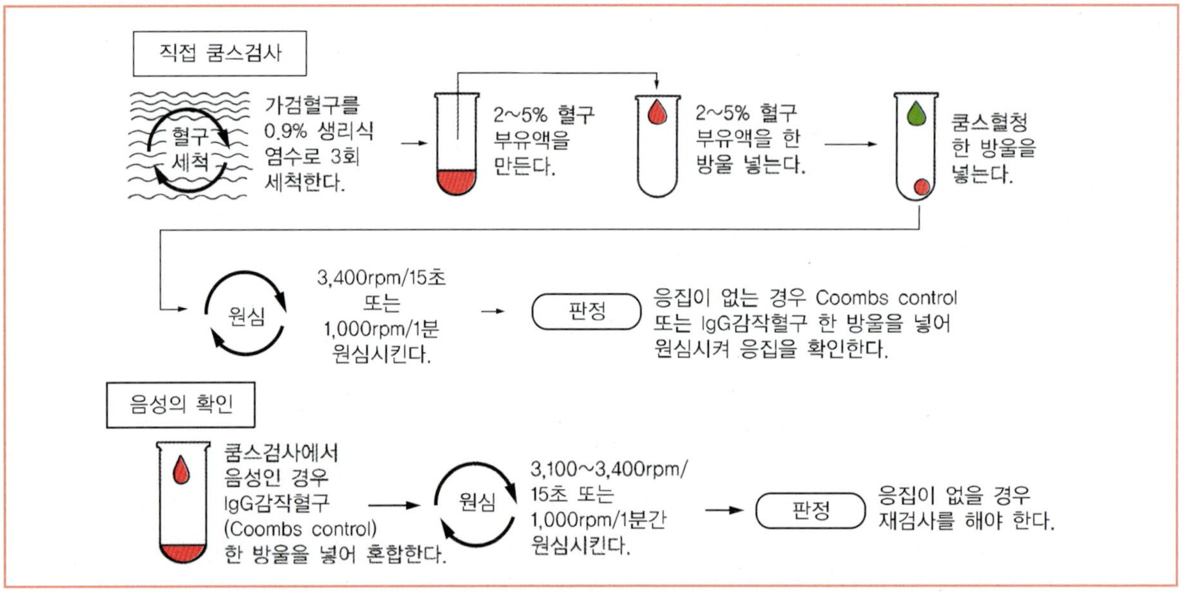

그림 11-23 직접 쿰스검사 방법 도해

직접 쿰스검사 결과 판정

시험관	test	control	판정	비고
판 정	+	−	양성	①
	+	+	보류	②
	−	−		③
③에 Coombs control cells 1 drop을 test에만 첨가 후 원심	+	−	음성	④
	−	+	재검사	

비고 설명
① 적혈구는 이미 항체감작을 받은 상태이다. monospecific AHG시약을 이용하여 항체의 특이성을 밝혀, anti-IgG 항체일시 항체 용출을 하여 항체선별 및 동정검사를 한다.
② 적혈구가 세균에 오염되었는지도 모른다. 다시 채혈하여 재검사를 한다.
③ Coombs control cells을 test에만 첨가한 후 원심 하여 응집이 나오는지를 확인한다.
④ Test에만 응집이면 진 음성, 모두 비 응집이면 혈구세척 과정이 불충분하지 않았는가? control만 응집이면 재검사를 한다.

2) 단특이 항인글로불린 혈청의 사용(monospecific anti-human globulin serum)

Polyspecific 및 monospecific 항글로불린 시약을 이용한 직접 항글로불린 검사는 온난(warm) 또는 한랭(cold) 자가항체(autoantibody)가 원인으로 발생된 자가면역성 용혈성빈혈(AIHA) 환자의 평가에 매우 유익하게 사용되어진다. 혈액은행 또는 항체 연구에 있어서 monospecific 항인혈청들은 직접 항글로불린 기법에서 IgG나 보체성분의 감작을 구분하는 데에 큰 도움을 주고 있다.

표 11-14 자가면역성 용혈성 빈혈증일 때의 직접 항글로불린 검사의 반응 양상

Anti-IgG혈청	Anti-C3d 혈청	AIHA의 Type구분
+	+	혼합형 AIHA(67%)
+	−	온난자가항체(20%)
−	+	CHD, PCH, 온난자가항체(13%)

참조 : AIHA : Autoimmune hemolytic anemia
CHD : Cold hemagglutinin disease(IgM계) : 주로 Anti-I
PCH : Paroxysmal cold hemoglobinuria(IgG계) : Anti-P

8. 간접 항글로불린검사(Indirect Antiglobulin Test ; IAT)

생체 내에서 비예기항체의 생성 여부를 확인하는 검사로, 검체 혈청과 Panel O형 적혈구나 대응 혈구를 작용시켜 37℃ water bath상에서 감작을 시킨 뒤 감작된 혈구에다 항글로불린 혈청을 가해서 응집유무를 보는 2단계를 거치기 때문에 간접 쿰스시험이라고 한다. 그러나 검사할 혈청 중에 비예기항체가 없다면 혈구는 감작을 받지 않으므로 Coombs 혈청을 가해줘도 응집이 일어나지 않는다.

1) IAT의 용도

(1) 비예기항체 screening과 동정 검사
(2) 교차시험
(3) 신생아 용혈성 질환 의심 시, 산모의 혈청에서 비예기항체를 검사
(4) weak-D형 외 Kell, Dufy, Diego, Kidd형 등 IgG항체 관련 혈액형 검사
(5) 면역 항-A, 항-B검사에 적용(A 및 B 혈구 사용)

2) IAT 방법

(1) 시약 및 검체

① polyspecific Anti-IgG+C3d, monospecific anti-IgG, Anti-C3d
② 0.9% saline, 22% bovine albumin, Liss 등
③ Panel O cells, Coombs control cells(IgG 감작혈구)
④ 신선한 혈청을 주로 사용한다.

(2) 검사 방법

① 10×75 mm 시험관 1(test)과 2(control)를 준비하여 panel O형 2~5% 식염수 혈구부유액을 각각 1방울을 넣는다.
② 시험관 1에 가검 혈청 2방울, 다시 1과 2에 각각 albumin이나 Liss액 2방울을 넣고 잘 혼합한다.
③ 37℃ water bath상에서 15~30분간 반응시켜 감작을 시킨다.
④ 시험관 1(test)과 2(control)을 생리식염수로 3회 이상 세척한 뒤 시험관저에 남아있는 혈구에다 각 Coombs 혈청 1~2방울을 넣고 3,400 rpm/15초 또는 1,000 rpm/1분간 원심시킨다.
⑤ 상청부에서 용혈을 먼저 확인한 후 시험관을 살며시 손에 쥐고 돌리면서 응집유무를 세밀히 관찰한다.
⑥ 음성인 경우 Coombs control cells(IgG 감작혈구)을 한 방울 넣어 재원심 후 응집이 되는지를 확인한다.

주) ① Control로 자가 혈구를 사용, 검사를 진행하여 판정할 수도 있다.
② 결과는 검사용도에 따라 판정한다.

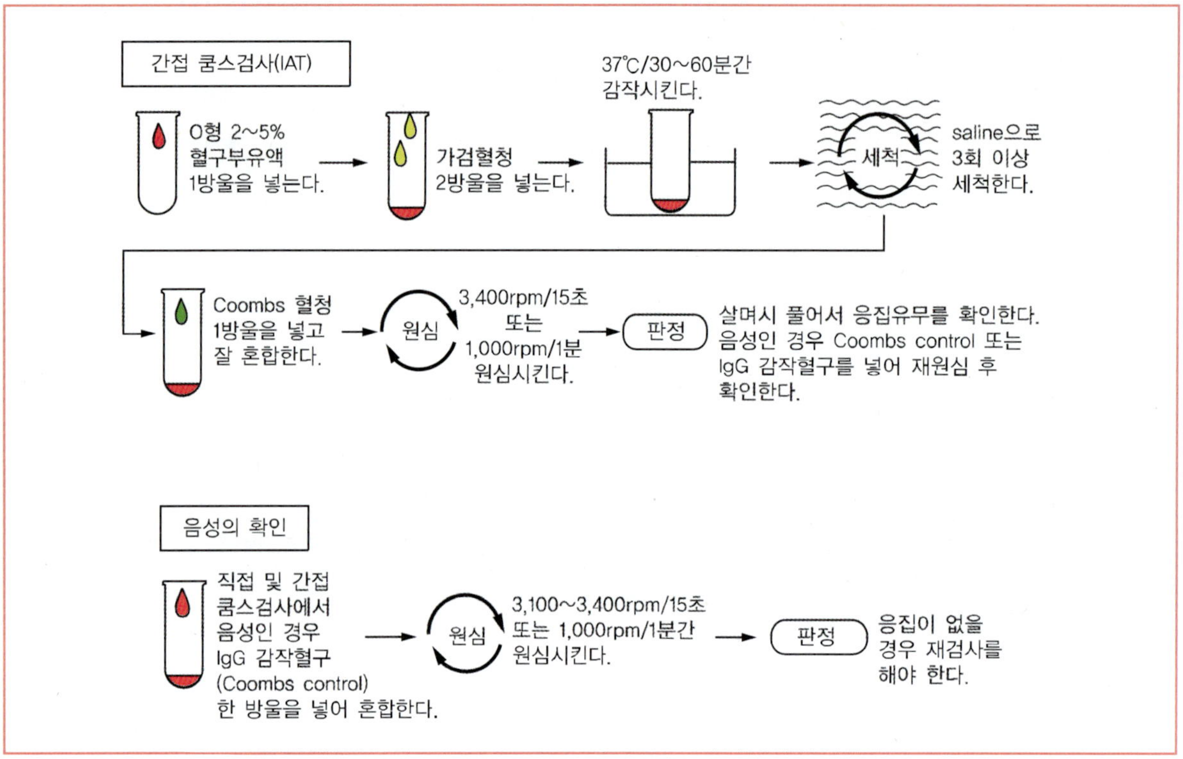

그림 11-24 간접 항글로불린 검사(IAT)방법 도해

간접 쿰스검사 결과 판정

시험관	test	control	판정	비고
판 정	+	-	양성	①
	+	+	보류	②
	-	-		③
③에 Coombs control cells 1 drop을 각각 첨가 후 원심	+	+	음성	④
	-	+	재검사	

비고 설명

① 검사용도에 따라 비 예기항체 양성, 교차시험 경우 부적합 등 양성처리 함.

② Control로 자가 혈구 사용 시, 비 예기항체와 자가 항체 복합이거나, 세균에 오염되었는지도 모른다. 다시 채혈하여 재검사를 한다.

③ Coombs control cells을 각각 첨가한 후 원심하여 응집이 나오는지를 확인한다.

④ 모두 응집이면 진 음성, 모두 비 응집이거나 control만 응집이면 혈구세척 과정이 불충분하지 않았는가? 재검사를 한다.

9. 항체 용출(Antibody Elution)

적혈구 표면에 흡착된 항체를 해리하는 검사이며, 해리액을 용출액(elute)이라고도 한다.

검사의 용도로 용혈성 빈혈환자검사(혈액형 부적합 임신에 의한 신생아 용혈성 질환의 경우 : 산모 유래의 항체 증명, 자가면역성 용혈성 빈혈, 혈액형 부적합 수혈) 혼합항체의 분리, 동정이나, 아형을 증명하는데 사용된다.

자가면역항체, 산모와 신생아의 혈액형 부적합, 부적합 수혈 등 이미 항체의 감작이 되었다고 생각될 경우 직접법(direct method)으로 가검혈구를 생리식염수로 3번 이상 충분히 세척 후 해리시험을 실시한다.

복수로 존재하는 항체의 특이성을 검사하려는 경우, 항체를 혈구(기지의 항원)에 결합시켜(항체의 특이성에 따라 온도, 시간이 다름) 감작되어진 혈구를 간접법(indirect method)으로 생리식염수로 충분히 세척하여 해리시험을 실시한다.

1) 항체 용출: 가열법(Heat elution method)

Landsteiner & Miller의 heat elution method로 직접 항글로불린 검사(DAT)에서 양성 반응을 보이는 경우 원인을 확인하기 위해 시행한다.

(1) 원리(Principle)

열을 가하면 적혈구에 부착되어 있는 IgM 항체들이 용출된다.

(2) 임상적 중요성(Clinical Significance)

ABO 부적합 신생아 용혈성 질환의 확인 및 IgM 항체의 증명을 위함이다.

(3) 검체(Specimen)

EDTA tube에 2 mL을 채혈한다.

(4) 기구 및 시약(Instrument & Reagent)

① 12 mm×75 mm, 13 mm×100 mm test tube

② 37℃, 56℃ water bath

③ 6% bovine albumin(22% bovine albumin 3 mL+생리식염수 8 mL 혼합)

④ 생리식염수

(5) 방법(Landsteiner & Miller의 열해리법)

① 13 mm×100 mm test tube에 환자 혈구 2 mL를 넣고 6회 이상 세척한다.(마지막 상층 세척액은 다른 시험관에 옮겨 놓는다)

② 세척된 농축적혈구에 동량의 6% bovine albumin을 가한다.

③ 56℃에서 10분간 방치하며 가끔 흔들어 준다.

④ 즉시 3,000 rpm에서 2분간 원심 후 상층액을 깨끗한 시험관에 옮긴다.

⑤ 용출액으로 항체검사를 실시한다.

*Elution 후 적혈구와 용출액을 신속히 분리하여 용출된 항체가 다시 혈구에 흡착되는 것을 막아야 한다.

증례 : ABO 부적합 신생아 용혈성 질환을 위한 항체 검사 방법

① 12 mm×75 mm test tube 세 개를 준비한다. 각각 A, B, O로 표기한다.
② 각 시험관에 용출액 2 방울씩 넣는다.(제대혈청을 이용해서 할 수도 있다)
③ A 시험관에 2~5% A형 혈구부유액 1방울
B 시험관에 2~5% B형 혈구부유액 1방울
O 시험관에 2~5% O형 혈구부유액 1방울을 가한다.
④ 잘 혼합 후 37℃에서 30분간 반응시킨다.
⑤ 생리식염수로 3회 세척 후 마지막 상층액을 완전히 제거한다.
⑥ 항글로불린 혈청(AHG 시약)을 2방울씩 가한다.
⑦ 3,400 rpm에서 15초간 원심침전 후 응집유무를 관찰한다.
⑧ 결과해석
A 시험관에 응집, B 시험관에 비응집, O 시험관에 비응집이라면: anti-A가 용출되었음을 증명하는 것이다.
A 시험관에 비응집, B 시험관에 응집, O 시험관에 비응집이라면: anti-B가 용출되었음을 증명한다.

anti-A나 anti-B 항체가 아닌 IgM 비예기항체 의심 시
용출액으로 항체동정 검사를 시행하면 된다.

Heat elution

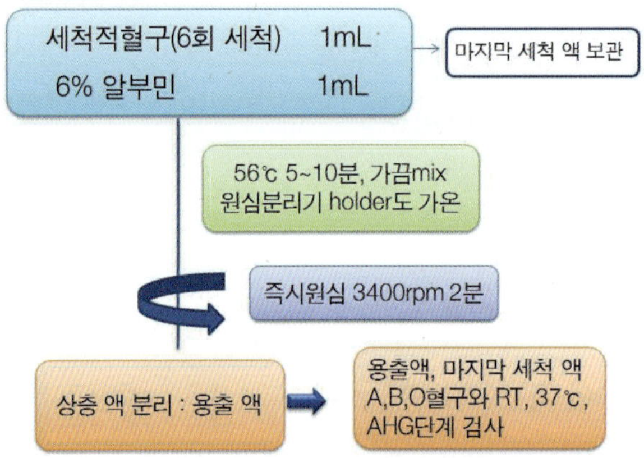

ABO부적합 HDN, Heat elution 후 항체검사결과

	DAT	S I	S II	S III	Auto
신생아	1+	–	–	–	1+
산 모	–	–	–	–	–

Heat elution	용출 액			마지막 세척 액		
	A cells	B cells	O cells	A cells	B cells	O cells
RT	–	–	–	–	–	–
37℃	–	–	–	–	–	–
AHG	2+	–	–	–	–	–

판정 : Anti-A에 의한 HDN (ABO/Rh 혈액형검사 : 산모 O+, 신생아 A+)

2) 항체 용출: Ether법

Rubin의 ether법은 온난성 자가항체(IgG) 및 동종항체로 인한 DAT 검사 양성인 경우 시행한다.

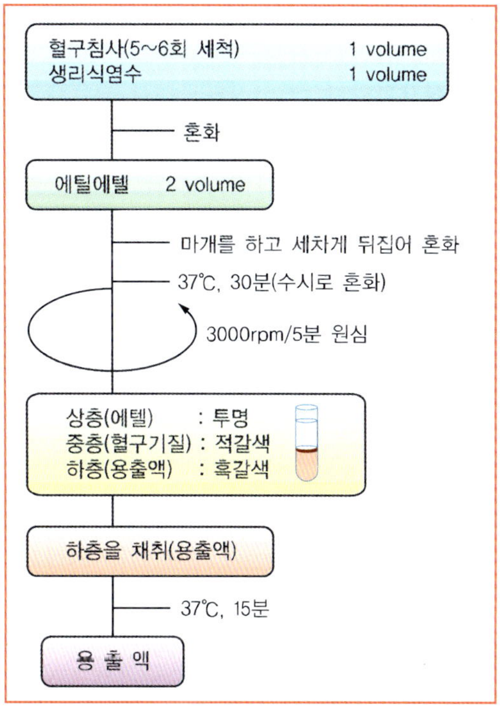

(1) 원리(Principle)

세척적혈구에 Ether를 가하면 적혈구에 결합되어 있는 항체가 용출된다.

(2) 임상적 중요성(Clinical Significance)

IgG 항체의 용출에 적당하며, 신생아 용혈성 질환, 자가면역성 용혈성 질환, 수혈 부작용 및 항체 특이성을 확인에 이용된다.

(3) 검체(Specimen)

EDTA tube에 5mL를 채혈한다.

(4) 기구 및 시약

① diethyl ether

② cork 마개 또는 단단한 뚜껑

③ 37℃ water bath

(5) 방법(procedure)

① 13 mm×100 mm test tube에 농축적혈구 2 mL를 생리식염수로 6회 이상 세척한다(마지막 세척 후 상층액으로 간접 항글로불린 검사를 시행하여 음성이면 다음 단계로 넘어가도 양성이면 세척을 반복하도록 한다).

② 세척된 적혈구에 동량의 생리식염수를 넣는다. 동량의 diethyl ether를 넣고 잘 혼합한다.(농축적혈구 : 1, 생리식염수 ; 1, diethyl ether : 2 비율)

③ 시험관을 cork 마개로 단단히 막고 격렬하게 1~2분간 강하게 진탕한다. 37℃에서 30분 수시로 혼화한다.

④ 마개를 제거한 후 3,000 rpm에서 5분간 원심 침전 후 상층의 ether층을 제거한다.

상층(ether) ; 투명색

중산층(혈구기질) ; 적갈색

하층(용출액) ; 흑갈색

⑤ 용출액을 별도의 시험관에 옮겨 37℃ 수조에서 15분간 계속 흔들어 주며 ether 성분을 증발시킨다.

⑥ 용출액으로 항체동정을 실시한다.

〈주의〉

① 마개를 열 때 혈액이 분사되기 때문에 주의해야 한다.

② 상층과 중간층액이 혼입되지 않도록 신중히 분리해야 된다.

③ 용출액 중에 ether가 남아 있으면 panel 혈구를 용혈하기 때문에 완전히 ether를 제거한다.

④ ether의 취급에 주의, 인화성이 있는 유해물질이므로 취급 시 주의하도록 하며 마스크를 사용하도록 한다.

⑤ 하층부에 있는 흑갈색의 용출액을 간접 쿰스법(indirect Coombs test)으로 동정한다.

3) 항체 해리: Chloroquine법

(1) 원리(Principle)

세척적혈구에 chloroquine용액을 가하면 적혈구에 결합한 IgG 항체를 제거할 수 있다.

(2) 임상적 중요성(Clinical Significance)

IgG 항체가 결합한 적혈구(DAT양성)는 혈액형 판정 시 혼란을 주기 때문에 chloroquine 등을 이용하여 적혈구막을 손상시키지 않고 항체를 해리시키면 혈액형 판독에 유용하다. ABO, Rh, MNS, P, Lewis, Kell, Duffy, Kidd 등은 항원성의 손상이 없다.

(3) 검체(Specimen)

EDTA tube에 2 mL를 채혈한다.

(4) 시약(Reagent)

① chloroquine용액

20 g의 chloroquine diphosphate를 100 mL 생리식염수에 녹인 후 1N NaOH로 pH가 5.1이 되도록 조정하고 보관은 2~6℃ 냉장보관을 한다.

② anti-human globulin reagent(monospecific anti-IgG)

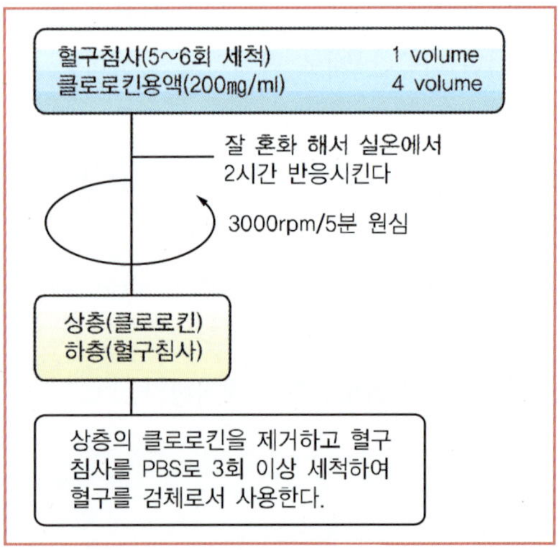

(5) 방법(Procedure)

① 환자의 적혈구 13 mm×100 mm test tube에 1 mL 넣고 6회 이상 세척한다(마지막 세척액은 제거한다).

② 13 mm×100 mm test tube에 세척 적혈구 0.2 mL와 chloroquine용액 0.8 mL을 넣는다.

③ 잘 혼합 후 실온에서 1~2시간 방치한다(가끔씩 흔들어 준다).

④ 3,000 rpm에서 5분간 원심 침전 후 상층액을 제거한다.

⑤ 적혈구를 채취하여 test tube에 옮긴 후 PBS나 생리식염수로 3~4회 이상 세척한다.

⑥ 2~5% 적혈구부유액으로 만든 후 부유액 1방울을 새 시험관에 1방울 넣고 anti-IgG 2방울을 가해 직접 항글로불린 검사를 시행한다.

☞ anti-IgG와 반응 시 음성이면?

항체 해리가 충분히 이루어진 것이므로 다음 단계에 들어간다.

☞ anti-IgG와 반응 시 양성이면?

항체 해리 과정을 반복한다.

⑦ 직접 항글로불린 검사를 위해 일부 채취하고 남은 시험관을 다시 3~4회 이상 세척한 후 혈액형 검사를 실시한다. 혈액형 검사 시 항글로불린 혈청은 anti-IgG 시약을 사용한다.

참고 사항

Anti-IgG 시약을 사용하는 이유는?

- Chloroquine diphosphate는 적혈구에 결합되어 있을 수 있는 보체를 해리하지 못하므로 항체 해리 후 혈액형 검사 시 polyspecific, anti-IgG + C3d 대신에 monospecific, anti-IgG를 사용하여야 한다.
- 혈구와 chloroquine용액과의 항온 시 2시간 이상을 초과하지 않도록 한다(용혈 또는 혈구 항원성의 소실이 있을 수 있다).

10. 한랭자가항체(cold auto-antibody)의 흡착

한랭자가항체가 강할 경우 임상적으로 의의가 있는 allo-antibody를 mask하므로 제거한 후 항체 동정을 할 필요가 있을 경우가 실제 혈액은행 업무에서 경험할 경우가 많다. Anti-I, Anti-H, Anti-H1는 저온에서 항원항체반응을 한 후 보체를 결합하게 된다. 이것을 37℃에 항온 방치하면 항체는 혈구로부터 용출되지만 보체는 혈구에 결합되어 남게 되므로 polyspecific AHG시약을 가하여 검사하면 양성반응이 된다.

한랭자가항체는 성인 혈청 중에 있을 경우 대부분은 항체의 역가가 낮고(〈64×) 4~22℃의 저온에서만 반응하므로 임상적 의의가 없으나 Mycoplasma pneumonia 등의 감염증의 질환을 앓고 있는 환자 혈청에서는 간혹 anti-I의 역가가 높고(〉1000×, 4℃) 실온에서도 자가대조 강양성 및 모든 혈구와 강한 응집반응을 일으킬 뿐 아니라 30~32℃의 넓은 온도 영역에서도 반응하는 한랭자가항체는 임상적인 문제를 일으킬 뿐 아니라 이를 제거해야 여러 가지 검사를 수행할 수가 있다.

1) 한랭자가흡착(cold auto-adsorption)

토끼적혈구 기질로 조제한 REST법이나 효소처리법은 강한 한랭항체를 제거할 수 있는 방법이지만 자가흡수는 역가가 낮은 한랭항체를 제거하는데 주로 사용된다. 단, 가온법과 같이 전처리 없이 하는 검사법도 있다.

(1) 가온법(pre-warmed procedure)

이 방법은 모든 검사과정을 37℃로 유지시킴으로써 저온에서의 한랭응집소 반응방지와 보체의 활성을 방지하게 하는 방법이다.

① 생리식염수를 미리 37℃로 가온시킨다.

② 소량의 피검혈청을 넣은 시험관과 2~4% 혈구부유액을 넣은 시험관을 37℃/5~10분간 가온시킨다.

③ 미리 가온시킨 적혈구부유액이 1drop 들어 있는 시험관에 역시 가온시킨 피검혈청 2 drops을 넣고 혼합하고 37℃/30분간 계속 가온시킨다.

④ 따뜻하게 데운 saline으로 2~3회 세척과정을 수행한다.

⑤ 잘 세척된 마지막 남은 혈구에 anti-IgG시약 1drop을 넣고 원심하여 응집유무를 관찰한다(검정법).

• 한랭응집소 때문에 발생되는 문제 해결에 가장 많이 사용되는 방법이다. 응집이 없으면 같은 방법으로 항체 screen 및 동정검사, 교차시험에 이용하면 된다.

(2) 한랭흡착법(cold adsorption procedure)

환자 자신의 혈구 및 동 혈액형계 혈구로 환자 혈청 중의 한랭자가항체를 선택적으로 제거할 수 있는 방법이다.

① Autologous cell 흡착법

최근 3개월 이내에 수혈을 받은 수혈력이 없을 경우에 사용되는 방법이다.

a. 검체 채취와 준비

ⅰ. 응고혈액 3 mL를 4℃ 냉장고에 넣어 응고시킨 뒤 신속히 혈청 분리하여 다른 시험관에 옮긴다

(4℃저장).

ii. CBC bottle에 2 mL 채혈하여 37℃ 온도에 넣는다. 혈장을 제거한 후 미리 가온시켜 놓은 saline으로 3~4회 혈구세척을 한다(washed packed cell).

• Warm saline 3~5% 혈구부유액을 만들어 ABO, Rh검사를 한다.

b. 흡착과정 : 환자 혈청과 동량의 세척된 packed cell을 넣고 4℃에서 15~30분간 반응시킨다. Auto-antibody는 적혈구에 흡착되거나 결합되지만 allo-antibody는 혈청 중에 그대로 남게 된다.

c. 검정법 : 흡착된 혈청 2 drops과 3% 혈구부유액 1 drop을 넣고 3,400 rpm 15초간 원심하여 응집 유무를 본다. 응집이 없으면 한랭응집소가 흡착된 것이므로 혈청을 항체 screen 및 identification, cross matching에 사용한다. 만약 응집이 있다면 시간을 60분까지 연장하여 자가항체를 재흡착시키고 검정한다.

② REST(rabbit erythrocyte stroma) tablet법

토끼 적혈구 기질(stroma)에서 조정하여 만든 한랭자가항체 흡수제(cold auto-antibody absorption tablet)이며 BCA 회사에서 상품화되어 시판되고 있다.

REST정은 토끼 적혈구의 구조가 사람의 I, IH, H항원과 유사하다는 점을 이용하여 효과적으로 한랭자가항체를 흡수하는 것이며 이 흡수에는 anti-B도 흡수하므로 ABO 혈액형 검사에는 사용할 수가 없다. 또한 REST에 흡수되지 않는 항체의 종류들은 D, C, c, E, e, f, K, k, Fy^a, Fy^b, JK^a, JK^b, Le^a, M, N, S, s, Lu^a, Lu^b, Xg^a, Tj^a 등의 항체들이다.

한 kit에 8정의 REST가 들어 있고 임상적으로 의의가 있는 주요 항체의 역가를 떨어뜨리지 않기 때문에 이 시약으로 혈청을 소작한 후 antibody screening, identification, cross matching을 하면 된다.

③ 효소처리법(enzyme treated cell)

Enzyme으로 전처리(pretreat)하면 빠르게 항체를 제거할 수 있고 또한 역가가 높은 병적 자가한랭항체를 제거하는데 효과가 있다.

a. DTT 및 2-ME 조작법

Anti-I, Anti-HI가 흡수되어 자가응집을 보이는 농축 적혈구 검체를 효소처리(2-ME 또는 DTT 조작)에 의해 자가항체를 제거한 후 혈액형 검사 검체로 사용할 수 있는 방법이지만 시간이 오래 걸리

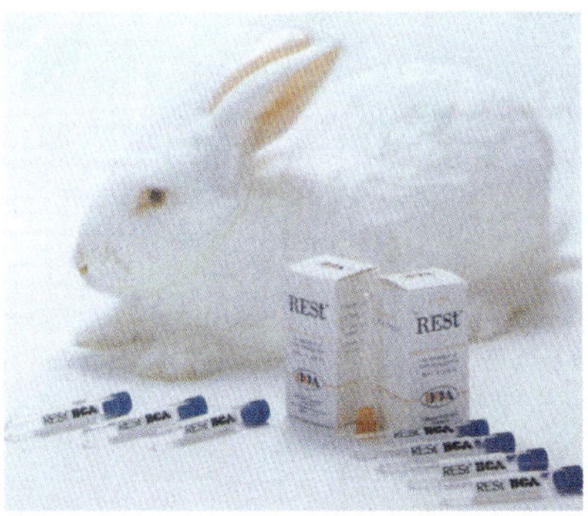

그림 11-25 한랭자가항체 흡수제-REST정

고 검체혈구가 많이 필요하다는 단점이 있다. 또한 0.1M 2-ME 시약과 동량 환자 혈청을 37℃/1시간 처리시키면 IgM 항체를 분해하여 불활성화시키므로 IgG 항체의 존재유무를 검사하는 목적으로도 사용될 수 있다.

ⅰ. 원리

Thiol 시약은 5량체의 IgM 분자의 subunit S-S 결합부위를 잘라줌으로써 한랭항체(cold auto-antibody)의 원인으로 발생되는 자가응집(auto-agglutination)현상을 없애주는데 사용이 된다.

ⅱ. 시약

① 0.01M dithiothreitol(DTT) in PBS액 또는 0.1M 2-mercapto-ethanol(2ME) in PBS액

② Phosphate buffered saline(PBS), pH 7.3

③ Packed washed RBC(가검혈구농축액)

• 2-ME 저장액(1M)

1M 2-ME액	7.8 mL
pH 7.3 PBS	92.2 mL

• 2-ME 사용액(0.1 M)

1M 2-ME액	1 volume
pH 7.3 PBS	9 volume

ⅲ. 술식(한랭자가 항체 제거)

① 준비해 놓은 가검 혈구농축액을 PBS로 50% 농도로 희석시킨다.

② 0.01M DTT 또는 0.1M 2-ME 시약을 위에서 희석시킨 혈구와 동량 넣는다.

③ 37℃/10분간(2-ME처리일 경우) 또는 15분간(DTT처리일 경우) 반응시킨다.

④ 혈구를 3회 세척하고 3~5% 식염수부유액을 만들고 한랭자가항체가 제거되어진 이 처리 검체로 혈액형 검사를 하면 된다.

11. 온자가항체흡착 ; ZZAP법(warm auto-antibody absorption ; ZZAP)

ZZAP시약 내에는 단백분해효소가 함유되어 있어 MNSs, Duffy, Xg^a 항원들이 파괴되어 이들을 제외한 DAT 양성인 온자가항체를 혈구에서 제거한 후 형 판정 및 일부의 혈액형 판정에 사용하기 위한 온자가항체혈구 해리기법이다. 온자가항체와 동종항체가 공존할시 자가항체만을 선택적으로 흡착시켜 동종항체를 검출, 동정하는데 사용된다.

1) Sulfhydryl proteolytic enzyme(ZZAP) 시약의 조제

0.2M DTT	2.5 mL	pH 6.0~6.5로 조정한다.
1% cysteine-activated papain	0.5 mL	
0.1M PBS(pH 7.3)	2.0 mL	

4℃/24시간 안정

참고

시약조제법

① 0.2M DTT(MW 154.25) 용액의 조제

DTT	100 mg
0.1M PBS(pH 7.3)	3.2 mL

② 0.1M PBS(pH7.3)의 조제

0.1M Na2HPO4(14.2 g / mL)	78 mL
0.1M KH2PO4(13.6 g / mL)	22 mL
0.9% saline	900 mL

③ 0.1M PBS(pH 5.4)의 조제

0.1M NaHPO(14.2 g / mL)	3.5 mL
0.1M KH2PO4(13.6 g / mL)	96.5 mL
0.9% saline	900 mL

④ activated papain 용액의 조제

2% papain 용액의 조제		0.5 mol 염산 cysteine액의 조제	
papain	2 g	L-염산 cysteine	0.88 g
0.1M PBS(pH5.4)	100 mL	D.W.	10 mL

※2% papain용액을 4℃ / 하룻밤 방치한 후 여과 또는 원심하여 찌꺼기를 제거한다.
(또는 RT / 30분간 shaker해 준다.)

2% papain용액	100 mL
0.5mol HCl-cysteine용액	10 mL

0.1M PBS(pH 5.4)를 가해서 200 mL가 되게끔 한다.

↓

37℃ / 1시간 반응시킨다.

소량씩 분주하여 -20℃ 이하에 보존한다.

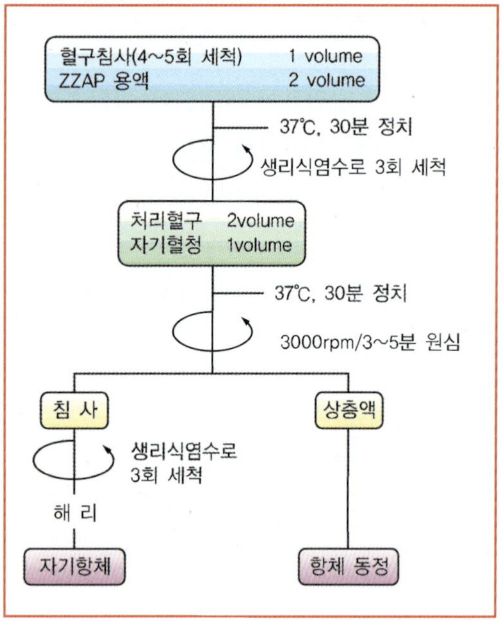

2) 자가항체 흡수방법

(1) 생리식염수로 4회 이상 세척한 온난자가항체 흡착(감작)혈구침층 ——— 1 vol.

ZZAP시약 ——————— 2 vol.

(2) 37℃/30분간 반응시킨다.

(3) 3,000 rpm/2분 혈구를 생리식염수로 3회 이상 세척한다.

(4) 이렇게 세척한 혈구 2vol에 자기혈청 1vol을 넣고

(5) 37℃/30분간 반응시킨다.

(6) 3,000 rpm/3분간 원심, 상층액을 분리하여 항체 동정용 검체로 사용한다.

(7) 이렇게 처리한 혈구로 형판정 및 일부의 혈액형 판정에 사용되어진다.

참고 사항

① 처리한 혈구로 직접 항글로불린 검사를 시행하여 음성을 확인한다.

☞ anti-IgG와 반응 시 양성이면?
항체 해리 과정을 반복한다.

② 처리한 혈구로 자가항체의 흡수 시 한랭자가항체는 저온에서, 온 자가항체는 37℃에서 실시한다.

③ MNSs, Duffy, Xg^a 항원들이 소실이나 파괴되어진다.

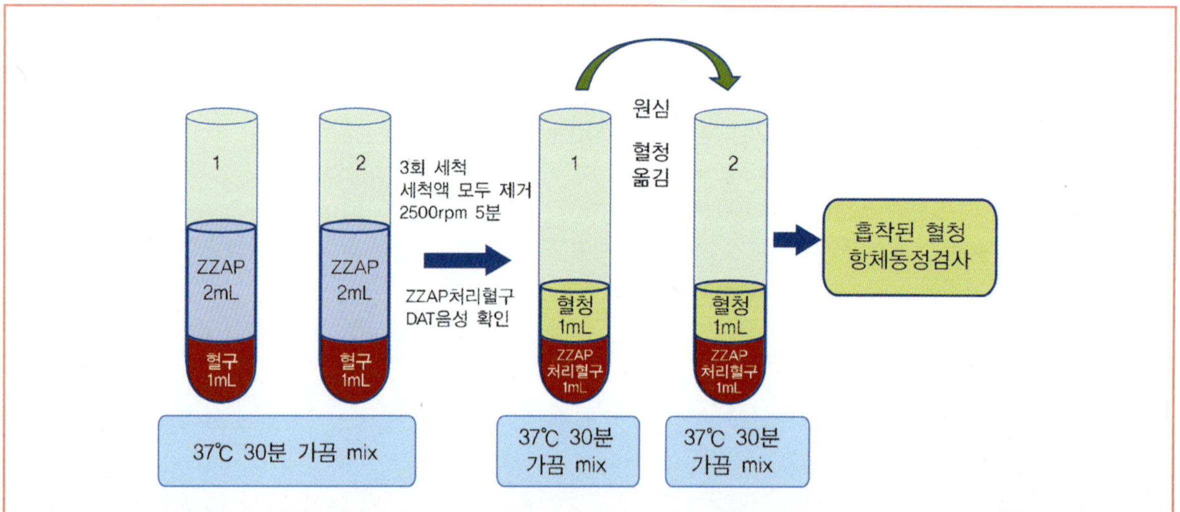

그림 11-26 ZZAP법

3) 혈청 중의 온 자가항체의 흡수(Absorption of warm autoantibody)

(1) 원리(Principle)

환자혈청을 자가혈구로 흡수시키면 혈청에 있는 온 자가항체(warm autoantibody)를 제거할 수가 있고, 온 자가항체(warm autoantibody)는 공존할 수도 있는 임상적으로 주요한 비예기항체를 mask하여 검출을 방해하므로 이를 제거할 목적으로 이용이 된다.

(2) 검체(specimen)

EDTA blood와 clotted blood

(3) 시약(reagent)

① 6% Bovine albumin

② 1% ficin용액

(4) 흡수과정(procedure)

① 2 mL의 EDTA혈액을 saline으로 4회 세척한다.

② Packed cell과 동량의 6% bovine albumin을 가한다.

③ 56℃/3~5분간 항온수조에 넣고 가끔 흔들어 혼합한다.

④ 3,400 rpm/2분간 원심 후 상층의 용출액을 tube에 옮긴다(용출액으로 사용가능).

⑤ 남은 적혈구를 saline으로 3회 세척 후 상층액을 버린다.

⑥ Packed red cell에 1% ficin액 1 mL를 가해주고 잘 혼합한다.

⑦ 37℃/15분간 반응시킨 후 saline으로 3회 세척한다.

⑧ 마지막 세척 때는 3,400 rpm/5분간 원심하고 상층액을 가급적이면 완전히 제거한다.

⑨ 시험관 두 개에 적혈구양을 동량 나누어 넣는다.

⑩ ⑨번 하나의 tube에는 환자혈청 2 mL를 넣고 37℃/30분간 반응시킨다.

⑪ 3,400 rpm/2분간 원심시키고 상층 혈청을 두 번째 시험관에 있는 적혈구에 넣는다.

⑫ 37℃/30분간 반응시키고 3,400 rpm/5분간 원심시킨 후 즉시로 다른 시험관에 흡수된 혈청(absorbed serem)을 옮긴다. cell-free여야 한다.

⑬ Panel screen cell 및 antibody ID를 한다.

⑭ 만약 모든 autoantibody가 환자적혈구로부터 용출(과정 ④번)되었다면 DAT음성이 될 것이고 이들 적혈구는 흡수과정의 유효성을 점검하는 정도관리용으로 사용할 수가 있다.

12. 동종응집소 역가 검사

ABO형 부적합 골수이식 및 장기이식 전후에 anti-A나 anti-B항체의 동종응집소 역가검사는 환자 처치 결정에 중요한 지표로 사용된다. ABO 혈액형이 A형, B형, O형인 경우 시행하고, ABO 아형 추적 검사로 이용되기도 한다.

1) 검사 원리(Principle)

환자혈청을 생리식염수로 배수 희석하여 A혈구나 B혈구와 반응시켜 1+ 응집이 일어나는 최고희석배수를 동종응집소 역가로 한다.

2) 검체(Specimen)

Plain tube에 5 mL을 채혈하여 원심분리 후 혈청을 사용한다.

3) 시약(Reagent)

(1) A형 2~5% 혈구부유액
(2) B형 2~5% 혈구부유액

4) 검사 방법(Procedure)

환자의 ABO 혈액형에 따라 시험관을 준비한다. A형 또 B형인 경우 시험관을 10개씩 준비한다. O형인 경우 시험관을 20개 준비한다.

환자의 혈액형이 A형이라면(anti-B 존재)

(1) 12 mm×75 mm 시험관 10개를 준비한다.(1~10번 기록)
(2) 모든 시험관에 생리식염수를 0.2 mL씩 넣는다.
(3) 1번 시험관에 환자혈청 0.2 mL을 넣는다.
(4) 잘 혼합 후 2번 시험관에 0.2 mL을 옮기는 식으로 연속 배수희석한다.
(5) 모든 시험관에 2~5% B형 혈구부유액을 0.2 mL씩 넣는다.
- ☞ 환자의 혈액형이 B형이라면 2~5% A형 혈구부유액을 넣는다.
- ☞ 환자의 혈액형이 O형이라면 시험관을 10개씩 2조로 세운 후 혈청을 연속 배수 희석하고 2~5% A형 혈구부유액을 1조 10개 시험관에 넣고 B형 혈구부유액을 2조 10개 시험관에 넣는다.

(6) 잘 혼합 후 3,400 rpm에서 15초간 원심 침전 후 응집을 관찰한다.

5) 검사 결과의 해석(Interpretation)

1+(응집)의 강도를 나타내는 최고희석배수를 동종응집소 역가로 한다.

일러두기

골수이식예정인 환자인 경우 환자 및 골수 공여자 모두에 대해 동종응집소 역가 검사를 시행한다.

13. Rh항체 역가 검사

Rh_0(D) 음성인 임산부가 anti-D를 가지고 있는 경우 Rh_0(D) 항체 역가 검사를 시행한다. 이는 산모가 신생아 용혈성 질환(HDN) 등을 일으킬 수 있으므로 임상에서 사전 예방을 하기 위함이다.

또한 Rh_0(D) 음성 산모가 Rh_0(D) 양성 아이를 분만하는 경우 분만 후 72시간 이내에 Rh 면역글로불린(Rh_0GAM)을 투여하는데 투여 후 6개월 후에 anti-D 존재 및 anti-D 역가검사를 시행한다.

1) 검사 원리(Principle)

환자혈청을 생리식염수로 배수 희석하여 O형 Rho(D) 양성 적혈구로 감작시킨 후 항글로불린법을 이용하여 응집이 일어나는 최고 희석배수를 Rh 항체 역가로 정한다.

2) 임상적 중요성(Clinical Significance)

anti-D에 의한 신생아 용혈성 질환의 예방 및 경과 판독에 중요하다.

3) 검체(Specimen)

plain tube에 혈액 5mL을 취한 후 원심 분리하여 혈청을 사용한다.

4) 시약(Reagent)

(1) 항체선별용 혈구 또는 2~5% O형 Rh_0(D) 양성 적혈구
(2) 항글로불린 혈청(anti-IgG+C3d)

5) 검사 방법(Procedure)

(1) 12mm×75mm test tube 10개를 준비하고 1~10까지 번호를 기입한다.
(2) 모든 시험관에 생리식염수 0.1mL씩 넣는다.
(3) 1번 시험관에 환자혈청 0.1mL를 넣는다. 잘 혼합 후 0.1mL를 2번 시험관에 옮기는 방식으로 배수 희석한다.(시험관을 옮길 때마다 새 pipette tip을 사용한다.)
(4) 모든 시험관에 O형 Rh_0(D) 양성 혈구 2~5% 부유액을 0.1mL씩 가하고 잘 혼합한다(항체선별용 혈구를 사용 시 Rh_0(D)양성 적혈구를 사용한다)
(5) 모든 시험관을 37℃ 수조에 60분간 (albumin이나 Liss액 첨가시 15~30분) 항온한다.
(6) 생리식염수로 3회 세척 후 마지막 식염수 세척액은 완전히 제거한다.
(7) 항글로불린 혈청 2방울씩 가하고 잘 혼합한다.
(8) 3,400rpm에서 15초간 원심침전 후 응집유무를 관찰한다.

6) 검사 결과의 해석

1+ 양성 반응을 보이는 시험관을 최고 희석배수, 즉 Rho(D) 항체역가로 정한다.

14. 임산부 분만 전·후 검사

임신 중인 여자의 혈청에서 혈액형 항체의 검사는 태아의 위험 가능성을 판단하는 지표가 된다.

계속적인 검사에서 비예기항체들을 가지고 있지 않는 임산부도 임신 7개월 때 다시 한 번 검사해야 된다. 임산부의 항체검사는 임신 초기, 중기, 말기에 행하는 것이 좋고, 항체가의 상승에 주의해야 한다.

출산 후의 신생아 제대혈구로 직접 쿰스검사를 하여 양성이면 항체 screen 및 동정검사를 하고 음성이면 ABO 부적합을 고려해서 제대혈구에서 항체를 용출시켜 항체를 동정할 수가 있다.

1) 임산부 검사(임신 중의 검사)

(1) 혈액형 검사 : ABO & Rh형 검사

(2) 비예기항체들에 대한 screen 및 동정검사

(3) 가급적이면 남편의 혈액형도 검사를 한다.

• 항체가 발견될 때 ;

① 항체를 동정한다.

② 항체역가검사(antibody tiration)를 하고 가검 혈청을 -20℃에 냉동저장하고 다음번 정량검사혈청과 같이 검사하여 control로 사용한다.

③ 남편의 적혈구항원과 반응하는 항체가 있는가를 검사한다.
만약 항체가 발견이 안 되고 ABO형이 적합할 때에는 그 남편의 혈구와 임산부의 혈청과 반응시켜 보고 전에 신생아 용혈성 질환의 과거력을 알아본다.

• ABO형 부적합일 때 대부분의 임산부는 O형, 남편은 A형, B형, AB형일 때이며 ABO 용혈성 질환에 걸린 신생아를 낳을 가능성이 많으므로 고려되어야 한다.

④ 임신 3, 4개월 때의 검사 : 만약 이 시기에 항체가 나타나지 않으면 항체 정성검사를 반복한다. 항체가 나타나면 정량 법에 의해 역가측정을 한다.
가검 혈청은 -20℃에 저장했다가 다음 번 검사 때에 대조로 사용한다.

⑤ 임신 7개월 때의 검사 : 만약 항체가 나타나지 않으면 2주 간격으로 반복 측정하고 항체가 나타나면 냉동저장해둔 전번 가검혈청을 대조로 사용해서 임신 7개월째 채혈한 혈청을 정량 검사하여 역가를 측정한다. 역가의 강도에 따라 조기 유도분만이나 양수천자(amniocentesis)의 시기를 결정하기 위해 정량검사를 더욱 빈번히 해야 한다.

2) 출산 후의 검사

(1) 신생아의 ABO 용혈성 질환 때의 혈청학적 진단

제대혈구에서 직접쿰스 검사를 실시하던가 또는 출생 24시간 내에 혈액을 채취하여 직접 쿰스검사를 하면 양성으로 나온다.

이때의 반응은 Rh 및 기타 항체에 의해 야기된 용혈성 질환 때보다는 강도가 약하다.

출생 24시간 이후에 혈액을 채취하여 직접 쿰스검사를 하면 음성을 보여준다. 이 이후에는 신생아의 적혈구에서 항체를 용출시켜 ABO 용혈성 질환의 진단에 사용한다. 여러 방법들이 많으나 Landsteiner & Miller의 열해리법(heat elution method)을 주로 사용하고 있다(적혈구 항체해리시험 참조).

ABO형 부적합 원인이 아니면서 신생아의 황달, 빈혈 및 빌리루빈치의 상승의 증상을 보이고 직접쿰스검사 결과 음성이면 기타 혈액형 부적합의 원인으로 볼 수가 있다.

(2) 신생아 검사

제대혈구(cord blood)의 채취는 검사에 영향을 미치는 조직액이나 Wharton's jelly가 포함되지 않도록 주의하여야 한다.

① ABO & Rh형 검사.

② 신생아 제대혈구로서 직접 쿰스검사(DAT)를 한다.

• 직접 쿰스시험 양성이면 산모의 혈청으로 항체 screen 검사

(3) 항체용출 기술(antibody elution technique)

ABO형 부적합에 기인된 신생아 용혈성 질환의 증명과 또한 제대적혈구에 부착된 항체로부터 항체만 용출시켜 검사하는 방법이다.

ABO 부적합 용혈성 질환 때에 나타나는 혈구에 부착된 항체는 직접 쿰스검사에서 매우 약한 양성반응을 나타낸다. 직접 항글로불린 양성이면 혈액형 판정에 신중을 기해야 된다. ABO 부적합인 경우 직접 항글로불린검사 결과 양성이 많다. 그래서 항체해리(용출)시험을 해야 된다. 흔히 제대혈구로부터 항체를 용출시켜 검사하게 되고 신생아 뿐 아니라 성인 혈구도 같은 방법으로 검사를 병행시킨다.

용출액으로 A나 B혈구를 사용하여 간접 항글로불린법으로 검사하며, 항-A, 항-B 항체 이외의 항체로 예견될 때는 resolve panel 적혈구 시약으로 검사해야 된다.

15. Donath Landsteiner Test

면역성 용혈성 빈혈(immune hemolytic anemia)과 발작성 한랭혈색소뇨증(paroxysmal cold hemoglobinuria: PCH)의 진단에 이용되고 적혈구에 보체(C3) 성분만 부착되어 있는 경우에 특히 도움이 된다.

1) 검사 원리(Principle)

강한 용혈소인 Donath-Landsteiner 항체는 P 항원과 4℃ 이하에서 결합하고 37℃에서 보체의 활성화로 용혈을 일으킨다.

2) 임상적 중요성(Clinical Significance)

자가면역성 용혈성 빈혈의 일종인 한랭 혈색소뇨증(paroxysmal cold hemoglobinuria: PCH)의 진단을 위함이다.

3) 검체(Specimen)

Plain tube를 미리 37℃로 준비 5 mL 혈액을 채혈 37℃에서 응고시킨 후 혈청을 분리 사용한다.

4) 시약(Reagent)

(1) 신선정상혈청 : as a source of complement(보체원)
(2) 50% O형 P항원 양성혈구(P_1 or P_2 phenotype)

5) 검사 방법(Procedure)

(1) 12 mm×75 mm 시험관 3개를 A, B, C로 준비한다.
(2) 시험관 A, B에 환자혈청 10방울씩을 넣는다.
(3) 시험관 C에 신선정상혈청 10방울씩을 넣는다.
(4) 모든 시험관에 50% O형 P항원 양성 적혈구부유액을 1방울씩 넣고 잘 혼합한다.
(5) A 시험관을 얼음물에 30분간 방치 후 꺼내어 37℃ 수조에서 1시간동안 항온한다.
B 시험관은 얼음물에 90분간 방치한다.
C 시험관은 37℃ 수조에 90분간 항온한다.
(6) 모든 시험관을 원심침전 후 상층의 용혈 유무를 관찰한다.

6) 검사 결과의 해석(Interpretation)

A시험관에서만 용혈을 보이면 자가 항-P에 의한 양성으로 판독한다.

A, B, C 모두 용혈이 없으면 음성이다.

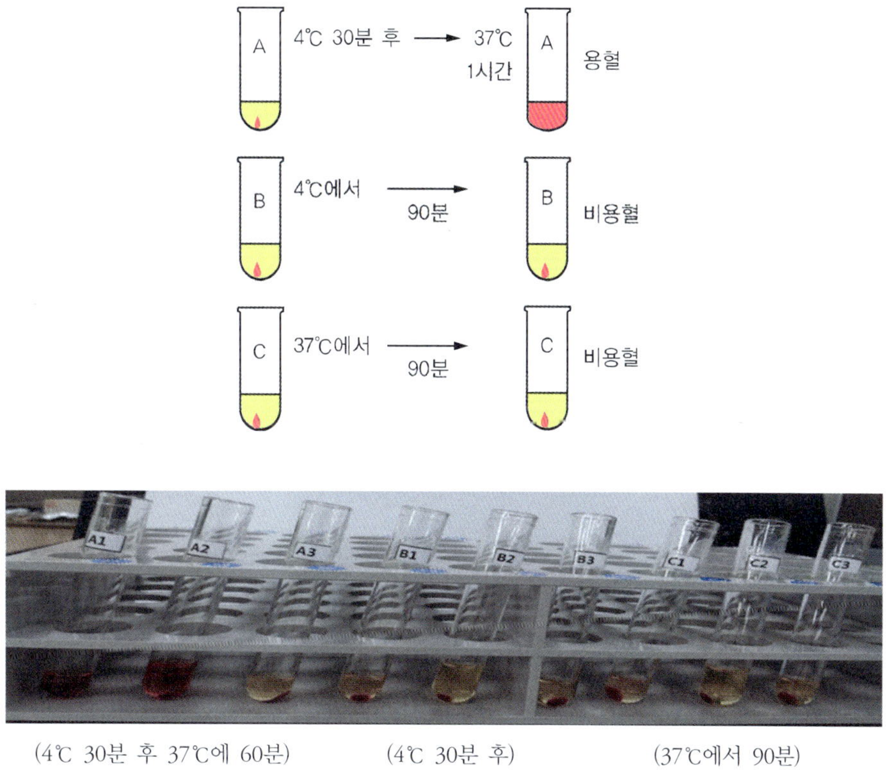

그림 11-26 Donath-Landsteiner결과

참고

항체가 자가 흡착(auto adsorption)되는 것을 방지하기 위해 반드시 채혈후 검체를 37℃에서 응고시킨 후 혈청을 원심 분리하여 사용할 것.

16. 약제 유발성 용혈성 검사(Drug-Induced Hemolytic Anemia)

약제가 적혈구막에 흡착되어 약제흡착(drug adsorption)에 의해 직접항글로불린 검사에 양성반응을 보이는 경우가 있다. 이러한 약제들이 penicillin 또는 cephalothin이다.

1) 검체(Specimen)

plain tube에 5 mL 정도 채취하여 원심 분리하여 혈청을 검체로 이용한다.

2) 시약(Reagent)

(1) barbital-buffered saline(BBS) pH 9.6(생리식염수 1 L에 sodium barbital 20.6 g을 녹인 후 0.1N HCl로 pH가 9.6이 되도록 조정한다)
(2) penicillin(1백만 단위/600 mg)
(3) cephalothin sodium 400 mg
(4) 세척 O형 적혈구

3) 검사 방법(Procedure)

(1) BBS 15 mL에 penicillin 600 mg을 녹인다. 세척 O형 농축적혈구를 1 mL 가하고 실온에서 1시간 항온시킨다.
☞ cephalothin sodium 300 mg을 PBS(pH 7.3) 10 mL에 녹인다, 세척 O형 농축적혈구를 1 mL 가하고 37℃에서 2시간 항온한다.
(2) 생리식염수로 3회 세척 후 PBS(pH 6.0) 용액에 냉장 보존한다(1주일간).
(3) 5% 약제처리 적혈구 1방울과 검사할 환자혈청 2방울을 넣고 잘 혼합한다.
☞ cephalothin의 경우는 환자의 혈청을 생리식염수로 1 : 20 희석하여 사용한다.
※ control용으로 약제처리를 하지 않은 혈구(uncoated red cell)를 동시에 검사한다.
(4) 실온에서 15분간 항온 후 3,400 rpm에서 15초간 원심 후 응집유무를 관찰한다.
(5) 37℃에서 30분간 항온 후 3,400 rpm에서 15초간 원심 후 응집유무를 관찰한다.
(6) 적혈구를 생리식염수로 3회 이상 세척하고 마지막 식염수 세척액을 완전히 제거한다.
(7) 항글로불린혈청(anti-IgG+C3d)을 2방울씩 넣는다.
(8) 3,400 rpm에서 15초간 원심 후 응집유무를 관찰한다.

4) 검사 결과의 해석(Interpretation)

약제처리 적혈구가 응집 :
비 약제처리적혈구 비응집이면 ——→ 양성

참고사항

약제 유발성 용혈 기전

1. 약제흡착 : 약제 + 적혈구막에 결합시 anti-drugantibody가 형성되어 용혈을 일으킴. 페니실린, 세파로스포린 등의 약제가 해당, 약제존제시에 용혈 일어남.
2. 면역 복합체 : 약제 + 혈장단백(항체)의 복합체가 적혈구와 결합 후 보체를 활성화시켜 비특이적 용혈 일어남. 신체 어느 조직에서도 손상을 입을 수 있다.
   quinidime, phenacetin, tetracyclin, rifampin 등 많은 약제가 해당됨.
3. 단백의 비면역 흡착 : 약제가 적혈구 막을 변형시켜 혈장단백이 부착하기 쉽게 되는 것이나 용혈을 일으키지 않는다. 세팔로스포린 치료환자에서 가끔 보임.
4. 기타 L-dopa 등의 약제는 적혈구 자가항체를 형성하는 경우도 있다. 자가면역항체와 구분이 힘들다.

17. HLA Typing

1) 림프구 세포독성 검사의 원리(principle of lymphocytotoxicity test)

HLA 항혈청은 림프구 표면에 있는 대응하는 특이 세포막 표적항원(target antigen)과 결합하고 보체인 가토혈청을 가하면 항원항체 복합체에 의해 활성화되어 림프구 세포막에 구조변형(lysis)을 초래하는 세포독성 반응을 보인다. Eosin 수용액을 넣어 염색시켜 반응을 정지시킨 다음 formaedehyde를 넣어 세포를 고정시킨 후 도립 위상차현미경(inverted phase-contrast microscope)으로 관찰하면 죽은 세포(림프구)는 염료가 침투되어 흡수되어서 어둡고 검은색을 띠우고 있고 산 세포(living cell)보다 약간 팽창되어 크게 보인다(양성 세포). 살아 있는 세포는 염료가 침투되지 않으므로 밝고(bright) 반짝거린다(음성 세포). 즉 죽은 세포가 전체 림프구(죽은 세포 + 산 세포)의 몇 %인가를 계산하여 판정기준에 의해 판독하게 된다.

HLA-A, B, C(class I 항원) 검사는 T cell과 B cell(70%와 15% 함유)이 포함된 림프구부유액을 사용하고 반면에 HLA-DR, DQ(class II) 검사용은 풍부한 B cell(70% 이상 함유)이 반드시 필요하다. Class II 항원은 T세포(resting T cell)에서는 나타나지 않기 때문이다.

2) HLA typing

(1) 기구

① 도립 위상차 현미경(inverted phase contrast microscope)
② 광학 현미경(biological microscope)
③ Fisher centrigfuge(model 59), Refrigerated centrifuge(CRU-5000)
④ 냉동고(REVCO -80℃)

검사진행과정(NIH method)	양성반응과정	음성반응과정
HLA항혈청(항체) +림프구 부유액(항원) (항원·항체 반응)	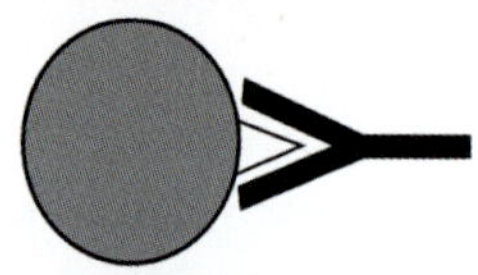	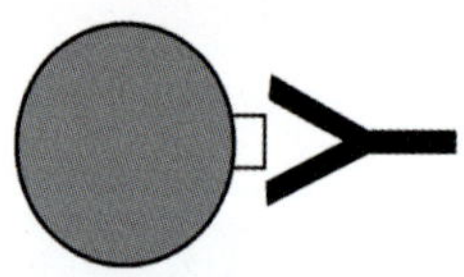
보체검사 (cell lysis)	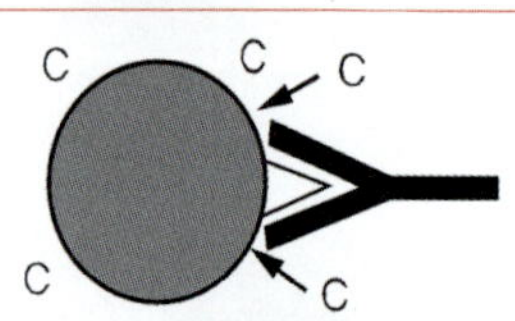	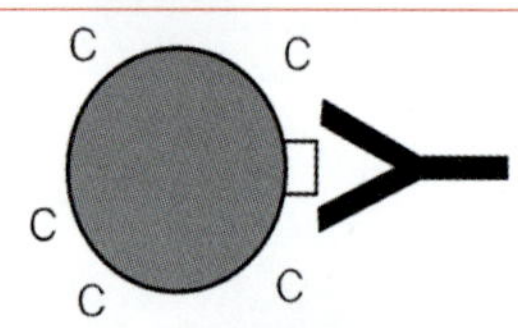
Eosin수용액(세포염색) +formalin첨가(고정목적)		

그림 11-27 Lymphocytotoxicity test의 원리

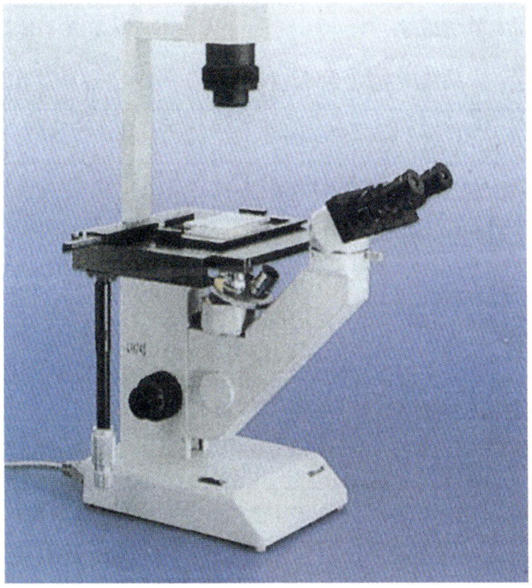

그림 11-28 도립현미경

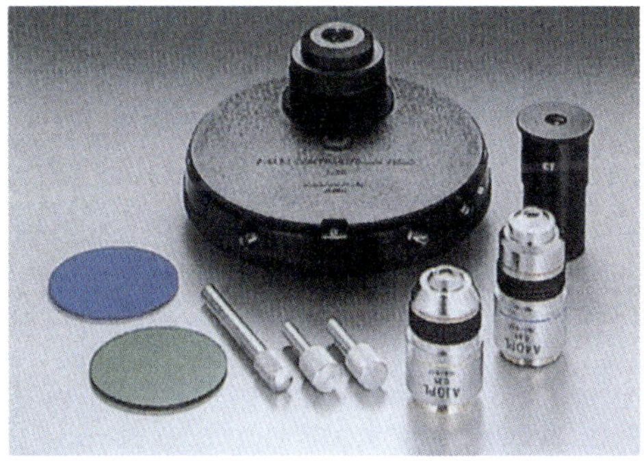

• Turret을 회전시키면 bright field, dark field, phase contrast의 세 가지 기능이 있다.

그림 11-29 위상차 콘덴서 (phase-contrast condenser)

⑤ 항온수조(56℃, 37℃)

⑥ 혈구계산판(Neubauer chamber), 계수기(counter), pH meter

⑦ Hamilton syring(1μL, 2μL, 5μL 등)

⑧ Repeating dispenser(Hemilton), Terasaki multiple repeating dispenser

⑨ Falcon microtest plate(#3034)

⑩ Jet pipette(multiple needle dispenser 포함), tuberculin syringe

⑪ Cover glass(50×70 mm), Fisher tube : 1mL volume

⑫ Micromixer, Incubator, Pipette, Pasteur pipette, Millipore filter 등

(2) 시약

① HLA-ABC, HLA-DR typing tray

② Ficoll-Hypaque solution(9% Ficoll : 33.9% Hypaque=24 : 10)

③ Medium(RPMI 1640, McCoy's 5A medium, HBSS etc)

④ Fetal calf serum(GIBCO), Rabbit complement

⑤ Thrombin(5,000NIH unit/vial)

⑥ 0.3% trypan bule

⑦ Heparin(GIBCO # 820-5077)

⑧ Phenol red

⑨ 5% eosin Y 수용액(3회 여과하여 사용한다)

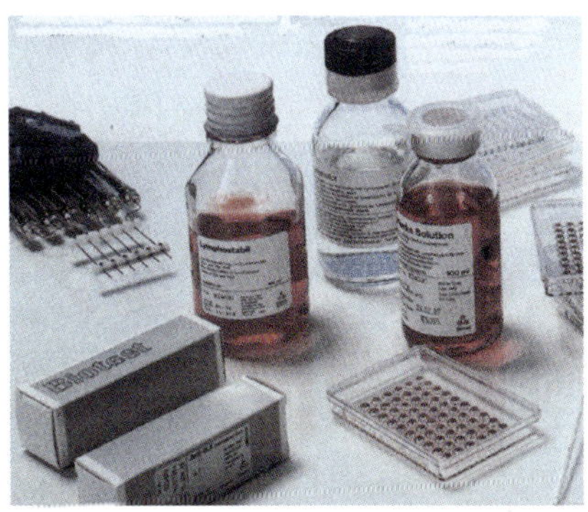

그림 11-30 HLA-A, B, C 및 DR typing plate와 시약(Biotest사, 독일)

⑩ HEPES 완충액

⑪ 항생물질(penicillin, streptomycin, gentamicin etc.)

⑫ Nylcon wool(Fenwal Lab. 3 denier, 3.8 km, type 200), 깨끗한 플라스틱 straw(길이 19.5 cm, 내경 0.6 cm)

⑬ 37% formaldehyde(0.1N NaOH로 pH 7.2로 조정하고 여과한다)

(3) HLA typing용 plate의 준비

① 미리 각각의 특이성이 있는 항혈청을 순서대로 배열하여 분주시켜둔 ABC나 DR plate는 상품으로 미국 UCLA tissue typing lab.에서 생산된 UCLA HLA-ABC tray나 UCLA DRW typing tray를 구입해서 사용하면 된다. 또한 Biotest사(독일), Gen Trak Inc(USA)와 우리나라 제품으로서는 종근당에서 생산되는 것도 있다.

② 자기의 검사실이나 연구실에서 특이성과 역가가 높은 항혈청을 모두 준비할 수 있는 경우라면 ABC의 순서로 배열시킨다. Microtest plate의 각 well에 유동파라핀(paraffin oil)을 5 μL씩 각각 넣는다. 그 후 각 well의 유동파라핀 밑으로 항혈청 1μL씩을 분주한 후 -80℃ 냉동고에 보존하여 두었다 사용한다. 사용시에는 실온에서 녹인 후 사용하면 된다(많은 연구업적이 없고 인적, 시설 자원이 부족한 Lab.에서는 antiserum plate의 자가제조는 실제적으로 불가능하다).

(4) 림프구의 분리

① Heprin으로 처리된 혈액을 준비한다(혈액 10 mL에 heparin 100~200 unit).

② Ficoll-hypaque 비중액(S.G=1.077, R.I=1.3545) 위에 생리식염수나 medium으로 약 2배 희석한 혈액을 관벽을 통해서 살며시 중첩시킨다(보통 비중액은 2배 희석 혈액량의 1/3 정도면 된다).

③ 1,500~1,600 rpm에서 30분간 원심 침전시킨다.

④ 원심 후 경계면의 림프구층을 Pasteur pipette로 취하고 충분량의 세척액(HBSS나 RPMI 1,640

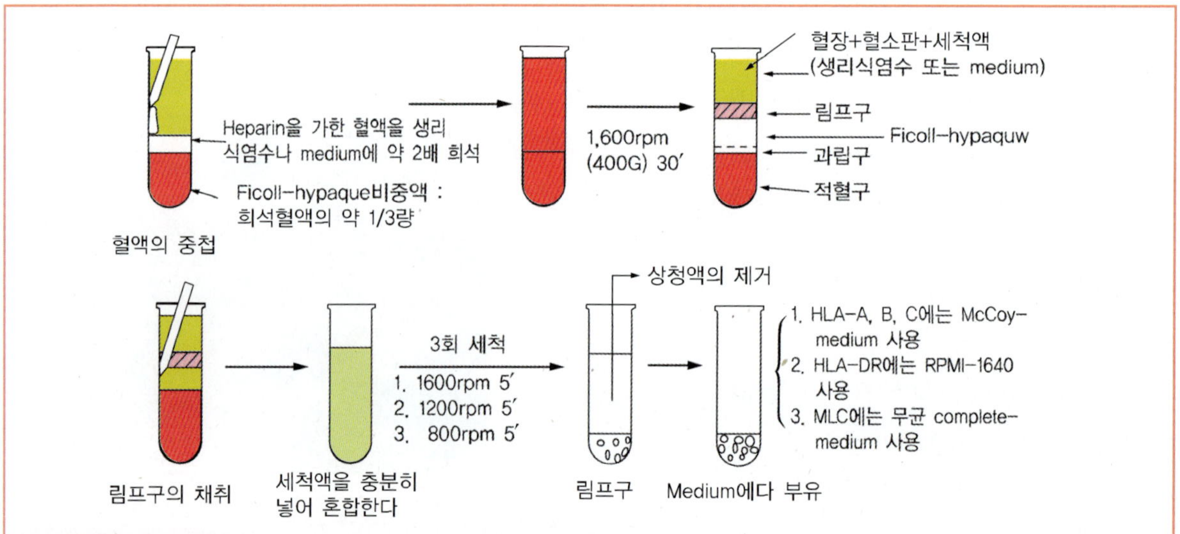

그림 11-31 림프구의 분리 순서 도해

medium)을 가하고 혼합한다.

⑤ 세척과정으로 같은 조작을 3회 반복 실시한다.

1,500 rpm에서 10분

1,200 rpm에서 10분

800 rpm에서 10분

림프구의 분리시는 과립구의 혼입이 없도록 하고 800 rpm의 원심에서는 혈소판을 제거한다.

⑥ HLA-ABC는 McCoy-medium/5% HIFCS(McCoy's with inactivated fetal calf serum) 또는 RPMI 1640/5% HIFCS medium을, DR typing에는 RPMI 1,640/5% HIFCS을 사용하여 림프구의 수를 2×10^6/mL로 조정한다. 반드시 생존율(viability)을 0.3% trypanblue로 확인한다.

(5) HLA-ABC typing

① Plate(각 well에 유동파라핀 5 μL씩을 넣고 그 밑으로 항혈청을 순서대로 미리 분주시켜 놓은 HLA-ABC tray)를 냉동고(-20~-80℃)에서 꺼내 실온에 10~20분 방치한다(유동파라핀은 항혈청의 증발방지 목적).

② Plate의 각 well에 림프구 부유액 2×10^6/mL를 Hamilton syringe 705SNR(용량 50μL)을 이용하여 1μL씩 분주한다. 유동파라핀층 밑으로 주입한다. Carry-over를 조심해야 한다. 이때 light box 위에 plate를 올려놓고 관찰하여 유동파라핀 밑의 항혈청과 림프구가 잘 혼합되지 않은 경우에는 침을 사용하여 기포가 없이 잘 섞이도록 한다.

③ 실온에서 30분 동안 반응시킨다.

④ 보체(가토혈청)를 250μL 용량 Hamilton syringe 725SNR로 각 well의 유동파라핀 밑에 5μL씩 분주한다.

⑤ 실온에서 60분간 반응시킨다.

⑥ 5% eosin Y 수용액을 100μL 용량 No. 710 Hamilton syringe로 2μL씩 각 well에 넣는다.

⑦ 5분간 방치 후 중성 포르말린(pH 7.2~7.4) 5μL씩을 tuberculin syringe나 Jet pipette를 이용하여 각 well에 넣고 고정시킨다.

⑧ 덮개 유리(cover glass 50×70mm)를 기포가 들어가지 않게 plate의 끝에서부터 조심히 덮고 도립위상차 현미경(inverted microscope phase-contrast)으로 검경한다. 보통 4℃ 냉장고에서 하룻밤을 방치한 후 판독하는 것이 좋으며 즉시 검경하는 경우에는 판독이 잘못될 수 있다. 즉, 살아있는 세포는 well의 밑부분으로 빨리 내려앉지만 죽은 세포는 시간이 길리기 때문이다.

⑨ 대안렌즈 10×, 대물렌즈 10×로서 negative control, positive control, complement control을 각각 확인한다. 살아있는 림프구는 작으며 둥글고 빛나 보이고 죽어 있는 림프구는 약간 크면서 팽창되어 있고 검게 보인다.

⑩ 결과기록지 용지(worksheet, 표 11-15 참조)를 1열 A→F로, 2열 F→A의 순으로 well의 순서가 바뀌지 않게 확인하며 각 well의 죽은 세포의 %를 눈으로 보면서 판정한다.

$$\left(\frac{\text{죽은 세포수}}{\text{살아 있는 세포수 + 죽은 세포수}}\times 100 = \qquad \%\right)$$

표 11-15 Worksheet - Lymphotype ABC - 72 - Oriental

Worksheet - Lymphotype ABC - 72 - Oriental
72 WELL TRAY WITH PRE - DROPPED ANTI - HLA - ABC - SERA
For use in the microlymphocytotoxixicity test(see directions) - Subject to change

Last Name	First Name	Born	Specimen No.
Result		Test Date	By

ROW	— 1 →					
COLUMN	A	B	C	D	E	F
REACTION						
HLA - ABC SPECIFICITY	NegContr.	PosContr.	A1	A1+36	A2+68+69	A2
ID - NUMBER	111125	111125	2888	2703	2900	2901

ROW	— 2 →					
COLUMN	A	B	C	D	E	F
REACTION						
HLA - ABC SPECIFICITY	A3	A23+24	A24	A24+2403	A25	A26+66
ID - NUMBER	2793	2129	2754	2046	2849	2847

ROW	— 3 →					
COLUMN	A	B	C	D	E	F
REACTION						
HLA - ABC SPECIFICITY	A26+B38	A66+wk11	A11+wk2403	A11	A29 4	A31+32+33+74+2
ID - NUMBER	2839	2351	2660	2494	2830	2861

ROW	— 4 →					
COLUMN	A	B	C	D	E	F
REACTION						
HLA - ABC SPECIFICITY	A30+31+32+wk74	A30+31	A31	A32+wk25	A33+34+69	A33+34
ID - NUMBER	2854	2584	2516	2806	2369	2780

ROW	— 5 →					
COLUMN	A	B	C	D	E	F
REACTION						
HLA - ABC SPECIFICITY	A33+34	B51+52+78	B51	B52+18+39+37+4	B52+49	B7
ID - NUMBER	2328	2629	2668	2837	2867	1481

ROW	— 6 →					
COLUMN	A	B	C	D	E	F
REACTION						
HLA - ABC SPECIFICITY	B7+67+42	B8+59+wk65	B44+45	B45	B13	B64+65
ID - NUMBER	1797	2930	2686	2625	2642	1829

ROW	— 7 →					
COLUMN	A	B	C	D	E	F
REACTION						
HLA - ABC SPECIFICITY	B62+63+75+77	B62	B62+75+77	B76	B38+39	B39+67
ID - NUMBER	2657	2361	2577	1433	2777	2608

ROW	— 8 →					
COLUMN	A	B	C	D	E	F
REACTION						
HLA - ABC SPECIFICITY	B57+58	B18	B49+50	B54	B54+55+wk67	B55+56
ID - NUMBER	2715	2605	2721	2196	2418	2711

ROW	— 9 →					
COLUMN	A	B	C	D	E	F
REACTION						
HLA - ABC SPECIFICITY	B27+47	B27+38+71	B35	B35+53	B37	B46+8
ID - NUMBER	2000	2606	2717	2720	1838	2563

ROW	— 10 →					
COLUMN	A	B	C	D	E	F
REACTION						
HLA - ABC SPECIFICITY	B59	B60+61	B60+61+13+47	B60+48	B60+48	B48
ID - NUMBER	2125	2842	2276	2366	2897	0841

ROW	— 11 →					
COLUMN	A	B	C	D	E	F
REACTION						
HLA - ABC SPECIFICITY	B57	B71+72+15+46+57	Cw1	Cw2	Cw3	Cw4
ID - NUMBER	1830	2616	1677	1681	2559	2856

ROW	— 12 →					
COLUMN	A	B	C	D	E	F
REACTION						
HLA - ABC SPECIFICITY	Cw5	Cw6	Cw7	Cw8+B14	Bw4	Bw6
ID - NUMBER	2695	2377	2631	2614	2765	2820

Specificities and splits:				Codes:	Caution:	
A9	A28 (68, 69)	B15 (62, 63, 75, 76, 77)	B22 (54, 55, 56)	A1=anti - HLA - A1	HLA cross reactions	Art No: 823025
A10 (25, 26, 34, 66)	B5 (51, 52)	B16 (38, 39)	B40 (60, 61)	ID=Identification		Lot No.: 721066
A19 (29, 30, 31, 32, 32, 33, 74)	B12 (44, 45)	B17 (57, 58)	B70 (71, 72)	wk=weak reaction		
	B14 (64, 65)	B21 (49, 50)		e=extra reaction		Exp. Date: May 1997

Blotest AG · 63303 Dreiech/Germany

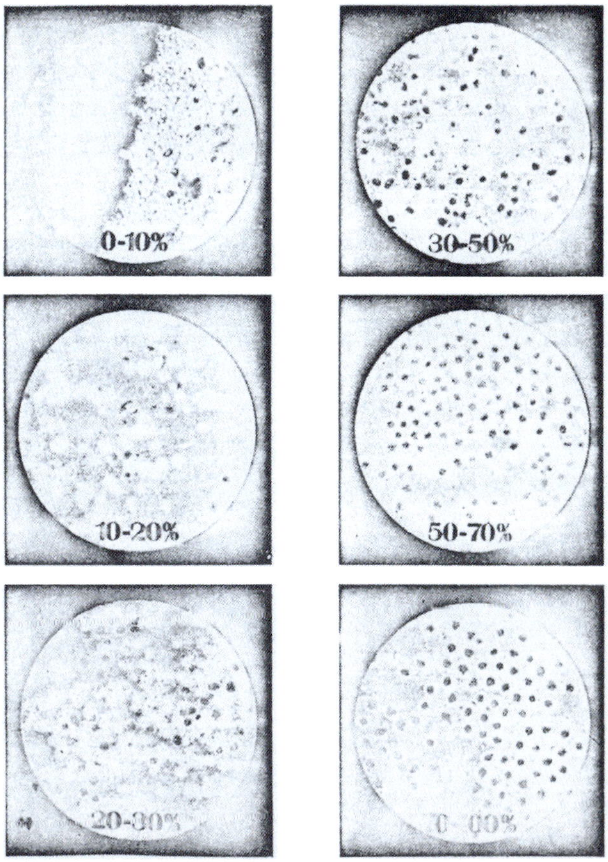

그림 11-32 HLA microlymphocytotoxicity test

⑪ 판독기준(NIH standard method)

죽은림프구의 %	code	판 독	해 석
0~10	1	Negative	Control과 생존율이 같은 정도
11~20	2	Doubtful negative	Control보다 약간 죽은 세포가 많은 경우
21~30	4	Doubtful positive	Control보다 죽은 세포가 많으나 양성이라고 말하지는 못하는 경우
31~80	6	Positive	Control보다 죽은 세포의 확실한 차이가 있는 경우
81~100	8	Strong positive	81~100%의 세포가 죽은 경우

(6) HLA-DR, DQ DNA Typing: PCR-SSO

① 검사원리

HLA-DR 유전자를 PCR로 증폭시킨 후 특이적인 SSO가 부착된 nitrocellulose strip과 hybridization 반응을 시켜 효소와 substrate을 써서 발생 반응으로 hybridization된 SSO를 판독하는 방식이다.

② 임상적 중요성

B cell 분리가 어려워 혈청학적 검사가 어려운 경우 DNA typing을 한다.

완전한 대립유전자형을 밝히는 검사이다.

③ **검체**: EDTA 전혈 3 mL(실온 24시간, DNA 추출한 경우 냉장보관 1주)

④ **시약**

㉠ DNA purification kit

㉡ Iso propanol

㉢ 70% ethanol

㉣ Inno-LiPA HLA DRB typint kit

㉤ Inno-LiPA HLA DQB typing kit

㉥ Tag polymerase

⑤ **기기 및 소모품**

㉠ 멸균 tip(10 μL, 100 μL, 100 μL)

㉡ 멸균 pasture pipette

㉢ Water bath(Shaking)

㉣ Muti block heater

㉤ Eppendorf centrifuge

㉥ PCR 기기

㉦ Vaccum suction

㉧ Rotator

㉨ Micro centrifuge tube(1.5 mL)

㉩ 멸균된 PCR tube

㉪ 멸균된 면봉

㉫ Eppendorf combipipette

㉬ Gene Quant RNA/DNA calculator

⑥ **검사방법**

㉠ DNA를 추출한다.

㉡ PCR

ⓐ 검사 종목에 따라 Primer의 종류를 선택

ㄱ. DR typing: DRB1 + 3 + 4 + 5 primer mix

ㄴ. DR 4 specific typing: DR4 specific primer

ㄷ. DQ typing: DQB1 primer

ⓑ PCR mix를 만든다.

(1 검체당)

Amplification buffer	10 μL	
Primer mix	10 μL	
$MgCl_2$ solution	10 μL	
Taq polymerase	1 unit	

→ D.W 넣어 45 μL가 되게 한다.

• 검체수가 많을때는 이 단계까지 한꺼번에 만들고 잘 혼합한 후 각각의 용기에 45 μL씩 분주한다.

• Taq polymerase가 들어간 후부터는 얼음 내에서 모든 작업을 진행한다.

ⓒ 추출한 DNA를 5 μL(0.1~0.5 μg) 넣는다.

ⓓ 9600 DNA Thermal cycler로 PCR을 다음의 조건으로 시행한다.

	DR	DR4	DQ
Initial	95℃, 5분	95℃, 5분	95℃, 5분
denaturation	95℃, 20초	95℃, 30초	95℃, 30초
annealing	55℃, 20초×30	65℃, 30초×30	58℃, 30초×35
extension	72℃, 30초	68℃, 30초	72℃, 30초
elongation	72℃, 10분	68℃, 30분	72℃, 30분

ⓔ 전기영동 gel(1% agarose gel)을 제조한다.

: TAE buffer 70 mL + agarose 0.7 g → 전자렌지에서 1~2분 끓인 후 5분 정도 식힌 후 EtBr 4.5 μL를 넣어 혼합한다.

ⓕ loading buffer(10×) 1 μL + PCR product 10 μL → 전기영동 조건 setting(140 V) 후 10 μL를 loading한다.

ⓖ 20~30분 후 UV chamber에서 밴드를 확인한다(DRB1 & DR4: 280 bp, DQB: 255 bp).

㉢ Hybridization

ⓐ DRB1 검사에서는 한 검체당 2개의 nitrocellulose strip(55℃용: 윗부분에 검은 띠 있음, 63℃용: 윗부분에 붉은띠 있음)을 forcep으로 꺼내어 strip 끝에 연필로 검체번호를 적고 Test trough 2개를 준비하여 유성펜으로 55℃, 63℃ 표시를 한다(DQB 검사에서는 56℃ strip 한 개 준비).

ⓑ Test trough 2개에 각각 denaturation solution(DS) 10 μL와 PCR로 증폭한 산물 10 μL를 넣고 실온에서 5분간 반응시킨다.

ⓒ 미리 항온해 둔 (37℃ 이상, 55℃ 이하) Hybridization ksolution(HS)를 결정이 안보이도록 잘 흔들어 녹인 후 2 mL씩을 trough에 넣고 잘 혼합한다.

ⓓ Strip을 forcep으로 trough에 넣는다(probe 있는 곳 건드리지 않게).

ⓔ Trough를 55℃, 63℃ shaking waterbath에 넣고 30분 반응시킨다(DQB 검사에서는 56℃).

㉣ Stringent wash

ⓐ Trough의 HS를 vacumm aspirator로 제거한 후 미리 항온한(37℃ 이상, 55℃ 이하) Stringent wash solution(SW) 2 mL를 넣어 실온에서 10~20초간 반응시킨 후 다시 버리고 1회 더 SW 2 mL를 넣어 반복한다.

ⓑ 다시 sw 2 mL를 넣어 Trough를 55℃, 63℃ shaking waterbath에 넣고 10분간 반응시킨다.

㉤ Color development

ⓐ 반응이 끝난 SW를 버리고(vacumm aspirator) 농축된 Rinse solution을 증류수에 1:5 희석한 Rinse solution(RS)을 1회에 2 mL씩 넣어 strip을 2회 세척한다(실온, 1분씩).

ⓑ Conjugate solution을 conjugate diluent에 1:100 희석하여 2 mL 넣어 반응시킨다.

ⓒ ⓐ와 같은 방법으로 RS로 다시 2회 세척한다.

ⓓ Substrate buffer(SB) 2 mL를 넣고 1분간 반응시키고 제거한다.

ⓔ Substrate solution(농축 substrate를 SB에 1:100 희석) 2 mL씩 넣어 실온의 orbital shaker에 올려놓고 30분간 반응시키고 제거한다.

ⓔ 증류수 2 mL씩 넣어 ⓔ와 같이 5분간 반응시킨다.

* DR4 specific 반응만 한 경우에는 DR4 PCR 산물을 63℃ strip 한 개에만 위와 같은 방법으로 반응시켜 판독한다.

* DQB 검사에서는 DQB strip을 한개 준비하여 56℃에서 hybridization 반응을 시킨다.

㉥ 검사결과의 판독

ⓐ 두 개의 strip의 맨 위에 있는 marker line(55℃: 검은색, 63℃: 붉은색)에 plastic reading chart의 marker line을 맞춘다.

ⓑ 첫 번째 양성밴드는 "conjugate control"로서 일정한 강 양성을 보인다.

ⓒ 두 번째 양성밴드는 "internal hybridization control"로서 적절한 검체의 양과 hybridization 조건에 대한 control이다. 첫 번째 밴드보다는 약한 밴드가 나오며 검체마다 강도의 차이가 있다.

ⓓ DRBI 검사에서는 두 개의 strip에 있는 31개의 probe, DQB 검사에서는 한 개의 strip에 있는 13개의 strip에 대한 반응 중 양성 probe의 번호를 LiPA 4.1 컴퓨터 프로그램에 입력하거나 또는 판독표를 보고 대조하면 HLA DRB, DQB 형별이 판독된다.

ⓔ DRBI*04(DR4)의 형이 정확히 떨어지지 않는 경우에는 DR4 specific amplification을 한 후 63℃ strip에 반응시키면 DR4에 대한 반응만 나오게 된다.

ⓕ HLA-DR의 일반형(generic type)과 대립유전자형(allelic type)을 보고한다.

참조사항

HLA검사 관련 전반적 유의 사항

a. 순수도(purity)

분리한 림프구에 다른 과립구(granulocyte)나 다른 세포들이 혼입되지 않고 순수한 림프구만 분리되어야 한다.

순수도 = 분리한 100개의 세포 중 순수한 림프구 수의 백분율

b. 생존율(viability)

분리한 림프구가 전부 살아 있는 림프구여야 한다. 죽어 있는 림프구가 많이 섞이게 되면 검사를 못한다.

생존율 = 분리한 100개의 림프구 중 살아있는 림프구의 백분율

c. 회수율(yeild)

림프구 typing의 기본 조건은 림프구 분리기술이다. 림프구를 어느 정도 분리 회수할 수 있는지 회수율을 점검하고 회수율이 낮을 때는 반복연습으로 회수율을 올리도록 노력한다. 회수율이 나쁜 경우에는 필요 검체량도 많아야 되고 검사 도중 세포수가 모자라 검사를 못하게 되는 수도 있다.

예) A라는 사람 혈액의 백혈구 수는 10,000 / mm^3이고, 림프구는 differential count에서 25%였다. A의 혈액 10 mL를 가지고 림프구를 분리하여 순수한 림프구 20,000 / mm^3인 림프구 부유액 1 mL를 얻었다면 회수율은 몇 %인가?

HLA typing을 할 때에는 분리한 림프구의 순수도와 생존율을 반드시 점검하고 회수율이 높도록 힘쓴다.

3) HLA cross-match

장기 이식에 있어 HLA-ABC, HLA-DR mLC(mixed lymphocyte culture)와 더불어 가장 중요한 검사 중의 하나이다. 공여자(donor)의 림프구와 환자의 혈청으로 교차시험을 하여 양성반응을 나타낸다고 하면 이는 환자 혈청 내에는 공여자 세포에 대한 항체가 존재한다는 것으로 각종 검사결과가 잘 부합되더라도 이식수술은 불가능하게 된다. 즉 부적합(incompatible)하다고 판정하게 된다.

(1) 림프구와 혈청분리

① 환자(recipient)의 혈청과 림프구의 분리

② 공여자(donor)의 림프구 분리

③ 세포수 조정은 RPMI 1640(5% HIFCS)에 2×10^6/mL 되도록 조정하고 생존율 98%, 순수도 98%를 확인한다.

④ 환자 혈청을 다음과 같이 배수희석(serial dilution) 한다.

시 험 관 No.	1	2	3	4	5	6	
혈청 배지	0.6mL -	0.3 0.3	0.3 0.3	0.3 0.3	0.3 0.3	0.30.3	0.3 버림
혈청희석배수	원 혈 청 1×	2×	4×	8×	16×	32×	

(2) 검사방법

① 준비한 환자의 혈청을 HLA typing tray(Falcon # 3034)를 이용하여 각 well에 1μL씩 분주한다.

② 공여자 림프구(donor cell : 2×10^6/mL) 1μL씩을 분주시킨다. 이때 환자(recipient)의 혈청과 림프구로 자신의 대조 검사를 병행한다.

③ 실온에서 30분간 반응시킨다.

④ 가토 보체(rabbit complement) 5μL씩을 well에 분주한다.

⑤ 실온에서 60분간 반응시킨다.

⑥ 5% eosin Y 수용액 5μL씩을 각 well에 가하고 5분 후

⑦ Formaldehyde(35~40%), pH 7.2, 8μL씩을 분주하여 반응을 정시킨다.

⑧ 1~2시간 후 세포가 충분히 가라앉으면 cover glass를 덮고 도립위상차 현미경으로 경검한다.

(3) 판독 및 보고

판독 기준에 혈청 희석배율대로 각각의 세포독성 반응(cytotoxicity reaction)을 기록한다(단, 환자 자신의 대조검사에서는 양성(positive) 반응이 없어야 한다).

4) Platelets cross-match

수혈전 혈소판 교차시험은 동종면역된 환자에게 적합한 혈소판 공혈자를 선택하기 위해 매우 중요한 수단이다.

(1) 림프구세포독성시험(Lymphocytotoxicity test: LCT)

환자혈청과 공혈자 림프구를 사용하여 검사하는 LCT 교차시험이 가끔 사용되고 있다. 이것은 엄밀하게 보면 혈소판 교차시험은 아니지만 혈소판 수혈불응환자에 대한 적합한 공혈자를 선택하여 apheresis를 하기 위한 방법이 되고 있다. LCT법보다도 개량AHG-LCT법이 감도가 높고, MAILA(고감도 EIA)법을 하여 불응의 원인을 밝혀 낼 수 있다.

(2) Thrombomatch EIA법(Biotest Co.)

혈소판을 사용한 교차시험이 LCT법과 다른 점은 anti-HLA 항체뿐만 아니라 혈소판 특이항원에 대한 항체도 동시에 검출되는 이점이 있다.

수혈전 혈소판 교차시험은 동종 면역된 환자에게 적합한 혈소판 공혈을 선택하기 위해 매우 중요하다.

여러 방법들 중에서 환자의 혈청 또는 혈장에 있는 혈소판 항체를 검출하기 위한 EIA법은 특이도와 예민도가 매우 높은 방법이다.

① 혈소판의 준비(preparation of the platelets)

A방법

EDTA blood 5mL를 채혈하여 240×g/10분간 원심분리한다.

PRP를 tube에 옮기고 670×g/30초간 재원심분리시킨다.

B방법

A방법으로 얻은 plasma를 다시 1,500×g/5분간 원심시킨다.

상청액을 버리고 남아 있는 plama 내의 혈소판을 재부유시킨다.

Washing buffer 1.5 mL에 이 혈소판부유액 50μL를 가한다.

• 혈소판부유액은 주의깊게 준비한다. 잔유 적혈구가 있다면 위양성 반응을 나타낸다.

a. A방법의 사용

각 well에 5×10^6 혈소판을 넣는다. 혈소판부유액의 양은 아래의 계산에 따른다.

5×10^6 platelets/혈소판 수/μL = ×μL 혈소판부유액(요구하는 혈소판 수를 가진 부유액을 microwell에 넣는 양, 대개 10~50μL가 된다.)

b. B방법의 사용

i. 각 well에 25μL의 혈소판부유액을 넣는다.

ii. 음성 및 양성 control과 환자 혈청 또는 혈장 50μL씩을 해당 well에 각각 넣는다.

iii. Microplate를 밀착되는 film으로 덮고는 37℃ 항온수조/20분간 또는 37℃ incubator에 30분간 반응시킨다.

iv. 세척과정

- 10,000×g/1분간 원심시킨다. 덮은 film을 제거시킨다.
- 흡입장치를 사용하여 상청액을 제거한다.
- washing buffer 100μL를 가하고 pipett로 혈소판부유액을 재부유시킨다.
- film으로 덮은 후 세척과정을 반복한다.

v. 10,000 rpm/1분긴 원심시킨다.

vi. 필름을 제거하고 washing buffer를 흡인해낸다.

vii. 각 well에 conjugate 100μL을 가하고 pipette로 혈소판부유액을 재부유시킨다.

viii. 37℃ 항온수조/20분간 또는 incubator 내에서 30분간 반응시킨다.

ix. iv항 아래에서 처리한 것과 같이 두 번 세척한다.

x. 10,000×g/1분간 원심시킨다(이때쯤 OPD 1정을 4mL의 substrate buffer에 녹인다).

xi. Film을 제거하고 세척완충액을 흡입시키고 각 well에 100μL의 substrate를 넣고 재부유시킨다.

xii. 어두운 실온에서 10분간 반응시킨 후 100μL의 정지액(0.5N H_2SO_4)을 넣는다.

xiii. 2시간 이내에 492 nm 파장에서 microplate reader로 결과를 측정한다.

② 결과의 평가(evaluation of the results)

Cut · off치 = 0.100

• 결과는 환자 검체를 포함하고 있는 well의 O.D로부터 혈소판에 IgG분자의 비특이 결합의 정도를 나타내는 음성대조의 O.D를 빼주므로서 계산되어진다.

양성(positive) : O.D 측정의 차이가 ≥ 0.100일 때

음성(negative) : O.D 측정의 차이가 〈 0.100일 때

혈소판 교차시험 순서

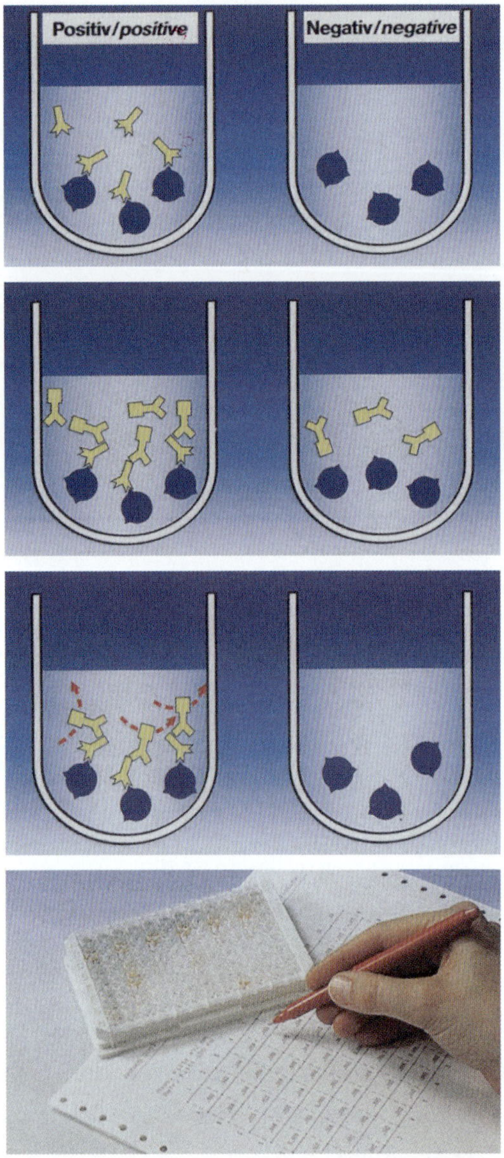

1. 환자의 혈청 또는 혈장과 공혈자 혈소판을 반응시킨다.
2. Monoclonal anti-human-IgG 항체를 라벨시킨 효소와 반응시킨다.
3. 기질액(substrate)을 넣어 반응시킨다.
4. 492 nm microplate reader에서 측정한다.

그림 11-36 혈소판 교차시험용 EIA검사 순서 도해(혈소판 IgG항체 검출)

18. Gel 및 beads를 이용한 column 응집법에 따른 자동화 검사

혈액은행 검사에서 현재에도 사용하고 있는 전통적인 방법 대신에 과히 혁신적 방법이라고 할 수 있는 column 방법이 1988년 DiaMed사(switzerland)에서 개발되어 DiaMed IDmicro Typing system으로 소개되어진 것이 처음이였고 곧이어 ortho Biovue system(USA)이 소개되어 gel 및 column 응집법이 실용화되어 사용되고 있다.

Micro column안에 고분자 dextran gel(DiaMed사) 또는 미립자 상태의 glass bead(ortho사)와 해당 monoclonal시약, LISS(또는 상품명 OAES)반응촉진제를 충진시킨 column cassette(그림 11-37)를 수혈검사에 적용함으로서 객관적 결과 판정이 수혈검사에서 이루어지게 되었다.

시약 및 검체의 정량적 분주, 검체의 미량 분주, 검사방법의 표준화로 인해 객관적인 결과 판정이 가능해짐으로서 개인 간, 시설 간 성적의 차이가 없어지게 되었다.

그리고 쿰스검사(DAT)에서 세척과정이 필요없고 사용한 cassette를 장기간 보존 가능한 것도 장점이다. 또한 ORTHO사에서는 microplate와 biovue cassette를 사용하는 전자동 혈액은행 검사기기인 Mitis를 개발하여 실용화시켰다.

ABO 혈구형검사, 혈청형검사, Rho(D)검사 Rh phenotyping, Coombs검사, antibody screening test, antibody identification, compatibility test, weak D test 등의 검사가 가능하고 cassette 전용의 centri-fuge, heat block(37℃) 또는 Reader(판독기)가 설치되어 있어 초심자도 쉽게 정확한 수혈검사를 할 수 있어서 호평을 받고 있다. 그러나 cassette가격이 비교적 비싼 점이 흠이라고 할 수 있다.

1) Gel 및 beads의 column 검사원리

그림 11-37에서 보이는 micro column 속에 고분자 dextran gel 또는 미립자 상태의 glass bead와 검사종목에 따라 시약과 반응촉진제가 들어있다. 상단부위의 반응 조에 검체를 넣고 원심(검사 종목에 따라 37℃에서 반응시킨다)한 후 응집되어진 적혈구는 여과효과(filter effect 또는 sieving effect)에 의해 상단부에 남게 되고 비 응집된 적혈구는 최하단부에 침강되어진다. 반응한 적혈구들의 위치를 보고 응집강도(grading)를 표시하도록 되어 있다.

2) ABO 및 Rh형 검사(column agglutination technology for ABO & Rh typing)

(1) Cassette를 사용하기 전 칼럼위에 약 2 mm 정도의 시약 층이 있는지 육안 확인한다.

(2) 항-A, 항-B, 항-D 및 control용 columm에 준비한 가검 0.8% 혈구부유액을 자동 popette로 10μL씩 분주한다.

(3) 혈청형검사용 A_1과 B column에는 기지의 0.8% A_1 및 B 혈구부유액(affirmagen 시약적혈구 사용해도 된다) 10μL씩을 분주한다.

이어서 가검혈청 또는 혈장을 40μL씩 분주한다.

(4) 그림 11-39에 있는 cassette 전용원심기로 5분간 원심한다.

(5) 육안으로 응집유무를 판정한다. 또는 cassette 판독기(그림 11-39)로 자동 판독한다.

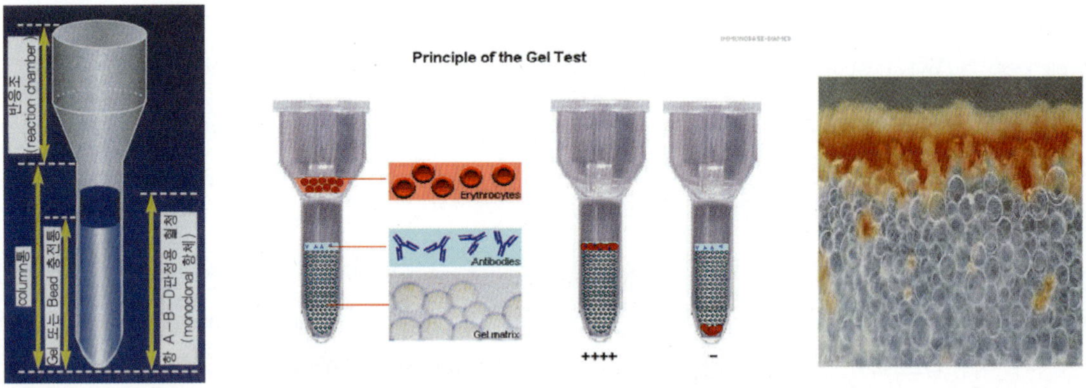

그림 11-37 Microcolumn의 구조 및 원리

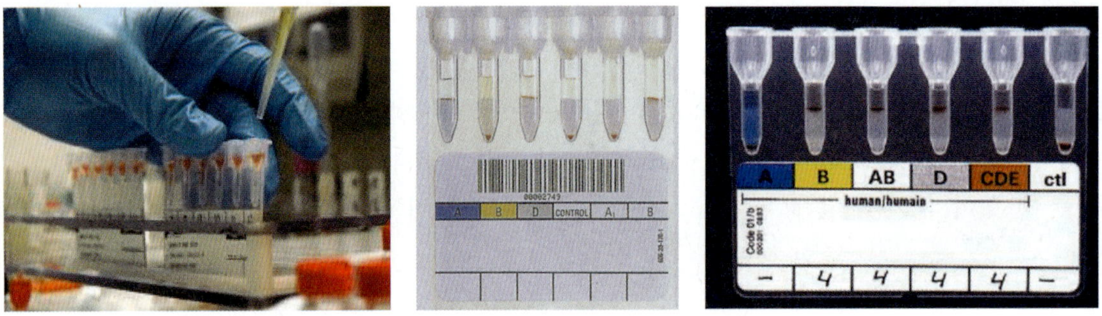

그림 11-38 Biovue cassette의 검사결과 예 (A형 Rho(D)양성 및 B형 Rho(D)양성)

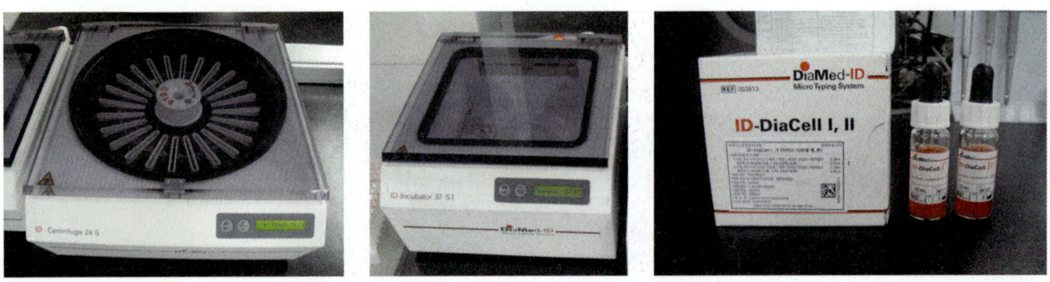

그림 11-39 컬럼 응집법에 사용되는 전용원심분리기(좌), heatblock(중), 시약(우)

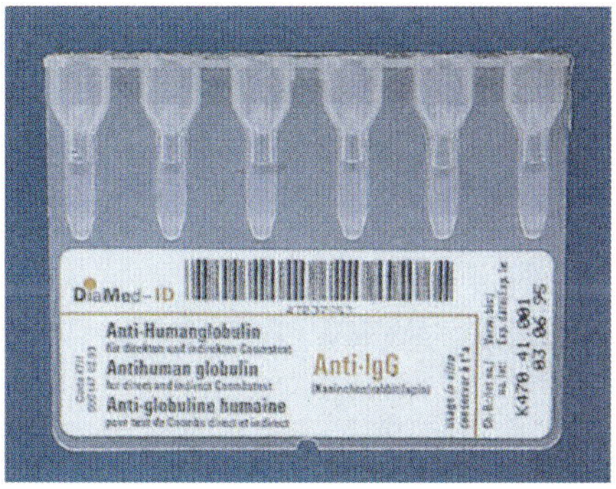

그림 11-41 anti-IgG geltest cassette

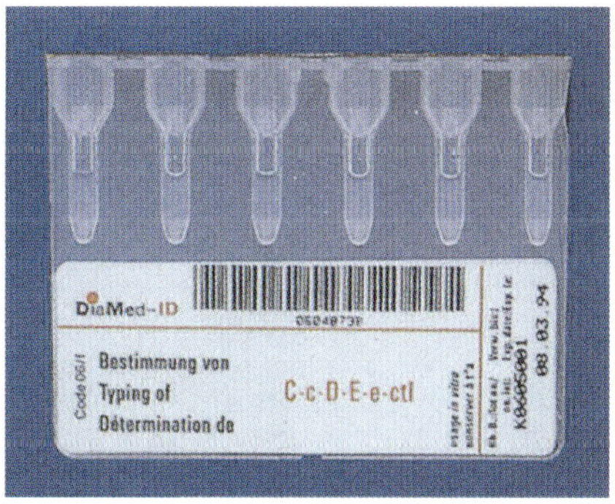

그림 11-42 Rh phenotyping cassatte

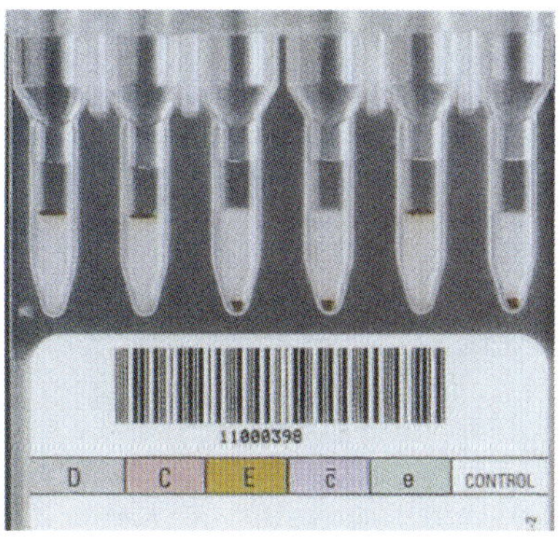

그림 11-43 Rh1 Rh1(CDe-) 표현형의 예

3) weak D(D^u)검사 및 Rh 표현형검사(column agglutination technology for weak D(D^u) typing & Rh phenotype)

(1) Weak D(D^u)검사법(CAT방법)

〈시약 및 검체준비〉

anti-IgG column cassette

OAES-optional Bioclone anti-D

Bioclone Rh-control 0.8% 환자 혈구부유액

① 정량 자동 피펫을 사용하여 반응촉진제 OAES 40 μL를 column 내에 넣는다.

② 준비한 0.8% 환자 혈구부유액을 10μL 넣는다.

③ Bioclone anti-D 40μL씩을 넣는다(control cassette에는 Bioclone Rh-control 40μL 넣는다).

④ 전용 incubator(37℃에서 10~30분간 반응시킨다(그림 11-39 참조).

⑤ 전용 원심분리기에서 5분간 원심시키고 판정한다(그림 11-39 참조).

(2) Rh phenotyping(CAT방법)

① 준비한 column(그림 11-42, 43)에 0.8% 환자 혈구부유액 10μL를 넣는다.

② 전용 원심분리기에서 5분간 원심시킨다.

③ 육안 판정한다.

4) Column Cassette를 이용한 직접 쿰스 및 간접 쿰스검사

(1) Column cassette의 생산명과 구성 성분

그림 11-44에서 보는 바와 같이 AHG polyspecific cassette는 anti-IgG-C3b 항혈청이 들어있는 column 6개가 한 set이다. 또한 AHG poly/neutral cassette는 anti-IgG-C3d, poly specific의 세 종류의 column과 neutral로 자연항체 IgM(항-M-N-P1 등) 검사 또는 효소처리(papain, bromelin 등)한 적혈구를 사용한 불규칙항체 검사 등 세 종류의 column이 있다. 생산품 DAT는 anti-IgG, anti-C3b-C3d, control이 차례로 들어 있는 것이 있고, 그림 11-45에서와 같이 AHG 다가혈청과 monoclonal 항혈청(IgG, IgM, C3, C3d, C4)이 독립되어 있어서 직접 쿰스검사용으로 시판되고 있다.

(2) 직접 쿰스검사(direct Coombs test)

가. ORTHO Biovue system법

① Column cassette를 준비한다(그림 11-44 참조).

② EDTA 가검혈구를 세척하여 3% 혈구부유액을 만든다.

③ 0.8% 혈구부유액 10μL를 분주하고 전용원심기에서 5분간 원심 후 판독한다.

나. Diamed-ID Microtyping system법

① 0.8% 혈구부유액 검체를 만든다.

② ID-card에 0.8% 혈구부유액 검체 50μL을 분주한다.

③ 전용 원심기로 10분간 원심하고 결과 판독을 한다.

(3) 간접쿰스검사(indirect Coombs test)

가. ORTHO Biovue System 사용법

① 그림 11-44의 cassette를 준비한다.

② 저이온강도 용액(OAES)을 40μL씩 분주한다.

③ 0.8% 혈구부유액을 10μL씩 반응조에 분주한다(예, ORTHO Co. 0.8% surgiscreen 1, 2, 3 cell을 각각 또는 donor cell, 또는 autocontrol).

④ 가검혈청을 40μL씩 분주한다.

⑤ 전용 incubator에 cassette를 넣고 37℃/10~30분간 반응시킨다.

⑥ 전용 원심기에서 5분간 원심시킨다.

⑦ 판정한다.

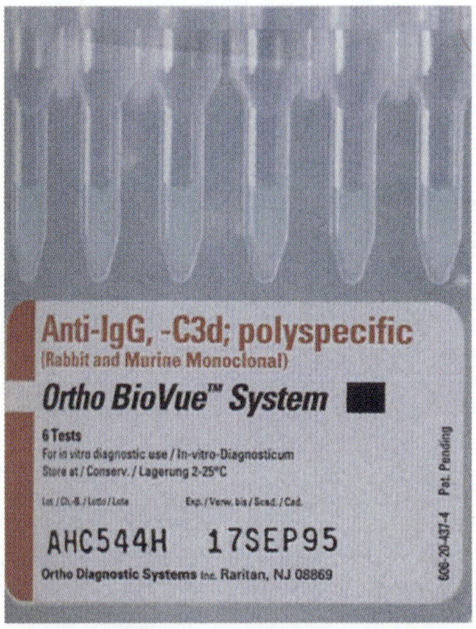

그림 11-44 Polyspecific anti-IgG-C3d 혈청이 들어 있는 column cassette(Biovue)

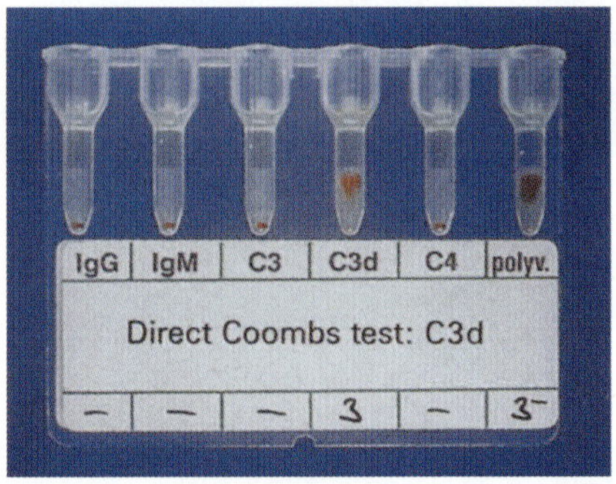

그림 11-45 Monoclonal(anti-IgG-IgM-C3-C3d-C4) 및 혈청이 들어 있는 gel test column cassette (Diamed-ID micro typing system)

(4) 판정법

그림 11-40 CAT방법의 반응강도(grading) 판독 참조

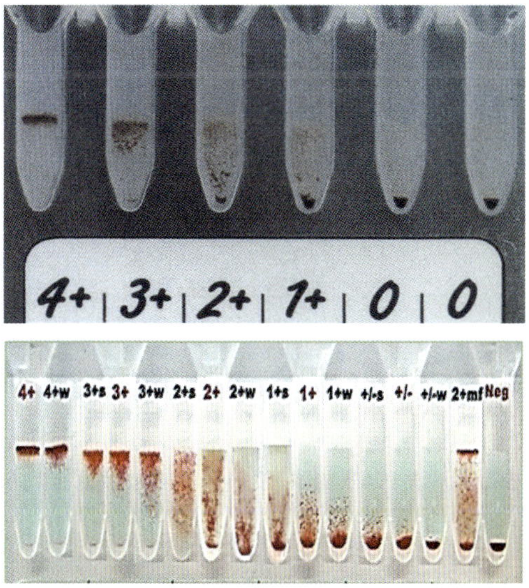

그림 11-40 CAT법의 반응강도 판독

> **참조**
>
> 결과 판독법
>
> -: 모든 비응집혈구가 하단부에 침전된다.
>
> 1+: 작은 응집이 하단부 측면에 적은양이 보인다. 침전된 많은 혈구가 밑 부분에서 보인다.
>
> 2+: 응집된 혈구가 column 전반에서 보인다. 중정도 양의 혈구가 밑면에서 보인다.
>
> 3+: 응집된 혈구의 대부분이 column의 윗부분에 나타난다.
>
> 4+: 강하게 응집된 혈구가 윗면에 띠를 형성하고 있는 것이 보인다.
>
> MF: 부분 응집반응의 경우에는 column 윗부분에 띠가 있고 아래 부분에 침전이 같이 보인다.

표 11-17 자동 판독기에서 print out된 검사결과들

일시: 99년 03년 15일 시 분
환자 ID:
환자 성명:
cassette번호: 00001921

ABO/D cassette

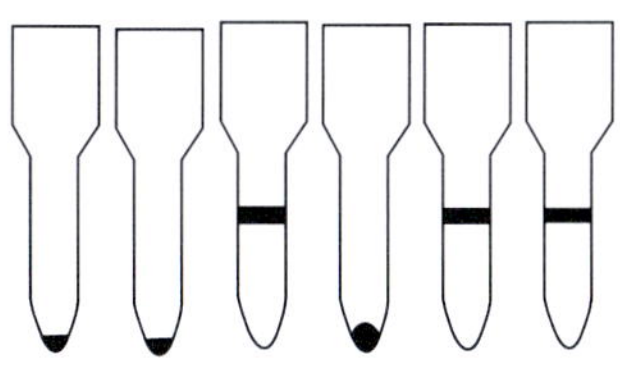

항 A	항 B	항 D	Cont	A혈구	B 혈구
-	-	4+	-	4+	4+

ABO식 혈액형
혈구형 검사결과: O형
혈청형 검사결과: O형
Rh(D)식 혈액형: 양성

> **참조**
>
> ① CAT 방법의 Coombs test에서는 세척과정이 필요없다. Column 중간부에 비중구배 희석액(density gradient diluent)과 Bioclone AHG 시약이 들어 있어서 이 비중액이 혈청의 통과를 방지해 주게 된다. 원심과정 중 검체혈구와 AHG 시약이 섞여 반응해서 응집이 되면 윗부분에 붉은 띠가 생기고 응집이 없으면 glassbead를 통과하여 하단부에 혈구가 모이게 된다.
>
> ② 시험관법보다 빈응김도가 강하고 강도 표기가 확실하다.
>
> ③ 초심자도 쉽게 판정할 수가 있고 시설간 차이가 없다.
>
> ④ 1회에 12cassette, 72 검체를 처리할 수가 있다.

5) Gel Technology–항체선별 및 동정검사

(1) Ortho Biovue Gel Technology

가. Gel card 및 적혈구시약

	coombs법	enzyme법
Gel card	Anti-IgG-C3d poly specific CARD	Neural card
선별혈구(screen cell)	Surgiscreen 1, 2, 3 혈구	효소처리혈구 1, 2, 3
동정혈구(panel cell)	Resolve A, B cell (No. 1~No. 11)	Resolve C cell (ficin 처리)

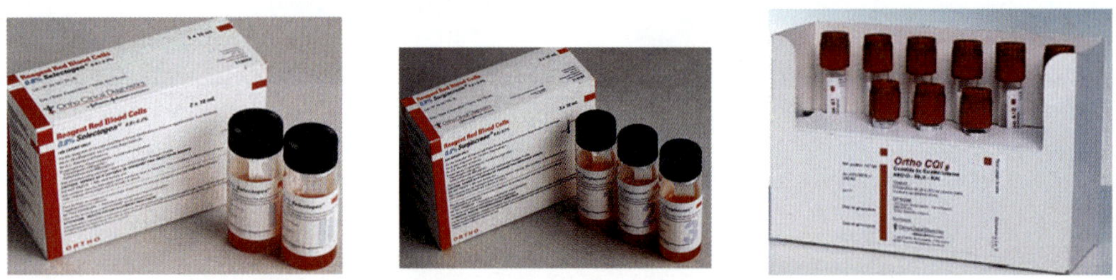

그림 11-47 항체선별 및 동정용 시약 등을 사용한다.

나. 검사술식

① Gel card에 환자이름 쓰고 foil을 제거한다.

② OAES(LISS) 시약을 1, 2, 3, well(항체선별) 또는 1번~12번 well(동정용)에 40μL씩 넣는다(12번은 자가대조용).

③ 0.8% Surgiscreen 1, 2, 3 또는 동정혈구(resolve A No. 1~No. 11) 적혈구 시약을 해당 well에 10μL씩 정량 분주한다.

④ 피검혈청 40μL씩을 넣는다.

⑤ 37℃ Biovue incubator에서 10분간 반응시킨다.

⑥ Biovue 원심분리기에서 5분간 원심시킨다.

⑦ 육안 또는 자동판독기에서 판독을 한 후 antigram과 반응결과를 match하여 비예기항체의 추정 및 동정을 한다.

(2) Diamed gel technology

가. Gel card 및 적혈구 시약

	Coombs phase	Enzyme phase	cold agglutinin test
Gel card 선별혈구(screen cell) 동정혈구(panel cell)	Liss/Coombs card Diacell Ⅰ - Ⅱ - Ⅲ Diapanel	NaCl/Enzyme card Diacell Ⅰ - Ⅱ - Ⅲ P Diapanel P	NaCl/Enzyme card(4℃) Diacell Ⅰ Ⅱ Ⅲ Diapanel

나. 검사술식

① Gel card에 환자이름을 적은 후 foil을 제거한다.

② 0.8% 선별혈구(I, II, III) 또는 동정혈구(No. 1~No. 11)를 각 microtube에 50μL씩 분주한다.

- 분주시에 pipette를 45도 기울여 microtube 기벽에 대고 분주한다.
- Enzyme phase I, II, III-p(붉은색)

③ 환자의 혈청을 각각의 microtube에 25μL씩 분주한다.

- 분주시에 pipette를 10도로 기울여 혈청을 분주한다.

④ Diamed incubator에서 37℃/15분간 반응시킨다(cold panel일 경우 4℃/30분임).

⑤ Diamed 원심기에서 10분간 원심시킨다.

⑥ 결과 판독을 한다.

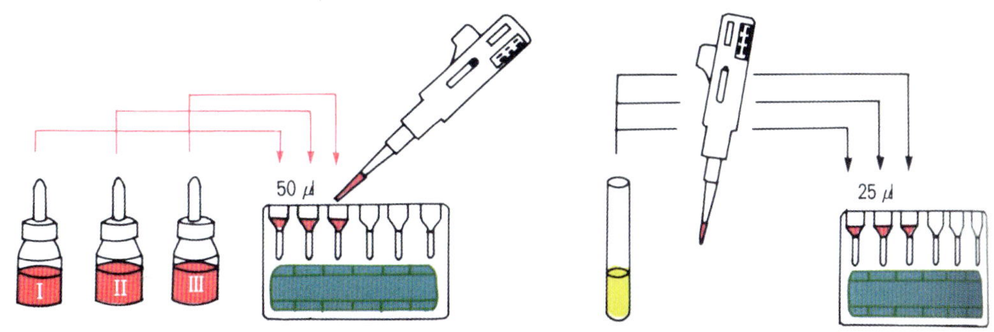

그림 11-47 Diamed cell test 술식의 일부분

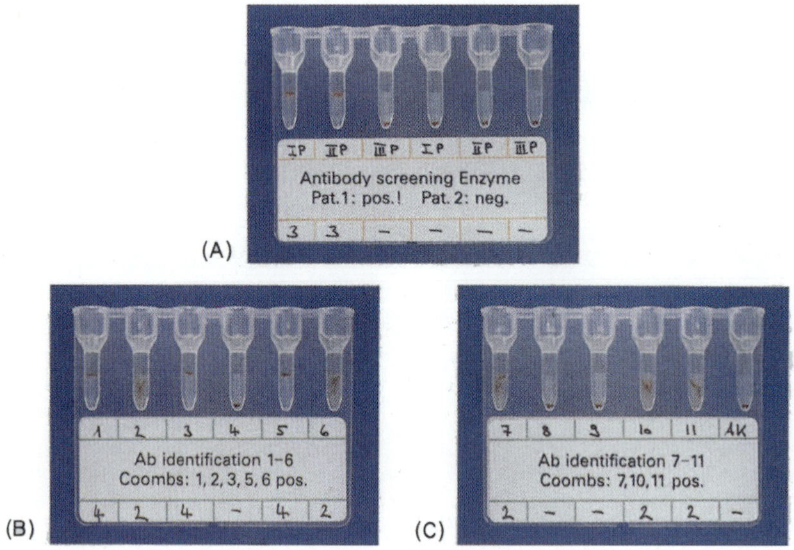

그림 11-48 (A) Gel test(항체선별검사, 효소법), (B·C) Gel test(항체동정검사 쿰스법)

6) Gel test cross matching(DiaMed Co.)

(1) 준비할 GEL CARD & 시약

cardDiluent : (LISS)NaCl/Enzyme

cardDiluent : (LISS), Diluent: (Bromelin)

(2) 검사과정

① Label card : 환자명을 적은 후 호일을 제거한다.

② 0.8%(공혈자) 혈구부유액을 준비한다.

③ 공혈자 혈구부유액을 microtube에 50μL 분주한다.

- 분주시에 pipette를 45도 기울여 microtube 기벽에 대고 분주한다.

④ 환자 혈청 25μL씩 분주한다.

- 분주시에는 pipette를 10도 기울여 혈청을 분주한다.
- Enzyme법을 실시하기 위해서는 Diluent(bromelin)를 25μL씩 추가로 넣는다.

⑤ 전용 배양기에서 37℃/15분간 반응시킨다.

⑥ 전용 원심기로 10분 원심시킨 후 육안으로 결과를 판정한다.

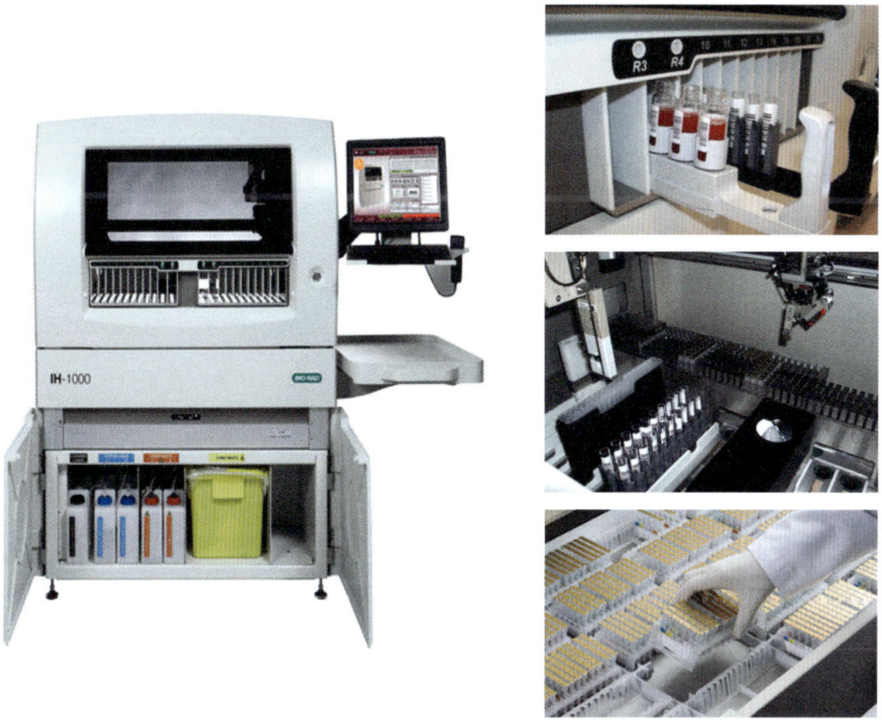

그림 11-49 Gel Card를 이용한 최신자동화기기 BIO-RAD IH-1000

7) 기타 수혈검사의 자동화기기

(1) 혈액형 자동판정기 PK-7000 series

전 세계적으로 많은 국가의 혈액원에서 사용되고 있는 혈액형 자동화 장비로서 대한적십자사 혈액원에서는 1990년대 말부터 PK-7000 series를 도입하여 현재까지 계속되는 업그레이드 장비를 구입하여 사용하고 있다.

PK-7000 series 기기는 항원 항체 응집반응을 기본원리로 하며 마이크로 플레이트를 이용한 자연 침강 방식으로 검사를 진행한다.

장비에 장착되어 있는 incubator안에서 적혈구나 particle이 시약(항혈청)과 반응하여 응집이 생기면 마이크로 플레이트 well의 계단식 홈에 걸려서 전체적으로 고른 분포를 보이게 되고, 응집이 없을 경우에는 희석된 혈구나 particle이 흘러내려 가운데 낮은 곳으로 가라앉아 모이게 된다.

반응이 끝나면 장비에 내장된 CCD카메라가 마이크로 플레이트의 well을 촬영한 후 광 투과량을 측정하여 산출된 수치에 의해서 결과가 출력된다.

대용량 검체처리가 가능하며(280test/hour) particle시약이 나오는 모든 항원항체 반응에 대해 검사가 가능하므로 대한적십자사에서는 매독에 대한 검사도 이기기를 이용하여 검사하고 있다.

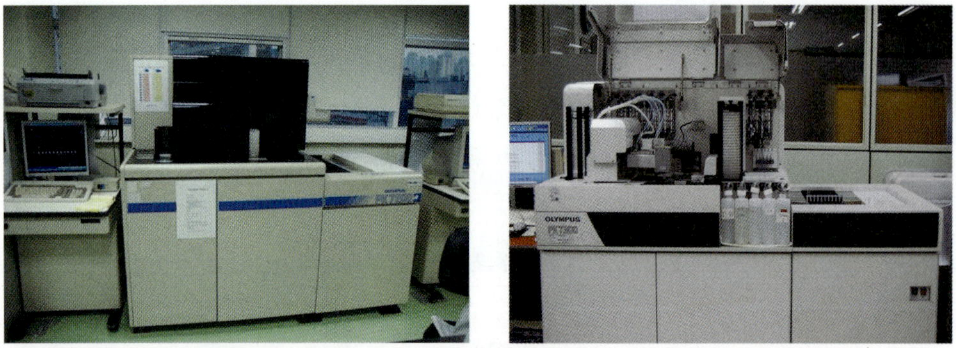

그림 11-50 PK-7200(좌), PK-7300(우)

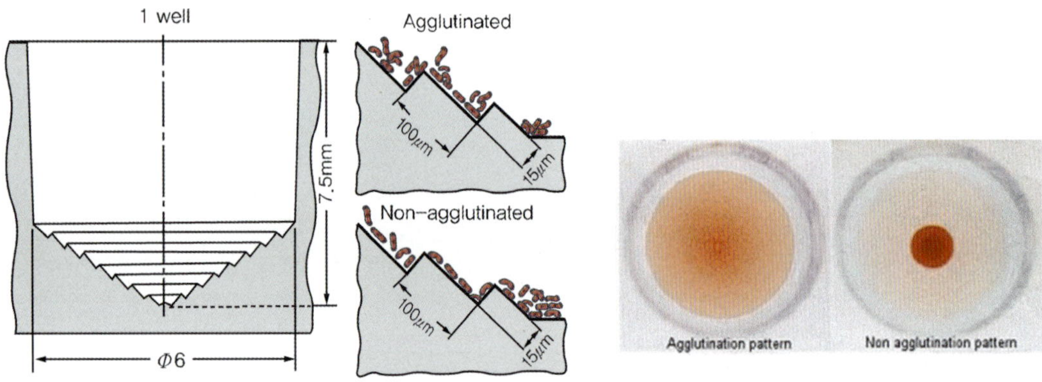

그림 11-51 MICROPLATE REACTION PATTERNS

(2) Qwalys 3 및 NEO Instrument

최근에 소개되는 자동화장비로서 Qwalys3(Diagast, France)는 microplate에 magnetic nanoparticles를 이용하여 수혈검사에서 중요한 기법인 세척도 가능한 전자동화 장비이다.

또한 NEO(Immucor Gamma, USA)는 micro plate에 코팅되어 있는 항원을 이용한 즉 solid-phase cell adherence technology)를 이용하는 시스템으로 CCD camera를 이용하여 반응결과를 판독하는 전자동화 장비이다.

두 기종 모두 수혈검사의 주요한 ABO형, Rh형 검사 및 비예기항체 검사가 가능하며, 단시간에 대량 검사도 가능한 것으로 소개되고 있다.

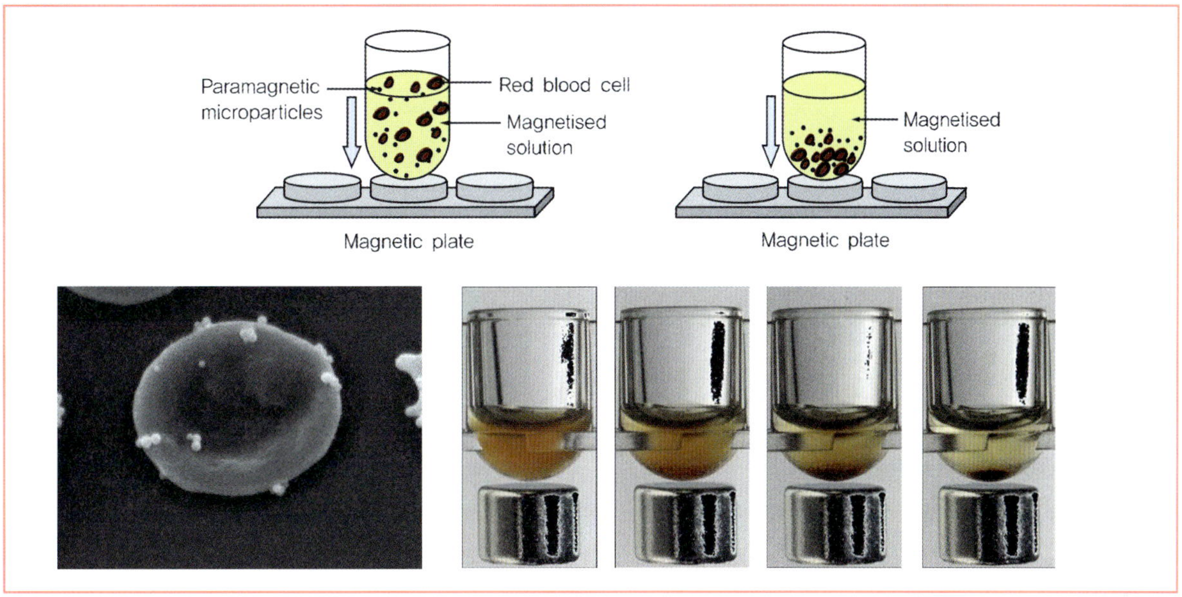

그림 11-52 Qwalys 3 E.M. Technology 원리

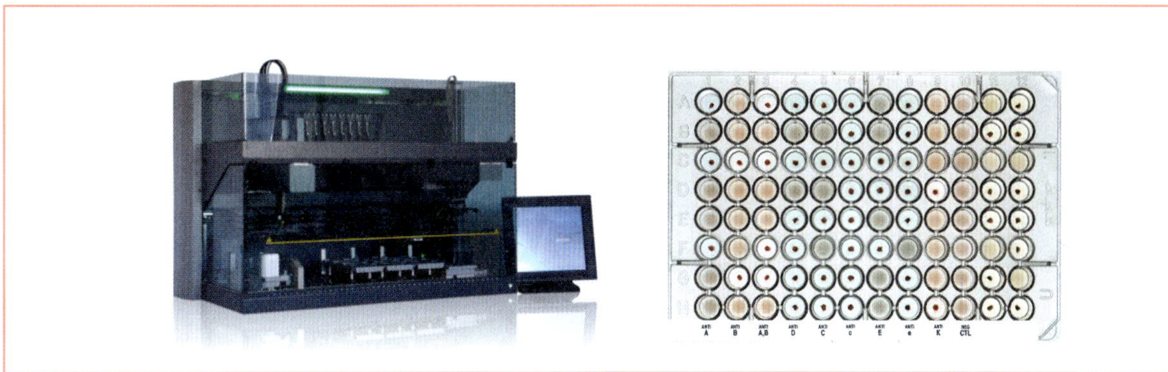

그림 11-53 Qwalys 3

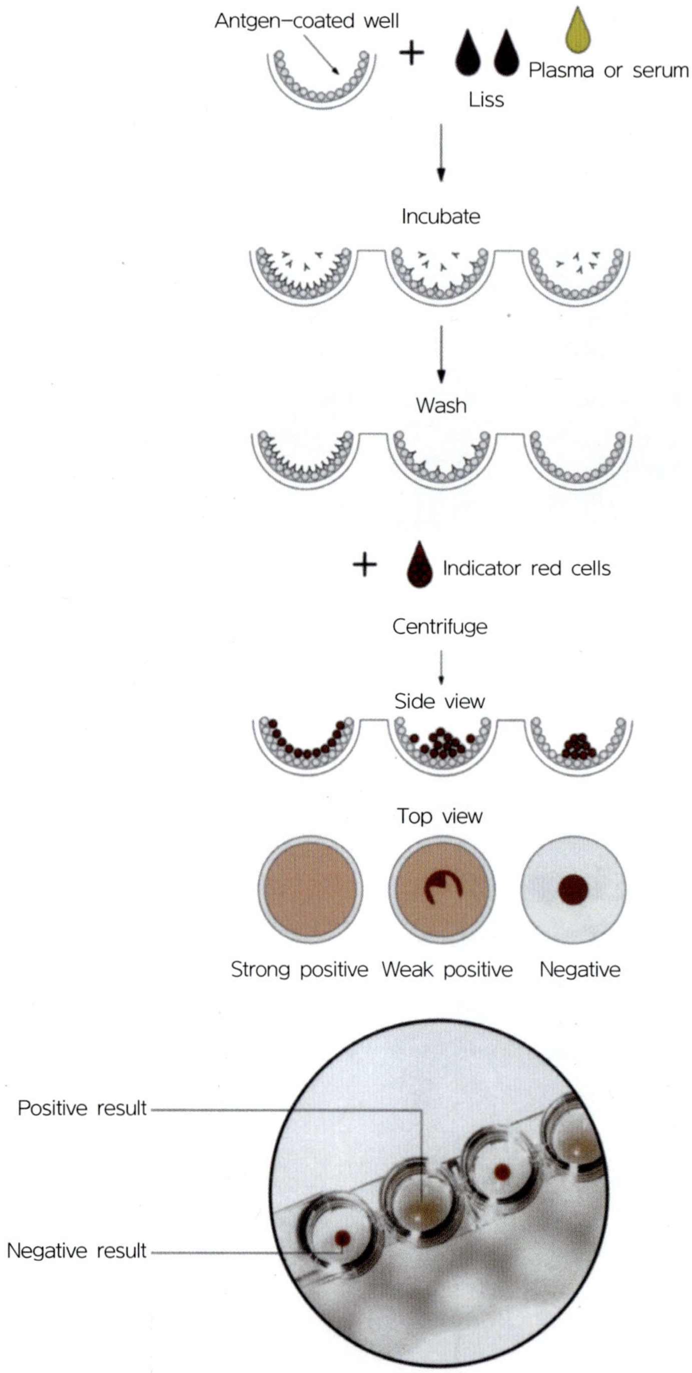

그림 11-54 NEO Technology 원리

Chapter 12

혈액은행 품질관리

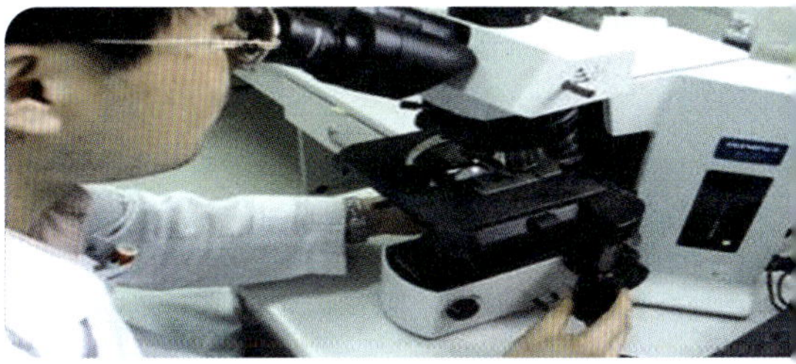

1. 혈액은행의 품질관리 및 심사평가
2. 문서 관리
3. 시약 관리
4. 기기 관리
5. 기기의 밸리데이션
6. 안전관리
7. 혈액제제의 품질관리

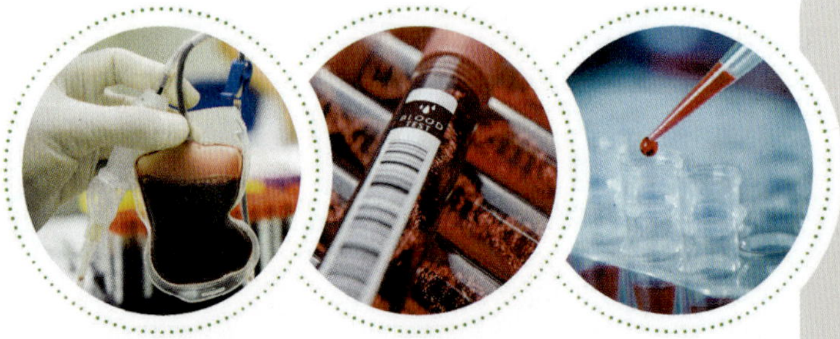

학습 목표

01. 수혈검사관련 문서관리에 대하여 기술한다.
02. 시약 관리에 대하여 기술한다.
03. 기기 관리에 대하여 기술한다.
04. 안전관리(교육, 숙련도 평가 등)에 대하여 기술한다.
05. 주요 혈액제제별 품질관리 기준에 대하여 기술한다.

Chapter

12 실 / 전 / 수 / 혈 / 검 / 사 / 학

혈액은행 품질관리

1. 혈액은행의 품질관리 및 심사평가

혈액원 및 혈액은행은 정기적으로 내부 품질관리를 실시하여야 하며, 외부 품질관리 프로그램에도 참여 하여야 한다. 혈액제제 GMP법제화로 우수제조기준(GMPs)은 제조소의 구조설비를 비롯 원자재의 구입, 제조, 포장, 출하에 이르기까지 표준작업절차(standard operating procedures: SOP)를 두어 시스템이 실제로 기대한 결과를 얻는다는 것을 검증하고 이를 문서화하고, 일관대개 목표를 달성하기 위한 과정들이 기록되어 문서화 한다. 정도관리 프로그램은 시행되고 있는 모든 검사의 분석 전, 분석 중, 분석 후 과정에 있어 발생될 수 있는 오류를 예방하여 양질의 혈액을 제공하기 위해 행해지며 이는 검체의 채취, 운반 및 보관, 검사과정에 필요한 시약, control, standard, 및 장비의 관리, 결과보고 등의 검사 및 혈액 출고의 모든 구성요소들을 최상의 조건으로 구성해야 가능하다. 혈액은행의 정도관리 활동은 계획에 따라 실행되며 혈액관리업무 심사평가는 혈액관리법에 의하여 혈액관리업무 심사평가 점검표(부록 V)에 따라 정기평가와 수시평가의 기준인 다음의 사항에 대한 체계를 갖추어야 한다.

1) 혈액원 일반현황
2) 혈액원 품질관리에 관한 사항
3) 헌혈자 보호 등 채혈과정의 적정성에 관한 사항.
4) 혈액검사의 정확성에 관한 사항.
5) 혈액제제의 제조, 보존, 공급의 안전성에 관한 사항.

담당자(Persnal Q.C)

담당자에 대한 정도관리계획은 혈액은행업무에 숙련되고, 책임감 있는 태도로 임할 수 있게 하는데 그 목적이 있다.

1) 담당업무 내용을 명확히 안다.(job description)
2) 기술된 지침서(SOP)에 따라 업무를 수행한다.

3) 기존 검사자와 신규 검사자에 대한 지속적인 교육과 확인이 이루어져야 한다.
4) 잘못이 일어난 과정의 재검토와 조사를 한다.
(error 발생시 책임을 개인에게 돌리지 말고 과정상의 착오와 개인 착오 등을 점검하여 한번의 실수가 재발생되지 않도록 모든 검사자가 철저하게 인지한다.)
5) 각 검사방법이나 업무에 익숙하지 않은 상황에서 근무하는 것을 방지한다.
(정신적, 육체적으로 문제가 있을 시 반드시 supervisor 또는 experienced staff에 보고하여 조치가 이루어지도록 한다.)
6) 결과판독, 평가, 기록하는 방법은 전산입력과 장부로써 기록, 확인할 수 있어야 한다.
7) 외부기관 및 자체에서 실시하는 정도관리 프로그램에 참가하여 총체적인 평가를 받는다.
8) 혈액출고 시 인수자와 인계자 사이의 철저한 작업을 거친다.

2. 문서 관리

혈액원 및 혈액은행에서는 문서의 작성, 유지, 보관에 대한 방침과 업무절차를 포함한 다음과 같은 문서를 갖추어야 한다.

1) 혈액원 및 혈액은행 표준업무 지침서
2) 혈액원 및 혈액은행 업무수행 매뉴얼
3) 신규 문서 및 문서의 변경과 폐기에 대한 기록

혈액원 및 혈액은행에서 시행되는 모든 검사에 대하여 검사 지침서를 마련하며 이는 NCCLS GP2-A3(1996) guideline을 기준으로 하여 작성한다. 모든 문서의 내용은 매년 책임자와 담당 스태프에 의해 적극적인 검토 후 서명되어 있어야 한다.

기록보관

모든 Q.C 기록은 3년간 보관하고, 교육관련 모든 기록은 5년간 보존하는 것을 권장한다.

단, 헌혈자 관련 서류는(전자혈액관리업무기록 포함) 보건복지부령이 정하는 기간(10년)을 보존하여야 한다.

3. 시약 관리

1) 모든 시약은 정도관리 방법을 문서화하고 지침에 따라 정기적으로 실행하며, 시행자가 서명한다. 제조 및 보관의 원칙을 준수하여(내용물과 양, 농도 혹은 titer, 보관 조건, 수령된 날짜, 사용하기 시작한 날짜, 보존 기한) 설명서에 따라 유효기간 내 사용한다.
2) 새로운 시약을 구입하면 본 검사에 이용하기 전에 해당 시약을 이용하는 검사에 부합하는 검체를 이용하여 기존에 사용하던 시약과의 결과를 비교함으로써 그 시약의 specificity와 reactivity를 확인하여야 한다.
3) 검사자는 당일 시행할 검사에 사용될 시약에 대하여 reagent & procedure check sheet의 양식에 따라 매일 매일의 정도관리를 시행한다.

4) 자체 제조 시약에 대해서도 동등한 정도관리를 실행하며, 조제법을 문서화 하고 이에 따라 관리한다.
5) 모든 검사에는 적절한 control과 standard를 사용하여 검사의 신뢰도를 확인하며 기준을 벗어난 경우 적절한 조치를 취하고 이에 대한 기록을 남긴다.

시약(Reagent)

시약은 FDA(food and drug administration)로부터 공인을 얻은 것이므로 안전하게 사용은 할 수 있지만, 시약이 새로 입고될 때마다 또는 Lot NO.가 바뀔 때마다 역가 검정을 시행한다.

(1) Anti-A, Anti-B, Anti-Rh(D)의 정도관리는?

anti-A, anti-B의 최저 응집소가는 1 : 256이 되어야 하며, 응집 반응속도는 15초 이내를 나타내어야 한다. anti-Rh(D)의 최저 응집소가는 1 : 64가 되어야 하며 응집속도는 30초 이내를 나타내어야 한다.

* 검사 방법 *

① 12 mm×75 mm 시험관 9개를 rack에 꽂고 1~9까지의 No.를 기입한다.
② 모든 시험관에 생리식염수 250μL를 각각 넣는다.
③ 1번 시험관에 검정할 시약 250μL를 넣는다.
④ 1번 시험관을 잘 혼합한 후 250μL를 2번 시험관에 옮긴다.
(이러한 과정을 9번 시험관까지 시행한 후 마지막 남은 250μL는 버린다.)
⑤ 3% 적혈구 부유액을 모든 시험관에 250μL씩 넣는다.
⑥ 잘 혼합 후 3400 rpm에서 15~20초 간 원심 후 응집유무를 관찰하여 기록한다.
⑦ 각각의 검정시약이 규정의 최저 응집소가를 나타내는지 관찰하여 시약 사용여부를 결정한다.

(2) A-cell, B-cell, O-cell등의 적혈구 시약은 언제, 어떻게 제조하는가?

① 혈액형 판정용 적혈구 시약은 정상인 3~5명 정도의 신선한 적혈구를 사용한다.
② 적혈구 부유액의 농도는 2~5%를 유지하게 하며 매일 만들어 사용함을 원칙으로 한다.
③ 적혈구 부유액을 만들어 허가된 항혈청(단클론항체)시약 2개사 제품으로 반응성과 특이성을 시험하여 확인한다.

(3) 항글로불린 혈청의 정도관리는?

① anti-Rh(D)로 감작시킨 O형 Rh(D) 양성인 적혈구를 가지고 확인을 한다.
② 항글로불린 혈청과 1+~2+ 정도의 반응을 보이는 혈구로 시행을 한다.
③ 정도관리 회수는 시약의 Lot No.가 변경 시 시행한다.

* 방법 *

① 12 mm×75 mm 시험관 9개를 세운다.
② 모든 시험관에 생리식염수 1 drop을 넣는다.
③ 1번 시험관에 anti-Rh(D) 1 drop을 가하고 9번 시험관까지 계단희석을 한다.
④ O형 양성 혈구 부유액을 모든 시험관에 1 drop씩 가한다.
⑤ 37℃ 수조에 30분 방치 후 생리식염수로 3회 이상 세척 후 AHG시약 1drop씩 넣고 3400 rpm에서 15~20초 간 원심 후 응집유무를 관찰한다.

4. 기기 관리

혈액원 및 혈액은행에서 사용되는 모든 기기 및 장비는 정해진 규칙에 따라 주기적으로 그 기능을 검증하며 장비 기능을 효율적으로 유지하고 고장 예방을 위해 청결 상태 유지, 점검 목록 등을 마련하여 매일 체크하고 기록한다(표 12-1 참조). 이상이 발견된 경우에는 즉시 책임자에게 알려 적절한 조치를 취할 수 있게 한다.

표 12-1 혈액보관 장비 및 혈액제제 장비의 점검내용

장비 명	용도	점검방법	점검주기
혈액냉장고(실)	전혈 및 적혈구제제 보관	4시간 주기로 기록계에 기록된 온도를 확인	일일
		표준 온도계로 내부온도 확인	1회/3월
혈액냉동고(실)	신선동결혈장, 동결혈장, 크라이오제제 및 성분채혈 혈장보관	4시간 주기로 기록계에 기록된 온도를 확인	일일
		표준 온도계로 내부온도 확인	1회/3월
혈소판교반기	혈소판제제보관	4시간 주기로 기록계에 기록된 온도를 확인	일일
		표준온도계로 내부온도 확인	1회/3월
급속 동결기	혈장급속동결	4시간 주기로 기록계에 기록된 온도를 확인	일일
		표준 온도계로 내부온도 확인	1회/3월
냉장 원심분리기	혈액성분제제 제조	회전 상태, 온도 점검, 작동상태 확인	일일
		청결여부 및 전원, 전압	1회/주
		수평 확인	1회/월
		혈액제제의 회수율 측정, 타코미터로 회전수 측정	1회/6월
혈액무게측정기	혈액용량측정	정상작동 여부 확인	일일
		먼지 및 이물질 제거	1회/주
		수평유지 확인	1회/월
		표준 분동을 이용하여 지시값 확인	1회/6월

1) 혈액원 및 혈액은행에서는 다음의 장비를 갖추도록 권장한다.

(1) 혈액은행 냉장고, 냉동고
(2) 혈소판 보관고
(3) 동결혈장 동결, 해동장치 등
(4) 원심기(검체 분리용 및 응집판정용)
(5) 항온조 및 뷰(View)박스
(6) 시약 및 검체 보존용 냉장고
(7) 혈액 전용 방사선조사장치
(8) 기타

2) 검사기기는 전문보수업체에 의뢰하여 정기적으로 유지 보수한다.

(1) 양성 및 음성 대조군으로 매일 확인

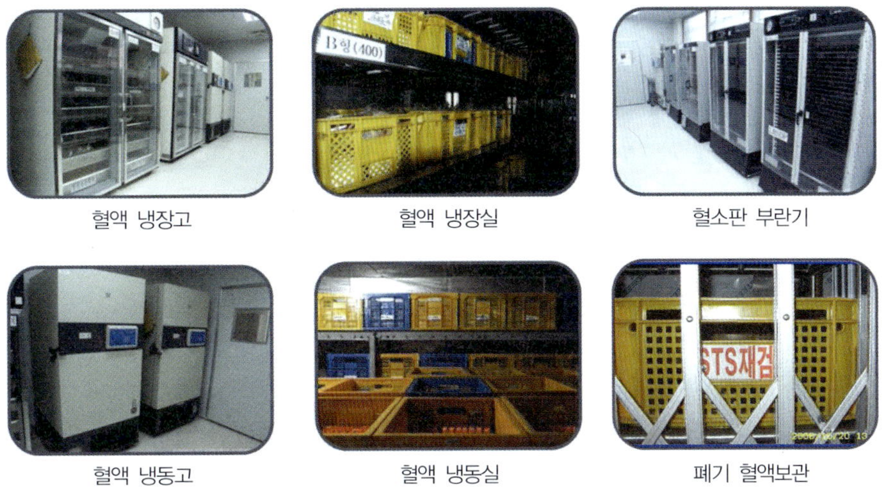

그림 12-1 혈액제제 보관 장비

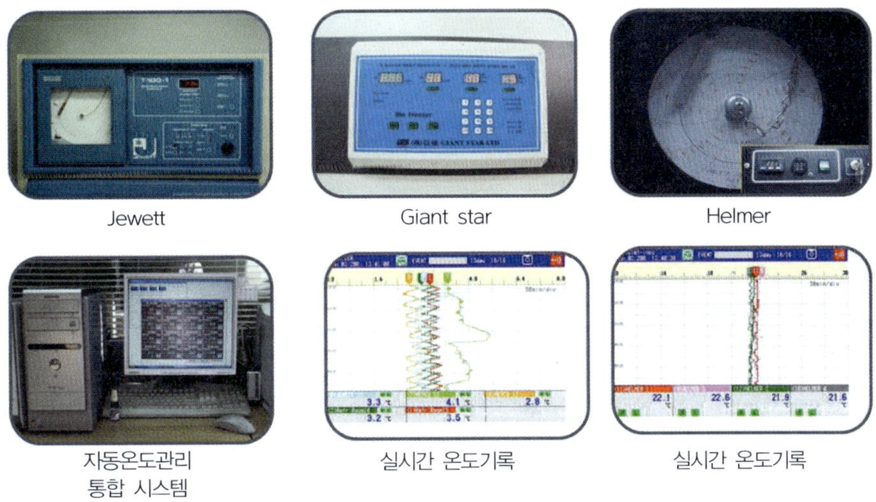

그림 12-2 혈액제제 보관 장비의 온도관리

(2) 냉장고 및 냉동고 온도 점검

① 목표로 하는 온도를 유지하는지 매일 점검한다.
(냉장고 : 1~6℃, 냉동고 : －18℃ 이하로 4시간 단위 점검)

② 온도기록지를 달아 주 1회 교체한다.

③ 온도경보장치가 정확하게 작동하는지 관찰한다.

④ 냉장고안의 수은 온도계와 냉장고 외부의 digital 온도가 일치하는지 매일 점검한다.

(3) 원심기는 최소 년 2회 회전수를 체크한다.

① 속도와 시간이 적정하게 기능을 하는지 매일 근무시작 전 측정을 한다.

② 분당 회전속도는 타코미터를 사용하여 매 분기마다 점검한다.

③ 성분제제용 원심분리기의 정도관리는?

a. 원심분리기 제조회사에 따른 원심 시간, 속도에 따른 혈액제제를 제조한다.

b. 적혈구층, 혈장층, 혈소판층의 분리가 잘 이루어지는지 점검한다.

c. 원심분리기 점검은 분기별로 시행한다.

④ 자동혈구 세척기(Cell-Washer)의 정도관리는?

a. 생리식염수의 주입이 정확한 용량을 이루는지 매일 점검한다.

b. 상층액이 제대로 제거되는지 점검한다.

c. 시간 및 세척회수가 정확히 설정되는지 매일 점검한다.

d. 생리식염수는 매일 신선한 것으로 교체한다.

e. 생리식염수가 주입되는 tubing을 정기적으로 세척한다.

f. waste통은 매일 비운다.

(4) 항온조는 표시온도에 의존하지 않고 표준온도계를 이용하여 점검한다.

① 항온조, heat blocks의 온도가 37℃ 적정온도를 유지하는지 매일 관찰한다.

② 혈소판 보존기의 온도가 22 ±2℃를 유지함과 더불어 회전수가 적정한지 매일 관찰한다.

(5) 튜브연결기도 정상 작동여부를 확인, 무균백줄 연결기를 사용한다.

(6) 혈액방사선 조사기(Irradiator)

① alarm meter, survey meter를 비치하여 방사선의 누출을 세슘(cesium-137)이 설치된 경우는 연 1회 이상, 코발트(cobalt-60)가 설치 시 연 2회 이상 점검한다.

② 방사선 조사기의 설치, 수리, 장소 이동 등에 대한 사항은 기록 보관되어야 한다.

③ 적절한 방사선 조사량을 알아보기 위하여 radiation indicator로 혈액조사 시 점검하고 업무 절차를 갖추어야 한다.

5. 기기의 밸리데이션

1) 신규 설치된 장비 및 시설의 성능점검은 해당 직원 및 업체 관련자로 밸리데이션팀을 구성하여 실시하며 팀원에게 밸리데이션 해당 업무를 분장하여 실시한다.

2) 해당 장비 및 시설에 대한 밸리데이션 문서는 해당 장비 및 시설의 사용매뉴얼을 참고하며 작성된 문서는 제조관리책임자의 승인을 득한 후에 밸리데이션 문서에 따라 점검한다.

3) 밸리데이션 완료 후에는 제조관리책임자의 승인을 득한 후에 장비를 사용한다.

4) 제조관리책임자는 해당 직원 및 책임자, 관련자로 밸리데이션팀을 구성하고 업무를 분장하며 밸리데이션 업무를 총괄 감독한다.

5) 노후화된 장비의 밸리데이션은 기기가 설계 사양 및 사용하고자 하는 용도에 적합한지를 입증하는데 그 목적이 있고, 가동 적격성(OQ), 성능 적격성(PQ)을 확인하여 지속 사용의 적합여부를 검토하고 문서화한다.

6. 안전관리

1) 직원, 헌혈자, 자원봉사자, 수혈자의 건강을 보호하고 위험을 최소화하는 업무절차 및 안전 지침을 갖추어야 하며 이를 위해 필요한 시설 및 장비를 갖추도록 한다.
2) 생물학적, 화학적 안전관리 및 필요한 경우 방사선 안전관리를 위한 업무절차와 안전관리 예방 및 사고 발생 후 처리에 대한 교육, 훈련 및 확인을 위한 업무절차를 갖추어야 한다.
3) 혈액제제 및 검체를 취급하고 폐기할 때에 감염원에 노출될 위험이 있음을 주지하고 적법한 절차에 따라 처리해야 한다.

7. 혈액제제의 품질관리

1) 품질관리의 원칙

혈액원은 정기적으로 일정한 수량의 제제에 대해서 품질관리검사를 실시하여야 하며, 각각의 기준에 따른 규정된 범위를 만족하여야 한다.

2) 품질관리 시험 항목

① 용적(volume)	② 총 혈구 수(혈소판 수, 백혈구 수)
③ 잔존 백혈구 수	④ 수소이온 농도(pH)
⑤ 무균성	⑥ 적혈구 제제의 적혈구 용적률(Ht)
⑦ 제8응고인자	⑧ 섬유소원 농도
⑨ 혈액백의 결함	⑩ 외관검사

* 품질관리 시험 항목

⑨와 ⑩을 제외한 모든 항목은 정기적인 내부정도관리를, ①, ④, ⑨, ⑩을 제외한 모든 항목은 정기적인 외부정도관리를 시행할 수 있는 업무절차를 갖추어야 한다.

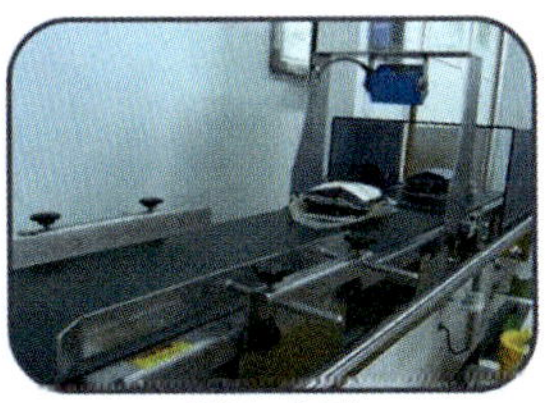
용량 측정

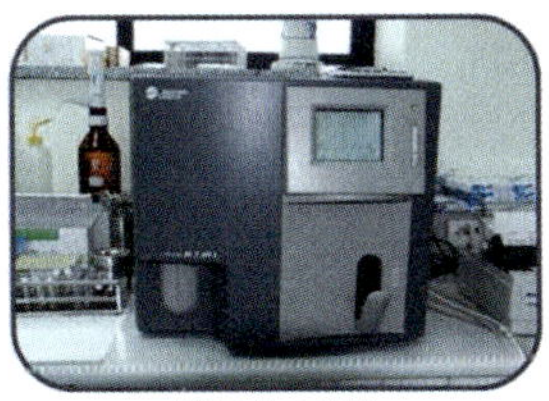
세포수 검사

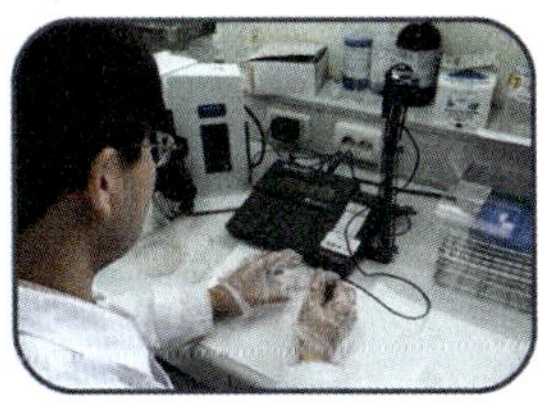
산염기(pH) 측정

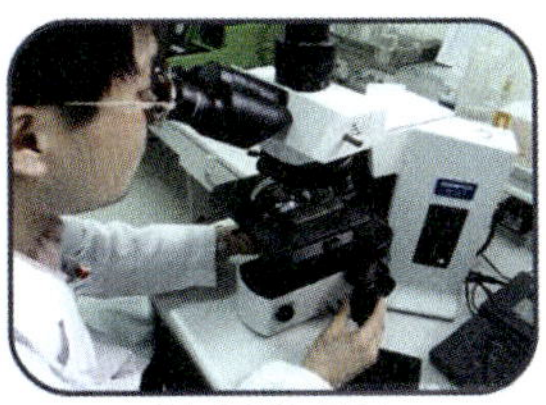
현미경적 검사

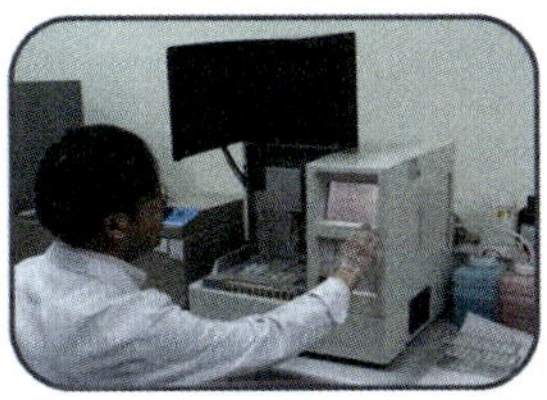
혈액응고인자 검사

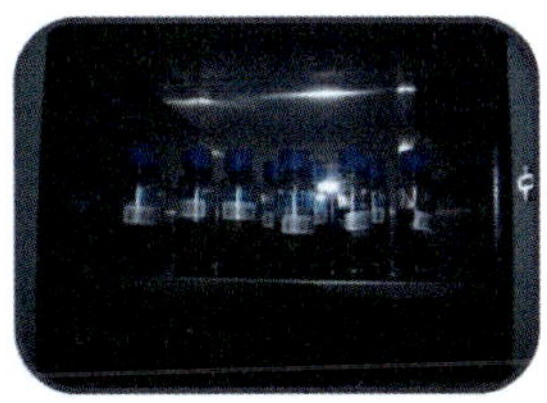
혈액배양 검사

그림 12-3 혈액제제 품질관리 모습

표 12-2 혈액제제의 품질관리 항목, 관리 빈도 및 기준

(대한적십자사 혈액원 품질관리 표준업무지침 인용)

혈액제제	구분		빈도 및 단위 수	품질관리 기준	
				모든제제	75% 이상
전혈제제	용량	320	모든 생산제제	320±32(mL) : 항응고제 제외	
		400	모든 생산제제	400±40(mL) : 항응고제 제외	
	적혈구용적률		월 4단위 이상	33% 이상(항응고제 포함)	
	혈색소		월 4단위 이상	11 g/dL 이상(항응고제 포함)	
	혈액배양검사*		1단위 이상/200단위	2주 배양 시 음성(항응고제 포함)	
농축적혈구	용량	320	모든 생산제제		190±20(mL)
		400	모든 생산제제		250±25(mL)
	적혈구용적률		월 4단위 이상		70±10(%)
	혈색소	320	월 4단위 이상	35 g/unit 이상	
		400	월 4단위 이상	45 g/unit 이상	
	혈액배양검사*		1단위 이상/200단위	2주 배양 시 음성	
백혈구여과제거적혈구제제	용량	400	모든 생산제제		300±30(mL)
	적혈구용적률		제조 시 1단위 이상 또는 월 4단위 이상		60±10(%)
	적혈구회수율		제조 시 1단위 이상 또는 월 4단위 이상	85% 이상	
	잔여 백혈구 수†		제조 시 1단위 이상 또는 월 4단위 이상	5.0×10^{6}개/unit 미만	
	혈액배양검사*		1단위 이상/200단위	2주 배양 시 음성	
농축백혈구	용량		모든 생산제제		50±10(mL)
	백혈구 수†		제조 시 1단위 이상 또는 월 4단위 이상	식약청: 1.5×10^{9}개 이상	1.8×10^{9}개/unit 이상
	혈액배양검사*		1단위 이상/200단위	2주 배양 시 음성	
농축혈소판	용량	320	모든 생산제제		40± 5(mL)
		400	모든 생산제제		50± 5(mL)
	혈소판 수	320	월 4단위 이상		3.9×10^{10}개/unit 이상
		400	월 4단위 이상		4.9×10^{10}개/unit 이상
	pH		월 4단위 이상	유효기한 종료일 측정 시 6.4 이상	
	혈액배양검사**		1단위 이상/500단위	2주 배양 시 음성	
(백혈구제거) 성분채혈 혈소판제제	용량		모든 생산제제	400 mL 이하	
	혈소판 수		모든 생산제제		3.0×10^{11}개/unit 이상
	잔여백혈구 수†		월 4단위 이상	5.0×10^{6}개/unit 미만	
	pH		월 4단위 이상	유효기간 종료일 측정 시 6.4 이상	
	혈액배양검사**		1단위 이상/500단위	2주 배양 시 음성	
신선동결 혈장	용량	320	모든 생산제제		120 mL 이상
		400	모든 생산제제		145 mL 이상
	제8응고인자**		1단위 이상/500단위		0.7 IU/mL 이상
	혈액배양검사**		1단위 이상/500단위		
동결침전 제제	용량		모든 생산제제		40±5 (mL)
	혈액배양검사**		1단위 이상/500단위	2주 배양 시 음성	
	제8응고인자**		1단위 이상/500단위		70 IU/unit 이상
	섬유소원	320	제조 시 1단위 이상 또는 월 4단위 이상		107 mg/unit 이상
		400			133 mg/unit 이상
성분채혈혈장제제	용량		모든 생산제제	550 mL 이하	

*, **, † :식품의약품안전청의 '생물학적 제제 기준 및 시험방법'[부록 3, 2006-33호] 기준

† : 연간 제조 수 1,000개 이상의 제조소에서는 적어도 6개월에 5개, 1000개 미만 100개 이상의 제조소에서는 100개당 적어도 1개, 100개 미만의 제조소에서는 적어도 1년에 1개의 비율로 취한 검체에 대하여 실시

부 록

Ⅰ. 혈액은행 검사관련 각종 시약 제조법

1. Alserver Solution

1) Alserver 1. (1000 mL기준)

(1) DW 3~5 L에 아래 시약을 넣고 녹인다.(가열안함) …… ⓐ

Glucose	18.6 g
Sod.Chloride	4.18 g
Adenin	0.2 g
Inosine	0.2 g
Tri.sod.citrate	8.0 g
Ctric acid	0.5
Sucrose	2.0 g

(2) 다른 flask를 사용하여 Chloramphenicol 2.0 g을 D.W 300 mL에 넣고 끓인다. …… ⓑ

(3) 위의 ⓐ와 ⓑ를 mix한 후 다른 flask로 여과지를 사용하여 여과하여 옮긴다.

(4) 위의 여과된 solution을 80℃로 두 번 가온 후 냉장고 보관한다.

(5) Alserver sol.을 냉장보관시 1달간 유효하다.

2) Alserver 2.

(1) DW 3~5L에

Trisodium Citrate ($2H_2O$)	25 mM	147.05 g
Potasium Hydrogenphosphate	1.5 mM	4.08 g
Sodium Hydrogenphosphate($12H_2O$)	1 mM	7.16 g
Sodium Chloride	70 mM	81.82 g
Glucose	50 mM	180.16 g
Saccharose	20 mM	136.92 g
Adenine	1.5 mM	4.05 g
Inosine	5 mM	26.82 g
Neomycin sulfate	0.033%	6.60 g
Chloramphenicol	0.01%	2.00 g

을 넣고 녹인다.

(2) 20L가 되도록 DW로 채운다.

(3) HCl이나 NaOH로 pH 6.8~6.9되도록 맞춘다.

(4) 0.22 ㎛ membrane filter로 filtration한다.

(5) 4℃ 보관시 약 2개월 유효

2. Chloroquine Solution

20 g의 chloroquine diphosphate를 100 mL의 생리식염수에 녹인 후 1N NaOH로 pH가 5.1이 되도록 조정하고 보관은 2~6℃ 냉장보관을 한다.

3. Ficin(1%) Solution(저장액)

2.2 gm $NaH_2PO_4 \cdot H_2O$/100 mL D.W 용액	16 mL
1.7 gm NaHPO/100 mL D.W 용액	84 mL
	100 mL(pH 7.3)

위의 pH 7.3 PBS 100 mL에 1 gm의 ficin을 녹인다.

· 4℃/1주일, －20℃/수개월 간 보존가능하다.

· 소량씩 냉동시켰다가 사용 시 0.1%되게 희석시켜 사용한다(사용액).

4. Normal saline(0.9% w/v NaCl)

염화나트륨(NaCl) 9.0 g을 증류수 1,000 mL에 녹인다.

5. 황산동액

1) 황산동 시약 분말($CuSO_4 \cdot 5H_2O$)을 준비한다.
2) 플라스크에 일정량의 증류수를 넣고 1 Kg 단위의 유산동을 전량 넣는다.
3) 핫플레이트에 플라스크를 올려놓고 magnetic bar를 넣은 후 작동한다.
4) 완전히 녹여서 포화상태의 용액으로 만든다.
5) 포화상태의 황산동액을 여과시켜서 보관한다.
6) 적당량의 증류수를 첨가하면서 1차 일반 비중계로 필요한 비중을 맞춘다.
7) Densimeter를 이용하여 최종 비중을 측정한다.
8) 제조된 황산동액을 보관용기(20 L)에 넣어 실온에 보관한다.

6. 시약적혈구 제조

1) 2~5% A_1형 및 B형 혈구부유액 자가 제조법

2~5% A_1형(항－A_1 lectin으로 확인) 및 B형 혈구부유액 제조는 한사람 혹은 여러 사람의 적혈구를 혼합하여 만들수도 있으며, 검사과정에서 실온 반응을 잘하는 비예기항체에 의한 위 양성을 막기 위하여 Lewis, P_1, M, 항원 음성인 적혈구를 대상으로 적혈구 시약을 만들어 반응성과 특이성을 시험하여 사용한다.

유효기간 동안 용혈을 피하고 항원력을 유지하며, 세균오염을 방지하기 위해 Chloramphenicol(1 : 3,000) 등을 첨가한 인산완충 희석액이나 Alsever액으로 3~5% 혈구부유액이 되게끔 조제하여 30여 일간 사용할 수 있다.

2) 비예기 항체 screening용 혈구의 자가 조제법

Panel cell은 임상적으로 중요한 항원을 가지고 있는 공혈자에서 선택된 O형 혈구로서 비예기항체 검출용으로 사용되며, screening cell을 사용한 검사에서 양성으로 나온 검체들은 Identification용 cell로 검사하여 항체를 동정하기 위함이다.

(1) Panel cell제조를 위한 일반 사항

① 시약 anti-D, -C, -c, -E, -e, -M, -N, -S, -s, -P_1, -Le^a, -Le^b, -Fy^a, -Fy^b, -JK^a, -JK^b, -Di^a 등의 판정용 항혈청을 준비한다.

② O형 적혈구들을 선택해서 위의 항혈청으로 각종 혈액형 검사를 하여 항원이 존재하면 +, 항원이 없으면 O로 표기하여 적혈구를 조합한다. 동형접합 혈구가 가급적 많이 조합되도록 하는 것이 중요하다.

③ Alsever액으로 3~5% 혈구부유액이 되게끔 조제한다. 2~3주간 안정하다

· 가능하면 많은 적혈구 항원을 가진 O형 혈구를 선택한다.

· 신선한 CPDA-I 첨가혈액 또는 alsever액 첨가 혈액이 좋다.

(2) 제조방법

① 위에서 선택한 조합의 cell을 실물로 확인검사를 한다.

② 확인검사가 끝나면 panel sheet를 작성하고 공급과에서 혈액을 공급받는다.

③ 최종 확인된 PRC를 튜브에 panel 개수만큼 분주한 후 3회 washing 한다.

④ Alserver액으로 부유 30여 일 사용한다.

3) Panel cell (Identification용)의 제조

(1) 혈액형자동판정기용 2-4검체 + IgG항체 screening 2검체 + Di^{a+} + 1검체 + Rh_0-) 검체를 포함 저빈도 항원 분포를(저빈도항원 포함 갯수 2이상) 기본으로 하고, 이미 검사된 항원외 K, k, Jk^a, Jk^b, Xg^a 등의 항원을 추가로 검사하여 panel cell을 만든다.

(2) 조합을 만들어 어떤 항체와 반응에 긍·부정으로 동정될 수 있도록 조합을 구성한다.

(3) Alserver액으로 부유액을 만들어 사용한다.

(4) 혈구부유액의 농도를 맞추어 5 mL 튜브에 분주하여 냉장 보존하며 사용한다.

7. Anti-A1 및 anti-H lectin 자가 제조방법

상품화된 항혈청을 구입해서 사용하고 있지만 Dolichos biflorus와 Ulex europeus 씨앗을 구입해서 다음과 같이 만들어 사용해도 된다.

※ Seed 10 g을 PBS 100 mL에 넣고 갈아서 추출시킨다.

Dolichos biflorus (anti-A_1 lectin) 또는 Ulex europeus (anti-H lectin) 씨앗 10 g씩을 유발에 넣고 잘게 으깬다.

1) Dolichos 10 g + PBS(20~30 mL 중 일부) → blender로 잘 간다.
2) 비이커에 옮겨서 남은 PBS를 가하여 냉장고에 하룻밤 정치
3) 3000rpm/15분 원심 후 상청 분리한다.

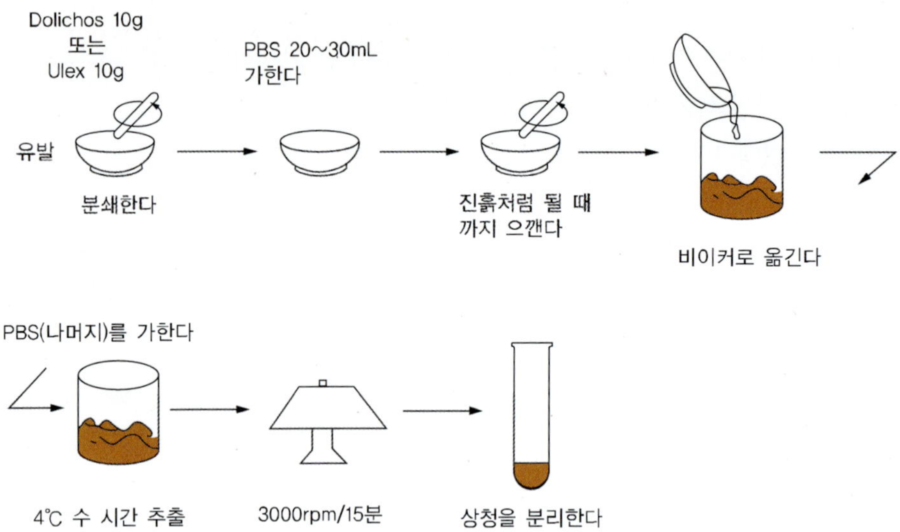

4) 역가 측정하여 1 : 32 이상이면 좋다.
5) 적당량 분주 후에 -20℃ 이하에서 동결 보존한다.
   * PBS는 pH7.2 사용, 또는 생리식염수를 사용해도 좋다.
   * 동결 후 해동하여 사용할 때는 재원심하여 사용한다.
6) 시약의 검증(Anti-A_1 lectin)
   (1) A_1 및 A_1B 혈구 각 3개에 대해서는 3+ 또는 4+의 응집을 보여야 한다.
   (2) A_2, A_2B, B 및 O 혈구에 대해서는 응집을 보이지 않아야 한다.

8. Monoclonal 항체 생산을 위한 세포융합조작법

Mouse에 특이적인 형물질(specific substance) 또는 stroma와 같은 항원을 주사하여 면역시킨 후 mouse 비장세포로부터 수확한 B림프구와 골수종세포(myeloma cell)를 PEG를 사용하여 세포융합(cell fusion)시키면 잡종세포(hybridoma)가 되는데 이 세포들은 HAT 배지를 사용하여 조직배양(tissue culture)시키면 배양액 중에서 항체 생산능력과 증식력이 있는 hybrid cell로 증식되고 항체생산을 하는 hybridoma cell line을 선택하여 배양 상청액에서 항체 활성을 확인하고 cloning하여 cell line을 액체질소에 보존한다. SDS-PAGE-IEP, Auto radiograph(^{14}C-lysin in medium)기법으로 항체의 H, L, 쇄의 해석으로 IgM을 확인한다.

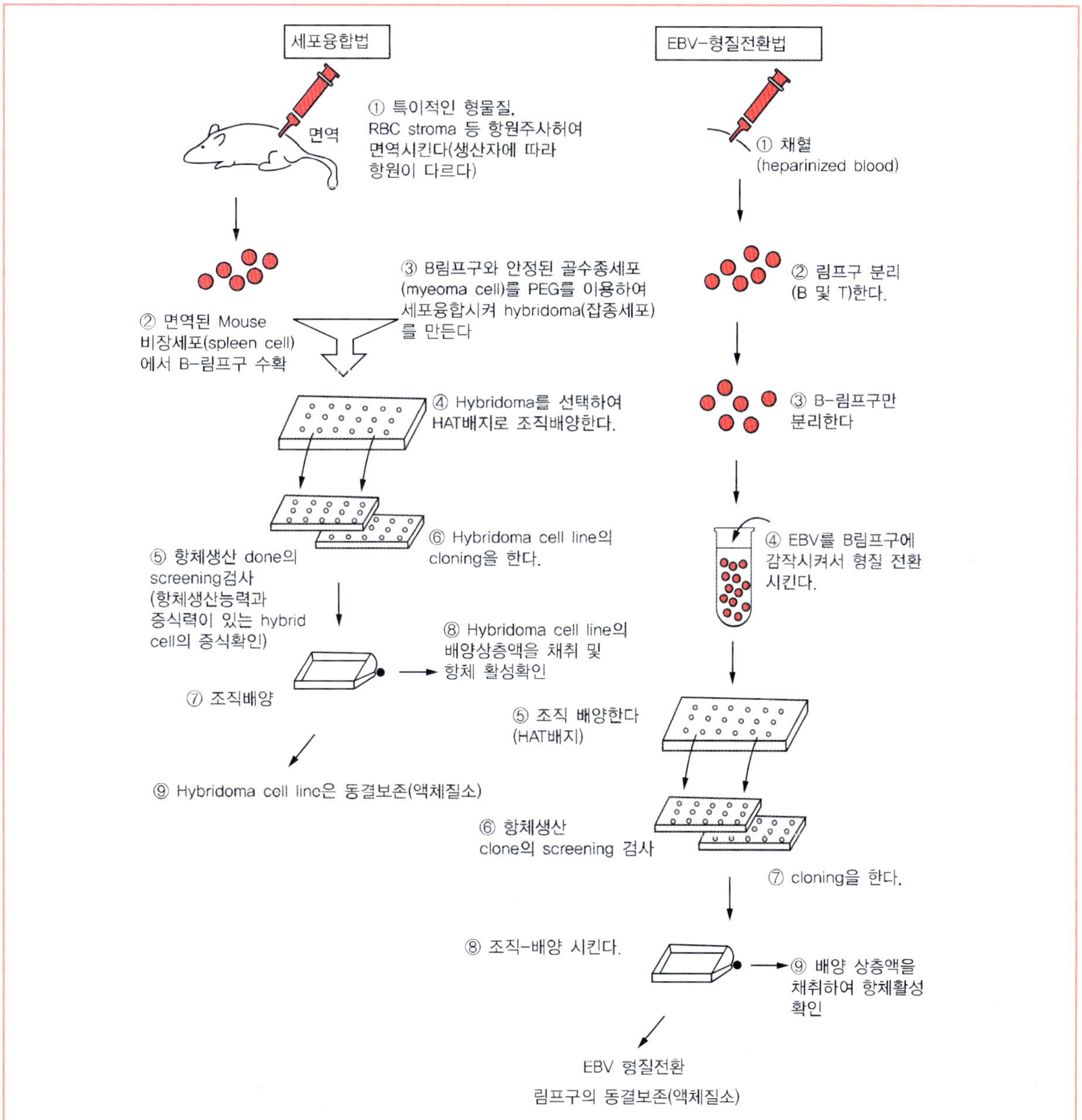

그림 1 Monoclonal 혈액형 판정용 항혈청의 조제 과정

항체의 생산을 위해서는 보존된 hybridoma를 조직배양하거나 또는 mouse의 복강에 주입시키면 종양(tumor)이 발생하게 되고 이 때문에 많은 양의 항체들이 복수액(ascitic fluid)에 분비되어진다. 복수(腹水)를 채취해서 얻어진 항체와 또는 조직 배양으로 획득한 상층액의 항체들은 단일의 세포로부터 유래되어진 세포의 clone에 의해 만들어지므로 monoclonal이라고 부른다. 세포의 cloning에 의해 생산되어진 항체는 특이성, 면역글로불린의 class 및 본래의 항체생산세포 고유의 특성이 전부 같아지게 된다. 이들 monoclonal 항체들은 단지 단일 epitope에만 결합하게 된다(그림 11-5 참조).

사람유래의 polyclonal 항혈청의 여러 가지 문제점 때문에 세포융합법 또는 EBV-형질전환법으로 생산된 여러 종류의 monoclonal 혈액형 판정용항혈청이 각국에서 사용되고 있다.

Polyspecific 항인글로불린은 polyclonal anti-IgG와 monoclonal 또는 polyclonal 항보체 성분을 blend하여 생산된다. C3의 "g" 소편의 항혈청은 오로지 monoclonal 기법에 의해서만 만들 수 있다.

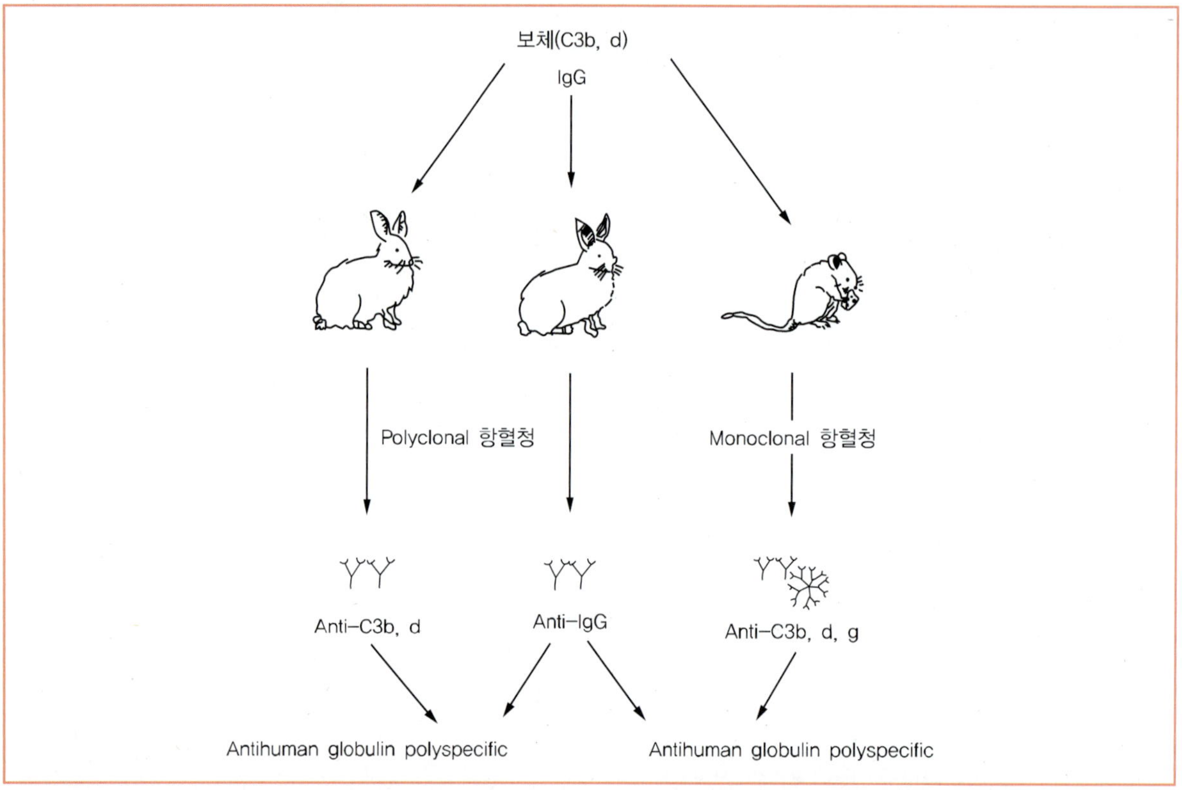

그림 2 항인글로불린의 생산과정

Ⅱ. 수혈착오 방지지침(1996년 보건복지부)

1. 혈액형검사 의뢰 및 수혈혈액 요청

1) 혈액형검사 의뢰 및 수혈혈액 요청은 의사의 처방에 의한다.
2) 검사의뢰서 또는 수혈혈액요청 처방전에는 환자 및 수혈혈액의 확인에 필요한 환자의 병록번호, 성명, 성별, 연령, 의뢰처 등 충분한 정보를 명기해야 한다.
3) 혈액을 요청하는 의사는 환자에게 수혈될 적정한 혈액을 요청한다.

2. 수혈을 위한 혈액검체의 채혈

1) 수혈을 위한 혈액검체는 의사, 임상병리사에 의해 채혈한다.
2) 시험관의 준비는 채혈자가 환자에게 가서 환자의 인적사항을 확인하고 그 자리에서 시험관에 환자의 인적사항을 기재한다.
3) 환자의 확인은 병상에 혈액형을 표지하거나 손목띠(wrist band)를 사용하는 등 각 의료기관별로 적절한 방법을 택한다.
4) 시험관에는 환자의 병록번호, 성명, 성별, 의뢰처, 채혈자 성명, 채혈일자(또는 바코드 정보)가 명기되어야 하며 채혈자의 서명이 있어야 한다.

표 1 수혈용 검체 시험관 라벨

수혈용 시험관	Unit No :		
	Name :	Age :	Sex :
	Ward :	Date :	
	채혈자 :		

5) 수혈용 검체는 다른 검체와 구별될 수 있도록 특수라벨(바코드, 색깔 구분)을 부착한다.

3. 수혈용 검체의 이송

채혈된 수혈용 검체가 수혈될 환자의 검체인지를 재확인한 후 혈액은행으로 이송한다.

4. 혈액형 검사, 항체선별 검사 및 교차시험

1) 혈액형 검사, 항체선별 검사 및 교차시험은 의사, 임상병리사에 의하여 수행되며 검사과정 및 결과 보고시에 오류가 생기지 않도록 주의해야 한다.
2) 혈액형 검사는 수혈혈액이 요청될 때 마다 항상 다시 시행하며 검사결과에 대한 이중 확인절차가 포함되도록 하는 것이 권장된다.
3) 혈액형 검사, 항체선별 검사 및 교차시험 시행시에는 다음과 같은 사항을 점검한다.
   - 검체시험관에 환자 인적사항이 충분히 기록되어 있는지를 확인한다.
   - 검체의 인적사항과 수혈혈액 요청처방전에 있는 인적사항이 일치하는지를 확인한다.
   - 전산 또는 장부조회 혈액형과 교차시험할 검체의 혈액형이 일치하는지를 확인한다.
   - 혈액백에 표기된 혈액형과 출고될 혈액의 혈액형이 일치하는지를 확인한다.

5. 수혈혈액의 불출, 수령 및 이송

1) 수혈혈액의 불출 및 수령시에는 수혈될 혈액과 환자의 인적사항이 동일함을 반드시 확인하고 장부에 기입 후 불출한다.
2) 수혈혈액은 수령 후 지체없이 병동으로 이송되어야 한다.

6. 수혈혈액의 인수

의사 또는 간호사는 병동으로 이송된 혈액과 환자의 인적사항 및 혈액형 등이 동일한지를 확인한 후 수혈혈액을 인수하여야 한다.

7. 수혈혈액의 주입

1) 의사 또는 간호사는 환자 또는 보호자에게 직접 환자 본인의 성명, 연령 및 혈액형 등을 구두로 질문하여 수혈될 혈액과 환자의 인적사항 및 혈액형 등이 동일한지를 반드시 확인한 후 수혈혈액을 주입하여야 한다.
2) 혈액을 연결한 자와 확인자는 수혈기록지에 반드시 서명하여야 한다.

8. 관찰 및 기록

1) 의사 또는 간호사는 수혈시작 후 안전수혈이 확인될 때까지 수혈부작용 유무를 관찰하여야 하며 그 결과 기록하여야 한다.
2) 수혈된 혈액의 고유번호와 인적사항이 기록된 표지를 병록지에 부착하여야 한다.

9. 수혈부작용 시 조치사항

의사 또는 간호사는 수혈부작용이 의심될 경우 즉시 수혈을 중단하고 환자 상태 파악 및 처치, 수혈혈액 및 환자의 혈액형과 인적사항 등의 재확인, 그리고 혈액은행에 연락하는 등의 적절한 조치를 지체없이 취하여야 한다.

10. 안전수혈을 위한 교육

수혈전문가들에 의하여 의사, 간호사 및 임상병리사를 대상으로 하는 안전수혈에 대한 정기적인 교육이 권장된다.

11. 각 의료기관은 상기한 권장사항들을 기본으로 각 기관의 실정에 맞는 '수혈지침서'를 작성하여 그에 준하는 수혈이 시행되도록 한다.

Ⅲ. 수혈가이드라인(2016 전면 개정, 질병관리본부)

1장 수혈 전반에 관한 일반지침

1. 수혈용 혈액의 신청

가. 수혈여부 결정

① 수혈의 주된 목적은 부족한 혈액성분을 보충하는 것이다.

② 수혈부작용의 발생을 최소화하기 위하여 환자에게 필요한 성분만을 보충하는 성분수혈을 실시한다.

③ 예정수술 시에는 적극적으로 자가수혈을 도입한다.

④ 수혈의 실시는 각 기관의 지침서에 따른다.

⑤ 수혈은 부작용을 동반할 수 있으므로 수혈의 효과와 부작용, 적정 수혈에 대해 충분히 고려한다.

⑥ 수혈의 대안적 치료가 가능한 경우 다음과 같은 방법을 고려한다.

1) 수술 전 적혈구형성인자(erythropoietin, EPO), 철분 결핍 빈혈 교정을 위한 철분제제 투여

2) 수술 및 외상에 의한 응고이상이 동반 혹은 악화된 경우 항섬유소용해제(anti-fibrinolytic agent) 사용

⑦ 수혈을 거부하는 환자의 수술 시에는 출혈을 최소화하고 환자가 받아들일 수 있는 치료에 대해 미리 정해놓는 것이 권장된다.[1]

나. 설명 및 동의

① 의료진(의사)은 환자 혹은 보호자(법정대리인)에게 수혈의 필요성 등에 대해 설명하고 수혈동의서를 받는다.

② 긴급하게 수혈을 진행할 경우 해당 사유를 기록하며, 사후 환자 혹은 보호자에게 설명을 한다. 환자가 의식불명 등의 상황에서는 법정대리인 또는 그에 상응한 대리인의 서명을 받고, 미성년자는 보호자(법정대리인)의 동의를 받는다.

③ 수혈동의서는 첨부된 수혈동의서 〈별첨서식 1〉를 활용할 수 있으며 의무기록에 첨부 보관한다.

④ 수혈동의를 받기 위해 설명해야 할 내용은 수혈의 필요성, 예상되는 수혈의 종류와 양 및 기대 효과, 예상되는 부작용, 수혈부작용 방지 대책과 그 내용, 수혈을 진행하지 않을 때 예상되는 위험, 기타 선택의 유무(대체 요법의 유무와 그 내용, 자가 수혈의 적응) 등이며, 환자가 질문을 통해 충분히 이해한 후 사발적인 판단으로 결정할 수 있도록 해야 한다.

⑤ 동의의 빈도

1) 입원환자: 입원기간 중 최초 수혈 시행 전에 수혈동의서를 제공하고 서명을 받는다.

2) 수술환자: 수술 전에 수혈동의서를 받는다.

3) 외래환자: 최초 수혈 시 그리고 각각의 치료주기 개시 전에 1회 수혈동의서를 받는다.

다. 혈액요청

혈액제제는 반드시 혈액요청서(전산상의 혈액요청서 포함)에 의해 혈액은행에 요청한다. 혈액요청서

에는 의뢰자명, 진료과명, 환자정보(등록번호, 성명, 성별, 연령 등), 의뢰일, 혈액제제 사용일 및 혈액제제 명칭, 수량 등을 기재하여야 한다. 혈액은행에서는 정확하게 기록·서명된 요청서(전자서명 포함)와 검체만을 접수하여야 한다.

라. 환자 혈액검체의 채취

환자 곁에서 환자와 검체를 정확하게 확인한다. 혈액채취 후 표지에 채혈 날짜, 환자의 인적사항(등록번호, 성명, 성별, 연령 등) 및 의뢰일을 기록하고 채혈자가 서명하여야 한다. 바코드를 사용할 경우에는 환자와 바코드 정보 일치 여부를 확인한 후 채혈자가 서명한다.

마. 수혈 전 검사

① 수혈 받을 가능성이 있는 환자에 대하여 ABO, RhD 혈액형검사를 실시하도록 하며, 비예기항체 선별검사를 시행하는 것이 강력히 권장된다.

※ 특히 임신, 수혈, 이식 등의 이력이 있는 환자는 비예기항체 생성률이 높음.

② 혈액제제의 ABO, RhD 혈액형을 재확인하고, 적혈구 성분의 수혈 시 비예기항체 선별검사를 시행하지 않는 경우 항글로불린법을 포함한 주교차시험이 필수적이다.

③ 항글로불린법을 포함한 주교차시험이 권장되나 비예기항체 선별검사를 시행하여 음성인 경우는 생리식염수 교차시험(immediate crossmatching) 만을 실시한 후 혈액을 출고할 수도 있다.

바. 수술 시 혈액준비량

수혈업무의 효율성 증대를 위해, 합병증이 없는 예정수술 사례에서의 적혈구 수혈은 아래의 방법을 이용한다.

① ABO 및 RhD 혈액형 검사 및 비예기항체 선별검사(Type and Screen, T&S)

② 최대 수술혈액준비량(Maximum Surgical Blood Order Schedule, MSBOS)

③ 수술 혈액준비량계산법(Surgical Blood Order Equation, SBOE)

2. 수혈용 혈액제제의 출고 및 반납, 폐기

가. 혈액 출고 전 확인사항

① 혈액제제는 환자의 성명, 등록번호, ABO 및 RhD 혈액형, 혈액제제의 종류 및 혈액번호, 유효기간, 수량, 교차시험결과, 출고일자 및 시간, 출고자 및 수령자 성명을 확인한 후 출고하여야 한다.

② 혈액 출고 직전 혈액제제를 육안 관찰하여 혈액백의 손상, 표지의 파손, 혈액의 혼탁, 변색 또는 용혈 여부를 확인하여야 한다.

나. 출고 후의 혈액 처리

① 혈액은행으로부터 출고된 혈액은 최대한 신속히 수혈되어야 한다.

② 수혈용 혈액전용 냉장고를 보유하고 혈액은행으로부터 출고된 혈액을 적절히 관리할 수 있다면 수혈 예정인 환자에게 수혈하기 전까지 일시적으로 수술실, 회복실 또는 병동에서 혈액을 보관할 수 있다.[2]

③ 혈액은행으로부터 출고된 혈액은 반납기준에 합당한 경우에만 반납을 받으며, 합당하지 않은 경우 별도의 장소에 폐기처분한다.

④ 냉장보관 혈액제제의 반납

온도가 10℃ 이상으로 올라갔던 혈액은 혈액은행에 반납할 수 없다. 대체로 혈액을 실온에 30분간 방치할 경우 혈액온도가 10℃ 이상으로 상승한다. 혈액을 온도가 측정되지 않는 냉장고에 보관해서는 안 된다.

⑤ 혈액제제의 폐기

출고된 혈액이 사용되지 않고 부득이하게 폐기될 때에는 담당 의사와 간호사의 서명이 기재된 폐기요청서와 함께 폐기혈액을 혈액은행으로 접수한다. 문제없이 수혈이 완료된 혈액백은 의료폐기물로서 처리한다.

3. 수혈 시의 수칙

가. 수혈 전 확인사항

① 혈액은행으로부터 도착한 수혈용 혈액에 대해 수혈준비를 하기 전 혈액의 양, 색깔, 백의 상태 등 외관검사를 실시한다.

② 수혈용 혈액에 수혈 세트를 장착하고 환자 이름 등을 확인하는 등 수혈 준비를 할 때는 일회에 한 환자의 혈액에 대해 준비해야 한다. 같은 테이블에서 서로 다른 환자의 수혈용 혈액을 동시에 준비하지 않는다.

③ 환자 곁에서 교차시험(crossmatching) 결과 표지가 붙은 혈액제제를 (응급수혈 시에는 교차시험 결과가 없을 수 있음) 환자의 성명, 등록번호, ABO 및 RhD혈액형과 비교하여 두 명의 의료인이 소리 내어 비교하며 재확인하여야 한다. 이 때, 모든 기록이 완전히 일치하여야 하며 철자 등에 어떤 착오도 있어서는 안 된다. 환자와 혈액제제를 검증된 전산장비(예 : PDA 등)를 이용하여 확인하는 것은 사무적 오차를 줄일 수 있으므로 권장된다.

④ 수혈 전 환자의 체온, 혈압, 맥박 등을 측정한 후 수혈을 시작한다.

나. 수혈 중 확인사항[3]

아나필락시스반응, 용혈성수혈부작용, 패혈성 쇼크 등 중요한 수혈부작용은 수혈 후 15분 이내에 나타나는 경우가 많기 때문에 수혈 시작 후 5~15분간 환자를 관찰하여야 한다. 활력징후는 처음 15분 이내 최소 한 번 측정하여 기록하며, 그 후에는 수혈이 완료될 때까지 환자상태를 주기적으로 확인한다.

다. 수혈 후 확인사항

수혈 종료 후 다시 한 번 환자의 성명, 혈액형 및 혈액번호를 확인하고, 의무기록에 수혈경과를 기록하고 혈액스티커를 부착한다. 단, 전자의무기록을 사용하는 경우 기관의 규칙을 따른다.

라. 수혈부작용

① 수혈부작용이 의심되는 경우 수혈을 즉시 중지하고, 담당 의사에게 보고하고 혈액은행으로 연락하여야 한다. 수혈부작용 기록은 의무기록에 첨부되어야 한다.

② 의심되는 수혈부작용에 대하여 기관의 정해진 절차에 따라 즉시 조치를 취하고 혈액은행 담당의사, 병원장(혈액은행이 없는 의료기관), 또는 수혈관리위원회에 보고하여 철저히 조사되어야 한다. 이 때, 의료기관의 장은 특정수혈부작용이 발생한 경우 보건복지부령으로 정하는 바에 따라 그 사실을 보건복지부장관에게 신고하여야 한다.

※ 참고 : 혈액관리법 제10조(특정수혈부작용에 대한 조치), 동법 시행규칙 제3조(특정수혈부작용),

동법 시행규칙 제13조(특정수혈부작용의 신고 등)

③ 해열진통제나 항히스타민제와 같은 수혈 전 예방적 투약(transfusion premedication)의 적응증은 논란이 많고 임상적 근거가 부족하여 적극적으로 권장되지 않는다. 만일 수혈 전 예방적 투약이 필요하다면 수혈 시작 전에 약물이 투여되어야 하며 경구투여의 경우 30분, 정맥투여의 경우 10분이 경과한 후 수혈을 시작할 것을 권장한다.[4]

4. 수혈시의 기타 고려사항

가. 수혈용 주사침

적혈구 수혈을 위한 주사침은 일반적인 경우 18~20게이지의 것이 바람직하며, 소아의 경우 22~24게이지 주사침도 사용할 수 있다.

나. 혈액의 가온[5]

① 차가운 혈액을 빠른 속도로 수혈할 경우 심장에 부담을 줄 수 있으나 1~3단위의 혈액을 수 시간에 걸쳐 천천히 투여하는 환자에 있어서는 혈액을 가온하여 사용할 필요는 없다.

② 온혈기(blood warmer) 사용의 적응증은 다음과 같다.

1) 성인에게 시간당 50 mL/kg 이상의 수혈을 하는 경우
2) 소아에게 시간당 15 mL/kg 이상으로 수혈하는 경우
3) 교환수혈
4) 한랭응집소(cold agglutinin)를 가진 환자에게 수혈하는 경우
5) 중심정맥도관(central catheter)을 통하여 빠르게 수혈하는 경우

③ 온혈기 사용 시 혈액의 온도는 42℃를 넘지 않도록 주의하며 한 단위의 혈액을 4시간 이상 가온하면 안 된다.

④ 자동온혈기에는 눈으로 볼 수 있는 온도계와 소리 나는 경보장치가 있어야 한다.

다. 혈액주입시간

혈액제제는 세균증식의 위험 때문에 오랜 시간 실온에 방치해서는 안 되며 4시간 이내에 수혈을 마치는 것이 원칙이다. 각 제제별 적절한 속도와 시간에 따라 수혈한다.

라. 정맥주입용액의 동시 사용[6-8]

① 원칙적으로 혈액제제에 약제를 같이 주입해서는 안 된다.

② 혈액제제와 함께 투여될 수 있는 용액이 칼슘을 함유하는지 여부와 등장성 용액인지 여부를 꼭 확인한다.

③ 저장혈액에 포함된 구연산염(citrate)과 수액에 포함된 칼슘은 혈액응괴를 발생시킬 수 있으며, 저장성 혹은 고장성 용액의 접촉은 적혈구 손상을 초래할 수 있으므로 정주로가 분리되지 않은 경우 주의를 요한다.

④ 0.9% 생리식염수, 알부민용액, ABO 동형의 혈액제제, 일부 등장성 정질액도 함께 투여될 수 있다. 특히 농축적혈구 희석(dilution)을 위해 용액을 선택할 경우 더욱 신중을 기해야 한다.

마. 혈액필터의 사용[9–12]

① 모든 혈액성분제제는 혈액응괴와 다른 찌꺼기들을 제거하기 위해 반드시 수혈용 표준혈액필터를 통하여 주입하여야 한다.

② 농축적혈구 수혈 시 필터는 2~4단위마다 교체해 주어야 하며, 하나의 필터는 6시간까지만 사용한다. 다음 혈액제제 수혈의 간격이 1시간 이상인 경우에는 새 필터를 사용한다.[13]

바. 주입장치

대부분의 주입장치(infusion devices)는 전혈 사용 시 기계적 용혈을 일으키지 않지만 일부 제품에서는 적혈구제제 사용 시 육안으로 식별 가능한 용혈이 발생할 수도 있다. 따라서 주입장치를 사용하여 적혈구나 기타 제제를 수혈할 경우에는 그 기구가 용도에 적합한지를 미리 확인하여야 한다.

5. 특수 상황에서의 수혈

각 의료기관별 특성을 고려해서 적용할 경우 의료기관 내 수혈관리위원회의 자문을 통해 자체기준을 정할 수 있다.

가. 응급수혈

① 수혈이 늦어지면 심각한 결과가 초래될 수 있는 환자의 경우, 수혈 전 검사를 충분히 실시하지 못한 채로 긴급하게 수혈을 해야 할 경우가 있다.

1) ABO 혈액형이 확인된 경우에는 ABO 동형의 농축적혈구를 수혈하며, ABO 혈액형이 확인되지 않은 경우에는 O형 농축적혈구를 수혈한다.

2) RhD 혈액형이 확인되지 않은 가임연령의 여성에게는 RhD음성 농축적혈구를 수혈한다.

3) 그러나 실제 혈액형검사에 소요되는 시간이 5분 미만인 것을 감안하면 검체 채취, 표지, 수혈정맥 확보 등에 소요되는 시간을 적절히 활용하여 환자의 혈액형에 맞는 혈액을 선택할 수 있다. 응급상황에서 동일한 혈액형의 혈액성분을 구하지 못하는 경우 차선의 혈액선택은 표 1과 같다.

② 수혈 전 항글로불린 단계의 교차시험이 시행되지 못하였거나 차선의 혈액이 선택되는 경우에, 환자의 주치의는 자필 서명을 포함한 일정한 서식(응급수혈동의서 또는 요청서)을 통해 혈액은행에 요청하여야 하며(사후에 접수할 수도 있음), 환자의 의무기록에도 그 사유를 기록하여야 한다. 항글로불린단계의 교차시험이 완전히 이루어지기 전에 혈액을 출고할 경우에는 검사가 완전히 이루어지지 않은 혈액이라는 표지를 해야 하며 출고한 후에도 교차시험을 계속하여 그 결과를 통보해야 한다.[14]

나. 대량수혈[6, 15–17]

① 대량수혈은 24시간 이내에 8–10단위 이상 또는 1시간 이내에 4–5단위를 수혈하는 것을 말한다.

※ 통상 혈액량은 체중 1 kg 당 75 mL 또는 체중이 70 kg인 성인에서 약 5,000 mL로 추산할 수 있으므로 대략 10단위 이상의 농축적혈구 수혈이 요구되는 경우를 대량출혈로 간주할 수 있다. 이 외에 3시간 이내에 환자혈액량 50% 이상의 수혈이 요구되는 경우, 1시간 이내에 혈액 4단위를 수혈 받았는데 추가 수혈이 필요할 것으로 판단되는 경우, 그리고 분당 150 mL 이상의 출혈이 있는 경우를 대량출혈로 조기 판정하기도 한다.

표 1 응급상황 시 차선의 혈액선택기준(ABO 및 RhD 불일치 혈액의 선택)

전혀 문제되지 않는 선택
1. AB형 환자에게 A형이나 B형의 농축적혈구를 수혈
2. RhD양성 환자에게 RhD음성 전혈이나 농축적혈구를 수혈

거의 문제되지 않는 선택
1. AB형 환자에게 A형 혹은 B형의 전혈을 수혈
2. A형, B형 및 AB형 환자에게 O형 농축적혈구를 수혈

응급상황에서만 인정되는 선택
1. 감작되지 않은 RhD음성 남자환자에게 RhD양성 전혈이나 농축적혈구를 수혈
2. 폐경기가 지난 RhD음성 여자환자에게 RhD양성 전혈이나 농축적혈구를 수혈

수혈을 하지 않으면 생명이 위험한 경우에만 가능한 선택
1. 가임 연령의 감작되지 않은 RhD음성 여자 환자에게 RhD양성 전혈이나 농축적혈구를 수혈
2. RhD형을 모르는 환자에게 RhD양성 전혈이나 농축적혈구를 수혈

절대로 인정될 수 없는 선택
1. O형이나 B형 환자에게 A형 전혈이나 농축적혈구를 수혈
2. O형이나 A형 환자에게 B형 전혈이나 농축적혈구를 수혈
3. O형이나 A형, B형 환자에게 AB형 전혈이나 농축적혈구를 수혈

② 대량출혈 시 주요 장기와 조직으로의 산소공급의 가장 중요한 요소는 혈류와 관류압(혈압) 및 산소 운반능의 유지이다. 혈색소 수치는 7~9 g/dL를 유지하는 것이 권장된다.

※ 알부민과 정질액 혹은 인공교질액을 보충 투여하여 혈관 내 용적을 잘 유지하면 적혈구의 75%가 소실되어도 생존할 수 있는 반면, 실혈을 보충하지 못해서 저혈량증이 동반되는 경우 30% 정도의 실혈만으로도 심각한 합병증이 발생하여 사망에 이를 수도 있다. 하지만 0.9% 생리식염수만 과량 투여할 경우 고클로로혈성산증(hyperchloremic acidosis) 발생에 의해 환자 상태가 더 악화될 수 있다.

③ 대량출혈 및 수혈 시에는 출혈량과 수혈량을 잘 기록하고 혈색소, 혈소판수, 프로트롬빈시간(prothrombin time, PT), 활성화부분트롬보플라스틴시간(activated partial thromboplastin time, aPTT), 섬유소원(fibrinogen) 농도를 꾸준히 관찰하여야 한다.

④ 정상적으로는 혈액량의 1.5~2배가 수혈되어도 희석성 혈소판감소증은 잘 나타나지 않지만, 혈소판수가 50,000/uL 이하로 떨어지거나 지속적 감소가 예상되면 혈소판제제 수혈을 고려한다.

⑤ PT (참고범위 중간값의 1.5배 이상 또는 INR ≥ 1.7) 또는 aPTT (참고범위 상한값의 1.5배 이상)가 연장되어 있으면 신선동결혈장 수혈을 고려하고 섬유소원(fibrinogen) 수치가 100 mg/dL 이하가 되면 동결침전제제 수혈을 고려한다. 응고인자 부족으로 인한 증상을 개선하기 위해 10~20 mL/kg의 신선동결혈장이 요구된다.

⑥ 생명을 위협하는 심한 출혈 상황에서 대량 수혈 시 권장되는 통상적인 농축적혈구 : 신선동결혈장 : 농축혈소판 투여 비율은 1 : 1 : 1(예, 농축적혈구 6단위, 신선동결혈장 6단위, 농축혈소판 6단위 혹은 성분채혈혈소판 1단위), 또는 이보다 높은 적혈구 비율이 권장된다.

⑦ 혈액제제 사용을 줄이는 대량출혈의 약물적 치료법으로서 desmopressin(1-desamino-8-D-arginine vasopressin, DDAVP), 항섬유소용해제(예, ε-aminocaproic acid, tranexamic acid), 국소지혈제(예, fibrin glue, thrombin gel), prothrombin complex concentrate(PCC), 응고인자농축액(recombinant factor VIIa), 그리고 저섬유소원증 치료를 위한 섬유소원농축제제(fibrinogen concentrate) 사용이 권장된다.

⑧ 출혈 환자 혹은 출혈 위험이 동반된 외상 환자에서 tranexamic acid를 1회 주사하고 유지용량을 주사한다. 환자의 기저질환 및 부작용 등을 고려하여 주사용량과 유지용량, 기간을 결정한다.

다. 4개월 미만 소아에서의 수혈

① 신생아의 혈액량은 미숙아의 경우 대략 100 mL/kg, 정상 신생아의 경우 85 mL/kg로 계산하며, 생후 3개월이면 성인과 같은 70~75 mL/kg 수준이 된다.

② 10 mL/kg의 농축적혈구를 2~3시간에 걸쳐 수혈하면 적혈구용적률(hematocrit)은 10% 정도 증가된다.

③ 일정한 속도로 주입한다면, 24게이지의 카테터로 용혈 등의 문제없이 사용할 수 있다.

④ ABO, RhD 혈액형검사는 신생아의 검체를 사용하되, 4개월 이내의 신생아에서는 ABO 혈구형검사만 실시하고 혈청형검사를 생략할 수 있다. 임신기간 중에 산모의 IgG 혈액형 항체가 태아에게 수동적으로 이전되므로 항체선별검사는 산모의 혈청을 검체로 사용할 수 있다.

⑤ 4개월 미만의 신생아들이 수혈된 혈액형 항원에 대해 항체를 형성하는 일은 매우 드물고 검사를 위한 채혈 때문에 빈혈이 발생할 수도 있기 때문에, 최초 수혈 시 실시한 항체선별검사가 음성이고 수혈되는 혈액이 아이와 산모의 ABO 혈액형과 적합한 경우에는 다음 수혈 시 교차시험을 반복할 필요가 없다.

라. 4개월 이상 소아에서의 수혈

① 성인에서의 수혈과 유사하지만, 혈액량, 실혈에 대한 내성, 혈색소 및 적혈구용적률 참고치의 차이 등을 고려하여야 한다.

② 소아의 혈색소 및 적혈구용적율의 정상참고치는 성인보다 낮으며, 빈혈이 서서히 진행될 경우 혈색소가 극히 낮음에도 불구하고 특별한 증상이 없을 수 있음에 유의하여야 한다.

③ 수혈여부의 결정을 혈색소치에만 의존해서는 안 되며, 증상의 유무, 기능상의 장애, 빈혈의 원인, 대체요법의 적용 가능성, 저산소증의 위험성을 증가시키는 기타 임상적인 상황 등을 종합적으로 고려하여 판단하여야 한다.

④ 신선동결혈장이나 혈소판제제의 수혈은 성인에서와 동일한 기준을 적용한다.

마. 교환수혈

① 교환수혈은 심한 신생아용혈성질환과 과빌리루빈혈증의 치료에 중요하게 사용된다.

② 교환수혈용 혈액을 선택할 때 산모의 혈청과 수혈혈액의 적합여부가 가장 중요하다. 많은 경우 O형 농축적혈구와 AB형 혈장을 무균적으로 혼합하여 제조한 합성혈액이 가장 좋은 선택이다.

③ 항-D에 의한 신생아용혈성질환시에는 RhD 음성 혈액을 사용한다.

④ 산모가 고빈도항원에 대한 항체를 가져 적합혈액을 찾기 힘들 때는 산모의 혈액을 세척하여 교환수혈을 할 수 있다.

바. 희귀혈액형 환자의 수혈[18-22]

① RhD 음성 환자의 수혈

RhD 음성 적혈구, 혈소판, 혈장의 공급이 가능한 경우 음성 혈액제제를 수혈한다. 적혈구제제의 경우 응급상황에서는 감작되지 않은(비예기항체 선별검사 음성) 남성과 폐경기 여성은 RhD 양성 적혈구를 수혈할 수 있으며, 수혈하지 않으면 생명이 위험한 경우에는 가임 연령의 여성도 RhD 양성 적혈구를 수혈할 수 있다. 혈소판에는 D 항원이 없기 때문에 RhD 양성 헌혈자의 혈소판을 수혈하여도 수혈의 효과에는 문제가 없지만, 혈소판제제에 소량 포함된 적혈구로 인해 항-D 동종면역(alloimmunization)이 발생할 수 있으므로 이를 예방하기 위해 Rh 면역글로불린 투여를 권장한다. Rh 면역글로불린의 반감기는 3주이므로, 1회 투여를 통해 약 2~4주간 동종면역 예방 효과를 얻을 수 있다. 신선동결혈장과 동결침전제제는 RhD 항원 여부와 무관하게 수혈이 가능하지만, 가임기 여성처럼 고위험군의 경우 선택적인 Rh 면역글로불린 투여를 고려해볼 수 있다.

② RhD 변이형 환자의 수혈

RhD 변이형(약-D, 부분-D, DEL형) 환자는 RhD 음성 적혈구, 혈소판, 혈장 수혈을 우선 권장한다. 하지만, RhD 음성 혈액공급이 불가능한 응급상황에서는 감작되지 않는 남성과 폐경기 여성은 RhD 양성 농축적혈구나 혈소판, 혈장을 수혈할 수 있고, 수혈하지 않으면 생명이 위독한 경우에서는 가임 연령의 여성도 RhD 양성 농축적혈구나 혈소판, 혈장을 수혈할 수 있다. 한편, RhD 변이형 중 RHD 유전자 분석으로 Asia type DEL(1227G〉A)로 규명된 환자는 수혈이나 임신으로 D 항원에 노출되어도 항-D를 유발한 사례가 보고된 예가 없어 RhD 양성혈액수혈도 가능하다.

③ ABO 아형의 수혈 (Cis-AB형 등)

ABO 아형이 정확하게 규명되기 전까지는 혈액을 불출하지 않는 것이 원칙이다. 다만, 응급 상황에서 수혈이 필요한 경우에는 적혈구 제제는 혈구형의 표현형과 같거나 그보다 약한 제제를, 혈장과 혈소판 제제의 경우는 혈구형의 표현형보다 강한 혈액형의 혈장과 혈소판을 수혈한다. 예로 Am 형인 경우 적혈구는 O형, 혈장과 혈소판은 A형의 혈장과 혈소판을 수혈할 수 있다. 다른 예로, A2B3형이 의심된 경우에는 적혈구는 O형 또는 A형(혈청형에서 A cell에 응집이 없는 경우)을, 혈장과 혈소판은 AB형을 수혈하고, 가족조사 혹은 ABO 유전형 검사를 통해 cis-AB형을 확진하여 기록으로 남겨야 한다.

④ ABO 불일치 현상을 가진 환자의 수혈

ABO 불일치 현상을 유발하는 원인들은 다양하며 그 원인이 밝혀지기 전까지는 혈액을 불출하지 않는 것이 원칙이다. 다만, 응급 상황에서는 적혈구 제제는 O형을, 혈장과 혈소판 제제의 경우 AB형을 수혈하고, 이후 ABO 불일치 원인을 정확히 규명하여 기록으로 남겨야 한다.

사. 비예기항체 보유자의 수혈

비예기항체선별 및 동정검사에서 특정항체가 규명되면 특정항체와 반응할 항원이 없는 혈액을 선별한 후 교차시험 후 음성일 경우 수혈할 수 있다. 예로 anti-E 항체를 보유하고 있는 A+(A형, RhD양성) 환자에게 적혈구 수혈이 필요한 경우는 A+ 적혈구 중 E항원 음성혈액(예, CDe)을 선별하고 교차시험에서 음성임을 확인해야 한다.

아. 만성 간 질환자의 수혈[23, 24]

① 혈액응고 지연과 혈소판감소증이 있는 간질환 환자에서 생검이나 수술 등을 시행할 때에는 출혈을

예방하기 위해서 시술 전에 신선동결혈장과 혈소판을 수혈할 수 있다. 프로트롬빈시간(prothrombin time, PT)이 정상의 1.5배를 넘지 않고 혈소판이 50,000/uL 이상이면 안전하게 생검을 시행할 수 있다.

② 간질환 환자들은 복수나 부종 등으로 혈장량이 확장되어 있고, 응고인자들의 생체 내 활성기간이 단축된 경우가 많아 혈액응고이상을 완전히 교정할 정도의 충분량의 신선동결혈장을 수혈하기는 어렵다.

③ 섬유소원(fibrinogen) 수치가 100 mg/dL 미만인 경우에는 섬유소원농축제제(fibrinogen concentrate)나 동결침전제제를 수혈하는 것이 필요하다.

④ 담즙정체를 동반한 환자에서 비타민 K의 비경구적 투여가 부분적으로 혈액응고장애를 개선시킬 수 있으나 진행된 간질환에서는 거의 도움이 되지 않는다.

⑤ 간질환에서 농축프로트롬빈복합체를 사용하는 것은 위험한데 이는 활성화된 응고인자들 때문에 파종혈관내응고(disseminated intravascular coagulation, DIC)가 악화되거나 전신성 혈전증을 유발하기 때문이다.

자. 만성 신상 실환자의 수혈[23]

① 빈혈: 투석 시 수혈을 받는 경우도 있지만 적혈구형성인자(erythropoietin, EPO)를 사용하면 수혈 없이 빈혈을 교정할 수 있다.

② 출혈경향: 진행된 말기 신부전 환자의 출혈시간을 정상화하기 위해 투석, 빈혈교정, desmopressin (1-desamino-8-D-arginine vasopressin, DDAVP), 농결침전제제 및 에스트로겐 투여 등의 다양한 방법을 사용할 수 있다. 신부전 환자에게 적혈구형성인자(erythropoietin, EPO)를 투여하거나 수혈로 빈혈을 교정해주면 혈관 내 적혈구가 증가되어 혈관내피와 혈소판 접촉이 감소되고 혈소판 응집 및 부착이 호전되어 출혈성 경향이 완화된다.

차. 항혈소판 또는 항응고제 약물 사용 중인 환자에서의 수혈[25]

① 정례 수술 또는 시술 전에는 투여중인 항응고제(예, warfarin, anti-Xa 약물, antithrombin 제제) 투약을 중단하고 작용기간이 짧은 항응고약제(예, heparin, 저분자 heparin)의 대체 투여를 고려한다. 관상동맥중재술(percutaneous coronary intervention) 기왕력이 없는 환자에서 출혈 위험성이 상대적으로 큰 수술 또는 시술이 예정된 경우라면, 수술이나 시술 전 충분한 기간 동안 비-아스피린계(non-aspirin) 항혈소판제제(예, clopidogrel, ticagrelor, 또는 prasugrel)의 투여 중단을 고려한다. 수술 또는 시술 전 항응고제 투여의 지속 혹은 중단 여부 결정은 개별 환자의 혈전과 출혈 발생 위험성과 효능(risk-benefit), 그리고 임상 상황을 고려하여 결정한다.

카. 파종혈관내응고 (Disseminated intravascular coagulation, DIC)에서의 수혈[24]

① 파종혈관내응고 치료는 병적 응고 반응(pathophysiologic hemostatic response)을 촉진하게 한 원인에 대한 치료가 우선이며, 소모된 응고인자나 혈소판을 보충하기 위한 성분수혈이 도움이 된다. 하지만 항-혈전용해 치료(anti-fibrinolytic therapy)는 치명적 혈전증을 유발 가능성이 있으므로 권장되지 않는다.

② 투여할 혈액제제를 결정하는데 프로트롬빈시간(prothrombin time, PT), 활성화부분트롬보플라스틴시간(activated partial thromboplastin time, aPTT), 혈소판수, 섬유소원(fibrinogen) 검사가

도움이 된다. 또한 혈전탄성검사(TEG, TEM)는 응고에 관여하는 특정 성분의 부족 상태뿐만 아니라 동반된 과응고(hyper-coagulable)/과섬유소용해(hyperfibrinolytic) 상태의 진단에도 도움이 된다.

6. 자가수혈

가. 자가수혈의 개요[26, 27]

① 자가수혈에는 수술 전 혈액예치, 수술 중 급성동량성 혈액희석, 수술 중 혈액회수, 수술 후 혈액회수 등 네 가지로 분류할 수 있다. 자가수혈의 각 방법마다 수술의 종류, 환자의 상태, 시설의 수준과 관련되는 효과와 위험이 있으므로, 각 의료기관은 개별적으로 평가하여 시술 여부를 결정하여야 한다.

② 자가수혈을 고려하는 환자에게는 자가수혈 및 동종혈액수혈 각각에 대해 효과와 위험을 설명하고, 환자에게 스스로 선택할 수 있는 기회를 제공해야 한다. 수술 중 급성동량성 혈액희석(acute normovolemic hemodilution), 수술 중 출혈 혈액 회수(intraoperative cell salvage)의 사용이 적극 권장된다. 아울러 수술 중 출혈 혈액 회수(intraoperative cell salvage)로 회수된 혈액의 재주입 시에 백혈구제거필터(40 micron)를 사용해야 한다. 특히 산모 수술에서 양수색전증(amniotic fluid embolism)을 피하거나 악성종양 수술에서 종양전이 가능성을 줄이기 위해서는 좀 더 정교한 필터(예, Log 5 cell filter) 사용이 권장된다.

③ 수술 전 혈액예치는 희귀혈액형 환자, 다수의 비예기항체 보유 환자 또는 동종혈액 수혈을 거부하는 환자 등에게 적용된다. 이외에는 비용-효과성이 부족하므로 권장되지 않는다.[28]

④ 자가수혈은 간염, 후천성면역결핍증 등 수혈전파성감염의 예방이 가능하고 동종면역의 가능성도 배제할 수 있으며, 동종항체로 인한 용혈성, 발열성 및 과민성 수혈부작용을 방지할 수 있다.

⑤ 금기증으로는 균혈증, 협심증, 최근에 경련(seizure)의 병력이 있었던 경우, 대동맥판막협착증, 암 등이 있다.

나. 자가수혈의 업무 절차

① 혈액은행은 자가헌혈에 대한 업무절차를 갖추어야 하며, 이에는 채혈과 관련된 모든 사항이 포함되어 있어야 한다.

② 자가헌혈 여부의 선택, 채혈량, 채혈간격 및 혈액의 적격여부 판정은 전문적인 의학적 지식과 경험을 갖춘 의사에 의해 지도 감독되어야 한다.

③ 자가헌혈자의 연령제한은 없으나 혈색소 수치는 11 g/dL 이상 되어야 하며, 채혈 용량은 환자 체중의 15% 이상을 넘지 말아야 한다.

④ 원칙적으로 자가혈액을 일반 수혈용으로 전환하는 것을 권장하지 않는다.

▶▶혈액제제의 수혈지침은 과학적인 근거에 따른 내용을 수반하고 있지만, 수혈자마다 임상적인 특징이 다르므로 이는 절대적인 지표가 아닌 권고사항입니다. 따라서 의료진은 해당지표를 참고하여 환자의 건강상태, 검사실 결과 등을 다각적으로 판단하여 수혈을 결정해야 합니다.

1. 적혈구제제(Red Blood Cells)

가. 적혈구제제 수혈의 목적

말초순환계와 조직에 충분한 산소를 공급한다.

나. 적혈구제제 수혈의 원칙

적혈구제제의 수혈여부는 실혈량이나 혈색소 수치 등의 단일 기준만으로 결정할 수 없으며, 환자 개개인의 임상적 상태를 평가하고, 예측되는 출혈량 및 혈관 내 용적의 보충 등을 고려하여야 한다.

다. 적혈구제제 수혈 시 주의사항

① 용혈성부작용, 감염증, 철의 과잉부하, 수혈 후 이식편대숙주병(graft versus host disease, GVHD) 등의 수혈부작용이 초래될 수 있으며 과량의 수혈로 인한 혈액량과다증(hypervolemia)도 일으킬 수 있다.

② 농축적혈구제제는 수혈용 표준혈액필터가 있는 수혈세트를 통해 환자에게 주입되어야 한다.[9-11, 13]

③ 농축적혈구제제는 적혈구용적률이 높기 때문에 점도가 증가되어 있어 혈류장애를 초래할 수 있다. 점도를 감소시켜 수혈속도를 빠르게 하기 위해서는 50~150 mL의 0.9% 생리식염수에 희석할 수 있으며, 경우에 따라 알부민 또는 ABO 동형의 혈장과 혼합하여 수혈할 수도 있다.[6-8, 29]

라. 검사실 수치 기준과 별도로 적혈구제제 수혈을 고려할 필요가 있는 임상상황

아래와 같은 상황에서는 혈관 내 용적의 결핍 시 위험을 초래할 수 있으므로 임상적 판단에 따라 농축적혈구 수혈을 시행할 수 있다.

① 심혈관계 질환 : 심근허혈의 위험이 있는 경우, 관상동맥질환, 심장판막질환, 울혈성 심부전 등

② 뇌혈관계 질환 : 뇌허혈의 위험이 있는 경우, 일과성허혈발작(transient ischemic attack), 혈전성 뇌졸중의 과거력이 있는 경우 등

③ 말초혈관 질환

④ 중증 폐질환

⑤ 65세 이상 고령자

⑥ 6개월 이하의 영유아

⑦ 과다출혈이 계속되는 부상자, 수술환자, 임산부 등과 같이 의사가 필요하다고 판단하는 경우 등

마. 적혈구제제 수혈의 대안들[30-33]

① 무증상의 만성 빈혈은 원인과 진단에 적합한 약제로 치료한다.

(예 : 경구용 또는 정맥주사용 철분제, 비타민 B12, 엽산, 적혈구 생성인자 등)

② 수술이나 시술을 앞두고 있는 환자에서는 불필요한 수혈을 줄이기 위해 미리 빈혈선별검사(CBC, ferritin 검사 등)를 시행한 후 원인을 교정한다.

1) 설명할 수 없는 철결핍성 빈혈이나 단독 저페리틴혈증(혈청 ferritin 〈 15 ug/L)이 있는 경우 추가 검사와 더불어 전문가에게 의뢰할 것을 고려해야 한다.

2) 철결핍을 동반하지 않으며 설명할 수 없는 빈혈인 경우, 심각한 원인이나 유전성 헤모글로빈병증이 있을 가능성이 높으므로 빈혈의 중증도에 따라 전문가에게 의뢰할 것을 고려해야 한다.

3) 절대적 또는 기능적 철결핍성 빈혈이 있는 경우에는 철분치료를 고려한다.

4) 수술이 시급하지 않은 철결핍성 빈혈환자에서는 경구용 또는 정맥주사용 철분제제를 사용한다.

5) 경구용 철분제제에 반응이 없거나 복용이 어려운 환자에서는 정맥주사용 철분제를 사용한다.

6) 빈혈이 없더라도, 철분저장량이 낮은 환자(ferritin 〈 100 μg/L이면서 transferrin saturation 〈 20%)에서 70 kg 성인을 기준으로 총 Hb의 감소가 3 g/dL 이상 (1.2 L 이상의 혈액손실)이 예상되는 경우, 철분 치료를 고려한다.

7) 수술 전 평가에서 비타민 B12나 엽산 결핍으로 인한 빈혈이 있는 경우 이를 치료하여야 한다.

8) 만약 환자가 수혈을 거부하거나 복합적인 동종면역 등의 이유로 수혈을 피해야 하는 경우, 적응증인 환자에 한하여 수술 전에 적혈구 생성인자를 이용한 치료를 고려한다.

③ 주요 출혈 시 (24시간 동안 환자의 전체 체내혈액량의 출혈, 또는 3시간 동안 50% 이상의 체내혈액량의 출혈, 또는 분당 150 mL 이상의 출혈), 특히 산부인과적 출혈, 대량 출혈이 예상되는 외상이나 심장수술, 척추수술에서는 수혈을 최소화하기 위한 tranexamic acid 등 약제의 사용을 우선적으로 고려한다.

④ 그 외에도 수혈을 최소화하기 위해 수술 전 자가수혈, 수술 중 혈액희석법 (급성동량성 혈액희석법 등)이나 수술 중 또는 수술 후 혈액회수법, 혈액손실을 감소시키기 위한 약제 또는 수술적 조치 등을 적극 활용한다.

바. 적혈구제제 부적절한 사용의 예

① 철, 비타민 B12, 엽산, 적혈구생성인자(erythropoietin, EPO)와 같은 특정 치료에 의해 교정 가능한 빈혈의 치료

② 혈량증량제(volume expander)로서 또는 순환혈액의 삼투압 증가를 위한 사용

③ 상처 치유 향상을 위한 사용

④ 원기 회복을 위한 사용

⑤ 응고인자의 보충을 목적으로 하지 않는 신선동결혈장과의 병용

사. 적혈구제제 적정 투여량 및 투여 방법

급성출혈이 없는 경우에는 적혈구를 한 단위씩 차례로 수혈하여야 한다. 혈색소 수치는 적혈구 수혈 후 15분경에 평형을 이루므로 그 이후에 수치를 확인한다.[31] 농축적혈구의 투여에 의해서 개

선된 혈색소 수치는 아래의 계산식으로부터 구할 수 있다.

① 예측상승 혈색소 수치g/dL) = 투여 혈색소량(g) / 순환혈액량(dL)

② 순환혈액량(dL) = 체중(kg)×70 mL/kg÷10

예) 체중 65 kg의 성인 (순환혈액량 45.5 dL)에 혈색소 18 g/dL의 농축적혈구 250 mL(400 mL 전혈 유래)를 수혈하면 1 단위에 함유된 혈색소량은 18 g/dL×250/100 = 45 g이 되므로 혈색소 수치는 약 1 g/dL 상승하게 된다.

표 2-1 국내 농축적혈구제제 정도관리 자료6)

구 분		품질관리 결과*	품질관리 기준(수혈용)
320 mL 유래	용량 (mL)	183.78±11.87	75% 이상에서 190±20 mL
	적혈구용적률(%)	67.18±3.74	75% 이상에서 70±10%
	혈색소(g/unit)	42.38±3.39	모든 검체에서 35 g/unit 이상
400 mL 유래	용량(mL)	243.12±13.48	75% 이상에서 250±25 mL
	적혈구용적률(%)	70.31±4.16	75% 이상에서 70±10%
	혈색소(g/unit)	58.09±5.08	모든 검체에서 45 g/unit 이상

* 대한적십자사 중앙혈액원 품질관리 자료 : 기간 (2008.4.1~2008.6.30)

아. 적혈구제제 구체적 수혈지침

1. 만성빈혈에서의 적혈구제제 수혈지침

1.1. 혈액질환에 동반된 만성빈혈

① 만성빈혈의 경우에는 혈색소치 7 g/dL이 수혈여부를 결정하는 기준 중의 하나이나, 빈혈의 진행도, 이환기간 등에 의해 필요량이 달라서 일률적으로 결정하는 것은 곤란하다.

② 빈혈의 원인을 찾아내어야 하며, 철결핍, 비타민 B12 결핍, 엽산결핍, 자가면역성용혈성빈혈 등의 수혈 이외의 방법으로 치료가 가능한 질환에는 원칙적으로 수혈을 시행하지 않는다.

③ 무증상인 경우에는 특정 진단에 따른 치료(경구용 또는 정맥주사용 철분제, 비타민 B12, 엽산, 적혈구생성인자 등)를 시행하며, 증상이 있는 경우에는 증상을 최소화하고 빈혈과 연관된 위험을 줄이기 위해 수혈을 시행한다. 즉 원칙적으로 만성빈혈에서의 수혈은 빈혈 증상이 없는 최저의 혈색소를 유지할 수 있는 간격으로 투여되어야 한다.

1.2. 만성출혈성빈혈

① 소화관이나 비뇨생식기로부터 소량의 장기적인 출혈에 의한 빈혈은 원칙적으로 수혈을 시행하지 않는다.

② 일상생활에 지장을 초래하는 순환기계의 임상증상(활동 시 두근거림, 호흡곤란, 부종 등)이 있는 경우에는 수혈을 시행하여 임상소견의 개선 정도를 관찰한다.

③ 전신상태가 양호한 경우에는 혈색소치 7 g/dL 이하를 기준으로 한다.

2. 급성실혈에서의 적혈구제제 수혈지침

2.1. 실혈량에 따른 수혈기준

① 15% 이하 소실(성인의 경우 750 mL 이하) : 수혈이 불필요하다. 단, 추가적 실혈이나 동반된 빈혈이 있는 경우, 심한 심장 또는 호흡기계 질환으로 인해 실혈에 대해 보상이 불가능한 경우에는 예외이다.

② 15~30% 소실(750~1,500 mL): 결정질액(crystalloid)이나 교질액(colloid) 치료가 필요하다. 수혈은 추가적 실혈이나 동반된 빈혈이 있는 경우, 심장 또는 호흡기계 질환으로 인해 실혈에 대해 보상이 불가능한 경우에만 고려한다.

③ 30% 이상 소실(1,500 mL 이상): 결정질액(crystalloid)이나 교질액(colloid)을 이용한 빠른 수액보충이 요구되며, 대부분 농축적혈구제제 수혈이 필요하다.

④ 실혈은 출혈부위가 감춰져 있거나 어리고 마른 사람일수록 낮게 평가될 수 있다. 이 경우 수혈은 혈액량 보충에 대한 반응과 실혈에 대한 임상적 추정에 근거하여 이뤄져야 한다.

⑤ 즉각적으로 수혈이 요구되는 응급 상황에서 환자의 혈액형을 모르는 경우에는 O형 적혈구제제를 수혈한다. 감작될 경우 임신 시 생길 수 있는 태아의 용혈성 반응을 피하기 위해 가임기(50세 이하)의 여성에게는 O형 RhD음성 적혈구제제를 수혈하여야 하며, 남성이나 비가임기의 여성에게는 O형 RhD양성 적혈구제제를 이용할 수 있다.

3. 혈색소수치에 따른 적혈구제제 수혈지침 [31]

적혈구 수혈 결정을 혈색소 수치에만 의존해선 안 된다. 임상 증상과 문진 소견, 그 외의 객관적 지표(혈압, 심박수, 산소포화도, 심전도소견, 심초음파, 소변량, 국소 뇌산소포화도, 동맥혈가스분석, 혼합산소포화도 등의 객관적 전신/주요장기의 산소 공급 적정성 지표)를 확인한 후 적혈구 수혈 여부를 결정해야 한다.

① 혈색소 〉10 g/dL : 수혈이 대부분 불필요하다.

② 혈색소 7~10 g/dL : 수혈의 결정은 부적절한 산소화와 관련된 위험 요인(실혈의 속도, 심호흡기계 능력, 산소 소비, 관상동맥질환 등)과 전신/주요장기의 산소 공급 적정성 지표를 고려해야 한다.

③ 혈색소 〈 7 g/dL: 수혈이 대부분 필요하다. 환자가 안정된 상태이면 수혈 후 혈색소를 재평가하여 추가적인 수혈여부를 결정한다. 그러나 만성빈혈 환자에서 전신상태가 양호한 경우나 건강하고 젊은 급성빈혈환자에서는 혈색소 7 g/dL 보다 낮은 혈색소 수치를 수혈의 기준으로 삼을 수도 있다.[31, 36]

④ 혈색소와 적혈구용적률은 자주 측정되어야 하나, 응급상황에서 혈색소는 실혈을 반영하는데 유용한 지표가 아니다.

⑤ 수혈적응증에 도달하기까지 결정질액(crystalloid)이나 교질액(colloid)을 이용한 수액요법으로 혈관 내 용적을 적절히 유지한다.

4. 시술이나 수술 관련 수혈에서의 적혈구제제 수혈지침

4.1. 시술이나 수술 전 수혈

① 환자의 심폐기능, 기저질환의 종류, 환자의 연령 및 체중 혹은 특수한 병태 등의 전신 상태

를 파악하여 수혈 필요성의 유무를 결정한다.

4.2. 시술이나 수술 중 수혈

① 순환혈액량의 20~50%의 출혈량에 대해서는 결정질액(crystalloid) 또는 인공교질액(synthetic colloid)을 투여한다.

② 적혈구 부족에 의한 조직에의 산소공급 부족이 염려되는 경우에는 농축적혈구를 투여한다.

③ 순환혈액량의 50~100%의 출혈에는 적당한 등장 알부민 제제를 투여한다. 또한 인공교질액을 1,000 mL 이상 필요로 하는 경우에도 등장 알부민의 사용을 고려한다.

④ 통상적으로는 혈색소치가 7~8 g/dL 정도면 충분히 산소의 공급이 가능하지만 관상동맥질환 등의 심장질환, 폐기능 이상 혹은 뇌순환 이상이 있는 환자에서는 혈색소치를 10 g/dL 정도로 유지하는 것이 좋다.

⑤ 자가수혈의 적응이 되는 환자에서는 수술 중 혈액희석법이나 수술 중 또는 수술 후 혈액회수법 등의 적용을 고려한다.

4.3. 시술이나 수술 후 수혈

① 술후 1~2일간은 세포외액량과 혈청 알부민 농도의 감소를 보일 수 있지만, 활력징후가 안정되어 있는 경우에는 보충액의 투여 이외에 농축적혈구, 등장 알부민 제제나 신선동결혈장의 투여가 필요하게 되는 경우는 많지 않다.

5. 패혈증에서의 적혈구제제 수혈지침 [37]

① 혈색소 수치의 목표를 7 g/dL 또는 그 이상을 목표로 한다.

② 패혈증 관련 빈혈에 대한 치료로서 적혈구생성인자(erythropoietin, EPO)의 사용은 권장하지 않는다.

6. 중환자실 환자에서의 적혈구제제 수혈지침 [38]

① 혈류역학적(hemodynamic)으로 안정된, 내과적 질환을 가진 중환자실(ICU) 환자에서는 적혈구 수혈의 제한적 지침(혈색소 7 g/dL에서 수혈, 수혈 후 목표치 7-9 g/dL)이 권장된다.

7. 심혈관질환 환자에서의 적혈구제제 수혈지침 [39, 40]

① 관상동맥질환 환자 중 안정된 상태이고 증상이 없는 경우에는 혈색소 8 g/dL 미만에서 수혈을 고려한다. 하지만 급성관상동맥증후군[예 : 급성심근경색(acute myocardial infarction)]이나, 불안정형협심증(unstable angina) 환자에서는 혈색소 수치가 8-10 g/dL이라도 수혈을 고려할 수 있으며 특히 심근허혈이 진행 중이거나 증상이 있는 경우에는 혈색소 10 g/dL을 유지하도록 권장한다.

8. 암환자에서의 적혈구제제 수혈지침 [31, 41]

① 대부분의 암환자에서 빈혈이 관찰되는데, 암의 종류나 유형에 따라 목표가 되는 혈색소 수치가 다르므로 개별 환자마다 각 기관의 치료지침과 임상적 판단에 따라 수혈한다.

9. 주요출혈에서의 적혈구제제 수혈지침 [32]

9.1 산부인과적 출혈

① 주요 분만 후 출혈 (제왕절개술 중 1,000 mL를 초과하는 출혈 또는 자연분만 후 500 mL를 초과하는 출혈)에서의 적혈구 수혈은 급성실혈과 같은 원칙을 따른다(출혈량에 따라 수혈).

② 또한 섬유소원(fibrinogen) 수치가 〈 20 mg/dL이면서 출혈이 진행되는 경우 조기에 섬유소원 보충을 고려한다. 분만 후 대량 출혈에서는 tranexamic acid 사용을 우선적으로 고려한다.

9.2. 위장관출혈

① 대량 출혈이 아닌 위장관 출혈에서는 적혈구 수혈의 제한적 지침(혈색소 7 g/dL에서 수혈, 수혈 후 목표치 7~9 g/dL)이 권장된다.

9.3. 외상

① 대량 출혈의 위험이 있는 성인 외상환자에서는 초기에 경험적으로 적혈구 : 혈장제제의 비율을 1:1로 수혈한다.

② 외상 후 가능한 빨리 tranexamic acid를 1회 주사하고 유지용량으로 주사한다. 환자의 기저질환 및 부작용등을 고려하여 주사용량과 유지용량, 기간을 결정한다.

9.4. 수술로 인한 주요출혈

① 심장수술과 척추 수술 같은 고위험 수술을 받는 환자에서는 출혈을 예방하기 위해 tranexamic acid를 1회 주사하고 유지용량을 주사한다. 환자의 기저질환 및 부작용등을 고려하여 주사용량과 유지용량, 기간을 결정한다.

② 기본적으로 증상이 있거나 혈색소 수치가 8 g/dL 미만으로 떨어지면 적혈구 수혈을 실시한다.

2. 혈소판제제(Platelets)

가. 혈소판제제 수혈의 목적

혈소판 성분을 보충하여 지혈을 하거나 출혈을 예방한다.

나. 혈소판제제 수혈의 원칙

① 출혈이 없는 안정상태 : 혈소판수를 10,000~20,000/uL 이상으로 유지한다.

② 출혈은 없으나 불안정상태 : 혈소판수를 20,000~50,000/uL으로 유지한다.

③ 활동성 출혈이 있거나 침습적인 처치를 시행하는 경우 : 혈소판수를 50,000~ 100,000/uL으로 유지한다.

④ 혈소판 기능에 이상이 있는 경우

다. 혈소판제제 수혈 시 주의사항

① 20~24℃에서 교반하면서 보관한다.

② 실온에서 보관하는 제제이므로 세균오염에 특히 주의하여야 한다.

③ 혈소판제제는 수혈용 표준혈액필터가 있는 수혈세트를 통해 환자에게 주입되어야 한다.

④ 혈소판동종면역(platelet alloimmunization) : 혈소판수혈불응증 참조

⑤ 적혈구동종면역(red cell alloimmunization) : 혈소판제제에 남아 있는 일부 적혈구에 의해 발생할 수 있다. 가임기 RhD음성 여성에게 RhD음성 혈소판이 부족하여 RhD양성 혈소판을 투여해야 하는 경우에는 Rh 면역글로불린을 사용하여 동종면역을 예방할 수 있다.

라. 검사실 수치 기준과 별도로 혈소판제제 수혈을 고려할 필요가 있는 임상상황

① 혈소판수의 지속적인 감소가 예상되는 경우

② 발열, 백혈구증가증, 패혈증, 응고계 이상, 항암치료, 약물 등 혈소판 수나 기능의 이상이 초래되는 상황

③ 응급검사가 신속히 시행되기 어려운 경우

④ 태아나 신생아 수혈

⑤ 혈소판 수혈에도 불구하고 출혈이 지속되는 경우

⑥ 지속적이고 집중적인 추적관찰이 어려운 외래환자

⑦ 그 외 임상적으로 혈소판 수혈이 필요하다고 판단되는 경우

마. 혈소판제제 수혈의 대안들[19]

① 주요 출혈 시(24시간 동안 환자의 전체 체내혈액량의 출혈, 또는 3시간 동안 50% 이상의 체내혈액량의 출혈, 또는 분당 150 mL 이상의 출혈), 특히 산부인과적 출혈, 대량 출혈이 예상되는 외상이나 심장수술, 척추수술에서는 수혈을 최소화하기 위한 tranexamic acid 등 약제의 사용을 우선적으로 고려한다. (1. 적혈구제제, 아. 구체적 수혈지침, 9. 주요출혈 부분 참고)

② 혈소판감소증 환자에게 응고장애(coagulopathy)가 동반되어 있는 경우 응고장애 교정을 시행한다.

바. 혈소판제제 부적절한 사용의 예

① 자가면역저혈소판증(autoimmune thrombocytopenia)

② 혈전성저혈소판혈증자색반병(thrombotic thrombocytopenic purpura)

③ 용혈성요독증후군(hemolytic uremic syndrome)

④ 헤파린유발저혈소판증(heparin induced thrombocytopenia)

단, 위와 같은 경우에도 생명을 위협하는 출혈이 동반된 경우에는 혈소판제제 수혈의 적응증이 된다.

사. 혈소판제제 적정 투여량 및 투여 방법[10, 12, 42-44]

① 혈소판 수혈 직후의 예측 혈소판 증가수(uL)

$$= \frac{\text{수혈된 혈소판 수}}{\text{순환혈액량(mL)} \times 10^3} \times \frac{2}{3}$$

예) 체중 70 kg의 성인(순환혈액량 5,000 mL)에 농축혈소판 6단위(6×6.67×1010개 이상의 혈소판 함유)를 수혈하면, 직후에는 수혈 전의 혈소판수보다 53,000/uL 이상 증가하는 것으로 예상된다.

② 농축혈소판 수혈 속도는 1단위를 약 30분 이내에 투여 되도록 하며, 체중 25 kg 이하의 소아에서는 20~30 mL/kg/hr의 속도로 투여한다.

③ 성분채혈혈소판 수혈의 속도는 환자가 불편해하지 않는 선에서 증감하여 조정이 가능하나, 4시간을 초과하지 않도록 한다. 일반적으로 성인의 경우 1단위를 30~60분에 걸쳐서 투여한다.

④ 농축혈소판 한 단위 수혈 시 예상되는 혈소판 수의 증가량은 70 kg 성인의 경우 5,000~10,000/μL, 18 kg 소아에서는 20,000/μL 정도 된다. 치료적인 목적의 수혈 시 성인에서의 1회 표준 투여량은 3.0×10^{11}개 이상의 혈소판을 포함하는 성분채혈혈소판 1단위(또는 농축혈소판 6~8단위)이며, 성분채혈혈소판 1단위 수혈 시 30,000~60,000/μL의 혈소판 수 상승을 기대할 수 있다. 출혈 예

방을 위한 수혈 시에도 성분채혈혈소판 1단위 표준 투여량을 사용하며, 필요에 따라 1~3일마다 반복 투여할 수 있다.

⑤ 신생아 및 유아에서는 흔히 10 mL/kg의 용량으로 수혈을 시행할 수 있으며, 5~10 mL/kg의 혈소판 수혈을 통해 50,000~100,000/μL의 혈소판 수 상승을 기대할 수 있다.

⑥ 수술 전 아스피린이나 다른 항혈소판제제를 복용중이라면 가능한 경우 일시적으로 약물 투여를 중단한다.

표 2-2 국내 혈소판제제 품질관리 자료[34, 35]

구 분		대한적십자사 혈액원 (평균 ± 2SD)	한마음 혈액원 (평균 ± 2SD)
320 mL	용량(mL)	40 ± 2.1	39 ± 4.0
	혈소판수(x10^{10}/unit)	6.3 ± 1.20	6.6 ± 2.80
400 mL	용량(mL)	50 ± 1.9	48 ± 3.3
	혈소판수(x10^{10}/unit)	7.7 ± 1.50	7.1 ± 2.70

* 조사기간 : 2015년 1월~6월

아. 혈소판수혈불응증[42, 45]

① 혈소판 수혈 후 수혈의 효과를 판단하는 지표로 흔히 '교정 혈소판 수 증가(corrected count increment, CCI)'를 계산하여 확인한다.

$$CCI = \frac{\text{수혈 후 혈소판 수}/\mu L - \text{수혈 전 혈소판 수}/\mu L \times \text{체표면적}(m^2)}{\text{수혈된 혈소판 수}(10^{11})}$$

체표면적이 1.5 m^2인 성인에게서 3.0×10^{11}개의 혈소판 수혈이 이루어졌고, 수혈 전후 혈소판 수가 각각 10,000/μL, 40,000/μL이었다면, CCI는 15,000이 된다. 임상적으로 안정된 환자의 경우 수혈 종료 1시간 뒤 CCI가 7,500, 24시간 뒤 CCI가 4,500 이상이면 수혈의 효과가 충분하다고 판단할 수 있다.

② 혈소판 수혈 후 10~60분 이내에 CCI 평가 :

1) 주로 면역기전에 의한 혈소판 파괴 정도를 평가하기 위한 것으로, 비장비대, 대량출혈, 다수의 비면역학적 요인이 동반된 경우(패혈증, 응고장애, 이식편대숙주병, 간정맥폐쇄질환)에도 감소할 수 있다. 수혈 후 1시간 CCI가 두 번 이상 연속으로 5,000~7,500 미만이면 혈소판 동종면역에 의한 혈소판수혈불응증을 의심할 수 있다. 이 경우 사람백혈구항원(human leukocyte antigen, HLA) 또는 사람혈소판항원(human platelet antigen, HPA)에 대한 항체가 있는지 검사하고, 항체가 존재하는 경우 HLA 또는 HPA 적합 혈소판제제의 사용을 권장한다.

2) 다회 혈소판 수혈이 예상되는 환자에서는 항-HLA 항체의 형성으로 인한 혈소판수혈불응증이 발생할 가능성이 높으므로, 수혈 초기부터 혈소판 동종면역을 예방하기 위해 백혈구여과

제거 혈소판제제 사용을 고려해야 한다.

③ 혈소판 수혈 후 1~24시간 이내에 CCI 평가 :

1) 주로 비면역기전(패혈증, 비장비대, 발열, 파종혈관내응고)에 의한 혈소판 수명 감소를 평가할 수 있다. 수혈 종료 1시간 CCI는 7,500 이상이었지만 24시간 CCI가 4,500 미만인 경우, 비면역기전에 의한 혈소판 수명 감소를 의심할 수 있다.

자. 혈소판제제 구체적 수혈지침

1. 지혈 목적의 혈소판제제 수혈지침

① 혈소판 감소에 의한 활동성 출혈이 있는 경우 : 혈소판수가 50,000/uL 이상으로 유지되도록 혈소판제제 수혈

② 망막출혈, 다발성외상, 중추신경계 손상 등의 위중한 출혈이 있는 경우 : 혈소판수가 100,000/uL 이상으로 유지되도록 혈소판제제 수혈

③ 항혈소판제를 복용 중인 환자에게 뇌출혈(외상 또는 자발적)이 발생한 경우 : 혈소판 수혈로 인한 이득이 있는지 여부는 불분명하다.[42, 46]

2. 출혈 예방 목적의 혈소판제제 수혈지침

2.1. 혈액질환

2.1.1. 백혈병

① 안정상태 : 혈소판수를 10,000~20,000/uL 이상으로 유지하는 것을 권장한다. 단, 급성전골수성백혈병(acute promyelocytic leukemia)의 경우 혈액응고계 이상의 동반 가능성이 높으므로 혈소판수를 20,000/uL 이상으로 유지하는 것을 권장한다.

② 불안정상태(응고계 이상, 약물관련 혈소판 기능 이상, 발열/패혈증, 백혈구증가증, 출혈이 예상되는 술기가 예정된 경우, 항림프구글로불린 사용 시, 심각한 점막염 또는 방광염, 급성이식숙주편대 반응, 간기능이상/정맥폐쇄병(veno-occlusive disease), 혈소판수가 급격히 떨어지는 경우) : 혈소판수를 20,000/uL 이상으로 유지하는 것을 권장한다.

③ 수혈 필요 시 성인의 경우 성분채혈혈소판 한 단위(또는 그와 동등한 6-8단위의 농축혈소판)를 수혈한다. 표준 투여량의 절반 용량으로도 동등한 출혈 예방 효과를 얻을 수 있으나 수혈빈도는 더 잦아질 수 있다. 성분채혈혈소판 한 단위의 표준 투여량을 초과한 수혈은 추가적인 출혈 예방 효과가 크지 않으므로 권장되지 않는다.[46]

2.1.2. 재생불량성빈혈

① 안정상태 : 혈소판수를 10,000~20,000/uL 이상으로 유지하는 것을 권장한다.

② 발열 또는 출혈이 있는 경우: 혈소판수를 20,000/uL 이상으로 유지하는 것을 권장한다.

2.1.3. 혈소판기능이상증

원칙적으로 예방적 혈소판제제 수혈의 적응증은 아니며, 위독한 출혈이나 지혈이

곤란한 경우에만 혈소판제제 수혈을 권장한다. 유전성혈소판기능장애 환자에서 혈소판제제 수혈이 필요한 경우 HLA 동종면역을 예방하기 위하여 HLA 적합 혈소판 수혈을 권고한다.

① 글란쯔만혈소판무력증(Glanzmann's thrombasthenia): 응급상황에서 혈소판제제 수혈이 필요하지만, 수혈 후 나타나는 동종면역 및 혈소판수혈불응증을 고려하여 유전자재조합 VIIa 응고인자(recombinant factor VIIa)의 사용이 추천된다. 유전자재조합 VIIa 응고인자는 출혈상황 뿐만 아니라 수술 전 출혈의 예방을 위해서도 사용할 수 있다.

② 혈소판저장풀결핍증(platelet storage pool disease) : desmopressin(1-desamino-8-D-arginine vasopressin, DDAVP)의 사용을 고려한다.

③ 요독증(uremia) : desmopressin (1-desamino-8-D-arginine vasopressin, DDAVP) 또는 동결침전제제의 사용을 고려한다.

2.1.4. 기타 혈액질환

① 특발혈소판감소자색반병(idiopathic thrombocytopenic purpura, ITP) : 통상적으로 혈소판제제 수혈의 적응증이 아니다. 외과적 처치를 시행하는 경우에 우선 스테로이드제 또는 면역글로불린 등의 사전 투여가 필요하며 이의 효과가 불충분하고 대량출혈이 예상되는 경우에는 적응증이 될 수도 있다.

② 수혈후자색반(posttransfusion purpura, PTP) : 혈소판제제 수혈의 적응증이 아니며 고용량 면역글로불린 정주가 도움이 된다.

③ 신생아 동종면역성 혈소판감소증(neonatal alloimmune thrombocytopenia, NAIT) : 면역글로불린 정맥주사가 주된 치료이지만, 혈소판감소가 심하거나 출혈이 있는 경우 혈소판 수혈을 고려할 수 있다. 수혈되는 혈소판은 신생아 동종면역성 혈소판감소증(NAIT)의 원인이 된 항체에 대한 항원을 가지고 있지 않는 것을 선택하는 것이 권장된다. 산모의 혈소판을 수혈하는 경우, 혈소판을 세척하여 혈장을 제거하고 이식편대숙주병(graft versus host disease, GVHD) 예방을 위해 방사선조사 후 사용한다.[42]

④ 혈전성저혈소판혈증자색반병, 용혈성요독증후군, 헤파린유발저혈소판증 : 원칙적으로 혈소판제제 수혈의 적응증이 아니다.

2.2. 고형종양

① 안정적인 상태(항암치료 포함) : 혈소판수를 10,000~20,000/uL 이상으로 유지하는 것을 권장한다.

② 출혈의 위험이 증가될 수 있는 경우(방광암, 괴사를 동반한 종양, 임상적으로 소량의 출혈에도 불구하고 심각한 위험이 예상되는 경우) : 혈소판수를 20,000/uL 이상으로 유지하는 것을 권장한다.

2.3. 조혈모세포이식(골수이식 등)[46]

① 혈소판수를 10,000-20,000/uL 이상으로 유지하는 것을 권장한다.

② 수혈 필요 시 성인의 경우 성분채혈혈소판 한 단위(또는 그와 동등한 6-8 단위의 농축 혈소판)를 수혈한다. 표준 투여량의 절반 용량으로도 동등한 출혈 예방 효과를 얻을 수 있으나 수혈빈도는 더 잦아질 수 있다. 성분채혈혈소판 한 단위의 표준 투여량을 초과한 수혈은 추가적인 출혈 예방 효과가 크지 않으므로 권장되지 않는다.

2.4. 파종혈관내응고(disseminated intravascular coagulation, DIC)

① 기저질환이 백혈병, 암, 산과적 질환, 중증 감염증 등으로 출혈경향이 강하게 나타날 가능성이 있는 경우 혈소판수를 50,000/uL 이상으로 유지하는 것을 권장한다. 단, 신생아에서 발생하였을 경우에는 혈소판수를 100,000/uL 이상으로 유지하는 것을 권장한다.

② 만성 파종혈관내응고는 혈소판수혈의 적응증이 아니다.

2.5 신생아 및 영아[47]

① 안정상태의 신생아 : 혈소판수를 30,000/uL 이상으로 유지하는 것을 권장한다.

② 고위험 신생아[극저체중아(1,500 g 미만, 출생 7일 이내), 출생전후질식(perinatal asphyxia), 패혈증, FiO_2 〉 40%의 환기보조(ventilatory assistance)가 필요한 경우, 임상적으로 불안정한 경우, 응고장애, 이전의 출혈력, 수술 직전 및 수술 후 72시간 미만] : 혈소판수를 30,000~50,000/uL 이상으로 유지하는 것을 권장한다.

③ 현재 출혈 중, 신생아 동종면역성 혈소판감소증(NAIT) 환아이면서 뇌내 출혈이 있는 경우, 뇌신경계 수술 전후인 신생아 : 혈소판수를 50,000~100,000/uL 이상으로 유지하는 것을 권장한다.

④ 체외막산소요법(extracorporeal membrane oxygenator, ECMO)을 시행중인 영아 : 혈소판수를 80,000~100,000/uL 이상으로 유지하는 것을 권장한다.

3. 시술이나 수술 관련 수혈에서의 혈소판제제 수혈지침

3.1. 시술이나 수술 전 수혈[42]

① 골수검사는 혈소판 수 10,000~20,000/uL 또는 그 이하에서도 안전하게 시행할 수 있다.

② 혈소판수를 20,000~50,000/uL 이상으로 유지하도록 권장되는 경우 : 중심정맥관 삽입(non-tunneled type)

③ 혈소판수를 50,000/uL 이상으로 유지하도록 권장되는 경우 : 정규수술환자, 요추천자, 흉수/복수천자, 세침흡인, 발치, 내시경적 생검, 경기관지생검, 간생검, 분만, 대수술, 인공심폐 사용수술, 중심정맥관 삽입(tunneled type 또는 파종혈관내응고가 동반된 환자)

④ 혈소판수는 50,000/uL 이상이나 출혈 등 임상증상이 악화되면 혈소판제제 수혈을 권장한다.

⑤ 혈소판수를 80,000/uL 이상으로 유지하도록 권장되는 경우: 경막외마취, 척추마취

⑥ 혈소판수를 100,000/uL 이상으로 유지하도록 권장되는 경우: 출혈이 장기의 손상, 생명에 직접적으로 영향을 미칠 수 있는 수술(중추신경계의 수술, 안과 질환의 수술, 재수술 등에서 광범위한 유착박리를 요하는 경우, 미세혈관의 출혈이 우려되는 경우), 다

발성 외상 및 중추신경계 손상으로 인한 대량수혈, 출혈로 인한 혈종이 기도를 압박하여 호흡곤란을 일으킬 우려가 있는 경우 등

⑦ 질식분만 또는 출혈량이 매우 적은 시술의 경우 혈소판 수가 〈 50,000/μL이라 하여도, 예방적인 혈소판 수혈 없이 시행할 수 있다.

⑧ 인공심폐기를 사용하는 심혈관계 수술에서 혈소판감소증이 없는 경우 예방적인 혈소판 수혈은 권장되지 않으며, 혈소판감소증 또는 혈소판 기능이상으로 인해 수술 전후로 출혈이 있을 때에만 혈소판을 수혈하는 것이 바람직하다.

3. 신선동결혈장제제(Fresh Frozen Plasma)

가. 신선동결혈장제제 수혈의 목적

응고인자의 보충을 위한 치료적 투여를 주된 목적으로 한다. 침습적 처치 시를 제외하고는 신선동결혈장의 예방적 투여는 의미가 없다.

나. 신선동결혈장제제 수혈의 원칙

① 신선동결혈장제제의 수혈을 결정하기 전에 수혈의 대안들을 먼저 검토한다.

② 투여 전 프로트롬빈시간(prothrombin time, PT), 활성화부분트롬보플라스틴시간(activated partial thromboplastin time, aPTT)을 측정하고, 대량출혈 시에는 섬유소원(fibrinogen) 수치도 측정한다. 혈전탄성검사(예, TEG, TEM 등)도 응고인자 결핍이나 섬유소원 감소 진단에 이용된다.

다. 신선동결혈장제제 수혈 시 주의사항

① 해동된 신선동결혈장은 혈액응고인자 활성의 감소를 막기 위하여 가능한 빠른 시간 내에 수혈하는 것이 좋다. 해동 후 3시간 이내에 사용하도록 권장하고 있으며(혈액관리법 시행규칙 별표 2의2), 해동 후 1~6°C에서 보관하는 경우 24시간까지 수혈용으로 사용할 수 있다.[48, 49]

② 신선동결혈장도 전혈, 농축적혈구 제제와 동일한 정도의 수혈전파성 감염, 알레르기성 반응의 위험성이 있다.

③ 혈장제제도 수혈할 때는 반드시 수혈용 표준혈액필터가 있는 수혈세트를 사용해서 수혈하여야 한다.

④ 혈장에는 백혈구가 거의 포함되어 있지 않으므로 거대세포바이러스(cytomegalovirus, CMV), 사람T세포백혈병 바이러스(human t-cell leukemia virus, HTLV) 등과 같은 바이러스는 전파되지 않으며, 이식편대숙주병(graft versus host disease, GVHD) 위험성도 거의 없다.

⑤ 수혈관련 급성폐손상(Transfusion-related acute lung injury, TRALI)과 수혈관련 순환량과다(Transfusion-associated circulatory overload, TACO) 발생 위험성이 높다.

※ 수혈관련 급성폐손상(TRALI) 예방을 위하여 우리나라에서는 2009년 7월부터 모든 신선동결혈장을 남성 헌혈 혈액으로만 제조하여 수혈용으로 공급하고 있다.[50]

라. 신선동결혈장제제 부적절한 사용의 예

① 혈액량이나 알부민 농도의 증가를 위한 사용

② 창상치료의 보조 목적으로 사용

③ 비타민 K 투여로 교정 가능한 응고 이상에 대한 사용

④ 출혈을 동반하지 않은 비정상 응고검사 결과의 정상화를 위한 사용

⑤ 말기(Hospice)환자에게의 투여

⑥ 기타 : 중증감염의 치료, 파종혈관내응고(DIC)를 동반하지 않는 열상의 치료, 인공심폐기 사용 시의 출혈 예방, 비대상성간경변 등의 출혈예방 등의 목적을 위한 사용

마. 신선동결혈장제제 수혈의 대안들

① 비타민 K, 동결침전제제, 제8응고인자 농축액, 프로트롬빈복합체 농축제제나 섬유소원농축제제(fibrinogen concentrate)가 더 효과적인 경우는 신선동결혈장보다 우선적으로 사용할 것을 권장한다. 이와 같은 대안으로 치료가 가능하지 않은 경우에만 신선동결혈장제제의 적응증이 된다.

바. 신선동결혈장제제 적정 투여량 및 투여 방법[30, 31]

생리적인 지혈효과를 기대할 목적으로 요구되는 응고인자의 혈중 최소 활성치는 정상치의 30%정도이다. 보충하는 응고인자의 혈중 회수율은 목표로 하는 응고인자에 따라 다르지만, 순환혈장량을 40 mL/kg로 하고 응고인자의 혈중 회수율을 100%로 할 때, 응고인자의 혈중 수치를 약 30% 상승시키는데 필요한 신선동결혈장량은 일반적으로 10~20 mL/kg(40 mL/kg의 30%)이다. 환자의 임상상에 따라 더 많은 양이 필요할 수 있다.

① 다수의 응고인자가 결핍된 경우 :

1) 프로트롬빈시간(prothrombin time, PT) 〉 참고범위 중간값의 1.5배 (또는 INR≥1.7), 활성화부분트롬보플라스틴시간(activated partial thromboplastin time, aPTT) 〉 참고범위 상한의 1.5배 또는 응고인자 〈 30%인 경우 치료적 또는 예방적 투여

2) 검사 결과가 없는 경우 임상적으로 출혈의 증거가 있을 때

3) 투여 후 응고인자 최소농도가 30% 이상이 되어야 하며, 일반적으로 10~20 mL/kg를 투여한다.

② 단일 응고인자가 결핍된 경우 :

1) 투여량은 해당 응고인자의 반감기, 수혈 전 응고인자 수치, 수혈 후 원하는 농도, 원하는 농도의 유지 필요 기간 및 분포용적에 따라 좌우된다.

표 2-3 국내 혈소판제제 품질관리 자료[34, 35]

구 분		대한적십자사 혈액원 (평균 ± 2SD)	한마음 혈액원 (평균 ± 2SD)
320 mL	용량 (mL)	146 ± 15.7	147 ± 34.9
	제8응고인자 (IU/mL)	1.1 ± 0.27	1.2 ± 1.00
400 mL	용량 (mL)	167 ± 12.8	163 ± 21.4
	제8응고인자 (IU/mL)	1.2 ± 0.76	1.1 ± 0.80

* 조사기간 : 2015년 1월~6월

사. 신선동결혈장제제 구체적 수혈지침[30, 31]

1. 지혈 목적의 신선동결혈장제제 수혈지침

   혈액응고인자의 부족에 의한 출혈이나 와파린 치료에 의한 심한 출혈 시 사용한다.

2. 출혈 예방 목적의 신선동결혈장제제 수혈지침

   2.1. 다수의 응고인자결핍

   프로트롬빈시간(prothrombin time, PT) 또는 활성화부분트롬보플라스틴시간(activat ed partial thromboplastin time, aPTT) 이 연장되어 있는 경우 : PT 〉 참고범위 중간값의 1.5배(또는 INR ≥ 1.7), aPTT 〉 참고범위 상한의 1.5배, 응고인자 〈 30%인 경우 투여한다.

   2.1.1. 간기능 장애

   간질환에서는 다수의 응고인자 활성이 저하되고 출혈경향이 있는 경우에 사용한다. 그러나 신선동결혈장 수혈에 대한 반응이 예측 가능하지 않을 수 있고 지혈 장애가 완전히 정상화되지 않을 수 있으므로 수혈 효과 판정을 위하여 수혈 후 응고검사가 필요할 수 있다. 프로트롬빈시간(prothrombin time, PT)이 참고범위 중간값의 1.5배 이내이면 신선동결혈장의 투여 없이 안전하게 수술이나 침습적 처치를 시행할 수 있다.

   2.1.2. 파종혈관내응고(disseminated intravascular coagulation, DIC)

   프로트롬빈시간(prothrombin time, PT), 활성화부분트롬보플라스틴시간(activated partial thromboplastin time, aPTT)의 연장 외에 섬유소원(fibrinogen)의 수치가 120 mg/dL 미만의 경우에는 신선동결혈장의 적응증이 된다.

   2.1.3. 와파린 효과의 긴급 보정

   비타민 K의 투여에 의해 통상 1시간 이내에 개선 효과가 나타난다. 급성 출혈이나 응급시술 등의 긴급한 경우에는 신선동결혈장 투여가 필요할 수 있지만 이러한 경우에도 즉시 사용 가능한 경우에는 농축프로트롬빈복합제제를 사용하는 것이 권장된다. 프로트롬빈시간(prothrombin time, PT)이 참고범위 중간값의 1.5배 이내이면 신선동결혈장의 투여 없이 안전하게 수술이나 침습적 처치를 시행할 수 있다.

   2.2. 단일 응고인자 농축제제가 없는 응고인자결핍

   (예 : 선천성 응고인자 결핍증 환자)

   ① 제Ⅴ인자, 제Ⅺ인자 중 어느 하나의 결핍증 또는 이것들을 포함하는 다수 응고인자 결핍증에서는 출혈증상이 있거나 침습적 처치를 시행할 때 신선동결혈장의 적응증이 된다.

   ② 선천성 C1-억제제(C1-inhibitor) 결핍에서 급성 혈관성부종(angioedema)의 치료나 수술 전 예방적 투여에 사용한다.

   ③ 알려진 응고인자 결핍이 있으나 해당 농축제제가 없는 경우, 이에 대한 예방적 교정을 위해서는 각 처치별로 권장되는 수술 전후의 지혈 수준에 의거하여 신선동결혈장을 사용한다.

   2.3. 섬유소원(fibrinogen)결핍

   섬유소원 수치가 100 mg/dL 미만인 경우에 해당한다. 파종혈관내응고(DIC)나 L-asparaginase 투여 후 적응이 된다.

3. 기타 특수한 상황에서의 신선동결혈장제제 수혈지침

3.1. 대량수혈

희석성응고장애에 의한 지혈곤란의 경우 신선동결혈장의 적응증이 된다. 외상 등의 구급환자에서는 파종혈관내응고(DIC)가 동반되어 있는지를 확인하고 응고인자결핍에 의한 출혈경향이 있다고 판단되는 경우에 한해 신선동결혈장의 적응증이 된다. 응급상황 시에는 검사실 수치 확인 전에 수혈이 이루어질 수 있다.

3.2. 혈전색전증 예방

C 단백, S 단백, 항트롬빈 결핍증에서 발생하는 혈전증의 치료 및 예방 목적으로 사용할 수 있다.

3.3. 혈전성저혈소판혈증자색반병(thrombotic thrombocytopenic purpura)

치료 시 혈장교환요법에서 치환용액으로 혈장량의 1-1.5배 정도를 사용한다. 혈장교환요법을 즉각적으로 시행하기 어려운 경우에는 혈장교환요법을 시작하기 전까지 신선동결혈장의 수혈이 유용한 대안이 될 수 있다.

3.4. 소아에서의 사용

소아에서 신선동결혈장 수혈의 적응증은 성인에서의 적응증과 동일하다. 6개월 미만의 소아에서는 비타민 D 의존성 응고인자, 항응고인자 및 섬유소용해 단백 등이 감소되어 있어 성인이나 6개월 이상의 소아에 비해 응고검사의 연장 소견을 보이나, 지혈 기전의 균형은 건강한 신생아에서도 유지되므로 자연발생적인 출혈이나 혈전은 거의 관찰되지 않는다. 그러나 질병에 이환된 미숙아에서 생후 첫주에 병리학적 손상이 있는 경우 이에 대한 반응 능력은 제한적일 수 있다.

4. 동결침전제제(Cryoprecipitates)

가. 동결침전제제 수혈의 목적[30]

① 섬유소원(fibrinogen)의 결핍 및 기능 이상과 관련된 출혈에 사용한다.

② 동결침전제제는 폰빌레브란트병과 혈우병A의 이차 치료제로서 사용된다.

나. 동결침전제제 수혈의 원칙

① 동결침전제제는 제8응고인자, 섬유소원(fibrinogen), 폰빌레브란트인자와 제13응고인자 결핍증에 사용한다. 기타 혈액응고인자 결핍증에는 사용해서는 안 된다.

② 동결침전제제는 폰빌레브란트병, 혈우병A 환자에서 바이러스 불활성화 제8응고인자 농축액이나 재조합 응고인자제제를 사용할 수 없는 경우에 한해서만 사용되어야 한다.

③ 동결침전제제를 대량으로 주입하면 환자의 섬유소원(fibrinogen) 농도가 크게 증가되어 고섬유소원혈증에 따른 혈전색전증(thromboembolism)을 초래할 수 있으므로 대량주입 시 섬유소원 농도를 반복 측정해야 한다.

④ 동결침전제제는 해당하는 특정 응고인자가 결핍되어 있음을 확인한 후에 사용한다.

다. 동결침전제제 수혈 시 주의사항

① 동결침전제제는 37℃에서 해동하며, 1시간 이내에 사용하도록 권장하고 있으며(혈액관리법 시

행규칙 별표 2의2) 사용 전 실온에서 6시간까지 보관이 가능하다.[49]

② 다른 혈액제제와 동일한 수혈전파성 감염 및 수혈부작용의 위험성을 갖는다.

③ 고섬유소원혈증 : 대량으로 주입하면 고섬유소원혈증을 유발시켜 혈전색전증을 초래할 수 있으므로 섬유소원(fibrinogen) 농도를 추적 감시해야 한다.[51]

④ 알레르기 반응

⑤ 수혈용 표준혈액필터가 있는 수혈세트의 사용

라. 동결침전제제 부적절한 사용의 예

① 제8응고인자, 섬유소원(fibrinogen), 폰빌레브란트인자와 제13응고인자 이외의 혈액응고인자 결핍증에 대한 사용

② 특정 지혈 장애를 시사하는 검사 결과 없이 사용해서는 안 된다.

③ 혈액량 증가를 위한 사용

마. 동결침전제제 수혈의 대안들[30]

① 섬유소원(fibrinogen) 결핍 시에 동결침전제제의 사용보다 섬유소원농축제제(fibrinogen concentrate)를 사용하는 것이 안전성과 효율성 측면에서 권장된다.

② 요독증 환자의 출혈 시는 동결침전제제의 사용보다 desmopressin (1-desamino-8-D-arginine vasopressin, DDAVP)의 사용이 권장된다. 동결침전제제는 다른 치료방법이 없거나 효과적이지 않은 경우에 사용한다.

바. 동결침전제제 적정 투여량 및 투여 방법[30, 31, 52, 53]

① 혈우병A 환자에서 출혈의 치료: 초기에 부하용량을 급속히 주사하여 제8응고인자 수치를 원하는 수준으로 증가시키고 이후 매 8~12시간마다 유지 용량을 투여한다. 수술 후의 지혈 작용을 유지하기 위하여 10일 또는 그 이상의 유지 요법이 필요할 수 있다. 제8응고인자에 대한 항체가 존재하는 경우에는 다량의 동결침전제제를 투여하거나, 활성화된 농축제제, porcine-유래 농축제제, 또는 다른 치료방법들의 적응증이 된다.

② 제8응고인자 공급원으로서의 동결침전제제의 사용은 다음 공식을 이용한다.

필요 동결침전제제 수 (bags)

$$= \frac{\text{증가를 원하는 제8인자 수치(\%)}}{\text{제제당 제8인자 평균 단위 (최소 80)}} \times \text{환자의 혈장량(mL)}$$

▶▶예) $\frac{50(\%)}{80} \times 2800\,\text{mL} = 18\ \text{bags}$

혈장량 대신 [4% 체중(kg)×1000] 사용 가능

③ 제8응고인자 결핍 환자에서 동결침전제제 투여 후 주기적으로 제8응고인자 측정을 통해 치료 효과를 확인해야 한다.

④ 선천성 저섬유소원혈증

1) 임상적인 출혈이 있거나 침습적인 시술 또는 임신에 따른 출혈 위험이 클 때 사용한다.

2) 일반적인 섬유소원(fibrinogen)의 반감기는 3~5일이므로, 동결침전제제의 투여는 3일 간격이 적절하다.

3) 저섬유소원혈증 치료의 대표적 농도는 체중 7~10 kg당 동결침전제제 1단위 정도이다. 체중 10 kg당 한 단위의 동결침전제제는 지속적인 소모나 대량 출혈이 없는 경우에 섬유소원(fibrinogen) 농도를 약 50~75 mg/dL 증가시킨다.

⑤ 혈전증은 섬유소원(fibrinogen)의 동력학을 변화시키므로 섬유소원의 대사가 증가된 상황에서 동결침전제제를 투여 받는 환자에서는 섬유소원 농도를 측정해야 한다.

⑥ 폰빌레브란트병의 치료 : 소량의 동결침전제제 사용으로 출혈 시간을 교정할 수 있다. 동결침전제제 안의 폰빌레브란트인자 포함량이 알려져 있지 않으므로 경험적으로 체중 10 kg 당 동결침전제제 1단위의 사용이 권장된다. 투여 빈도를 결정하기 위해 적절한 검사를 시행해야 한다.

표 2-4 국내 동결침전제제 품질관리 자료[34, 35]

구 분		대한적십자사 혈액원 (평균 ± 2SD)	한마음 혈액원 (평균 ± 2SD)
320 mL	용량 (mL)	40 ± 1.9	제조 안함
	제8응고인자 (IU/Unit)	84 ± 9.1	
	섬유소원 (mg/Unit)	243 ± 73.8	
400 mL	용량 (mL)	40 ± 2.1	40 ± 4.5
	제8응고인자 (IU/Unit)	100 ± 34.3	261 ± 187.4
	섬유소원 (mg/Unit)	245 ± 70.1	307 ± 94.2

* 조사기간 : 2015년 1월~6월

사. 동결침전제제 구체적 수혈지침[30, 31, 52, 53]

1. 제8응고인자 공급 목적의 동결침전제제 수혈지침

① 제8응고인자결핍증 – 혈우병A

② 재조합 또는 바이러스 불활성화 factor VIII : C 농축제제를 사용할 수 있는 경우에는 동결침전제제의 사용은 권장되지 않는다.

2. 폰빌레브란트인자 공급 목적의 동결침전제제 수혈지침

① 폰빌레브란트인자결핍증 – 폰빌레브란트병

② 1형 폰빌레브란트병에서는 desmopressin(1-desamino-8-D-arginine vasopressin, DDAVP)가 일차치료제이다.

③ 재조합 또는 바이러스 불활성화 factor VIII : vWF 농축제제를 사용할 수 있는 경우에는 동결침전제제의 사용은 권장되지 않는다.

3. 섬유소원(fibrinogen) 공급 목적의 동결침전제제 수혈지침 :
저섬유소원혈증 / 이상섬유소원혈증

① 혈중 섬유소원 수치가 100 mg/dL 미만이거나 섬유소원의 기능 저하에 따른 출혈이 있을 때 사용한다.

② 외상 환자, 산과 환자 및 심장수술 환자에서 혈중 섬유소원 수치를 150-200 mg/dL 정도로 높게 유지하는 것이 치료에 효과적이다.

③ 파종혈관내응고(DIC)에서 신선동결혈장 수혈에도 불구하고 심한 저섬유소원혈증(100-150 mg/dL 미만)이 지속되는 경우 동결침전제제의 사용을 고려할 수 있다.

④ 선천성섬유소원 결핍증에서 자연발생적인 출혈, 수술 전, 또는 임신 중 유산을 방지하기 위하여 섬유소원 수치를 100 mg/dL 이상으로 유지하는 것이 권장된다. 수술로 인한 출혈이나 자연발생적인 출혈이 멈춘 후에는 상처가 완전히 회복될 때까지 섬유소원 수치를 150 mg/dL 이상으로 유지하여야 한다.

⑤ 심한 외상 후 출혈에 섬유소원의 기능적 결핍을 나타내는 혈전탄성측정결과(thromboelasto metric sign)가 동반된 경우 섬유소원농축제제(fibrinogen concentrate) 또는 동결침전제제의 보충 사용이 권장된다. 동결침전제제 초기 용량은 50 mg/kg(70 kg 성인 기준 15~20 단위에 해당)로 하고 추가 투여량은 혈전탄성검사(TEM) 또는 섬유소원 수치에 따라 결정한다.

4. 제13응고인자 공급 목적의 동결침전제제 수혈지침 :

제13응고인자 결핍증

제13응고인자결핍증에서는 바이러스 불활화된 제13응고인자농축제제의 사용을 우선적으로 권장하며, 이와 같은 치료가 가능하지 않은 경우에 동결침전제제를 다음과 같이 사용할 수 있다.

① 출혈에 대한 치료 혹은 예방

② 제13응고인자의 반감기는 4~14일로 약 1~5%의 활성형으로도 지혈이 가능하다.

③ 두개내 출혈의 위험이 큰 신생아나 성인에서는 예방적 투여가 필요하다.

④ 체중 10~20 kg당 1 단위씩 매 3~4주마다 투여한다.

⑤ 신선동결혈장의 사용도 가능하다.

5. 백혈구제거 혈액제제(Leukocyte-Reduced Bloods)

백혈구제거란 혈액성분에서 백혈구를 제거하는 과정이다. 이는 여과법(filtration)에 의해 주로 이루어진다. 공급혈액원에서 백혈구를 미리 제거 후 의료기관에 공급된 제제 (저장전백혈구제거, pre-storage leukocyte reduction)와 환자의 침상 옆 혹은 의료기관 혈액은행에서 백혈구제거를 시행한 제제 (저장후백혈구제거, post-storage leukocyte reduction)가 있는데, 저장 중 백혈구에 의해 생성되는 IL-1, IL-8, TNFa 등의 사이토카인이 발열성수혈반응의 원인임이 알려지면서 엄격한 제제관리가 가능한 저장전백혈구제거제제가 널리 사용되고 있는 추세이다.[54-56]

가. 백혈구제거 혈액제제 수혈의 목적

① 수혈로 인한 발열성 비용혈성 수혈반응의 예방

② HLA 동종면역의 예방

③ 백혈구 내에 존재하는 거대세포바이러스(cytomegalovirus, CMV), 사람T세포백혈병바이러스

(human t-cell leukemia virus-1, HTLV-1) 감염 전파의 예방

나. 백혈구제거 혈액제제 수혈의 원칙

백혈구여과제거 적혈구제제, 백혈구여과제거 성분채혈혈소판은 단위당 잔여백혈구수가 5×10^6개 미만, 백혈구여과제거 농축혈소판은 단위당 잔여백혈구수 8.3×10^5개 미만이어야 한다.

다. 백혈구제거 혈액제제 수혈 시 주의사항

① 최근 백혈구제거 기술의 발달로 혈액제제에서 백혈구의 대부분이 제거되기는 하지만 생존하는 백혈구가 소수라도 남아있기 때문에 수혈관련 이식편대숙주반응(transfusion associated graft versus host disease, TA-GVHD)을 완벽하게 예방할 수는 없다. 백혈구제거 혈액제제를 수혈 받았음에도 수혈관련 이식편대숙주반응이 발생한 보고사례가 있으므로 수혈관련 이식편대숙주반응 위험성이 큰 환자는 방사선 조사한 혈액제제를 수혈해야 한다.[57,58]

② 병실에서 필터(bedside filter) 등을 이용하여 백혈구를 제거하는 경우 일부 환자에서, 특히 안지오텐신전환효소 (angiotensin converting enzyme) 억제제를 복용하는 환자의 경우 예측하기 어려운 심한 저혈압을 유발할 수 있다.

라. 백혈구제거 혈액제제 부적절한 사용의 예

백혈구제제 수혈 시 백혈구 제거용 필터를 사용하는 경우

마. 백혈구제거 혈액제제 적정 투여량 및 투여 방법

① 적혈구제제의 경우 원래 제제 기준의 약 85~95%의 회수율을 보이므로 투여 시 이를 고려하면 된다. 필터를 사용한 경우도 95% 이상의 회수율을 보이므로 원래 적혈구 제제 투여량의 약 105%를 기준으로 투여한다.

② 백혈구제거성분채혈혈소판의 적정 투여량은 기존의 혈소판 적량투여량과 같은 기준으로 계산할 수 있다.

표 2-5 국내 백혈구제거 혈액제제 품질관리 자료[34, 35]

제제명	항목	대한적십자사 혈액원 (평균 ± 2SD)	한마음 혈액원 (평균 ± 2SD)
백혈구여과제거 적혈구제제 (FRBC)	용량 (mL)	306 ± 10.2	309 ± 20.5
	적혈구용적률(%)	55 ± 3.2	55 ± 5.0
	적혈구회수율(%)	93 ± 3.7	96 ± 4.1
	잔여백혈구수(x10^6/unit)	0.14 ± 0.26	0.30 ± 0.02
백혈구여과제거 성분채혈혈소판 [A-PLT + APLT(M)]	용량(mL)	255 ± 22.5	273 ± 19.7
	혈소판수(x10^{11}/unit)	3.70 ± 0.42	3.65 ± 0.76
	잔여백혈구수(x10^6/unit)	0.13 ± 0.22	0.27 ± 0.02

* 조사기간 : 2015년 1월~6월

바. 백혈구제거 혈액제제 구체적 수혈지침[59]

① 발열성수혈반응예방 : 발열성비용혈성수혈반응의 예방

② 혈소판 수혈에 대한 불응화 예방을 위해 항혈소판항체(동종면역) 발생을 최대한 억제해야 하는 환자 : 반복적인 수혈이 필요한 각종 백혈병, 재생불량성빈혈, 골수형성이상증후군(myelodysplastic syndrome), 골수부전증, 골수이식대상자, 동종 또는 자가 조혈모세포이식예정환자, 기타 혈액종양환자

③ 백혈구를 통한 감염예방 [거대세포바이러스(CMV), 사람T세포백혈병바이러스(HTLV) 등 백혈구를 통해 전파되는 감염증] : 선천성 혹은 후천성 면역결핍자, 백혈병, 재생불량성빈혈, 항암요법 등으로 인한 면역저하자, 동종 또는 자가 조혈모세포이식환자 등

④ 신생아(4주)로서 적혈구 농축액 및 혈소판 농축액 수혈이 필요한 경우

⑤ 심혈관 수술환자

6. 방사선조사 혈액제제(Irradiated Bloods)

가. 방사선조사 혈액제제 수혈의 목적[54, 60, 61]

① 적혈구제제, 백혈구제제, 혈소판 제제의 수혈이 필요한 환자에서 수혈관련 이식편대숙주병(transfusion associated graft versus host disease, TA-GVHD)을 예방

② 이식편대숙주병 발생 위험이 있으므로 혈연자간(부모/자녀, 조부모/손자, 형제자매, 사촌)의 수혈은 권장되지 않으나, 불가피한 경우 방사선조사를 통해 이식편대숙주병을 예방

나. 방사선조사 혈액제제 수혈의 원칙

① 전혈, 적혈구제제(백혈구여과제거 적혈구제제포함), 혈소판제제(백혈구여과제거 혈소판제제 포함), 백혈구제제에 대하여 감마선 조사 또는 X-선 조사를 시행할 수 있다.[54, 60, 62]

② 방사선 조사의 표준 조사량은 용기(container)의 중심부위는 25-50 Gy (2500-5000 cGy), 나머지 부위는 최소 15 Gy 이상이 되도록 한다.[54, 60]

③ 방사선조사를 실시한 적혈구제제의 유효기간은 방사선조사 후 28일 또는 원래의 보존기간까지의 잔여일수 중 짧은 일수까지로 한다. 예로 CPDA-1액이 포함된 혈액백에 채혈한 적혈구제제의 유효잔여일수가 원래의 보존기간인 35일이라면 방사선 조사를 실시한 경우에는 조사 후 28일 이내에 사용되어야 한다. 하지만, 고칼륨혈증(hyperkalemia)의 위험이 있는 상황 혹은 질환이 있으면 24시간 이내에 사용되어야 한다.

④ 백혈구제제는 수집되는 즉시 조사하여 바로 수혈하는 것이 좋고 혈소판제제는 본래의 유효기간 내에 조사하여 유효기간 내에 사용하면 된다.

⑤ 자궁 내 수혈과 신생아교환수혈은 채집된 지 5일 이내의 혈액에 대하여 방사선조사 후 24시간 이내에 사용해야 한다.[63, 64]

다. 방사선조사 혈액제제 수혈시 주의사항

방사선 조사한 적혈구농축액은 방사선을 조사하지 않은 혈액보다 상청액의 칼륨이 상승하므로, 이들 적혈구를 급속수혈 시, 대량수혈 시, 신부전 환자나 미숙아 수혈 시, 체외막산소요법(Extracorporeal Membrane Oxygenation, ECMO) priming 시 칼륨증가로 심정지 및 사망에

이를 수 있으므로 방사선조사 후 24시간 이내에 수혈하거나 세척한 후 수혈하여야 한다.[63, 64]

라. 방사선조사 혈액제제 부적절한 사용의 예

동결된 혈장제제의 사용과 수혈관련 이식편대숙주반응(transfusion associated graft versus host disease, TA-GVHD)은 관련성이 보고되어 있지 않으므로 동결된 혈장제제(신선동결혈장, 동결혈장, 동결침전제제)에는 방사선조사를 하지 않는다.[62]

마. 방사선조사 혈액제제 적정 투여량 및 투여 방법

기본적인 적혈구제제, 혈소판 제제의 투여량 공식에 따른다.

바. 방사선조사 혈액제제 구체적 수혈지침 [61, 65]

1. 면역저하환자에서의 방사선조사 혈액제제 수혈지침
   ① 선천성 혹은 후천성 면역결핍/부전환자
   ② 조혈모세포이식이나 장기이식을 받은 환자
   ③ 조혈모세포이식을 위해 채집 중인 환자
   ④ 백혈병, 악성림프종 : 특히 T세포 억제 치료인 purine nucleoside analogs (예 : fludarabine, bendamustine azathioprine, clofarabine), alemtuzumab를 받는 환자
   ⑤ 골수형성이상증후군, 중증재생불량성 빈혈, 기타 조혈계 종양 환자 : 특히 anti- thymocyte globulin(ATG)로 면역억제 치료를 받는 환자
   ⑥ 항암화학요법, 방사선요법, 면역억제제 치료를 받고 있는 고형암 환자
   ⑦ 태아, 미숙아, 저체중아 수혈
   ⑧ 신생아 교환수혈
2. 정상면역능환자에서의 방사선조사 혈액제제 수혈지침
   ① 동종조혈모세포 공여예정자 (골수공여예정자 포함)
   ② 혈연자(부모/자녀, 조부모/손자, 형제자매, 사촌)가 헌혈한 혈액제제를 수혈 받을 때
   ③ 헌혈자 HLA가 수혈자와 일방향성(one-way)의 적합성을 보일 때
   ④ 백혈구제제 수혈 시
   ⑤ 채혈 후 3일 이내의 신선한 혈액을 수혈 시
   ⑥ 심혈관계 수술
   ⑦ HLA 유사 혈소판 수혈

7. 세척 혈액제제(Washed Bloods)

가. 세척 혈액제제 수혈의 목적 [66, 67]

① 초과민반응(anaphylaxis) 또는 반복적 심한 알레르기 수혈반응을 예방(예, IgA 혹은 합토글로빈결핍 환자가 해당항원 결핍 혈액을 구할 수 없을 경우)하고자 할 때

② 급속수혈이나 대량수혈로 인하여 부정맥에 취약할 수 있는 환자에서 고칼륨혈증을 피해야 할 때

③ 신생아 동종면역성 혈소판감소증(neonatal alloimmune thrombocytopenia, NAIT)으로 심한 혈소판감소증이 발생할 경우 산모의 혈청내유발 항체를 제거하고자 할 때

나. 세척 혈액제제 수혈의 원칙

세척혈액제제는 수기나 기계를 사용하여 멸균생리식염수로 세척한 것이다. 자동화 장비를 사용할 경우 세척 후 혈액제제의 회수율은 장비 종류에 따라 다르지만 평균적으로 적혈구는 20%의 감소, 혈소판은 33% 이상의 감소를 가져올 수 있다.

다. 세척 혈액제제 수혈 시 주의사항

세척과정을 통하여 항응고제 보존 용액과 혈장이 제거되므로 세척혈액제제의 유효기간도 동시에 감소한다. 세척적혈구는 1~6℃에서 24시간까지, 세척혈소판은 20-24℃에서 4시간까지이다.

라. 세척 혈액제제 부적절한 사용의 예

① 세척을 백혈구제거의 대체로 사용하는 경우

② 수혈되는 보체(complement)의 양을 최소화한다는 의미에서 발작성 야간혈색소뇨증(paroxysmal nocturnal hemoglobinurea, PNH) 환자에게 세척적혈구를 사용하기도 하지만 동일한 ABO형 농축 적혈구를 수혈하면 용혈이 증가되지 않으므로 세척적혈구를 꼭 사용할 필요가 없다는 보고도 있다.

마. 세척 혈액제제 적정 투여량 및 투여방법

세척과정 중 적혈구와 혈소판의 손실이 발생함을 고려하여 적정 투여량을 결정한다.

바. 세척 혈액제제 구체적 수혈지침

① 전 처치에 불응하는 초과민반응(anaphylaxis) 또는 반복적으로 심한 알레르기 수혈반응이 있는 환자

② 급속수혈이나 대량수혈로 인하여(예, 신생아, 상대정맥/심방라인을 가진 환자, 콩팥병환자)부정맥에 취약할 수 있는 환자에서 고칼륨혈증을 피해야 할 때

③ 신생아 동종면역성 혈소판감소증 (neonatal alloimmune thrombocytopenia, NAIT)

④ IgA 결핍 환자에서, 특히 전에 아나필락시스 반응이 있었던 IgA 결핍 환자에서, 응급상황인데 IgA 결핍 혈액공급이 불가능한 경우

⑤ 합토글로빈(haptoglobin) 결핍 환자에서, 특히 전에 아나필락시스 반응이 있었던 합토글로빈 결핍 환자에서, 응급상황인데 합토글로빈 결핍 혈액공급이 불가능한 경우

Ⅳ. 수혈관련 국가정책

1. 혈액 관리료

가. 관련근거: ① 보건복지부 고시 제2014-113호 : 혈액관리료 신설 (2014.8.1.)

② 보건복지부 고시 제2014-126호 : 혈액관리료 급여기준

나. 혈액관리료 분류 및 점수

분류번호	코 드	분 류	점 수
가-11-1	AL900	혈액관리료 [Unit당] Blood Management Fee 주 : 제16장에 분류된 항목에 한하여 산정한다.	53.89

다. 혈액관리료 산정기준

혈액관리료(Blood Management Fee)는 안전한 수혈을 위해 아래와 같은 인력·시설·장비 및 운영체계를 모두 갖춘 요양기관에서 혈액을 관리하는 경우에 요양급여를 인정함.

① 인력

1) 혈액은행 업무를 담당하는 진단검사의학과전문의 1인 이상

2) 혈액은행 업무를 담당하는 임상병리사가 3인 이상이어야 하며, 이 중 1인은 혈액은행 업무만을 전담하여야 함.

※ 상기 1), 2)의 인력이 상근하여야 하며, 임상병리사의 경우는 교대 근무 등을 통해 24시간 혈액은행이 가동될 수 있어야 함.

② 시설·장비

1) 시설 : 혈액 및 혈액성분제제를 24시간 관리·공급할 수 있는 혈액은행

2) 장비 : 혈액전용 냉장고, 혈액전용 냉동고, 전용해동기, 혈소판교반기 각 1대 이상씩 설치토록 함. 다만, 혈액전용 냉장고, 혈액전용 냉동고, 혈소판교반기에는 모두 온도 감시·기록·경보 장치가 있어야 함

③ 운영체계

1) 수혈관리위원회 구성 : 다음의 인력이 1인 이상 상근하여야 함.

(1) 혈액은행 업무를 담당하는 진단검사의학과전문의(위원회 관장)

(2) 혈액은행 업무만을 전담하는 임상병리사

(3) 혈액에 관한 지식이 있다고 인정되는 내과계 전문의와 외과계 전문의

(4) 수술부서를 담당하는 부서에서 추천하는 마취통증의학과 전문의

(5) 직접적으로 수혈관리 업무를 수행하는 간호사

(6) 기타 당해 요양기관의 장이 필요하다고 인정하는 자 등

2) 수혈관리위원회 운영방법

연 2회 이상 정기회의를 개최하고, 회의기록을 작성·보관하여야 함

④ 기타

혈액관리료를 산정하는 요양기관은 혈액안전감시를 위해 질병관리본부에서 구축하여 위탁운영하는 한국혈액안전감시체계에 가입하여야 함

2. 수혈관리위원회 설치운영 권고(안)

가. 개 요

의료기관 내 수혈의 질 관리를 위해서는 수혈관리위원회를 구축하고 이를 효과적으로 운영해 나가기 위하여 병원장 혹은 병원장이 임명한자가 수혈관리위원회의 위원장을 하며, 위원회의 구성원은 임상실무를 수행하는 직원들이 포함되어야 한다.

수혈관리위원회는 안전하고 적정하게 수혈서비스가 이루어지도록 명문화된 관련규정의 제정이 필요하며 제정된 규정에 따라 수혈과 관련된 임상, 연구, 정보화 업무로부터 정책성격의 업무까지 주요 사항에 대한 안건의 상정, 논의, 검토, 결정 및 권고 등의 활동을 수행하여야 한다.

대부분의 수혈관리활동은 수혈관리위원회 토의와 승인을 거치며 수혈관리위원회를 통하여 수행하여야 한다. 그러나 실제 수혈관리업무들을 수행하기 위해서는 병원정책을 결정하는 최고 결정자로부터 직접 수혈관리업무를 수행하는 의사, 간호사, 임상병리사 등이 안전한 수혈관리를 위해 노력해야 하며 다음과 같이 일관된 업무체계를 갖출 것을 권장한다.

나. 수혈관리위원회 구성 및 운영

① 위원회의 역할

수혈관리위원회는 의료기관의 효율적 수혈관리를 위한 최고 의사결정 기구이며, 수혈관리업무 프로그램을 총괄한다. 수혈부작용 발생, 관리대책에 대한 보고를 받고 정책을 심의하며 결정된 정책이 원내 각 임상각과에 전달되고, 시행되도록 지원하는 것이 주 임무이다. 수혈관리위원회(이하 "위원회"라 한다)의 역할은 수혈용 혈액 및 혈장분류 제품의 보관/사용상황 파악 및 적정사용 추진, 수혈 검사항목의 결정, 수혈과 관련된 절차의 정비, 수혈부작용 및 합병증 관리와 대책, 수혈요법의 시행방법 결정, 원내 수혈 상황의 조사 및 감독, 수혈의학 정보교환에 대하여 검토함과 더불어 정기적으로 검증한다.

② 위원회 구성

수혈관리의 실무를 맡는 의료진과 병원 내 주요부서의 대표 및 위원장을 구성한다. 내부위원으로는 내과, 외과, 수술실, 중환자실, 응급실, 진단검사 의학과 등의 부서와 간호부, 약제팀 등이 대표로 임명할 수 있다. 그러나 이들 모두가 상임 위원일 필요는 없으며, 사안의 성격에 따라 회의에 참석하도록 운용함이 좋다. 가능하면 그 부서에서 설득력 및 권위가 인정되는 위치에 있는 사람을 선정하는 것이 결정된 사항을 집행하기에 편리하며 위원회의 구성은 다음과 같이 권장한다.

1) 위원회는 위원장 1인을 포함한 7인 이상 15인 이하의 위원으로 구성한다.
2) 위원장은 당해 기관의 장이 되고, 부위원장은 위원에서 위원장이 지명한다.
3) 위원은 다음 각 호의 1에 해당하는 자와 당해 종합병원의 장이 임명하는 전문가로 구성한다.
   (1) 혈액에 관한 지식이 있다고 인정되는 내과계 및 외과계 전문의 1인
   (2) 혈액관련 업무를 담당하는 진단검사의학과 과장이 추천하는 진단검사의학과 1인과 의료기사 1인
   (3) 수술부서를 담당하는 부서에서 추천하는 마취통증의학과 전문의1인
   (4) 실무에 종사하고 간호부에서 추천하는 간호사 1인
   (5) 혈액에 관한 지식이 있다고 인정된 자, 수혈관련업무 의사 및 당해 종합병원의 장이 필요하다고 인정하는 자

4) 위원은 당연직 위원으로 하며, 그 임기는 해당부서의 재직기간으로 위원의 임기는 2년으로 하되 연임할 수 있다. 다만, 결원, 전보 등으로 인하여 새로이 임명된 위원의 임기는 전임자의 잔여 기간으로 한다.

③ 위원회의 운영

정기적으로 위원회를 개최하고, 임시회의를 위원장이 결정하여 개최할 수 있으며, 수혈 가이드라인 준수 및 수혈 부작용에 대한 조사를 실시한다. 이에 대한 대책과 수혈관리에 관련된 정책 및 규정을 토의하고 수혈관리위원회에 마련된 안을 의결하는 것이 효율적인 방법이다. 간사는 수혈관리위원회에서 다루어진 안건에 대해 결과를 해당 관련 부서에 통보하고 회의 결과를 회의록으로 작성 보관한다. 회의 결과 중 전체 부서가 알아야 할 공지사항은 위원장의 결재를 받아 각 부서장 및 부서에 알리도록 한다.

위원회 운영에 관한 사항은 다음과 같이 권장한다.

가) 위원회는 정기회의와 임시 회의로 운영한다.

나) 정기회의는 연 2회 이상 개최하고, 임시회의는 위원장이 필요하다고 인정할 때 또는 위원 과반수의 소집요구가 있을 때에 개최할 수 있다.

다) 회의는 재적위원 과반수의 출석과 출석위원 과반수의 찬성으로 의결한다.

라) 위원장은 위원회를 대표하며 업무를 총괄한다.

마) 위원회는 회의록을 작성하여 참석자의 확인을 받은 후 이를 비치하여야 한다.

바) 그 밖에 위원회의 운영에 관하여 필요한 사항은 위원장이 정한다.

④ 위원회의 운영에 필요한 사항

당해 종합병원의 장은 위원회의 효율적인 운영을 위하여 수혈관리업무 전반에 대하여 충분한 지식과 경험이 있는 인력을 두는 것이 바람직하다.

3. 한국혈액안전감시체계(수혈관련 오류 및 증상 감시체계)

가. 목적

수혈 관련 오류 및 증상 발생현황을 감시하여, 예방 가능한 이상반응 발생률을 낮추어 수혈부작용을 방지하고 수혈의 안전성을 강화

나. 운영주체

2008년 시범운영으로 시작하여 현재 혈액안전위탁사업단을 통해 대한수혈학회에서 위탁운영

다. 방법

가입한 의료기관은 한국혈액안전감시체계 홈페이지를 통해 수혈관련 오류 및 수혈 후 이상반응 사례를 자발적으로 입력

라. 보고내용

① 수혈관련 오류

환자에게 적합한 수혈에 필요한 모든 요건을 만족시키지 못하는 혈액제제나 다른 환자에게 사용하려던 혈액제제를 수혈하는 등 잘못된 수혈을 초래하는 수혈오류와 표준업무지침이나 병원 정책에서 벗어나는 다음의 사항을 포함한다.

1) 입고 전 오류

   혈액원에서 헌혈받은 혈액이 혈액은행에 입고되기 전에 발생하는 오류로 혈액형이나 항원형 검사의 오류, 혈청학적 검사의 오류, 부적절한 혈액성분의 공급, 잘못된 혈액성분의 채집 등을 포함

2) 처방관련 오류

   부적절한 혈액 성분 처방이나 불필요한 처방을 포함하여 의사의 처방과정과 관련되어 발생하는 오류로 부적절한 혈액 성분의 처방, 수혈요청서 작성 오류 등을 포함

3) 채혈관련 오류

   혈액은행 검사를 목적으로 환자 혈액을 채혈하는 과정에서 발생하는 오류로 다른 환자의 검체 채취, 검체에 대한 세부기록 오류 등을 포함

4) 수혈 전 검사관련 오류

   혈액은행 검사실에서 수혈 전 검사를 시행하는 과정에서 발생하는 오류로 교차시험오류, 혈액형검사 오류, 항체선별검사 오류, 항체동정검사 오류, 혈청검사 오류, 과거기록 조회의 오류, 사무적인 오류, 다른 검체를 검사, 자검체 표지 오류 등을 포함

5) 혈액은행 업무 중 오류

   혈액은행에서 처방확인, 출고혈액의 선택, 보관, 출고 과정에서 발생하는 오류로 부적절한 혈액 성분의 선택 및 불출, 방사선조사 미시행, 냉장보관상 문제 등을 포함

6) 출고 후 오류

   혈액은행에서 혈액이 출고된 후 환자에게 수혈되는 과정에서 발생하는 오류로 일반적인 혈액주입 과정에서의 오류, 환자 병상 옆 확인과정 중 오류, 혈액주입과정 수행지침을 어김 등을 포함

② 수혈관련 증상

시간적으로 혈액제제의 주입과 연관된 환자의 반응으로 오류에 기인하거나 환자와 혈액제제간의 생물학적 상호작용에 기인한 것으로 다음 사항을 포함한다.

1) 급성용혈수혈반응(acute hemolytic transfusion reaction, AHTR)
2) 지연성용혈수혈반응(delayed hemolytic transfusion reaction, DHTR)
3) 지연성혈청학적수혈반응(delayed serologic transfusion reaction, DSTR)
4) 발열성비용혈수혈반응(febrile non-hemolytic transfusion reaction, FNHTR)
5) 알레르기반응(allergic reaction)/아나필락시스반응(anaphylactic reaction)
6) 저혈압반응(hypotensive transfusion reaction)
7) 수혈관련 급성폐손상(transfusion-related acute lung injury, TRALI)
8) 수혈관련 순환량과다(transfusion-associated circulatory overload, TACO)
9) 수혈관련 호흡곤란(transfusion-associated dyspnea, TAD)
10) 수혈 후 자반증(post-transfusion purpura, PTP)
11) 수혈관련 이식편대숙주병(transfusion-associated graft versus host disease, TA- GVHD)
12) 수혈전파성감염(transfusion-transmitted infection, TTI)
13) 기타 : 위 항목에 정의되지 않거나 분류되지 않는 수혈반응을 의미한다.

마. 참여방법

대한수혈학회(02-795-7911)로 기관 아이디 발급 요청하여 혈액안전감시체계 홈페이지(www.kohevis.or.kr)에 가입

바. 관련 인증기준

① 의료기관평가인증원의 '의료기관 인증' 기준(2014.3.26.)
② 건강보험 행위급여 중 '혈액관리료' 산정기준(2014.8.1.)
③ 진단검사의학재단의 '우수검사실 인증' 기준(2015.1.14.)

[별표 1] 급성 수혈 관련 증상분류 알고리즘

급성 수혈 관련 증상분류 알고리즘

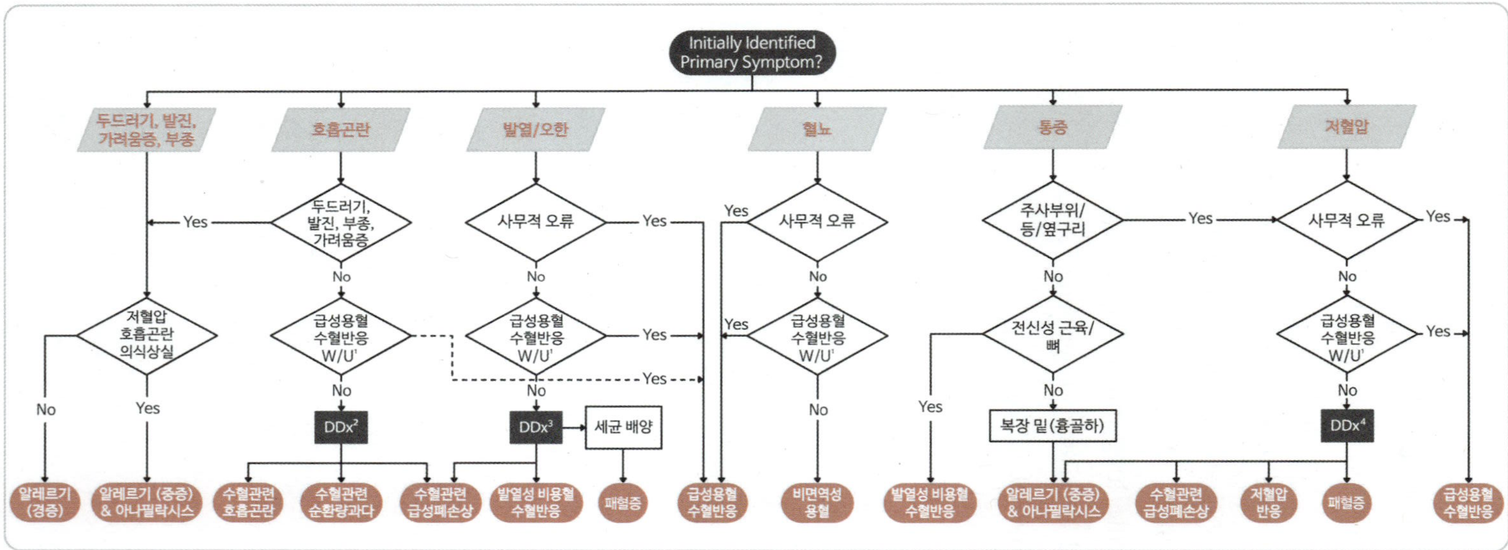

급성용혈수혈반응 W/U¹	DDx²	DDx³	DDx⁴
• 요검사: 헤모글로빈, 헤모시데린 • 혈장의 용혈성 or 용혈 없는 변색 • 합토글로빈 감소, 섬유소원 감소 • 빌리루빈 증가, LDH 증가, 혈색소혈증 • 말초도말소견상 구상적혈구 존재	• 발열, 백혈구 항체, BNP 정상 → 수혈관련 급성폐손상 • 심비대, 이뇨제치료, BNP 증가 → 수혈관련 순환량과다 • Not otherwise → 수혈관련 호흡곤란	• 저산소증, 폐부종, 저혈압 → 수혈관련 급성폐손상 • DIC, 급성신부전, 저혈압 → 패혈증 • Not otherwise → 발열성비용혈수혈반응	• 피부 병변 → 알레르기반응 • 발열, 저산소증, 폐부종 → 수혈관련 급성폐손상 • 발열, DIC, 급성신부전, 혈액배양양성 → 패혈증 • Not otherwise → 저혈압반응

질병관리본부 www.cdc.go.kr 혈액안전사업단 http://safeblood.or.kr 대한수혈학회 http://www.transfusion.or.kr

[별첨2] 수혈 관련 증상 정의

수혈 관련 증상 정의

급성용혈수혈반응(Acute hemolytic transfusion reaction, AHTR)

수혈 중/수혈 후 24시간 이내 다음의 징후/증상 1개 이상 새로 발생
옆구리/등 통증, 오한/경직, DIC, 코피, 발열, 혈뇨, 저혈압, 핍뇨/무뇨, 주사부위 통증 및 또는 삼출, 신부전
AND 2개 이상 검사소견 양성
피브리노겐 감소, 합토글로빈 감소, 고빌리루빈혈증, LDH 증가, 혈색소혈증, 혈색소뇨증, 혈장의 용혈성 또는 용혈 없는 변색, 말초혈액도말: 구상적혈구
AND EITHER
(면역성)
DAT 양성(anti-IgG or anti-C3) AND 항체용출검사 양성
(수혈된 적혈구에 존재하는 항원에 대한 동종항체)
OR
(비면역성)
혈청학적 검사 음성이고 물리적 원인 규명

지연성용혈수혈반응(Delayed hemolytic transfusion reaction, DHTR)

수혈 후 24시간~28일에 발생한 적혈구항체에 대해 DAT 양성
AND EITHER
항체용출검사 양성: 수혈된 적혈구에 존재하는 항원에 대한 동종항체
OR
환자 혈청에 새로운 적혈구 동종항체 검출
AND EITHER
수혈후 부적절한 혈색소 상승 또는 수혈 전 수준으로 혈색소 빠른 하강
OR
설명되지 않는 구상적혈구

지연성혈청학적수혈반응
(Delayed serologic transfusion reaction, DSTR)

용혈의 임상적 징후 없음
AND
새로운, 임상적으로 의미있는 적혈구 항체 증명
(수혈 후 24시간~28일, 적절한 혈색소 상승)
BY EITHER
DAT 양성
OR
항체선별검사 양성: 새로 동정된 적혈구 동종항체

발열성비용혈수혈반응
(Febrile non-hemolytic transfusion reaction, FNHTR)

수혈 중/수혈 후 4시간 이내 발생
AND EITHER
발열 : 38℃ 이상(구강), 수혈 전보다 체온 1℃ 이상 상승
OR
오한/경직

알레르기반응(Allergic reaction) / 아나필락시스반응(Anaphylactic reaction)

수혈 중/수혈 후 4시간 이내 2개 이상증상 발생
결막부종, 입술/혀/목젖의 부종, 눈주위 홍반 및 부종, 전신홍조, 저혈압, 국소 혈관부종, 반구진 발진, 가려움증, 호흡곤란(기관지연축), 두드러기

수혈전파성감염(Transfusion-transmitted infection, TTI)

바이러스/세균/진균/기생충 등이 헌혈 받은 혈액에서 수혈 받은 환자로 전파
수혈 받은 환자에게서 병원균 검사실 증명

저혈압반응(Hypotensive transfusion reaction)

다른 저혈압을 동반하는 수혈반응 배제
AND
수혈 중/수혈 후 1시간 이내 저혈압 발생
성인(만 18세 이상) : 수축기 혈압 30 mmHg 이상 감소,
수축기 혈압 80 mmHg 이하
소아 및 청소년(1세 이상 18세 미만) : 수축기 혈압 25% 이상 감소
신생아 및 1세 미만이나 체중 12kg 미만 유아 : 혈압 25% 이상 감소

수혈관련 급성폐손상(Transfusion-related acute lung injury, TRALI)

수혈 전 급성폐손상 증거 없음
AND
수혈 중/수혈 후 6시간 이내 급성폐손상 발생
AND
저산소증: PaO_2 /FiO_2 ≤ 300 mmHg 또는 공기 중 SpO_2 <90% 또는 다른 임상 소견
AND
흉부방사선검사: 양측성 폐 침윤
AND
좌심방 혈압증가(예. 순환량과다)의 증거가 없음

수혈관련 순환량과다
(Transfusion-associated circulatory overload, TACO)

수혈 후 6시간 이내 다음 중 3개 이상 새로 발생 또는 악화
급성호흡곤란(호흡곤란, 좌위호흡, 기침),
BNP (brain natriuretic peptide)증가, 중심정맥압상승, 좌심부전,
수액불균형, 방사선검사상폐부종

수혈관련 호흡곤란(Transfusion associated dyspnea, TAD)

수혈 후 24시간 이내 급성호흡곤란 발생
AND
알레르기반응, TACO, TRALI 정의에 맞지 않음

수혈 후 자반증(Post-transfusion purpura, PTP)

수혈 받은 환자에서 혈소판 특이항체 검출
AND
혈소판감소증(수혈 후 5-12일 발생, 20% 이상)

수혈관련 이식편대숙주병
(Transfusion-associated graft versus host disease, TA-GVHD)

수혈 후 2일~6주에 다음과 같은 임상증후군 발생
특징적인 발진(홍반성반구진 발진이 신체중심부에서 사지, 심한경우 전신으로 나타남), 설사, 발열, 간비대, 간기능 이상(ALT, AST,ALP, 빌리루빈 상승), 골수무형성, 범혈구감소증
AND
피부 또는 간 생검에서 특징적인 조직소견

수혈관련 증상 발생시, 한국혈액안전감시체계 (http://kohevis.or.kr)를 통해 보고할 수 있습니다.

질병관리본부 www.cdc.go.kr 혈액안전사업단 http://safeblood.or.kr 대한수혈학회 http://www.transfusion.or.kr

V. 혈액관리업무 심사평가 규정

[시행 2021. 2. 3.] [보건복지부고시 제2021-33호, 2021. 2. 3., 일부개정]

보건복지부(혈액장기정책과) 044-202-2635

제1조(목적) 이 고시는 혈액관리법 제13조제3항 및 동법 시행령 제7조의2제5항의 규정에 의하여 채혈·검사·제조·보존·공급 및 품질관리 등 혈액관리업무 심사평가의 세부기준과 그 밖에 필요한 사항을 정함으로써 혈액제제의 안전성을 보장하고 효과를 증대함을 목적으로 한다.

제2조(혈액관리업무심사평가 대상 및 평가 구분) ① 혈액관리업무심사평가(이하 "심사평가"라 한다)는 혈액관리법 제6조제3항의 규정에 의하여 보건복지부장관으로부터 개설허가를 받은 혈액원을 대상으로 한다.

② 심사평가 대상 혈액원 중 일부를 서류 심사평가로 대체할 수 있으며 대상 혈액원은 제5조에 따른 혈액관리업무심사평가위원회의 심의를 거쳐 혈액관리위원회에서 결정한다.

제3조(심사평가의 항목 및 기준) ① 혈액관리법 제6조를 포함하여 동법 및 관련규정 준수여부를 확인한다.

② 혈액관리법 제6조제4항에 따라 의약품 제조업 허가를 받은 혈액원에 대해서는 「의약품 등의 안전에 관한 규칙」 [별표 3의4] 「혈액제제 제조 및 품질관리기준」의 준수 여부를 포함하여 확인한다.

③ 혈액관리법 시행령 제7조의2제5항의 규정에 의한 심사평가의 세부기준은 별표1 및 별표2와 같다.

제4조(평가기관) ① 심사평가는 국립장기조직혈액관리원이 실시하며 국립장기조직혈액관리원장은 필요시 심사평가업무의 일부를 관련전문기관 또는 단체에 위탁할 수 있다.

② 국립장기조직혈액관리원장은 심사평가업무에 참여한 관계전문가에 대하여 예산의 범위안에서 수당과 여비를 지급할 수 있다.

제5조(혈액관리업무심사평가위원회) ① 국립장기조직혈액관리원장은 관련 전문가 등으로 혈액관리업무심사평가위원회를 구성·운영할 수 있다.

② 혈액관리업무심사평가위원회는 국립장기조직혈액관리원장의 요청이 있는 경우에 심사평가결과의 판정 심의 기능을 수행한다.

제6조(평가절차) ① 국립장기조직혈액관리원장은 매년의 혈액관리업무 심사평가 실시계획을 수립하여 당해연도 1월15일까지 보건복지부장관에게 보고하여야 한다.

② 국립장기조직혈액관리원장은 심사평가일 30일 전까지 평가대상 혈액원장에게 심사평가 일정을 통보하여야 한다. 다만, 수시평가의 경우에는 이를 생략할 수 있다.

③ 심사평가 일정을 통보받은 공급혈액원장은 별표1의, 의료기관혈액원장은 별표2의 혈액관리업무 심사평가표를 작성하여 평가일로부터 7일 전까지 국립장기조직혈액관리원장에게 제출하여야 한다.

④ 국립장기조직혈액관리원 소속 공무원 또는 관련 전문가로 구성된 평가팀은 평가대상 혈액원에 방문하여 공급혈액원은 별표1의, 의료기관혈액원은 별표2의 혈액관리업무 심사평가표에 의하여 심사평가를 실시한다.

제7조(혈액원의 협조의무) 혈액원은 심사평가과정에서 평가기관 또는 평가팀으로부터 자료제출 또는 설명 요구를 받은 경우 이에 협조하여야 한다.

제8조(평가결과의 판정 및 통보 등) ① 심사평가결과는 평가팀의 현지점검 결과에 따라 적합 또는 부적합으로 판정한다.

② 국립장기조직혈액관리원장은 심사평가를 실시한 후 지체없이 별지 제2호서식의 혈액관리업무심사평가결과서를 해당 혈액원장에게 교부하고, 분기별로 심사평가결과를 다음 달 15일까지 보건복지부장관에게 보고하여야 한다. 다만, 평가결과가 부적합인 때에는 즉시 보고하여야 한다.

제9조(재심사평가 및 이의 신청) ① 심사평가결과에 대하여 이의가 있을 때에는 평가결과를 통보받은 날로부터 30일 이내에 국립장기조직혈액관리원장에게 이의신청을 할 수 있다.

② 부적합 판정 통보를 받은 혈액원은 통보 받은 날로부터 30일이내에 국립장기조직혈액관리원장에게 재심사평가를 신청할 수 있다.

③ 혈액원장이 재심사 평가를 신청하고자 하는 경우에는 별지 제1호서식의 혈액관리업무 재심사평가 신청서에 별지 제3호서식의 보완·개선조치결과서를 첨부하여 국립장기조직혈액관리원장에게 제출하여야 한다. 단, 국립장기조직혈액관리원장이 부득이하다고 인정하는 경우 개선계획서를 개선조치결과서 대신 제출할 수 있다.

④ 국립장기조직혈액관리원장이 제2항에 의한 신청을 받은 때에는 접수일로부터 15일 이내에 제6조 제4항의 규정에 의한 평가를 실시하여야 한다. 다만, 보완·개선조치결과에 미비한 사항이 있을 경우 7일의 제출기한을 정하여 보완서류를 요청할 수 있다.

제10조(부적합 판정 시 조치 등) ① 혈액관리법 제17조의2의 규정에 의하여 보건복지부장관은 심사평가에서 부적합 판정을 받은 혈액원에 대하여 개설허가를 취소하거나 일정한 기간을 정하여 업무의 정지 또는 위반사항의 시정을 명할 수 있다.

② 제1항의 규정에 의하여 시정명령을 받은 혈액원장은 위반사항을 시정하여 혈액관리업무에 적정을 기하여야 한다.

제11조(심사평가결과의 공표) 보건복지부장관은 혈액관리업무심사평가 결과를 공표할 수 있다.

제12조(재검토 기한) 보건복지부장관은 「훈령·예규 등의 발령 및 관리에 관한 규정」(대통령훈령 제334호)에 따라 2017년 1월 1일을 기준으로 매 3년이 되는 시점(매 3년째의 12월 31일까지를 말한다)마다 이 고시의 타당성을 검토하여 개선 등의 조치를 하여야 한다.

부칙 〈제2021-33호,2021.2.3.〉

이 고시는 발령한 날부터 시행한다.

[별표 1]

혈액관리업무 심사평가표(공급혈액원용, 제6조 관련)

Ⅰ. 혈액관리업무 심사평가 결과

<table>
<tr><td colspan="2">혈액원 명칭</td><td colspan="3"></td></tr>
<tr><td colspan="2">허가번호</td><td></td><td>허가년월일</td><td></td></tr>
<tr><td colspan="2">소재지</td><td colspan="3"></td></tr>
<tr><td colspan="2">혈액원장</td><td></td><td>제조관리자</td><td></td></tr>
<tr><td colspan="2">혈액관리업무 현황</td><td colspan="3">□ 채혈 □ 검사 □ 제조 □ 보존 □ 외부기관 공급</td></tr>
<tr><td>혈액제제
제조품목
현황</td><td colspan="4">□ 전혈 □ 농축적혈구 □ 신선동결혈장 □ 농축혈소판
□ 백혈구제거적혈구 □ 백혈구여과제거적혈구 □ 세척적혈구 □ 동결해동적혈구
□ 농축백혈구 □ 혈소판풍부혈장 □ 백혈구여과제거혈소판 □ 세척혈소판
□ 신선액상혈장 □ 동결혈장 □ 동결침전제제 □ 동결침전물제거혈장
□ 성분채혈적혈구 □ 성분채혈백혈구 □ 성분채혈백혈구혈소판 □ 성분채혈혈소판
□ 백혈구여과제거 성분채혈혈소판 □ 성분채혈혈장 □ 기타(　　　　　　)</td></tr>
<tr><td rowspan="2">평가결과</td><td colspan="4">□ 적합 □ 부적합</td></tr>
<tr><td>부적합 사유</td><td colspan="3"></td></tr>
<tr><td>평가일자</td><td colspan="4">년 월 일</td></tr>
<tr><td>평가자</td><td colspan="4">(인)
(인)
(인)
(인)</td></tr>
</table>

[별표 2]
혈액관리업무 심사평가표(의료기관혈액원용, 제6조 관련)

Ⅰ. 혈액관리업무 심사평가 결과

<table>
<tr><td colspan="2">혈액원 명칭</td><td colspan="4"></td></tr>
<tr><td colspan="2">허가번호</td><td colspan="2"></td><td>허가년월일</td><td></td></tr>
<tr><td colspan="2">소재지</td><td colspan="4"></td></tr>
<tr><td colspan="2">혈액원장</td><td colspan="2"></td><td>제조관리자</td><td></td></tr>
<tr><td colspan="2">혈액관리업무 현황</td><td colspan="4">□ 채혈 □ 검사 □ 제조 □ 보존 □ 외부기관 공급</td></tr>
<tr><td>혈액제제
제조품목
현황</td><td colspan="5">□ 전혈 □ 농축적혈구 □ 신선동결혈장 □ 농축혈소판
□ 백혈구제거적혈구 □ 백혈구여과제거적혈구 □ 세척적혈구 □ 동결해동적혈구
□ 농축백혈구 □ 혈소판풍부혈장 □ 백혈구여과제거혈소판 □ 세척혈소판
□ 신선액상혈장 □ 동결혈장 □ 동결침전제제 □ 동결침전물제거혈장
□ 성분채혈적혈구 □ 성분채혈백혈구 □ 성분채혈백혈구혈소판 □ 성분채혈혈소판
□ 백혈구여과제거 성분채혈혈소판 □ 성분채혈혈장 □ 기타(　　　)</td></tr>
<tr><td rowspan="2">평가결과</td><td colspan="5">□ 적합 □ 부적합</td></tr>
<tr><td>부적합 사유</td><td colspan="4"></td></tr>
<tr><td>평가일자</td><td colspan="5">년　　월　　일</td></tr>
<tr><td>평가자</td><td colspan="5">(인)
(인)
(인)
(인)</td></tr>
</table>

Ⅱ. 혈액관리업무 심사평가 점검표

1. 혈액원 일반 현황

연간 헌혈건수(평가일 기준으로 전년도 1.1~12.31간)

기간 :　　년　월　일 ~　　년　월　일

채혈 장소	혈액원 내 채혈실	건	헌혈차량	가두	건
				단체	건
	부속채혈시설	건	단체헌혈(실내)		건
채혈 종류	전혈	건	성분채혈혈장		건
	성분채혈혈소판	건	기타		건
총 헌혈건수					건

혈액제제 제조/공급/폐기 현황(평가일 기준으로 전년도 1.1~12.31간)

기간 :　　년　월　일 ~　　년　월　일　　　　(단위 : 유니트)

품목명	제조량	자체 소비	외부 공급	폐기량	품목명	제조량	자체 소비	외부 공급	폐기량
전혈					신선액상혈장				
농축적혈구					동결혈장				
신선동결혈장					동결침전제제				
농축혈소판					동결침전물제거혈장				
백혈구제거적혈구					성분채혈적혈구				
백혈구여과제거적혈구					성분채혈백혈구				
세척적혈구					성분채혈백혈구혈소판				
동결해동적혈구					성분채혈혈소판				
농축백혈구					백혈구여과제거 성분채혈혈소판				
혈소판풍부혈장					성분채혈혈장				
백혈구여과제거 혈소판					기타(　)				
세척혈소판									

부속 시설 현황

구분	명칭	소재지	인력(명)	채혈침대(수량)	채혈장비(수량)
부속 채혈시설[1]					
공급소					
헌혈차량	대				

인력현황

구 분		정규직	비정규직	총인원수	비고
의사	진단검사의학과 전문의				
	타과 전문의				
	일반의				
간호사					
임상병리사					
행정사무직					
운전직					
기타					

1) 부속 채혈시설 기재란이 부족할 경우 별첨가능

2. 혈액원 품질관리에 관한 사항

항 목	평가결과			심사평가 지침	근거법령
	예	아니오	해당 없음		
일반원칙					
1. 혈액원 자체 품질관리시스템을 유지하기 위해 운영이 체계적으로 문서화된 혈액원운영지침이 있는가?					
2. 문서화된 혈액원운영지침에는 다음의 내용에 대한 관리절차가 포함되어 있는가?				ㅇ혈액원 운영지침의 목차를 확인	혈액관리업무 표준업무규정 제5조제2항
2-1. 조직도 및 업무분장					
2-2. 인력 및 교육					
2-3. 문서 및 기록					
2-4. 시설·장비 목록 및 유지보수					
2-5. 물품 및 시약(혈액백 포함)의 검수 및 재고관리					
2-6. 구매절차 관리					
2-7. 밸리데이션					
2-8. 혈액관리업무별 절차 ㄱ. 헌혈자 관리(헌혈자 선별 및 채혈 포함) ㄴ. 혈액 보관 및 공급 ㄷ. 검사의 내부 및 외부정도관리 ㄹ. 품질관리시험					
2-9. 오류 및 사고 관리					
2-10. 안전사고 예방					
2-11. 위기대응체계					
인력 및 교육(안전사고 예방 포함)					
1. 혈액원장은 혈액원 운영, 정도관리체계의 수립과 변경, 업무지침서 및 관계법규를 준수함에 있어 실제로 관여하고 있는가?					혈액관리업무 표준업무규정 제6조
2. 혈액원장은 혈액관리업무 수행인력에 대한 교육계획을 매년 수립하여 교육을 실시하고 교육전반에 대한 평가를 실시하는가?					혈액관리법 시행규칙 제5조의4제2호 혈액관리업무 표준업무규정 제7조
3. 혈액제제 제조관리자는 혈액관리업무에 대한 전문적인 지식과 경험을 가진 의사가 지정되어 실제로 활동하고 있는가?					혈액관리법 제6조의3 혈액관리법 시행규칙 제5조의4 혈액관리업무 표준업무규정 제6조
3-1. 혈액원은 1명 이상의 의사를 두고 혈액의 검사·제조·보존 등 혈액제제 제조업무를 관리하게 할 것					
3-2. 보건위생상 위해가 없도록 혈액의 검사·혈액제제의 제조·보존 등 혈액제제의 제조업무에 필요한 시설 및 장비를 위생적으로 관리할 것					
3-3. 혈액제제 제조업무에 종사하는 자에 대한 연간 교육·훈련 계획을 수립·작성하여 연 2회이상 교육을 실시할 것(필요한 경우에는 외부 전문기관에 의뢰하여 교육을 실시할 수 있음)					
3-4. 혈액제제 제조업무가 업무지침서에 맞게 수행되는지 여부를 연 1회 이상 점검하고 그 내용을 기록할 것					

항 목	평가결과			심사평가 지침	근거법령
	예	아니오	해당 없음		
3-5. 혈액제제 제조과정에 대한 시험검사 등 품질관리를 실시할 것					
4. 혈액원은 서로 독립된 제조부서와 품질(보증)부서를 두고 각각 책임자를 두고 있는가?				ㅇ해당 혈액원에 제조 관리자가 1명인 경우에는 그 제조관리자가 제조부서 및 품질(보증) 부서를 총괄하여야 함	의약품 등의 안전에 관한 규칙 [별표3의4]혈액제제 제조 및 품질관리기준 제3.1호
5. 혈액원은 제조관리 및 품질관리 업무를 적절히 수행할 수 있는 적절한 인원을 배치하고 있으며, 그 작업원은 이 기준 및 담당 업무에 관한 훈련을 받은 사람인가?					
6. 제조부서책임자는 혈액제제의 제조과정, 제조위생 및 보관관리를 담당하는 부서의 책임자로서 그 역할을 충실히 이행하는가? 가. 제조관리를 적절히 하기 위하여 제품표준서, 제조관리기준서 및 제조위생관리기준서에 성명을 기재하고 서명하여 승인을 받아 갖추어 두고 운영하여야 한다. 나. 제조관리기준서 및 제조위생관리기준서에 따라 작업을 지시하고 제조 되는지 점검 확인하며 일탈이 있는 경우 이를 조사하고 기록하여야 한다. 다. 제조위생관리 및 보관관리가 규정대로 이행되고 있는지를 점검·확인하여야 한다. 라. 품질부서 주관 하에 제조부서의 중요 기기(장비)·설비에 대한 적격성 평가 및 제조과정에 대한 밸리데이션을 실시하고 이를 확인하여야 한다.				ㅇ가~라 항목을 확인	혈액관리법 제6조의3 의약품 등의 안전에 관한 규칙 [별표3의4]혈액제제 제조 및 품질관리기준 제3.2호
7. 품질(보증)부서 책임자는 혈액, 자재, 혈액제제의 품질관리를 담당하는 부서의 책임자로서 그 역할을 충실히 이행하는가? 가. 혈액제제가 품질관리기준서에 따라 시험·검사가 진행되는지를 점검·확인 하고, 혈액 및 혈액제제에 일탈 및 점검사항이 있는 경우에 이를 조사하고 기록하여야 한다. 나. 혈액제제의 품질에 관련된 모든 문서와 절차를 검토하고 승인하여야 한다. 다. 혈액 선별검사·혈액제제시험에 관한 기록 및 제조기록서의 내용을 검토하고 제조관리자가 승인한 출고절차에 따라 혈액제제의 출고를 승인하여야 한다. 라. 시험·검사결과에 따라 혈액 및 자재의 사용 여부, 제조과정의 진행 여부 또는 혈액제제의 출고여부를 결정하고 그 결과를 미리 정한 절차에 따라 관련 부서에 통지하여야 한다. 마. 부적격혈액 또는 부적합자재가 규정된 절차대로 처리되고 있는지를 확인하여야 한다. 바. 불만처리 및 혈액제제 회수, 변경관리, 자율점검을 실시하여야 한다. 사. 시험, 검사의 수탁자와 주요 자재의 제조업자를 평가하여야 한다. 아. 혈액, 자재, 혈액제제 및 시험·검사용 검체의 보관조건 및 보관관리 담당자를 지정하여야 한다.				ㅇ가~아 항목을 확인	혈액관리법 제6조의3 의약품 등의 안전에 관한 규칙 [별표3의4]혈액제제 제조 및 품질관리기준 제3.3호
8. 혈액검사는 의사의 지도하에 임상병리사가 실시하며, 직원들이 해당검사 분야에 적합한 자격(면허)증을 갖고 있는가?					혈액관리법 제8조제1항 혈액관리법 시행규칙 제8조 제2항
9. 혈액관리업무 수행 인력은 맡은 업무를 효과적으로 수행할 수 있도록 제조·품질관리 및 기타 필요한 사항에 대하여 연2회 이상 정기적으로 교육을 받고 있는가?				ㅇ필요한 경우에는 외부 전문기관에 의뢰하여 교육을 실시할 수 있음 ㅇ직무와 관련된 내용의 교육이어야 함	혈액관리법 시행규칙 제5조의4제2호 혈액관리업무 표준업무규정 제7조 의약품 등의 안전에 관한 규칙 [별표3의4]혈액제제 제조 및 품질관리기준 제14호
10. 교육 후에는 교육결과를 평가하고 그 결과를 보관하며, 필요하면 재교육을 실시하고 있는가?					혈액관리업무 표준업무규정 제7조 의약품 등의 안전에 관한 규칙 [별표3

항 목	평가결과			심사평가 지침	근거법령
	예	아니오	해당없음		
					의4]혈액제제 제조 및 품질관리기준 제14호
11. 혈액원은 각 부서마다 안전관리를 위한 체계적인 지침과 행동요령 및 이를 위한 시설을 가지고 있으며 직원들이 숙지하고 있는가? 가. 혈액원은 헌혈혈액 및 검체 취급자의 안전관리에 관한 사항을 규정하여 안전한 작업환경을 제공하고 안전사고를 예방하여 건강을 보호하여야 한다. 나. 혈액원은 생물학적, 화학적 안전관리 및 필요한 경우 방사선 안전관리를 위한 업무 절차와 안전관리 예방 및 사고 발생 후 처리에 대한 교육, 훈련 및 원인 확인에 대하여 점검·관리하여야 한다.				ㅇ가~나 항목을 확인	혈액관리업무 표준업무규정 제13조
문서 및 기록					
1. 혈액관리업무를 위해 수행하여야 할 내용이 포함된 혈액원 표준업무 지침서를 가지고 있는가? – 수혈이나 혈액제제의 제조에 필요한 혈액의 채혈·검사·제조·보존·공급 또는 품질관리를 위해 아래 사항의 내용을 포함한 표준업무 지침서를 구비하여야 한다. 가. 품목별 제품표준서 나. 품질관리기준서 다. 제조관리기준서 라. 제조위생관리기준서				ㅇ실물 확인	혈액관리업무 표준업무규정 제11조 의약품 등의 안전에 관한 규칙 [별표3의4]혈액제제 제조 및 품질관리기준 제4호
2. 표준업무지침을 준수하기 위한 구체적인 표준업무수행매뉴얼(SOP)을 가지고 있는가?				ㅇ실물 확인	혈액관리업무 표준업무규정 제11조
3. 지침과 매뉴얼은 명확하게 문서화되어 있으며, 모든 문서의 작성 및 개정·승인·배포·회수 또는 폐기 등 관리에 관한 사항이 포함된 문서관리규정에 따라 문서를 작성하는가? 가. 문서는 알아보기 쉽도록 작성하고 작성된 문서에는 제조 또는 품질(보증)부서 책임자의 서명과 승인연월일을 기재하여야 한다. 나. 문서의 작성자·검토자(또는 확인자) 및 승인자는 서명을 등록한 후에 사용한다. 다. 기록문서를 수정하는 경우에는 수정하고자 하는 글자 또는 문장 위에 선을 그어 수정 전 내용을 알아볼 수 있도록 하고, 수정된 문서에는 수정사유, 수정연월일 및 수정자의 서명을 기록한다. 라. 문서를 개정할 때는 개정사유 및 개정연월일 등을 기재하고 제조 또는 품질(보증)부서 책임자의 승인을 받으며, 정기적으로 점검한다.				ㅇ문서관리규정에는 가~라 사항이 포함되어야 함 ㅇ실물 확인	혈액관리업무 표준업무규정 제11조 의약품 등의 안전에 관한 규칙 [별표3의4]혈액제제 제조 및 품질관리기준 제5.1호
4. 사용하는 문서는 최근에 개정된 것인가?				ㅇ실물 및 개정이력 등 확인	
5. 전자문서 시스템의 경우에는 허가된 사람만이 입력, 변경 또는 삭제 가능한가?				ㅇ자동화장치 등의 기록 변경에도 적용됨	의약품 등의 안전에 관한 규칙 [별표3의4]혈액제제 제조 및 품질관리기준 제2.2호 및 제5.2호
6. 전자문서를 포함한 모든 기록은 훼손 또는 소실에 대비하고 있으며, 특히 헌혈자대장등을 전자혈액관리업무기록으로 작성·보관하는 경우 안전하게 관리·보존하는 데 필요한 시설 및 장비를 갖추고 있는가? 가. 백업 등의 방법으로 기록의 훼손 또는 소실에 대비할 수 있으며, 필요시 판독 가능한 방법으로 출력하도록 할 수 있다. 나. 특히 헌혈자 대장 등을 혈액관리법 제12조의2제1항의 규정에 의한 전자혈액관리업무기록으로 작성·보관하는 경우 안전하게 관리·보존(개인정보의 탐지, 누출변조 또는 훼손 방지)하는 데 필요한 시설 및 장비를 갖추어야 한다. 다. 자동화장치 등의 기록변경에도 적용된다.				ㅇ가~다 항목을 확인	혈액관리법 제12조의2제2항 의약품 등의 안전에 관한 규칙 [별표3의4]혈액제제 제조 및 품질관리기준 제2.2호 및 제5.2호

항 목	평가결과			심사평가 지침	근거법령
	예	아니오	해당없음		
7. 혈액관리법 또는 다른 법령에서 특별히 규정된 경우를 제외하고는 건강진단, 채혈, 검사 등 업무상 취득한 헌혈자의 비밀을 누설하지 않도록 하는 체계를 갖추고 있는가?					혈액관리법 제12조제3항 및 제12조의2제2항 혈액관리업무 표준업무규정 제15조제3항 및 제4항
8. 후천성면역결핍증(AIDS) 결과를 제외한 검사결과를 헌혈자에게 통보하는가?				ㅇ최근 1년간 혈액검사결과 통보기록 확인	혈액관리법 제8조제1항 혈액관리법 시행규칙 제8조제4항 혈액관리업무 표준업무규정 제15조제2항
9. 다음의 혈액관리업무기록(전자혈액관리업무기록 포함)을 작성, 비치하고 법정기간 동안 보존하는가?				ㅇ기록 보존상태 확인	혈액관리법 제12조제1항 및 제2항 혈액관리법 시행규칙 제14조제1항 및 제2항
9-1. 헌혈경력 및 검사결과 조회서(10년)					
9-2. 부적격혈액처리현황(10년)					
9-3. 헌혈자 혈액정보 통보기록(10년)					
9-4. 헌혈기록카드(10년)					
9-5. 혈액제제 운송 및 수령확인서(3년)					
물품 및 시약					
1. 혈액원은 혈액관리업무 관련 중요물품 및 시약 반입 시 품질의 이상 유무 등에 대한 검수 및 관련물품들에 대해 식품의약품안전처의 허가 또는 신고 여부, 국내외 관련기관의 품질인증을 획득한 제품 여부 등을 확인하고 있는가? 가. 혈액관리업무와 관련된 중요 물품 및 시약의 검수 시 외관 및 표시사항을 확인하고, 제조번호가 없는 경우에는 자재관리번호를 부여하여 겉포장의 먼지를 제거한 후 보관하여야 한다. 나. 자재의 품질이 계속적으로 균질하여 시험성적에 충분한 신뢰성이 보증되는 경우에는 시험항목과 혈액제제의 특성에 따라 필요 항목만 검사할 수 있다. 다만, 모든 항목을 정기적으로 시험하여야 한다.				ㅇ가~나 항목을 확인	혈액관리업무 표준업무규정 제12조제1항 의약품 등의 안전에 관한 규칙 [별표3의4]혈액제제 제조 및 품질관리기준 제7.6호 및 제9.1호
2. 검수 후 부적합으로 판정된 물품은 부적합 표시를 하고 적합한 물품과 구분하여 보관하며 이를 신속하게 처리하는가?				ㅇ적합과 부적합 물품을 확실하게 구분할 수 있는 대책이 마련되어 있는 경우에는 그러지 아니함	의약품 등의 안전에 관한 규칙 [별표3의4]혈액제제 제조 및 품질관리기준 제9.2호
3. 혈액관리업무 관련 중요 물품 및 시약은 품질에 영향을 미치지 않는 조건에서 보관되며 효율적으로 관리되는가? 가. 물품 및 시약은 바닥과 벽에 닿지 않도록 보관하고 특별한 경우를 제외하고는 선입선출에 의하여 출고할 수 있도록 정리·보관하여야 한다. 나. 시험·검사에 사용되는 표준품, 검체 및 중요시약에 대한 관리상황을 기록하여야 한다. 다. 혈액제제와 접촉하는 포장 재료가 혈액제제를 변질시키거나 인체에 유해한 재료가 아닌지를 확인 후 사용하여야 한다.				ㅇ가~다 항목을 확인	의약품 등의 안전에 관한 규칙 [별표3의4]혈액제제 제조 및 품질관리기준 제7.6호 및 제9.2호
4. 표시재료(라벨)는 기재사항 변경 시 마다 「혈액관리업무 표준업무규정」 및 「생물학적제제 기준 및 시험방법」에 적합한지의 여부를 확인하는가?				ㅇ혈액백, 성분채혈키트 등에 부착된 라벨 확인	혈액관리업무 표준업무규정 제24조 의약품 등의 안전에 관한 규칙 [별표3의4]혈액제제 제조 및 품질관리기준 제7.6호
5. 표시재료(라벨)는 제품별, 종류별로 구분·보관하고 표시내용이 변경된 경우에는 이전의 자재와				ㅇ혈액백, 성분채혈키트 등	의약품 등의 안전에 관한 규칙 [별표3

항 목	평가결과			심사평가 지침	근거법령
	예	아니오	해당 없음		
섞이지 않도록 조치하고 있는가?				에 부착된 경우 혈액백 제조번호 (lot 번호)별 관리가 되고 있는지 확인	의4]혈액제제 제조 및 품질관리기준 제9.2호
6. 혈액원은 전산시스템을 사용하여 물품 및 시약을 관리하는 경우 소프트웨어, 하드웨어, 백업절차에 대해 정기적으로 점검, 관리하고 있는가?					혈액관리업무 표준업무규정 제12조제2항
7. 혈액원은 혈액검사에 사용되는 시약 및 장비 선정을 위한 절차와 평가기준을 갖추고 외부 전문가가 포함된 심의기구의 심의를 거쳐 시약 및 장비를 선정하고 있는가?					혈액관리업무 표준업무규정 제18조제1항
8. 자재는 적합으로 판정된 것만을 사용장소(작업소)로 보내고 있는가?					의약품 등의 안전에 관한 규칙 [별표3의4]혈액제제 제조 및 품질관리기준 제9.3호
품질관리 시험					
1. 혈액원은 품질관리체계를 유지하기 위해 필수적인 다음의 장비 및 기구들을 구비하여 이들의 성능 점검 및 유지·보수를 실시하는가?				ㅇ혈액제제의 허가받은 기준 및 시험방법에 따라 품질관리를 수행하여야 함 ㅇ위탁하는 경우는 구비하지 않아도 되고 해당 없음으로 처리함	혈액관리업무 표준업무규정 제8조제2항
1-1. 혈구계산기					
1-2. 수소이온농도 측정기					
1-3. 무균시험을 위한 장비 및 기구 등					
1-4. 혈액응고인자측정장비					
2. 혈액원은 혈액제제의 품질관리기준과 절차를 갖추고 이를 준수하여 정기적으로 일정한 수량에 대해 품질관리를 시행하고 있는가? 가. 시험기록이 정확하고 설정된 기준에 맞다는 것을 확인하는 중간검토자를 두어야 한다. 나. 시험·검사장비, 계측계 및 기록계는 미리 정한 계획서에 따라 정기적으로 교정·기록하여야 한다. 다. 제조용수를 사용하는 경우 규정된 시험방법에 따라 시험하고 평가하여야 한다. 라. 제조 및 품질관리에 자동화장치 등(컴퓨터나 관련 시스템 포함)을 사용할 경우 계획을 수립하여 정기적으로 교정 및 성능 점검을 실시하고 기록해야 한다. 다만, 교정이 불가능한 경우 타당한 사유가 있어야 한다.				ㅇ가~라 항목을 확인	혈액관리업무 표준업무규정 제22조 및 제23조 생물학적제제 기준 및 시험방법 의약품 등의 안전에 관한 규칙 [별표3의4]혈액제제 제조 및 품질관리기준 제2.2호 및 제7.6호
3. 품질관리 시험별로 검사결과를 작성하고 있는가?				ㅇ시험의뢰서와 시험지시서를 통합하여 작성하거나 관리할 수 있음	의약품 등의 안전에 관한 규칙 [별표3의4]혈액제제 제조 및 품질관리기준 제7.5호
4. 품질관리시험 관련 원자료(raw data) 기록을 보존하고 있는가?				ㅇ전산기록 등으로 관리할 수 있으며, 시험일로부터 최소 2년 보관 권장	
5. 혈액원은 식약처 고시 「생물학적제제 기준 및 시험방법」에 나타나 있는 품질관리 시험항목(총혈구 수 등)에 대해 정기적으로 내·외부정도관리를 실시하고 있는가?					혈액관리업무 표준업무규정 제23조제4항
밸리데이션 및 변경관리					
1. 밸리데이션 계획서를 미리 작성하고, 작성된 밸리데이션 계획서에 따라 밸리데이션을 실시하고 있는가?				ㅇ새로운 품목의 혈액제제를 처음 제조하는 경우나 재밸리데이션이 필요한 경우 실시하여야 함	의약품 등의 안전에 관한 규칙 [별표3의4]혈액제제 제조 및 품질관리기준 제6.1호
2. 밸리데이션 실시에 관한 기준서, 밸리데이션 실시결과 및 결론을 종합한 보고서를 작성·비치하고					

항 목	평가결과			심사평가 지침	근거법령
	예	아니오	해당 없음		
있는가?					
3. 밸리데이션 실시 결과, 제조 및 품질관리에 개선이 필요한 경우 필요한 조치를 취하고 해당조치에 대한 기록을 작성·비치하고 있는가?					
4. 공정 밸리데이션을 품목별로 실시하고 있는가?				ㅇ혈액제제의 품질에 영향을 미치는 중요한 제조 과정에 대해서는 예측적 밸리데이션을 실시하여야 하며, 부득이한 경우에 한하여 동시적 또는 회고적 밸리데이션으로 갈음할 수 있음	의약품 등의 안전에 관한 규칙 [별표3 의4]혈액제제 제조 및 품질관리기준 제6.1호 및 제6.2호
5. 밸리데이션을 완료한 제조과정에 대해 정기적 재밸리데이션을 실시하고 있는가?					
6. 혈액제제의 품질에 큰 영향을 미치는 혈액·자재, 제조방법, 제조과정, 제조환경 및 시설장비 등을 변경한 경우 재밸리데이션을 실시하고 있는가?					
7. 주요 시설·장비에 대한 장비 적격성 평가를 실시하고 있는가?				ㅇ혈액관리법 시행규칙 [별표4]혈액관리업무를 위한 시설·장비 중 주요 시설·장비에 대한 적격성 평가 결과 확인	의약품 등의 안전에 관한 규칙 [별표3 의4]혈액제제 제조 및 품질관리기준 제6.3호
8. 품질관리를 위한 시험방법 밸리데이션을 혈액제제 품목별로 실시하고 있는가?					의약품 등의 안전에 관한 규칙 [별표3 의4]혈액제제 제조 및 품질관리기준 제6.4호
9. 세척 밸리데이션을 실시하고 있는가?(필요한 경우에 해당)				ㅇ혈액제제와 직접 접촉하는 기계·설비가 있는 경우 표면에 대하여 제품 잔류물, 세척제 및 미생물 오염의 전이(carry-over) 한계기준 달성가능성을 입증하기 위해 실시 ㅇ동시에 여러 개의 품목을 제조하는 경우 통합하여 실시할 수 있음	의약품 등의 안전에 관한 규칙 [별표3 의4]혈액제제 제조 및 품질관리기준 제6.5호
10. 제조지원설비(공기청정장치 또는 시설)에 대한 밸리데이션을 실시하고 있는가?				ㅇ폐쇄식 시스템을 사용할 수 없거나 적절하지 아니한 경우 청정도를 설정하여 오염이나 교차 오염을 방지하여야 함	의약품 등의 안전에 관한 규칙 [별표3 의4]혈액제제 제조 및 품질관리기준 제6.6호
11. 컴퓨터시스템 밸리데이션을 실시하고 있는가?				ㅇ시설, 장비, 시스템별로 실시하는지 점검	의약품 등의 안전에 관한 규칙 [별표3 의4]혈액제제 제조 및 품질관리기준 제6.7호
12. 혈액제제 제조에 사용되는 시설·장비, 혈액, 자재, 제조과정, 선별검사 및 품질관리 시험방법 등을 변경할 경우에는 혈액제제의 품질 또는 제조과정의 재현성, 안전성 또는 추적성에 영향을					의약품 등의 안전에 관한 규칙 [별표3 의4]혈액제제 제조 및 품질관리기준 제

항 목	평가결과			심사평가 지침	근거법령
	예	아니오	해당없음		
미치는지를 검토하고 있는가?					
13. 변경된 내용을 실시할 때는 관련문서의 개정, 인력에 대한 교육·훈련 등의 필요한 조치를 수립하여 시행하고 있는가?					11호
14. 변경이 완료된 이후에는 평가를 실시하여 변경이 효과적이었는지 판단하고 있는가?					
보고 및 자율점검					
1. 헌혈자의 혈액정보를 다음 기준에 따라 대한적십자사에 통보하고 있는가?				ㅇ최근 2년간 통보서류 확인 (전자혈액관리업무 기록으로 확인가능)	혈액관리법 제8조제5항 혈액관리법 시행규칙 제11조의4
1-1. 헌혈자 인적사항, 혈액 및 혈액제제의 종류, 헌혈일자, 헌혈증서번호, 혈액검사결과(채혈일로부터 3일 이내)					
1-2. 제조한 혈액제제의 공급일자 및 공급처 (공급일로부터 7일 이내)					
1-3. 부적격혈액 폐기일자 및 폐기사유 (폐기일로부터 7일 이내)					
2. 혈액원은 혈액관리업무 점검사항에 대하여 지침에 따라 보고 및 처리하고 있는가?				ㅇ부적격 혈액의 의료기관 출고 및 분획용 출고와 관련하여 수혈부작용 발생 위험도 및 신속한 조치 필요성에 따라 즉시보고 또는 정기보고하여야 함	혈액관리업무 점검사항 보고 및 처리 지침
3. 계획을 수립하여 자체적으로 제조 및 품질관리가 이 기준에 적합하게 이루어지고 있는지를 정기적으로 자율점검하고 있는가?					의약품 등의 안전에 관한 규칙 [별표3의4]혈액제제 제조 및 품질관리기준 제13호
4. 자율점검을 실시할 수 있는 사람은 제조관리자가 지정한 사람으로서 이 기준에 대한 지식과 경험이 풍부한 사람이어야 하며, 필요한 경우에는 외부 전문가에게 의뢰하여 실시하고 있는가?					
5. 자율점검은 사전에 실시의 목적·범위 등을 정하여 실시하며, 자율점검 후에는 그 결과와 개선요구사항 등이 포함된 보고서를 작성하고, 개선요구사항에 대해서는 기한을 정하여 개선하고 있는가?					

3. 헌혈자 보호 등 채혈과정의 적정성에 관한 사항

항 목	평가결과			심사평가 지침	근거법령
	예	아니오	하당없음		
채혈업무 시설 및 장비					
1. 대기실 또는 휴식실이 있으며, 의자(침대)를 갖추었는가?				ㅇ현장 확인 ㅇ대기실 또는 휴식실은 건강진단실(문진실)과 구분된 독립 공간으로 확보하여야 함	혈액관리법 제6조제2항 혈액관리법 시행규칙 제5조의2 별표4
2. 건강진단실(문진실)이 있는가?				ㅇ현장 확인	
3. 건강진단실(문진실)에 다음의 장비가 있으며 제대로 작동하고 있는가?				ㅇ기기 또는 장비의 설명서 또는 검증이 가능한 자체적인 기준에 따라 작동상	
3-1. 청진기(자동혈압계 사용시 제외)					
3-2. 체중계					

항 목	평가결과			심사평가 지침	근거법령
	예	아니오	해당 없음		
3-3. 혈압계				태 점검(제조년 월일 확인)	
3-4. 체온계					
3-5. 혈색소검사용기구 또는 기기(황산구리법에 의한 혈액비중검사의 경우를 제외한다)					
3-6. 혈소판수검사용기기(혈소판성분헌혈을 하는 혈액원에 한한다)					
3-7. 과거헌혈경력 및 검사결과조회장비					
4. 채혈실이 있는가?				ㅇ현장 확인	
5. 채혈실에 다음의 장비를 갖추고 관리하고 있는가?					
5-1. 침대				ㅇ기기 또는 장비의 설명서 또는 검증이 가능한 자체적인 기준에 따라 작동상태 점검(제조년 월일 확인) ㅇ각 장비는 괄호 안의 관련 헌혈을 실시하거나 제조하는 혈액원에 한함 ㅇ혈액중량측정용저울은 제제실의 것을 겸용할 수 있으며, 무게측정 기능이 있는 전혈혼합기로 대신할 수 있음 ㅇ부속채혈시설 이외의 장소 또는 차량에서의 채혈시 혈액전용 냉장고, 혈액전용냉동고는 혈액제제별 보존온도 유지용기와 냉매재로 대체 가능함	
5-2. 봉합기					
5-3. 혈액성분채혈기(성분헌혈)					
5-4. 전혈혼합기(전혈채혈)					
5-5. 혈액전용 냉장고					
5-6. 혈액전용 냉동고(동결 혈액제제 제조)					
5-7. 혈액중량측정용저울					
6. 헌혈자로부터 채혈은 쾌적하고 안전한 환경에서 이루어지는가?				ㅇ현장 확인 ㅇ헌혈자 면담	혈액관리법 제4조의2제3항 혈액관리업무 표준업무규정 제16조제1항
7. 헌혈적격여부 판정을 위한 문진사항의 기록과 면담은 헌혈자의 개인비밀이 보호될 수 있는 환경에서 실시하는가?				ㅇ현장 확인	혈액관리법 제4조의2제5항 혈액관리업무 표준업무규정 제14조제3호
헌혈관련증상					
1. 헌혈자의 자유의사로 헌혈할 수 있도록 헌혈에 관한 필수안내문 및 유의사항을 설명하고 헌혈자로부터 채혈동의를 받는가?				ㅇ헌혈현장 확인 ㅇ업무지침 확인	혈액관리법 제4조의2제4항 혈액관리업무 표준업무규정 제14조제1호
2. 헌혈관련증상의 발생여부를 세심히 관찰하고, 필요한 예방조치(채혈직후 필요한 음료제공 등)를 취하는가?					혈액관리법 제4조의2제6항 혈액관리법 시행령 제3조 혈액관리업무 표준업무규정 제16조제1항 헌혈자 보호 및 안전에 관한 지침
3. 헌혈관련증상 발생 시 지체 없이 적절한 조치를 취하도록 하는 등 헌혈자보호를 위한 업무지침을					혈액관리법 제4조의2제7항

항 목	평가결과			심사평가 지침	근거법령
	예	아니오	해당 없음		
마련하고 준수하는가?					혈액관리법 시행령 제3조 혈액관리업무 표준업무규정 제16조제1항 헌혈자 보호 및 안전에 관한 지침
4. 헌혈 현장마다 헌혈관련증상자 발생시 조치를 관장하는 책임자를 지정 하였는가?					혈액관리법 제4조의2제6항 및 제7항 혈액관리법 시행령 제3조 혈액관리업무 표준업무규정 제16조제1항 헌혈자 보호 및 안전에 관한 지침
5. 헌혈 현장별로 기본 물품이 구비된 응급함을 준비하고, 구비물품의 작동여부 및 유효기간을 정기적으로 점검하는가?					
6. 안전사고 발생시 응급 이송이 가능한 의료기관 명부를 비치하고 숙지하고 있는가?					
7. 부속채혈시설의 시설과 환경은 헌혈관련증상으로 인한 2차 손상을 방지 할 수 있도록 관리되고 있는가?					혈액관리법 제4조의2제6항 혈액관리법 시행령 제3조 혈액관리업무 표준업무규정 제16조제1항 헌혈자 보호 및 안전에 관한 지침
8. 헌혈현장 근무자를 대상으로 헌혈관련 안전사고 예방에 대한 교육을 주기적으로 실시하고, 그 결과를 보고하고 있는가?					
9. 헌혈관련증상 발생시 지침에 따라 보고하고 있는가?					혈액관리법 제4조의2제7항 혈액관리법 시행령 제3조 헌혈자 보호 및 안전에 관한 지침
헌혈자 선별					
1. 혈액원은 헌혈자의 신원을 확인하는가?				○헌혈현장 확인	혈액관리법 시행규칙 제6조제1항
2. 채혈 전에 헌혈자의 과거 헌혈경력 및 그 검사결과와 채혈금지대상자 여부를 대한적십자사에 조회하여 헌혈자의 채혈적격여부를 확인하는가?				○헌혈현장 확인 ○업무지침 확인	혈액관리법 시행규칙 제6조 제2항 및 제3항 혈액관리업무 표준업무규정 제14조제2호
3. 헌혈자에 대하여 채혈 전에 다음의 건강진단을 실시하는가?					
3-1. 문진, 시진 및 촉진				○헌혈현장 확인 ○헌혈기록카드 확인 ○혈색소검사는 황산구리법에 의한 혈액비중 검사 또는 적혈구 용적률검사로 가능	혈액관리법 제7조제1항 혈액관리법 시행규칙 제6조
3-2. 체온 및 맥박측정					
3-3. 체중측정					
3-4. 혈압측정					
3-5. 혈색소검사					
3-6. 혈소판계수검사 (혈소판성분채혈의 경우에 한한다)					
4. 의사 또는 간호사가 채혈 전에 문진을 실시하는가?				○현장 확인	혈액관리법 제9조 혈액관리법 시행규칙 제12조제1호 가목 혈액관리업무 표준업무규정 제14조제3호
5. 혈액관리법 시행규칙 제12조제1호 가목에 따라 헌혈기록카드를 작성하고 헌혈자의 서명 날인을 받는가?				○헌혈기록카드 확인	
채혈					
1. 채혈은 채혈에 필요한 시설을 갖춘 곳에서 의사의 지도하에 이루어지는가?					혈액관리법 제9조 혈액관리법 시행규칙 제12조제1호 나목 혈액관리업무 표준업무규정

항 목	평가결과			심사평가 지침	근거법령
	예	아니오	해당 없음		
					제16조제1항제1호
2. 1인1회 채혈량은 다음 채혈량 한도의 110%의 범위를 유지하는가?					
2-1. 전혈 : 400밀리리터				ㅇ헌혈현장 확인 ㅇ업무지침 확인	혈액관리법 제9조 혈액관리법 시행규칙 제12조 제1호다목
2-2. 성분채혈 : 500밀리리터					
2-3. 다종성분채혈 : 600밀리리터					
3. 채혈은 혈액백 또는 성분채혈키트를 이용하여 소독 과정을 포함하여 무균적으로 시행하는가?				ㅇ실물 확인 ㅇ헌혈자 및 채혈자의 소독 관련 업무지침 및 준수여부 확인	혈액관리법 제9조 혈액관리법 시행규칙 제12조제1호라목
4. 혈액제제의 제조를 위하여 채혈된 혈액은 제조하기까지 다음의 방법으로 관리하는가?				ㅇ채혈종류별로 보존온도 유지상태를 실물로 확인	혈액관리법 제9조 혈액관리법 시행규칙 제12조제1호마목
4-1. 전혈채혈 : 섭씨 1도이상 10도이하에서 관리할 것 다만, 혈소판제조용의 경우에는 섭씨 20도 이상 24도 이하에서 관리할 것					
4-2. 혈소판성분채혈 : 섭씨 20도이상 24도이하에서 관리할 것					
4-3. 혈장성분채혈 : 섭씨 6도이하에서 관리할 것					
5. 채혈과정은 검체 뒤바뀜 등 사무적 오류를 예방할 수 있는 업무 절차를 갖추고 있는가?				ㅇ업무지침 확인	혈액관리업무 표준업무규정 제16조제1항제2호
6. 헌혈자로부터 채혈하기 전에 본인임을 확인하고 있는가?				ㅇ헌혈자 본인 확인 방법 질의	혈액관리법 시행규칙 제6조제1항 혈액관리업무 표준업무규정 제14조제2호
7. 헌혈받은 경우 헌혈증서를 헌혈자에게 교부하는가?				ㅇ최근 1년간 교부한 헌혈증서 확인하여 헌혈자 수와 비교	혈액관리법 제14조제1항 혈액관리법 시행규칙 제15조제1항

4. 혈액검사의 정확성에 관한 사항

항 목	평가결과			심사평가 지침	근거법령
	예	아니오	해당 없음		
시설 및 장비					
1. 검사실에 다음의 장비가 있으며 제대로 관리 및 작동되고 있는가?					
1-1. 검체용원심분리기				ㅇ실물 확인 ㅇ의료기관공급혈액원의 경우 의료기관의 장비 사용 가능 ㅇ기기 또는 장비의 설명서 또는 검증이 가능한 자체적인 기준에 따라 작동상태 점검(제조년 월일 확인) ㅇ1-4, 1-6, 1-8: 핵산 증	혈액관리법 제6조제2항 혈액관리법 시행규칙 제5조의2 별표4
1-2. 생화학검사기기 (ALT검사가 가능하여야 하며 혈장 성분채혈을 하는 혈액원은 총단백검사도 가능하여야 함)					
1-3. B형간염검사기기 : 효소면역측정법(또는 이와 동등 이상의 감도를 가진 시험방법) 검사기기					
1-4. B형간염검사기기 : 핵산증폭검사장비					
1-5. C형간염검사기기 : 효소면역측정법(또는 이와 동등 이상의 감도를 가진 시험방법) 검사기기					
1-6. C형간염검사기기 : 핵산증폭검사장비					
1-7. 후천성면역결핍증검사기기 : 효소면역측정법(또는 이와 동등이상의 감도를 가진 시험방법)					

항 목	평가결과			심사평가 지침	근거법령
	예	아니오	해당 없음		
검사기기				폭 검사를 외부에 의뢰하는 경우 해당 없음	
1-8. 후천성면역결핍증검사기기 : 핵산증폭검사장비					
1-9. HTLV 검사기기 : 효소면역측정법(또는 이와 동등 이상의 감도를 가진 시험방법) 검사기기					
1-10. 매독검사기기 또는 기구					
1-11. 혈액형검사기구(혈청형혈액검사를 포함한다)					
1-12. 현미경					
1-13. 시약전용냉장고					
2. 각 검사장비의 기능 점검, 수리 및 유지보수 지침과 시행기록이 있는가?				ㅇ유지보수지침 및 수리지침서 확인	혈액관리업무 표준업무규정 제8조제1항
3. 전기공급 중단이나 과도한 전압으로부터 검사장비를 보호할 수 있는 장치가 있는가?					
시약 및 헌혈혈액 선별검사용 검체관리					
1. 모든 물품 및 시약의 보관조건에 관한 지침 및 점검기록을 보관하고 있는가?				ㅇ물품, 시약에 대한 지침 및 기록 확인	혈액관리업무 표준업무규정 제12조
2. 모든 물품 및 시약은 유효기간 내에 사용되고 있으며, 표지에 내용물, 개봉일자, 유효기간, 보관조건 등에 대한 사항이 적절하게 표시되어 있는가?					
3. 물품 및 시약은 제조회사가 권장하는 보관방법에 따라서 보관되고 있으며, 검체 보관소의 온도 및 제반사항이 적절히 관리되고 있는가?					
4. 검사항목별 검체 보관조건과 안정도에 대한 기준이 있는가?					
5. 검체의 운송 및 보관 상태가 적절한지 확인하는 절차가 있으며, 실제 운송된 검체와 worklist에 접수된 검체간의 일치 여부를 확인하는가?				ㅇ검사지침서 및 기록 확인	혈액관리업무 표준업무규정 제19조 헌혈혈액 검체보관 및 이송업무 지침
6. 검체는 검사 전후를 구분·보관하고 있는가?					의약품 등의 안전에 관한 규칙 [별표3의4]혈액제제 제조 및 품질관리기준 제9.2호
7. 부적격 검체는 기준 및 처리 지침에 따라 처리되고 있는가?				ㅇ검사지침서 및 기록 확인	혈액관리업무 표준업무규정 제19조 헌혈혈액 검체보관 및 이송업무 지침
8. 채혈시 채취한 검체는 시험 중임을 표시하며, 검체의 용기 포장에 혈액관리번호, 채취일, 채취자 등을 표시하는가?				ㅇ자동관리 시스템인 경우에는 혈액관리번호 이외의 표시를 생략할 수 있음	의약품 등의 안전에 관한 규칙 [별표3의4]혈액제제 제조 및 품질관리기준 제9.1호
9. 선별검사가 완료된 검체에 대해 일정 기간 기준에 맞게 보관 관리하고 있으며, 필요시 용이하게 찾을 수 있는가?				ㅇ검사지침서 및 기록 확인	혈액관리업무 표준업무규정 제19조 헌혈혈액 검체보관 및 이송업무 지침
헌혈혈액 선별검사 수행					
1. 헌혈자로부터 채혈한 혈액에 대하여 지체 없이 보건복지부장관이 정하는 검사를 실시하고 적격 여부를 확인하는가?				ㅇ최근 2년간 헌혈자 혈액 검사 기록 확인	혈액관리법 제8조제1항 혈액관리법 시행규칙 제8조제1항

항 목	평가결과			심사평가 지침	근거법령
	예	아니오	해당 없음		
					혈액관리업무 표준업무규정 제17조제1항
2. 헌혈력이 있는 경우 과거 혈액형 결과를 조회하여 비교하고 있는가?				ㅇ혈액형검사지침서 및 기록 확인	혈액관리업무 표준업무규정 제17조
3. ABO 혈액형 검사는 혈구형과 혈청형 검사를 모두 시행하고 있는가?					
4. RhD 혈액형 검사결과 음성인 경우, weak D 검사를 시행하는가?					
5. ABO 혈액형 검사와 RhD 혈액형 검사 결과 기록(전산기록 보관도 가능)을 보관하고 있는가?					
6. ABO 혈액형 불일치를 해결하는 방법에 대한 업무지침서가 있으며 지침대로 시행하고 있는가?					
7. ABO 혈액형 불일치 문제가 해결될 때까지 혈액의 공급을 연기하고 있는가?					
8. 각 감염성 질환의 확인을 위한 검사진행방법에 대한 업무지침을 가지고 있으며, 이를 준수하고 있는가?				ㅇ감염성 질환의 초회검사에서 양성결과를 보이는 경우, 업무지침서에 따라 재검사 또는 확인검사를 실시하는지 표준업무지침을 확인	
9. 후천성면역결핍증 선별검사가 양성일 경우 취해야 할 조치를 검사자가 완전히 숙지하고 시행하고 있는가?				ㅇ임무수행지침 확인	헌혈혈액매개 HIV감염방지를 위한 유관기관 임무수행지침 혈액관리업무 표준업무규정 제20조
10. B형간염, C형간염 및 후천성면역결핍증 핵산증폭검사, 인체티(T)림프영양성바이러스 검사 등을 직접 실시하지 않는 경우 외부에 의뢰하는가?					
11. 핵산증폭검사 실패시의 조치사항이 문서화되어 있으며, 이를 적절히 시행하고 있는가?				ㅇ표준업무지침 확인 ㅇ주기적으로 산출한 통계에 대한 종합 검토 기록 여부 포함 ㅇ핵산증폭검사를 실시하는 기관만 해당	혈액관리업무 표준업무규정 제10조
12. 검사접수 및 보고시간 확인 시스템을 갖추고 있으며, 검체접수 및 검사결과 보고가 지연된 경우 이에 대한 원인 규명과 대책을 검토한 자료를 갖고 있는가?				ㅇ표준업무지침 확인	
13. 검사의 오류 방지 대책이 수립되어 있는가?				ㅇ오류 방지 대책 확인 ㅇ검사후 단계에서는 결과 보고 전 사무적 착오, 분석 오차 및 비정상적 결과를 점검하기 위한 체계를 포함하여야 함	
13-1. 검사전 (검체접수, 분류 및 보관) 단계에서의 대책					
13-2. 검사단계에서의 대책					
13-3. 검사후 (결과입력 및 보고) 단계에서의 대책					
13-4. 오류 발생 시 처리지침					
13-5. 발생한 오류에 대한 원인 조사 및 시정 기록					
13-6. 검사 책임자의 검사 결과 점검기록					
14. 혈액검사를 의뢰받는 경우, 검사결과가 해당 혈액원 및 의료기관에 정확히 전달되는지에 관해 정기적으로 검증하는 시스템을 가지고 있으며 이를 시행하고 있는가?				ㅇ혈액검사(핵산증폭검사 포함)를 의뢰 받는 기관만 해당	
15. 혈액검사를 의뢰받는 경우, 검사결과가 양성일 때 즉시 해당혈액원 및 의료기관에 통보하는 시스템				ㅇ혈액검사(핵산증폭검사 포	

항 목	평가결과			심사평가 지침	근거법령
	예	아니오	해당 없음		
이 수립되어 있는가?				함)를 의뢰 받는 기관만 해당	
16. 헌혈혈액 선별검사별로 결과를 작성하고 있는가?				ㅇ전자기록 포함	혈액관리법 제8조 의약품 등의 안전에 관한 규칙 [별표3의4]혈액제제 제조 및 품질관리기준 제7.5호
17. 헌혈혈액 선별검사에서 얻은 모든 원자료(raw data) 기록을 보존하고 있는가?					
18. 검사결과에 대한 전산시스템이 개발되어 있는가?				ㅇ전산시스템 사용지침서와 보완 지침서 확인	혈액관리법 제12조의2
18-1. 데이터 접근 및 수정 권한 범위에 대한 지침서가 있으며 이를 시행하고 있는가?					
18-2. 전산상 검사결과를 입력/수정한 직원을 확인할 수 있는가?					
18-3. 소프트웨어와 하드웨어 변경 및 고장 시 데이터 보존을 위한 대책이 마련되어 있는가?					
18-4. 자료복구가 필요한 경우 복구 후 시스템의 완전성을 검증하기 위한 절차가 있는가?					
정도관리					
1. 검사실 내부정도관리 프로그램과 지침이 있으며, 내부정도관리를 시행하고 검토한 기록이 있는가?				ㅇ표준업무지침 확인 ㅇ주기적으로 산출한 통계에 대한 종합 검토 기록 여부 포함	혈액관리업무 표준업무규정 제10조
2. 내부정도관리 결과에 이상 발생 시 즉시 담당 책임자에게 보고하는 체계가 있는가?					
3. 검사 batch마다 정도관리물질을 검체와 함께 검사하여 정도관리물질의 결과가 허용범위 내에 있음을 확인한 후에 결과를 보고하는가?					
4. 서로 다른 검사방법이나, 기기로 검사를 수행할 경우 검사결과를 비교, 검토하는가?					
5. 시약의 lot 번호 변경 시 또는 다른 회사제품으로 변경 시, parallel test를 시행하는가(채혈, 품질검사업무 장비 포함)?					
6. 핵산증폭반응 시 저해물질에 의한 위음성반응 검출을 위해 내부대조물질(internal control)을 함께 반응시키는가?				ㅇ표준업무지침 확인 ㅇ주기적으로 산출한 통계에 대한 종합 검토 기록 여부 포함 ㅇ핵산증폭검사를 실시하는 기관만 해당	
7. 대한임상검사정도관리협회 등의 외부기관에서 주관하는 외부정도관리 사업에 참여하고 있는가?				ㅇ표준업무지침 확인 ㅇ내·외부정도관리 프로그램 현황 확인	
7-1. 외부정도관리 결과가 기록 보관되어 있는가?					
7-2. 외부정도관리 검체는 헌혈자의 검체와 똑같이 취급하여 검사하는가?					
7-3. 외부정도관리 분석결과가 허용범위를 벗어난 경우, 검사실 책임자가 이를 적극적으로 검토하고 적절한 대책을 수립한 기록이 있는가?					
7-4. 외부정도관리 프로그램에 참가하지 않는 종목에 대하여 대체할 수 있는 프로그램(검사실간 비교 등)이 마련되어 있는가?					

5. 혈액제제 제조·보존·공급의 안전성에 관한 사항

항 목	평가결과			심사평가 지침	근거법령
	예	아니오	해당 없음		
제조·보존·공급업무 시설 및 장비					
1. 시설 및 장비가 혈액제제의 교차오염 등의 위험발생을 최소화 할 수 있도록 설계, 배치되어 있는가?				ㅇ현장 확인	의약품 등의 안전에 관한 규칙 [별표3의4]혈액제제 제조 및 품질관리 기준 제2.1호
2. 혈액제제의 제조 및 보관실은 아래와 같이 관리하고 있는가?				ㅇ쥐, 해충 등의 관리는 위탁 가능	의약품 등의 안전에 관한 규칙 [별표3의4]혈액제제 제조 및 품질관리 기준 제2.1호 및 제2.2호
2-1. 환기(통풍)가 잘됨					
2-2. 직사광선 차단					
2-3. 보관조건에 따라 온도 및 필요 시 습도를 조절하는 시설					
2-4. 쥐, 해충 등을 막을 수 있는 시설					
3. 제제실에 다음의 장비가 있으며 제대로 관리 및 작동되고 있는가?				ㅇ기기 또는 장비의 설명서 또는 검증이 가능한 자체적인 기준에 따라 작동상태 점검(제조년 월일 확인) ㅇ3-6의 경우 공기 및 환경을 청정하게 관리하고 있는지 확인(폐쇄식 시스템을 사용할 수 없거나 적절하지 아니한 경우 청정도를 설정하여 오염이나 교차 오염을 방지하여야 함)	혈액관리법 제6조제2항 혈액관리법 시행규칙 제5조의2 별표4 의약품 등의 안전에 관한 규칙 [별표3의4]혈액제제 제조 및 품질관리 기준 제2.1호
3-1. 혈액중량측정용 저울 및 봉합기					
3-2. 혈액전용냉장고					
3-3. 혈액전용냉동고(동결 혈액제제를 제조하는 혈액원에 한한다)					
3-4. 혈액제제제조용원심분리기 및 혈장추출기 (전혈로부터 성분분리하여 혈액제제를 제조하는 혈액원에 한한다)					
3-5. 급속동결기(신선동결혈장, 동결해동적혈구등을 제조하는 혈액원에 한한다)					
3-6. 공기청정 장치 또는 시설					
제제 시설·장비의 세척 및 소독					
1. 제제시설 및 장비의 세척 소독에 사용하는 세제 또는 소독제는 잔류하거나 적용하는 표면에 이상을 초래하지 않는 것을 사용하는가?				ㅇ해당하는 경우에 한함	의약품 등의 안전에 관한 규칙 [별표3의4]혈액제제 제조 및 품질관리 기준 제8.3호
2. 세척 소독한 제제시설 및 장비는 차후 사용시까지 오염되지 않도록 유지·관리하는가?					
3. 세척 및 소독에 대한 기록과 그 시설·장비를 사용한 품목 등 사용기록을 날짜순으로 작성·비치하고 있는가?				ㅇ기록에는 작업원, 작업일, 세제 또는 소독제 등이 기록되어야 하며, 세척·소독기록과 사용기록은 통합하여 작성 가능함	
제조과정관리					
1. 혈액제제의 제조 시 다음 사항이 포함된 제조기록서를 작성하는가? 가. 혈액제제명 나. 제조번호 또는 혈액관리번호, 제조연월일 및 사용기한 다. 중요 제조과정에서의 작업원의 성명, 확인자의 서명, 작업연월일 및 작업시간 라. 혈액백 표시재료의 시험번호 또는 관리번호 마. 특이사항				ㅇ제조기록서는 제조번호 또는 혈액관리번호 별로작성(전산관리 가능) ㅇ표시재료가 원자재(혈액백, 성분채혈키트 등)에 부착되어 납품되는 경우 해당 관리번호(lot 번호)를 기록	의약품 등의 안전에 관한 규칙 [별표3의4]혈액제제 제조 및 품질관리 기준 제7.4호

항 목	평가결과			심사평가 지침	근거법령
	예	아니오	해당 없음		
2. 해당 작업에 종사하지 않는 자의 제제실 출입을 제한하고 있는가?					
3. 작업 전에 시설 및 기구의 청결상태를 확인하고 있는가?					
혈액제제의 표지 부착					
1. 표지는 부착과정에서 혈액제제의 이상 유무에 대한 확인 및 적절한 표지의 부착이 보증될 수 있는 작업절차를 갖추고 표지 부착방법을 표준화하고 있는가? - 표지 부착 시는 정확한 ABO 및 RhD 혈액형과 유효기간 등을 재확인한 후 혈액제제 표지를 부착하여야 하며, 혈액제제의 원래의 라벨 외에 추가되거나 변경된 사항도 명백하게 기재될 수 있는 과정이 포함되어야 한다.					혈액관리업무 표준업무규정 제24조제2항 제1호 및 2호 의약품 등의 안전에 관한 규칙[별표3의4]혈액제제 제조 및품질관리기준 제7.4호
2. 사용하는 표지의 종류를 표준화하고 있으며 혈액제제의 표지에 기재되어야 하는 내용은 식품의약품안전처가 고시한 「생물학적제제 기준 및 시험방법」을 따르고 있는가?					혈액관리업무 표준업무규정 제24조제1항 의약품 등의 안전에 관한 규칙[별표3의4]혈액제제 제조 및 품질관리기준 제7.4호
운송					
1. 혈액제제의 운송거리 및 시간을 고려하여 혈액관리법 시행규칙 제2호가목(별표2의2)의 규정에 의한 보존온도를 유지할 수 있는 적절한 용기에 넣어 운송·공급하는가?				ㅇ실물 확인	혈액관리법 제9조제1항 혈액관리법 시행규칙 제12조제3호 가목 혈액관리업무 표준업무규정 제25조
2. 혈액공급차량을 혈액관리법 시행규칙 제12조의2 별표5의 기준에 맞게 운영하는가?					혈액관리법 제9조제3항 혈액관리법 시행규칙 제12조의2 혈액관리업무 표준업무규정 제25조
3. 혈액제제를 수령한 자에게 혈액제제운송 및 수령 확인서를 제출하는가?				ㅇ3년간 보관	혈액관리법 제9조제3항 혈액관리법 시행규칙 제12조제3호 나목
보관검체					
1. 보관검체를 영하 20도 이하에서 혈액원장이 정하는 장소에 최소한 10년간 보관하고 있는가?				ㅇ제출근거자료 확인	혈액관리업무 표준업무규정 제19조 헌혈혈액 검체보관 및 이송업무 지침
2. 검체 보관소에 이상이 발생하는 경우 이를 보고하고 해결하는 방법이 업무지침 및 보고체계 규정에 따라 처리되고 있는가?				ㅇ업무지침서 및 기록 확인	
3. 보관검체 관리책임자를 지정하여 매일 2회 이상 보관검체를 보관하는 시설·장비의 작동상태를 점검하는가?				ㅇ제출근거자료 확인	
4. 보관검체현황을 매년 보건복지부장관에게 보고하는가?					
5. 보관검체의 운송 및 보관 상태가 적절한지 확인하는 절차가 있으며, 실제 운송된 검체와 접수된 검체간의 일치 여부를 확인하는가?				ㅇ업무지침서 및 기록 확인	
혈액 입고 및 보관 관리					
1. 혈액, 혈액제제의 입고 및 보관에 관한 절차가 규정되어 있는가?					의약품 등의 안전에 관한 규칙 [별표3의4]혈액제제 제조 및 품질관리기준 제9.2호
2. 채혈한 혈액은 적합으로 판정된 것만을 제제실로 보내고 있는가?				ㅇ혈액제제의 특성을 고려하	의약품 등의 안전에 관한 규칙 [별

항 목	평가결과 예	평가결과 아니오	평가결과 해당 없음	심사평가 지침	근거법령
				여 다른 부적합 사항이 없을 경우, 헌혈혈액 선별검사 완료 이전이라 할지라도 제제 업무를 시행할 수 있음	표3의4]혈액제제 제조 및 품질관리 기준 제9.3호
3. 혈액의 입고와 출고는 채혈장소, 혈액백(bag)의 종류, 혈액제제 종류 등으로 구분하고 전산기록을 통해 이루어지고 있으며, 혈액은 성분별로 보관하고 있는가?					혈액관리업무 표준업무규정 제21조 제1항 제1호
4. 입고된 혈액은 헌혈혈액 선별검사 결과 적합판정이 날 때까지 격리·보관하고 있는가?				ㅇ적합판정을 받은 혈액제제와 확실하게 구분할 수 있는 대책이 마련되어 있는 경우에는 그러하지 아니함	혈액관리업무 표준업무규정 제17조 제2항 의약품 등의 안전에 관한 규칙 [별표3의4]혈액제제 제조 및 품질관리 기준 제9.1호
5. 입고된 혈액의 외관 및 혈액관리번호 등의 표시사항을 확인하고 청결하고 안전하게 보관하는가?					
6. 보관 업무에 종사하지 않는 자의 보관소 출입을 제한하는가?					의약품 등의 안전에 관한 규칙 [별표3의4]혈액제제 제조 및 품질관리 기준 제9.2호
7. 채혈된 혈액과 혈액제제는 각각 구획된 장소에 종류별로 보관하고 있는가?				ㅇ혈액 및 혈액제제가 혼동을 일으킬 우려가 없는 시스템에 의하여 보관되는 경우에는 그러지 아니함	
8. 혈액제제는 검사 전후를 구분·보관하고 있는가?				ㅇ자동관리 시스템인 경우에는 혈액관리번호 이외의 표시를 생략할 수 있음	
9. 혈액 및 혈액제제는 품질에 영향을 미치지 않는 조건에서 보관되고 정기적, 효율적으로 관리되고 있으며 혈액제제의 보존온도를 혈액관리법 시행규칙 제12조제2호가목 별표2의2의 기준에 맞게 유지하고 있는가?				ㅇ혈액제제별 보존상태 확인 ㅇ업무지침 확인	혈액관리법 제9조제1항 혈액관리법 시행규칙 제12조 혈액관리업무 표준업무규정 제25조 의약품 등의 안전에 관한 규칙[별표3의4]혈액제제 제조 및품질관리기준 제7호 및 제9.2호
10. 보관온도를 유지하는 장치와 그 유지온도를 기록하는 장치(자동온도기록장치)를 갖추고 주기적으로 교정을 실시하는가?(단, 필요한 경우 보정하여 사용한다)				ㅇ온도기록지 및 교정성적서 확인	혈액관리법 제9조제1항 혈액관리법 시행규칙 제12조제2호 나목 의약품 등의 안전에 관한 규칙 [별표3의4]혈액제제 제조 및 품질관리 기준 제9.2호
11. 자동온도기록장치가 부착된 혈액제제 전용 보관 장비 또는 시설을 사용하여 혈액제제별 보관조건(온도)이 항상 유지되도록 보관하는가?					의약품 등의 안전에 관한 규칙 [별표3의4]혈액제제 제조 및 품질관리 기준 제9.2호
부적격혈액관리					
1. 혈액제제의 부적격여부를 주기적으로 점검하는가?				ㅇ점검기록 확인(기간은 무작위 추출) ㅇ업무지침 확인	혈액관리법 제9조제1항 혈액관리법 시행규칙 제12조제2호 다목 혈액관리업무 표준업무규정

항 목	평가결과			심사평가 지침	근거법령
	예	아니오	해당 없음		
					제25조
2. 부적격혈액 발견 시 폐기처분 전까지 다른 혈액, 혈액제제와 구별하도록 다음 방법에 의하여 신속하게 처리하는가?				ㅇ실물 확인 ㅇ업무지침서 확인 ㅇ혈액을 보관하는 냉장고 또는 냉동고에 별도의 칸을 분리하여 잠금장치를 설치한 상자에 부적격혈액을 표시하여 보관하는 경우 "예"로 함	혈액관리법 제8조제2항 혈액관리법 시행규칙 제10조제1항 의약품 등의 안전에 관한 규칙 [별표3의4]혈액제제 제조 및 품질관리 기준 제9.2호
2-1. 부적격혈액이 발견된 즉시 식별이 용이하도록 혈액용기의 겉면에 그 사실 및 사유를 기재할 것					
2-2. 부적격혈액은 부적격혈액임을 표시하고 적격혈액과 분리하여 잠금장치가 설치된 별도의 격리 공간에 보관할 것					
3. 혈액원은 부적격혈액의 출고정보를 의료기관에 알리는 경우 혈액관리법 시행규칙 별지 제4호의2 서식의 부적격혈액 출고정보서(전자문서 포함)에 따라 통보하고 있는가?					혈액관리법제8조제4항 혈액관리법 시행규칙 제11조의2
4. 혈액원은 부적격혈액의 수혈정보를 수혈자에게 알리는 경우 혈액관리법 시행규칙 별지 제4호의3서식의 부적격혈액 수혈정보서(전자문서 포함)에 따라 통보하고 있는가?					혈액관리법 제8조제5항 혈액관리법 시행규칙 제11조의3
5. 부적격 혈액을 폐기물 관리법 시행구칙 제14조의 규정을 준용하여 폐기처분하는가?				ㅇ업무지침 확인 ㅇ폐기처분 현황 확인	혈액관리법 시행규칙 제11조제1항
6. 부적격 혈액처리현황을 매 연도말 기준으로 보건복지부장관에게 제출하는가?				ㅇ근거자료 확인	혈액관리법 시행규칙 제11조제2항
출고관리 및 회수					
1. 혈액제제는 채혈, 검사, 제조, 보관 및 품질관리 결과를 종합하여 판정한 후 제조관리자가 승인한 출고 절차에 따라 출고 가능한 혈액제제만 출고하고 있는가?				ㅇ혈액제제를 출고하기 전에 최종적으로 혈액관리 전산 프로그램 등을 통하여 조회하고 적격여부를 확인하여야 함	혈액관리업무 표준업무규정 제21조제2항
2. 혈액제제가 교환입고·회수되었을 경우에는 폐기하는가? 다만, 교환입고된 혈액제제가 아래와 같이 출고에 문제가 없어 재출고한 경우, 해당 내용을 기록하고 보존하는가? 가. 적절한 조건에서 보관되었다는 것이 확인되는 경우 나. 혈액저장용기(혈액백)가 파손되지 않은 경우 다. 유효기한 또는 사용 기한이 수혈용으로 출고가 충분히 가능하다고 판단될 경우 라. 시험·검사 결과 품질기준에 적합하다는 것이 확인된 경우(단, 시험·검사 방법에 따라 출고가 불가할 수 있음)					의약품 등의 안전에 관한 규칙 [별표3의4]혈액제제 제조 및 품질관리 기준 제7.4호
3. 의료기관으로부터 혈액제제 품질 등에 대한 개선요청이 있는 경우 적절한 조치를 취하고 있는가?					의약품 등의 안전에 관한 규칙 [별표3의4]혈액제제 제조 및 품질관리 기준 제10호
4. 출고된 혈액제제에 중대한 결함이 있는 경우 신속히 조치하고 그 기록을 보존하며, 재발방지대책을 수립하여 시행하는가?					혈액관리법 제8조의2 혈액관리업무 점검사항 보고 및 처리 지침 의약품 등의 안전에 관한 규칙 [별표3의4]혈액제제 제조 및 품질관리 기준 제10호
5. 혈액제제에 대한 교환입고·회수를 효과적으로 처리하기 위하여 교환입고·회수절차를 작성하여 운영하고 있는가?					혈액관리법 제8조의2 혈액관리업무 점검사항 보고 및 처리 지침

항 목	평가결과			심사평가 지침	근거법령
	예	아니오	해당 없음		
6. 혈액원 내 자격을 갖춘 자를 지정하여 혈액제제 회수의 필요성을 평가하고 필요한 조치를 실시하고 문서화하고 있는가?					의약품 등의 안전에 관한 규칙 [별표3의4]혈액제제 제조 및 품질관리기준 제10호
7. 회수된 혈액제제는 격리·보관하고 정해진 규정에 따라 폐기 조치하는가?(수혈부작용조사 등의 목적으로 일정기간 폐기하지 않을 경우에는 명확히 표시하고 격리·보관하여야 한다)					혈액관리법 시행규칙 제10조 및 제11조 의약품 등의 안전에 관한 규칙 [별표3의4]혈액제제 제조 및 품질관리기준 제10호
혈액 등의 안전성 확보					
1. 모든 혈액제제는 혈액제제명, 혈액관리번호, 출고일자, 출고처 및 수량 등을 기록·관리하여 헌혈자로부터 최종 사용까지(수혈자 및 연구용 부적격 혈액 포함) 추적할 수 있는 절차가 문서화되어 있으며, 이를 시행하고 있는가?				ㅇ헌혈부적격자 관리에 대한 절차, 수혈부작용의심사례에 대한 절차, 역추적조사가 필요한 경우 출고된 의료기관에 통보하는 절차 등	혈액관리법 제8조제4항, 제5항, 제6항, 제8항 및 제13조 의약품 등의 안전에 관한 규칙 [별표3의4]혈액제제 제조 및 품질관리기준 제12호

6. 심사 평가 종합 의견

년 월 일

심사위원명 : (인)

주의) 혈액관리업무 심사평가에서 의료기관 혈액원용은 별지2로 하고

2. 혈액원 품질관리에 관한사항에서 의료기관 혈액원용은 아래의 일부 제외함

일반원칙 중 2-5, 2-6, 2-7, 6, 7, 8항 제외

문서 및 기록의 1항 제외

물품 및 시약의 5, 6, 7, 8항 제외

밸리데이션 및 변경관리 제외됨

기타 모두 동일함.

참고문헌

1. 邊大勳 : 최신 血液銀行, 改訂3版, 大學書林, 1999.
2. 최범열 등 : 최신 수혈 검사학, 고려의학, 2006.
3. 김상인, 조한익, 한규섭 : 수혈의학, 고려의학, 1993.
4. 김상인, 한규섭, 서동희, 강재원 : 수혈학, 대학서림, 2001.
5. 임영근 : 수혈검사의 실제, 서울남부적십자혈액원, 2000.
6. 대한적십자사 혈액관리 본부 혈액사업통계연보, 2022.
7. 혈액원 및 혈액은행 표준업무지침, 제2판, 대한수혈학회, 2007.
8. 혈액원 표준업무 안내서, 제5차 개정판, 국립장기조직혈액관리원 2023. 2.
9. 최범열 : 한국인 혈액형 빈도의 연구. 대한혈액·수혈검사학회, 창간호, Vol. 1, No. 1, 1992.
10. 박명희 : HLA typing과 임상적 이용, 대한임상병리사협회 50주년기념학술대회, 21-23, 2012.
11. 변대훈 : Type and screen 검사와 문제해결. 제1차 연수교육교재. 서울특별시 병리사회, 1998.
12. 오흥범, 조연정, 조영희, 황유성, 김두성, 김상인 : ABO 및 D항원의 유전자형 분석, 대한수혈학회지,Vol8,No.1, 1997.
13. 박명희, 김상인 : 정상 한국인의 HLA 항원 분포에 관한 연구. 서울의대학술지, Vol. 25, No. 1, 1984.
14. 정태호 : 인간조직 적합성 항원(HLA)의 발견과 그 개요. 대한의학협회지. Vol. 25, No. 5, 1982.
15. 이종훈, 이연태, 김금용, 임병욱, 한 훈, 이용각, 민병석 : 한국 민족의 조직형 분석에 관한 연구. 대한면역학회지, 3 : 49~61, 1981.
16. 혈액은행 워크샵 교재 : 대한임상검사 정도관리협회 혈액은행분과, 2005.
17. 김용일 등 : 최신 의과학 용어 사전, 녹십자, 2006.
18. 대한수혈학회 : 학술대회 초록집, 2010~2018.
19. 대한수혈학회/질병관리본부 공동심포지엄: 2009~2018.
20. 한규섭, 권석운, 한복연, 김상인, 오영철, 최범열, 김기홍, Webster NR, Chung LS,James JJ : 냉동·해동적혈구의 제조 및 수혈후 생존능, 대한수혈학회지 3 : 1-7, 1992.
21. 김혜경, 조윤경, 김영기, 오영철, 최범열, 조명준 : 항Dia 항체 검색 1례, 대한혈액학회지 24 : 155-158, 1989.
22. Yoshihiko Tani. Japanese Rare Blood Donor Program, 대한수혈학회지 S40~41, 2015.
23. Dausset, J. : Iso-leuco-anticorps. Acta Heanatol(Basel), 20 : 156~166, 1958.
24. Denise, M. Harmening : Modern Blood Banking and Transfusion Practice. 3rd, F.A. Davis Company, Philadelphia, 1994.
25. Denise, M. Harmening : Modern Blood Banking and Transfusion Practice. 3rd ed, 1994.
26. International Journal of Transfusion Medicine, 24th Congress of the International Socirty of Blood Transfusion, 1996.
27. Ivan Roitt, Jonathan bristiff, David K. Male : Immunology. Mosby, Gower Medical

Publishing, 1985.

28. J. L. Strominger et al. : in Cold Spring Harbor Symposium vol. XLI-Part 1, p. 323, Cold Spring Harbor Lab. 1977.
29. K. Bender : The HLA System 5th ed, Biotest Diagnostics, 1991.
30. Kissmyer-Nielsen : Histocompatibility Techniques. Elsevier/North-Holland Biomedical Press, 1979.
31. Lawrence D. Petz, Scott N. Swisher : Clinical practice of Trsnsfusion Medicine, 2nd ed, Churchill Livingstone Inc, 1989.
32. Lucia M, Berte : Transfusion Service Manual of Standard Operation Procedures, Traininf, Guides, and Comprtence Assessment Tools, AABB, 1996.
33. Marjory Stroup : Blood Group Antibody, Ortho Diagnostic System Inc. Raritan, New Jersey, 1982.
34. Mary Louise Turgeon : Fundamentals of Immunohematology, Theory and Technique 2nd ed, Williams & Wikins, 1995.
35. Micheal L. Baldwin, Leigh C. Jefferies : Irradiation of blood Components, AABB Bethesda, Maryland, 1992.
36. Micheal L. Baldwin : Irradiation of Blood Components, AABB, Bethesda, Maryland, 1992.
37. Mollison, P. L : Blood Transfusion in Clinical Medicine, 4th Ed.,F.A.Davis Co.,Philadelphia, 1967.
38. Noel R. Rose, Herman Friedman : Manual of Clinical Immunology, ASM 2nd Edition, 1982.
39. Noel R. Rose : Manual of Clinical Laboratory Immunology 4th ed, American Society for Microbiology, Washington, D. C. 1992.
40. Payne, Rose : Leukocyte Agglutinins in Human Sera. Arch Int Med 99, 587~606, 1957.
41. Present and Future of the gel test : Presentation and Postors from the first International Sympozium, DiaMed AG, 1994.
42. Proceedings of the 50th Annual Meeting of the AABB, 1997.
43. Richard H. Walker : AABB Technical Manual 11th ed, Bethesda, MaryLand, 1993.
44. Robert G. Westphal : Handbook of Transfusion Medicine, 3rd ed American Ren Cross, 1996.
45. S. Sekiguchi : Clinical Application of Leukocyte Depletion, Blackwill Scientfic Publications, 1993.
46. shulman, N. R., Marder, V. J., Hiller, M. C. and Collier, E. M. : Platelet and Leukocyte iso-Antigen and Their Antibodied, Serologic Physiological and Clinical Studied ProgHemetal. 4, 222m 1962.
47. Technical manual AABBed : 14th, 2014.
48. Terasaki, P. I and McClelland, J. D. : Microdroplet Assay of Human serum cytotoxins. Nature (Lond) 204, 998~1000, 1964.

49. Terasaki, P. I and Park, M.S.: Microdroplet Lymphocyte Cytotoxicity Test. In Manual of Tissue Typing Techniques. 95~103, Bethesda, Maryland, NIH Publication No. 80~545, 1979.
50. Terasaki, P. I: Histocompatibility Testing, 1980.
51. Terasaki, P. I: Niaid Manual of tissue typing Techniques, 1976~1977. 1979.
52. Terasaki, P. I et al. Human Blood Lymphocyte Cytotoxicity Reaction with Allogenic Antisera Ann. N. Y. Acad. Sci. 120, 322, 1964.
53. The 1st Korean Federation Congress of Hematology, 1998.
54. The Compendium, A Selection of Short Topic Presentation, AABB, 1997.
55. Transfusion, the Journal of the AABB, Vol. 38. No. 6. 1998.
56. Van Rood, J. J.: Leukocyte Grouping, A Method and its Application. Thesis, Leyden Drukkeris Pasmans, Dan Haag, 1962.
57. HLAと臨床醫學 HLA-ology Tokai Symposium Kimiyoshi 東海大出版會, 1979.
58. Journal of Medical Technology, Vol. 29, No. 8, 1985. 醫學書院.
59. Kimiyoshi TSUJI: Journal of Medical Technology, Vol. 29, No. 8, 986~970. 1985.
60. Kimiyoshi TSUJI: ヒト主要組織合抗元系 Human Major histocompatibility Complex 最新醫學 32(7): 1239, 1977.
61. The Japanese Journal of Clinical Medicine Vol. 36, No. 9, 1978.
62. 月刊 Medical Technology, 輸血檢査のすべこ, 醫歯薬出版(株), 1983.
63. 免疫と遺傳 臨床免疫學叢書 醫學書院, 1979.
64. 石川新悦: 輸血檢査の基礎, The Tokyo Journal of Medical Technology, Vol. 19. No. 4, 1991.
65. 雨宮浩: 腎移植とMHC(HLA, MLC) 最新醫學 32(7) 1277, 1977.
66. 月刊 Medical Technology, 輸血檢査のすべこ, 醫歯薬出版(株), 1989.

혈액은행과 관련된 Web site

대한수혈학회(www.transfusion.or.kr/)

질병관리본부(www.cdc.golkr/)

대한임상병리사협회(www.kamt.or.kr/)

혈액안전감시과(http://biss.bloodinfo.net)

대한적십자사 혈액관리본부(http://www.bloodinfo.net/)

적십자혈액수혈연구원(http://www.redcross.or.kr/)

American Association of Blood Banks(http://www.aabb.org/)

American Red Cross(http://www.crossnet.org/)

ASBT Home Page(http://www.asbt.org.au/)

ISBT(http://www.iccbba.com/)

New Zealand Blood Service(http://www.nzblood.co.nz/)

National Marrow Donor Program(http://www.marrow.org/)

Cord Blood Donor Foundation(http://www.cordblooddonor.org/)

Transfusion(http://www.transfusion.org/)

찾 | 아 | 보 | 기 [국문색인]

ㅅ

ㅇ

ㅈ

찾 | 아 | 보 | 기 [Index]

D

E

F

G

H

I

J

K

L

M

N

O

P

Q

R

S

T

U

V

W

X

Z

실전 **수혈**검사학

(혈액은행의 이론과 실제)

발 행 2011년 2월 28일 초판 발행
2012년 8월 6일 개정2판 발행
2016년 8월 22일 개정3판 발행
2019년 2월 20일 개정4판 발행
2020년 8월 31일 개정5판 발행
2023년 8월 10일 개정6판 발행

공 저 최범열 · 변대훈 · 김원식 · 김혜정 · 박종석
박태화 · 박희철 · 송창섭 · 신경아 · 심문정
이동범 · 이지숙 · 유충헌 · 장정현 · 정무상
조병규 · 조현정

발행인 윤 진 영

발행소 도서출판 대학서림

주 소 03076
서울특별시 종로구 혜화로 2길 8

전 화 (02) 763 – 1220, 745 – 1220

F A X (02) 744 – 1210

등록번호 제1-88호

값 38,000원

ISBN 978-89-6940-313-1 93510

www.daihaks.com